JN275081

歯科衛生士のための

歯科用語小辞典 基礎編

改訂第2版

編 集

織田正豊
(大阪歯科大学名誉教授)

内山長司
(九州歯科大学名誉教授)

枝 重夫
(松本歯科大学名誉教授)

岡部幸司
(元福岡歯科大学教授)

近藤 武
(松本歯科大学名誉教授)

藤井 彰
(日本大学名誉教授)

三好作一郎
(福岡歯科大学名誉教授)

山田 正
(東北大学名誉教授)

クインテッセンス出版株式会社

執筆者

相山誉夫	鍛冶屋浩	千葉元丞	古田裕昭
阿部公生	桂 暢彦	筒井正弘	古山俊介
雨宮 璋	上西秀則	塗々木和男	星野悦郎
石橋一成	亀田和夫	中塚美智子	本田正宏
和泉隆之	亀山洋一郎	長門俊一	松本 章
伊勢村知子	刈田啓史郎	中村 修	松本昌世
井出吉信	川上敏行	中村修一	水川秀海
伊東一郎	川口 充	中村 武	宮脇美智子
伊藤春生	川崎 徹	中村千仁	三好作一郎
井上博雅	久保木芳徳	並河 勇	村上俊樹
今村 實	黒木賀代子	難波啓泰	物種利彦
岩井康智	小林 繁	西浦利博	矢崎 武
内山長司	小松浩一郎	根津恵理子	山下京子
内海順夫	近藤 武	橋本雅範	山田庄司
枝 重夫	佐藤敦子	長谷川博雅	山田 正
大島滋生	嶋村昭辰	早川太郎	山根 明
太田 稔	進藤 修	原 康二	山根潤一
岡部栄逸朗	鈴木雄士	原田 実	山本克彦
岡部幸司	副田博之	東 義景	脇田 稔
岡本富士雄	大工原恭	福山 宏	渡邊継男
尾崎 公	高久 悟	藤井 彰	
織田正豊	滝口励司	藤沢隆一	(五十音順)
小田嶋梧郎	谷口邦久	藤村節夫	

序

 「衛生士のための歯科用語小辞典―基礎編」が1988年2月にクインテッセンス社より出版されてから，14年が過ぎた．当時短期間で編集したもので，内容にいささか危惧を抱いたが，各々編者の協力で内容はよく整い充分出版の目的を達したと安堵したものである．当時より14年の歳月が過ぎ歯学領域においても進歩は著明で補遺すべき多くの専門用語が生じてきた．そこで今回内容を再検討し，さらに専門用語を加え，本書の内容の充実を行った．本書は歯科衛生士教育学習用を目的としているが，歯科学生諸兄姉においても携行していただき，さらに臨床の場においても日常用いていただければ編者一同の幸せである．

 なお，本書の改訂にあたり全力を挙げ御協力いただいたクインテッセンス出版社長佐々木一高氏，編集担当の小野克弘氏，さらに初版時に企画，編集に御尽力いただいた紺野　武氏に心より感謝いたします．

 2002年1月

編　者

凡　例

用語について
1. 歯科衛生士関係の基礎科目の用語を収録した．
2. 選択にあたっては，小社発行の「歯科衛生士教育マニュアル」ほかを参考とした．
3. 本書の性質上，おもに用語のもつ内容（意味，特徴など）について解説を加え，原則として診断，治療等には亘っていない．
4. 用語はすべて現代かなづかいの表記に従い，五十音順に配列した（例外として「ビタミンA，B，C…」などアルファベットや数字の順に配列したものがある）．濁音，半濁音，促音，拗音も普通音として配列した．
5. 外国語は片かなで表記し，長音の場合は，のばす音が繰り返される音を読み，配列した（例：エプーリスはエプウリスと読む）．
6. RNAなどの外国語（略語）は，五十音読みにして，そのまま配列した．
7. 用語が漢字の場合についてのみ，（　）内にふりがなを付した．
8. 化学物質の異性体や結合位置を表すアルファベット，数字等は，配列の上では無視した（例：N-アセチルガラクトサミン）．
9. 項目には欧文を付記したが，原則として英語を用い，その他の言語を用いた場合，各々ラテン語Ⓛ，ドイツ語Ⓖ，フランス語Ⓕなどと頭文字で明示した．
また，欧文として確立されていない項目に関しては無理に訳すことを避け，欧文を省略した．

解説文について
用字用語は現代かなづかい，当用漢字を原則としたが，専門用語などについては，一部当用漢字以外も用いた．

同義語および見よ項目について
同義語は同印で，見よ項目は➡印で示した．

科目名について
科目名は，もっともその科目について関係のある用語に以下のような略号を入れた．解説についてさらに深く習得したい読者は，当該教本を参考にされたい．

生理学	【生】	栄養指導	【栄】
病理学	【病】	組織・発生学	【組】
薬理学	【薬】	解剖学・口腔解剖学	【解】
微生物学	【微】	衛生学・公衆衛生学	【衛】

＊なお，本書で使用した図版は一部を除き，「鈴木和夫，織田正豊，三好作一郎　編著：歯科衛生士教育マニュアル解剖学・口腔解剖学および組織・発生学」より引用した．

ア

rRNA ribosomal RNA ➡リボソーム RNA

Rh式血液型(――しきけつえきがた) Rh blood group 【生】 アカゲザルの赤血球にある凝集原の有無によって分類されるヒトの血液型.この凝集原をもっている血液をRh(+)とよぶ,もっていない血液をRh(-)とよぶ.日本人では99%以上がRh(+)である.

RNアーゼ RNase ➡リボヌクレアーゼ

RNA ribonucleic acid ⑩リボ核酸 【栄】 糖成分をリボースとする核酸.DNAの遺伝情報を読み取って作られるメッセンジャー RNA(mRNA),mRNAの読み取った情報に従って順序よくつなげるためのアミノ酸を運んでくる転移RNA(tRNA),リボソームの構成成分であるリボソーム RNA(rRNA)などがある.

RNAのスプライシング splicing of RNA ➡RNAのプロセシング

RNAのプロセシング processing of RNA ⑩RNAのスプライシング 【栄】 DNAの遺伝情報(塩基配列)をもとにして作られるmRNAの前駆体は不用部分を切り捨てられ,あるいはつなぎ合わされてはじめて完成したmRNAとなる.この過程をRNAのプロセシングあるいはスプライシングとよぶ.

RNA分解酵素(――ぶんかいこうそ) ribonuclease ➡リボヌクレアーゼ

RQ respiratory quotient ➡呼吸商

Rp prescription ➡処方箋

IMP inosine 5′-monophosphate ➡イノシン酸

Ig immunoglobulin ➡免疫グロブリン

IgA immunoglobulin A ➡免疫グロブリン(Ig)A

IgD immunoglobulin D ➡免疫グロブリン(Ig)D

IgE immunoglobulin E ➡免疫グロブリン(Ig)E

IgG immunoglobulin G ➡免疫グロブリン(Ig)G

IgM immunoglobulin M ➡免疫グロブリン(Ig)M

アイソザイム isozyme ⑩同位酵素 【栄】 同一の生物にあり,そのタンパク質構造(一次構造)は違うが同じ反応を触媒する酵素のこと.筋肉に多いM型,心臓に多いH型の乳酸脱水素酵素のサブユニットが種々の比で4個集合した5種類のアイソザイムの分析により病気の診断が行われる.

アイソマー isomer ➡異性体

Id点(――てん) infradentale ➡インフラデンターレ点

アイロタイシン® Ilotycin ➡エリスロマイシン

アウグスバーガーの式(――しき) Augsberger's rule;Augsberger's equation 【薬】 小児の薬用量を求める計算式の1つで年齢を基準にしたものと体重を基準にしたものがある.年齢を基準にすると,(成人量)×{(年齢×4+20)/100}となり,20歳で成人量となる.体重を基準にしたものでは,(成人量)×{(体重×1.5+10)/100}となり,60kgで成人量となる.

亜鉛(あえん) zinc 生体に必要な微量元素であり,インシュリンや種々の酵素がその機能を発揮するのに必要とする.しかし,栄養としてこの元素(あるいはイオン)が欠乏することはほとんどない.

亜鉛華ユージノールセメント(あえんか――) zinc oxide eugenol cement ➡酸化亜鉛ユージノールセメント

悪液質(あくえきしつ) cachexia 【病】 腫瘍,とくに悪性腫瘍は,全身に著しい影響を与える.すなわち,体重の減少,体力の減退,貧血,低タンパク血症,浮腫,および皮膚の着色あるいは乾燥などである.このような状態を悪液質という.

悪性エナメル上皮腫(あくせい――じょうひしゅ) malignant ameloblastoma 【病】 転移を示し,その組織像がエナメル上皮腫に似ている悪性腫瘍である.一般のエナメル上皮腫が再発を繰り返すうちに悪性化することが多いが,まれに最初から悪性のことがある.

悪性黒色腫(あくせいこくしょくしゅ) malignant melanoma ⑩黒色肉腫 【病】 メラノサイトから発生する悪性腫瘍で,

皮膚，粘膜，脳脊髄，眼，および消化器などにみられ，主として50歳以後に発現する．肉眼的には，一般に黒褐色の種々の大きさの腫瘤を形成し，表面は潰瘍を呈することが多い．

悪性腫瘍（あくせいしゅよう） malignant tumor 回癌，悪性新生物【病】腫瘍は多少とも発生の局所や個体に対して悪影響を及ぼすが，とくにそれが著しいものを悪性腫瘍という．組織学的に異型性が強く，臨床的には浸潤性にしかも急速に発育し，転移・再発の傾向が強い．また予後は不良である．

悪性上皮性腫瘍（あくせいじょうひせいしゅよう） malignant epithelial tumor 回癌腫【病】悪性腫瘍のうち，その発生母組織が上皮組織であるものである．これには，扁平上皮癌，腺癌，腎細胞癌，および肝細胞癌，さらに発生母組織の特定できないきわめて未熟な未分化癌などが含まれる．

悪性新生物（あくせいしんせいぶつ） malignant neoplasms 回癌，悪性腫瘍【病・衛】上皮組織から生ずる癌腫と非上皮性組織に由来する肉腫とがあるが，発生頻度は癌腫が90%以上を占めている．致命率が非常に高く，死亡率は年々増加傾向にあり，現在わが国の死因順位の第1位である．早期発見，早期治療が最良の対策である．

悪性非上皮性腫瘍（あくせいじょうひせいしゅよう） malignant non-epithelial tumor 回肉腫【病】悪性腫瘍のうち，実質の発生母組織が上皮組織以外の，すなわち非上皮性組織であるものをいう．これには，線維肉腫，脂肪肉腫，骨肉腫，軟骨肉腫，平滑筋肉腫，横紋筋肉腫，血管肉腫，そして未分化肉腫などがある．

悪性貧血（あくせいひんけつ） pernicious anemia【病】赤血球の成熟抑制，すなわちヘモグロビンの合成が障害されるため，特徴的な巨赤芽球が出現する．大赤血球性・高色素性貧血で皮膚および粘膜の出血性素因がみられる．これはビタミンB_{12}(葉酸)の欠乏により起こる．

アクチノバチルス・アクチノミセテムコミタンス Actinobacillus actinomycetemcomitans【微】限局性若年性歯周炎の病因菌．本菌の線毛は細胞への付着能を

もち，白血球毒(ロイコトキシン)を産生し，免疫応答を抑制する．そのほかに内毒素や溶血毒を保有する．

アクチノマイシンD actinomycin D【薬】抗癌抗生物質．RNAの合成阻害薬．腫瘍の治療薬．強い副作用あり．

アクチノマイセス・イスラエリー Actinomyces israelii【微】ヒトの口腔に常在し，歯肉や顎外傷などで，生体の抵抗力が低下したときに放線菌症を発症する．本症は慢性化膿性疾患で膿中に菌塊(ドルーゼ)を形成し，難治性の瘻孔をつくる．本菌は顎放線菌症や肺放線菌症を起こす．

アクチノマイセス・ネスランディイ Actinomyces naeslundii【微】歯垢に常在する通性嫌気性菌で，歯肉炎や根面う蝕の病巣から多数分離されることから，本疾患の起因菌と推定されている．

アクリジン色素（——しきそ） acridine dye 回アクリノール，アクリフラビン【薬】アクリジンを基本骨格とする黄色系の色素群で，アクリジン系染料ともいわれる．嫌気性菌，グラム陽性・陰性桿菌に対して殺菌作用がある．多くの誘導体が合成され，創傷の洗浄・消毒，尿路系疾患などに使用されている．

アクリノール acrinol 回アクリジン色素，乳糖エタクリジン【薬】黄色の結晶性粉末の殺菌消毒薬で，無味，収斂性の苦味がある．組織刺激性がなく，深達性で，血清や滲出液があっても作用は弱まらない．通常，0.05〜0.1%溶液を抜歯窩，盲嚢，化膿局所などの洗浄・消毒に用いる．

アクリフラビン acriflavine 回アクリジン色素【薬】紫褐色～暗赤色の結晶性粉末の殺菌消毒薬．殺菌消毒力は血清，滲出液などがあっても弱まらない．粘膜に対する腐蝕性，刺激性もなく，創面，粘膜の洗浄に0.1〜0.5%液，含嗽には0.1〜0.25%液を用いる．また，伝染性疾患には0.1〜0.2%液を注射することもある．

アゴニスト agonist【薬】作用薬ともいう．受容体に結合して情報を伝える薬物．

亜酸化窒素（あさんかちっそ） nitrous oxide 回笑気，N_2O【薬】吸入全身麻酔薬で，浅麻酔，他の吸入麻酔の導入，静

脈麻酔の維持，無痛分娩時，口腔外科の麻酔などに広く用いられる．毒性，刺激性，引火性がなく安全であるが助燃性がある．麻酔には，酸素 15〜20％ を混合し，他の麻酔薬を併用する．歯科外来では，笑気・酸素鎮静法として応用されている．

アシドーシス acidosis 〔同〕酸血症 【生・微】 文字どおりには血液の pH が正常の値(7.4)よりも低くなることをいうか，実際にはこのようなことはほとんどなく，糖尿病などで，アルカリ予備（重炭酸塩）が減少して体液の pH が酸性に傾きやすくなる状態をいう．

アジュバント adjuvant 【微】 抗原と共存して徐々に免疫応答を高める物質．実験動物ではフロインドのアジュバントがよく用いられる．微生物細胞壁（ペプチドグリカン，リポ多糖），核酸，水酸化アルミニウム，ビタミン A，アルギン酸ナトリウムなどもアジュバント活性をもつ．

亜硝酸アミル（あしょうさん――） amyl nitrite 【薬】 冠血管拡張薬で狭心症の治療に用いる．淡黄色透明の液体で引火性で特異な果実様の香りがある．揮発しやすいので吸入させる．肺から容易に吸入されて効果は即効的．気管支，輸胆管，輸尿筋などの痙攣も寛解する．

亜硝酸ナトリウム（あしょうさん――） sodium nitrite 〔同〕$NaNO_2$ 【薬】 血管拡張薬．白色または微黄色粉末．舌下，口腔粘膜からの吸収は速く，確実である．内服でも適用される．有機化合物の亜硝酸エステル（亜硝酸アミル）と同じように血管拡張作用をする．亜硝酸化合物と総称されている．狭心症治療薬．

アシル基（――き） acyl group 【栄】 脂肪酸の ーCOOH 基の OH を除いたグループをよぶ．生体内では，この部分がコエンザイム A(CoA) と結合してアシル CoA となると反応を受けやすくなり，そののち脂肪分解，β‐酸化など種々の代謝を受けることとなる．

アシルキャリアータンパク質（――しつ） acyl carrier protein 〔同〕ACP 【栄】 脂肪酸合成に際し，細胞質にあるこのタンパク質にアセチル基が結合し，これに炭素鎖が 2 つずつ結合していく．この結果，アシル基の長さがパルミチン酸相当(C_{16})になるとアシル基は CoA に渡されパルミチル CoA ができる．

アシル CoA acyl coenzyme A 【栄】 脂肪酸の ーCOOH 基の OH を除いたアシル基にコエンザイム A(CoA) が結合したもので，β‐酸化など，脂肪酸が生体内で種々の反応を受ける前に反応を受けやすいアシル CoA になる．活性型の脂肪酸と考えてよい．

アスコルビン酸（――さん） ascorbic acid
➡ビタミン C

アスパラギン asparagine 【栄】 20 種あるタンパク質構成アミノ酸の 1 つで，アスパラギン酸の側鎖のカルボキシ基にアミドがつき，その側鎖が ーCH$_2$-CO-NH$_2$ となっている．最初，アスパラガスから発見されたのでこの名がつけられた．

アスパラギン酸（――さん） aspartic acid 【栄】 タンパク質を構成する酸性アミノ酸．側鎖構造は ーCH$_2$-COOH でグルタミン酸より炭素鎖が 1 つ短い．クエン酸回路の中間体であるオキサロ酢酸にアミノ基が転移されるとアスパラギン酸が生成されるので必須アミノ酸ではない．

アスパラギン酸アミノトランスフェラーゼ （――さん――） asparate aminotransferase ➡GOT

アスパルテーム aspartame 【栄】 アスパラギン酸とフェニールアラニンが結合したペプチドにメチルアルコールがエステル結合した物質で，甘味が強いので清涼飲料水などに低カロリー性甘味料として使われている．フェニールケトン症の人には使えない．

アスピリン aspirin 〔同〕アセチルサリチル酸 【薬】 非麻薬性鎮痛薬の代表薬で，解熱，消炎，抗炎症，抗リウマチ，尿酸排泄促進作用を有する．一般的な発熱，頭痛，筋肉痛，神経痛，関節痛，生理痛のほか，リウマチ熱，関節リウマチに有効．副作用は胃腸障害，まれに過敏症などがある．いわゆるピリン系薬剤ではない．

アスペルギルス症（――しょう） aspergillosis 【病・微】 真菌の一種であるアスペルギルスの感染により起こる疾患で，化膿性炎あるいは肉芽腫などを形成す

る．呼吸器系，とくに肺および気管支が罹患しやすい．

アズレン azulene 同アズレンスルホン酸ナトリウム 【薬】抗炎症薬．歯科では咽頭炎，扁桃炎，口内炎，急性歯肉炎，舌炎，抜歯創を含む口腔創傷の感染予防に含嗽剤として用いる．その他内服：胃潰瘍の治療，点眼液：急性結膜炎，表層角膜炎などの眼疾患などに用いられる．

アズレンスルホン酸ナトリウム（——さん——） azulen sodium sulfonate ➡アズレン

アセタゾールアミド acetazolamide ➡アセタゾラミド

アセタゾラミド acetazolamide 同アセタゾールアミド 【薬】利尿薬．尿細管の炭酸脱水酵素を抑制（尿細管でH^+の分泌抑制，HCO_3^-の再吸収抑制にともなうNaの再吸収が抑えられる．）して利尿作用を示す．しかし，現在むしろ眼内圧を低下させるために緑内障治療に用いられている．

N-アセチルガラクトサミン N-acetyl-galactosamine 【栄】ガラクトサミンのアミノ基にアセチル基（CH_3CO^-）の結合したN-アセチル体．プロテオグリカン（ムコ多糖），糖タンパク質，糖脂質の構成成分として広く分布している．また4位のOH基に硫酸の結合したN-アセチル-D-ガラクトサミン4-硫酸は，コンドロイチン-4-硫酸，またはデルマタン硫酸の二糖繰り返し単位を構成している．

N-アセチルグルコサミン N-acetyl-glucosamine 【栄】グルコサミンのアミノ基にアセチル基（CH_3CO^-）の結合したN-アセチル体．キチン，プロテオグリカン（ムコ多糖），糖タンパク質，糖脂質の構成成分として広く分布している．また6位のOH基に硫酸の結合しているN-アセチル-D-グルコサミン6-硫酸はケラタン硫酸，ヘパリンの二糖繰り返し単位を構成している．

アセチルコリン acetylcholine 同Ach 【生】運動神経や副交感神経の節後線維などの末端から放出される伝達物質．アセチルコリンを放出する神経をコリン作動神経という．

アセチルコリン受容体（——じゅようたい） acetylcholinergic receptor 同コリン作動性受容体 【薬】自律神経系のシナプスには化学伝達物質であるアセチルコリン（ACh）に敏感に反応する特殊な結合部位があり，これをAch受容体という．これにはムスカリン受容体とニコチン受容体がある．

アセチルコリン様薬（——ようやく） acetylcholine substitute ➡コリン作動性薬

アセチルサリチル酸（——さん） acetyl-salicylic acid ➡アスピリン

アセチル CoA acetyl-CoA 同活性酢酸 【栄】CH_3CO-CoA．酢酸にコエンザイムAが結合して生体内で反応を受けやすくなったもの．糖や脂肪酸の代謝の結果つくられ，オキサロ酢酸と結合してクエン酸となり，クエン酸回路で分解される．脂肪酸，コレステロール，ケトン体など種々の重要な生体物質の前駆体．

アセチル CoA カルボキシラーゼ acetyl-CoA carboxylase 【栄】アセチル CoA に炭酸を結合して，脂肪酸合成の前駆体であるマロニル CoA を生成する反応を触媒する酵素．アシル CoA で阻害され，この反応は脂肪酸合成の速度を調節する律速段階となる．

N-アセチルノイラミン酸（——さん） N-acetylneuraminic acid ➡シアル酸

N-アセチルムラミン酸（——さん） N-aceatylmuramic acid 【栄】細菌の細胞壁を構成しているペプチドグリカンの構成部分．N-アセチルグルコサミンの3位のOH基にD-乳酸が結合した構造をもつ．

アセトアミノフェン acetaminophen 【薬】解熱性鎮痛薬．抗炎症作用はない．消化管障害が少なく経口投与で吸収がよい．小児にアスピリンの代わりに用いられる．

アセト酢酸（——さくさん） acetoacetic acid 【栄】ケトン体と総称されるものの1つで，糖尿病患者などで糖の代謝が傷害されると血中濃度が上昇し，尿中に検出されるようになる．肝でアセチル CoA より作られて血中に送られ，各組織でエネルギー源として利用される．

アセトン acetone 【栄】ケトン体とよばれるものの1つで，糖尿病患者などで糖の代謝が障害されると，血液中，尿中

などに多くみられるようになる.アセト酢酸から酵素あるいは非酵素的に脱炭酸して作られる.また,日常よく使われる有機溶剤でもある.

アゾクロラミド azochloramid ➡クロロアゾジン

圧縮錠剤(あっしゅくじょうざい) compression molding (圧縮成形)【薬】医薬品(そのままか結合剤を加えたもの)を一定の形状に圧縮し成形したもの.素錠ともいい,錠皮をかけていないもの.

アッスマン通風乾湿計(――つうふうかんしつけい) Assmann ventilated psychrometer 同アスマン通風温度計,アスマン通風湿度計,アスマン湿度計【衛】オーガスト乾湿球寒暖計と原理は同じであるが,2本の乾球・湿球寒暖計を金属製ケース内に収め,小型のファンで一定の風速を起こしている.したがって気流・輻射熱の影響を受けにくく気温および気湿の測定ができる.

圧迫萎縮(あっぱくいしゅく) pressure atrophy【病】萎縮のうち,生体の臓器・組織に圧迫が長期間にわたり持続的に加わったため起こるものである.たとえば,大動脈瘤が原因で生ずる脊椎や肋骨の萎縮,腫瘍組織の圧迫による周囲組織の萎縮などこれに属するものは多い.

アデニル酸(――さん) adenylic acid 同AMP【栄】ATPより2つ,ADPより1つの高エネルギーリン酸がはずれたもので,アデニン,リボース,リン酸よりなる.普通はリボースの5'の位置にリン酸が結合したものをいうが,天然には,3'や2'の位置に結合したものも存在する.

アデニル酸シクラーゼ(――さん――) adenylate cyclase【栄】ATPよりサイクリック AMP の生成を触媒する酵素.細胞膜に埋め込まれており,ホルモンが標的器官の細胞膜のレセプタータンパクに結合することによって,この酵素が活性化される.

アデニン adenine【栄】ATP, DNA, RNA などの構成成分となっているプリン塩基の1つ.DNAではチミンとペアを作って二重らせん構造を形作っている.

***S*-アデノシルメチオニン** *S*-adenosyl-methionine ➡活性メチオニン

アデノシン三リン酸(――さん――さん) adenosine triphosphate ➡ATP

アデノシントリホスファターゼ adenosine triphosphatase ➡ATP アーゼ

アデノシン二リン酸(――に――さん) adenosine diphosphate ➡ADP

アトウォーターの係数(――けいすう) Atwater's coefficient【栄】エネルギー源として重要な炭水化物,脂肪,タンパク質を完全に燃焼させたときのエネルギー(kcal)からこれらの栄養素が生体で利用されるときの損失量を差し引いた1gあたりのカロリー数で,それぞれ4,9,4 kcal/gである.

アドリアマイシン adriamycin【薬】ドキソルビシン(抗癌抗生物質)の商品名.DNA, RNAの合成阻害薬.多くの悪性腫瘍に効果あり.おもな副作用に心臓,骨髄障害がある.

アドレナリン adrenaline 同エピネフリン【栄】副腎髄質より分泌される交感神経刺激性ホルモン.筋や肝の細胞膜のレセプターと結合するとアデニル酸シクラーゼを活性化し,細胞内のサイクリック AMP の濃度を上げ,その結果としてグリコーゲンの分解が促進され,血糖が上昇する.

アドレナリン adrenaline 同エピネフリン【生】副腎髄質から分泌されるホルモン.心拍数や心拍出量の増大,血圧上昇,血糖上昇などの作用がある.また,交感神経の節後線維末端から放出される伝達物質でもある(アドレナリン作動性神経).

アドレナリンα受容体(――じゅようたい) adrenergic α-receptor【薬】➡α受容体

アドレナリン逆転(――ぎゃくてん) adrenaline reversal ➡アドレナリン反転

アドレナリン作動性神経(――さどうせいしんけい) adrenergic nerve ➡アドレナリン作動性線維

アドレナリン作動性線維(――さどうせいせんい) adrenergic fiber 同アドレナリン作動性神経【生・組】神経が興奮することによって,末端から化学物質が遊離して情報の伝達が行われる.ノルアドレナリンを遊離する神経線維をアドレ

アトレ

ナリン作働性線維という．交感神経節後線維がこれに属する．

アドレナリン作動性薬（――さどうせいやく） adrenergic agents 《同》交感神経興奮薬 【薬】 アドレナリン作働性神経を刺激したときと同じような効果を，直接的あるいは間接的に現す薬物の総称である．アドレナリンの受容体には α と β の2つのサブタイプがあり，それぞれに働く α 受容体興奮薬，β 受容体興奮薬という．

アドレナリン受容体（――じゅようたい） adrenergic receptor ノルアドレナリンやアドレナリンに高感受性を示す受容体をアドレナリン受容体という．α と β の2種があり，一般に α 受容体はノルアドレナリンに，β 受容体はアドレナリンにより感受性が高い．おもに α は末梢血管収縮，β は心機能促進・血糖上昇などに係わる．

アドレナリン反転（――はんてん） adrenaline reversal 《同》アドレナリン逆転 【薬】 アドレナリンを静注すると鮮明な一過性の血圧上昇が起こる．しかしトラリゾン，麦角アルカロイド，ダイベナミンのような α 遮断薬を投与したのち，アドレナリンを投与すると α 作用が遮断され，β 作用のみ現れて血圧が下降する．このミラー現象をいう．

アドレナリン様作用（――ようさよう） adrenergic action 《同》交感神経様作用 【薬】 アドレナリン，ノルアドレナリンは交感神経の主要な伝達物質である．これ以外の物質，たとえばフェニレフリン，イソプロテレノールなどは，アドレナリン受容体に結合することによって同じような作用を現すため，これらの薬物の作用をアドレナリン様作用という．

アドレノクロム adrenochrome 【薬】 毛細血管壁強化薬．エピネフリンの酸化物．毛細血管の透過性を低下させ抵抗性を増加．紫斑病，術中・術後の異常出血に使用．

アトロピン atropine 《同》硫酸アトロピン 【薬】 ナス科のベラドンナ根，ロート根に含まれるアルカロイド．代表的な副交感神経遮断薬（抗コリン作働薬）で，神経終末部の受容体でアセチルコリンと競合的拮抗作用を示す．鎮痙薬，散瞳薬，抗消化性潰瘍薬，徐脈性不整脈の治療，麻酔前投薬などに用いられる．

アトロピン様薬物（――ようやくぶつ） atropine substitute ➡唾液分泌抑制剤

アナフィラキシー anaphylaxis 《同》過敏症，感受性亢進 【微】 アレルギー反応のうち，即時型に属するものの1つで，体液性の IgE 抗体に付着している．ケミカルメディエーターの作用により，血管の透過性の亢進や平滑筋の収縮などを起こすことがある．

アナフィラキシー型反応（――がたはんのう） anaphylactic type reaction 《同》過敏症反応 【微】 即時型アレルギーの1つ（Ⅰ型）で，肥満細胞膜上に付着している IgE と抗原とが結合し，肥満細胞から化学伝達物質を放出させることによって起こる．喘息，花粉症，蕁麻疹などでみられる．

アナフィラキシーショック anaphylactic shock 《同》過敏症，過敏性現象 【薬・微】 ある種の薬物を投与し，一定時間後同じものを投与すると，激しい抗原抗体反応の結果起こるショックで，死亡することもある．ペニシリンショックが代表的で，ショックが予想される薬物を投与するときは十分な予防と応急処置の準備が必要である．

アニリン・レッド aniline red ➡フクシン

アネステジン・ベンジルアルコール合剤（――ごうざい） anesthesin・benzylalcohol mixture 【薬】 アミノ安息香酸エチル（アネステジン，ベンゾカイン）12 g，ベンジルアルコール 58 ml，チョウジ油 30 ml の合剤．アネステジンとベンジルアルコールは毒性，刺激性が低い局所麻酔薬．象牙質除痛剤，う窩，抜歯窩の鎮痛，舌炎，口腔内潰瘍のときの鎮痛に用いる．

アノイリナーゼ aneurinase, thiaminase Ⅰ 《同》チアミナーゼⅠ 【栄】 チアミン（ビタミン B_1）のピリミジン部分をピリジンなどの塩基に転移してビタミン B_1 を分解する酵素．貝類や淡水魚の内臓あるいはワラビなどにあり，これらのものを多く生食するとビタミン B_1 欠乏になることがある．

アノイリン aneurin ➡ビタミン B_1

アノキシア anoxia ➡低酸素血症

アパタイト apatite 【組】$Ca_{10}(PO_4)_6X_2$の一般式にあてはまり、六角形の結晶構造をもつ無機化合物の総称. X が OH のものをヒドロキシアパタイト、フッ素のものをフルオロアパタイトなどとよび、歯や骨の主要な無機成分となっている.

亜ヒ酸(あ——さん) arsenious acid 【回】三酸化ヒ素, As_2O_3 【薬】SH 酵素系を阻害する原形質毒として作用し、局所に用いると組織の壊死を起こす. 昔から各種の慢性疾患の変質剤として用いられたが、毒性が強いので使用されなくなった. 歯科では、この性質を利用して、パスタ剤に配合して歯髄の失活に用いる. 毒薬.

亜ヒ酸糊剤(あ——さんこざい) arsenic paste ➡亜ヒ酸パスタ

亜ヒ酸パスタ(あ——さん——) arsenic paste 【回亜ヒ酸糊剤, 三酸化ヒ素パスタ】【薬】歯髄失活剤の一種. 三酸化ヒ素(亜ヒ酸)に局所麻酔薬(貼付後の疼痛抑制)や適当な練和剤などを加えパスタ剤としたもの. 亜ヒ酸は、原形質毒(SH酵素の阻害に基づく)として全歯髄組織の壊死を起こすが、それ以前に血管毒、神経毒として作用し、一過性の疼痛や無痛を生ずる. 解毒にはジメルカプロール(BAL)を用いる.

アビジン avidine 【栄】卵白の中などに含まれている糖タンパク質で、ビタミンであるビオチンと強く結合する. それゆえ、生の卵白をラットに大量に与えるとビオチン欠乏症を起こす.

アフタ性口内炎(——せいこうないえん) aphthous stomatitis 【微】歯の萌出期の小児や妊婦に起こることが多い. 口腔粘膜の表面や舌の辺縁に白斑を生じ、小円形潰瘍を形成する口内炎で、灼熱様疼痛をともなる. 治療は、口腔清掃に加えて抗生物質、副腎皮質剤配合の軟膏塗布を行う.

アフタゾロン® Aphtasolon 【回デキサメタゾン軟膏】【薬】副腎皮質ホルモン剤で、デキサメタゾンを0.1%含む口腔用軟膏である. 歯肉炎, 口腔粘膜, 舌などの急性慢性の炎症性疾患, 義歯刺激部位のほかの外傷疾患に用いる. 適量を塗布して、しばらく飲食を避けたほうがよい.

アフタッチ® Aftach 【回トリアムシノロンアセトニド貼付剤】【薬】副腎皮質ホルモン剤で、トリアムシノロンアセトニドを1錠中に0.025 mg含む貼付用の錠剤である. アフタ性口内炎に1患部に1回1錠ずつ、白色面を湿潤した患部粘膜に付着させて用いる.

アブミ骨(——こつ) stirrup bone Ⓛstapes 【解】中耳の鼓室内にある耳小骨. 外耳道を通った外界の空気の振動は、鼓膜を振動させ、これは中耳でツチ骨, キヌタ骨, アブミ骨と順に伝えられ、アブミ骨から内耳に伝わり、内耳神経により音としてえ感ずる. アブミは馬に乗るときに足をおく道具(P.224 図参照).

アヘン opium 【薬】ケシの未熟の果皮に傷をつけて浸出する乳液を乾燥したもので、主成分はモルヒネ, コデイン, テバイン, パパベリンで, 20種類以上のアルカロイドを含む. アヘン末はモルヒネ含量を10%にしたもので, 鎮痛, 鎮痙, 鎮咳, 止瀉の目的で用いる. 麻薬. 劇薬.

アヘンアルカロイド opium alkaloid 【薬】麻薬性鎮痛薬で、主成分はモルヒネ. 連用により精神的, 肉体的依存性を生じる.

あへん法(——ほう) Opium Law 【薬】薬事法の関連法規. 適正な取り扱い方法を示したもので, 法律違反に対する罰則を規定したもの.

アポクリン腺(——せん) apocrine gland 【回離出分泌腺, 大汗腺】【組】細胞の一部がくびれて切れ, 分泌物となる分泌腺. 乳輪腺や一部の汗腺で, わきの下, 外陰部などに限られて存在する. 特有の臭気がある汗を分泌するわきがの原因である. 思春期に多く分泌する.

アポ酵素(——こうそ) apoenzyme 【栄】生体内の種々の反応を触媒する酵素のタンパク質部分をよぶ. 酵素のなかにはこのほかにその活性中心付近にタンパク質ではない小分子の補酵素部分をもつものが多い.

アポトーシス apoptosis 【回アポプトーシス, 細胞の自己死】【組】外傷や火災によらない細胞の自然死のこと. 発育にともなって細胞が少なくなる歯髄細胞なども

自然にアポトーシスが起こっている. 水解酵素が自分の細胞を分解するのである. 炎症による細胞の死は壊死 necrosis. 落葉樹の葉が自然に落ちるのも葉柄細胞のアポトーシスである.

アポプトーシス apoptosis ➡アポトーシス

アミド型局所麻酔薬(——けいきょくしょますいやく) amide type local anesthetics 【薬】 局所麻酔薬を化学構造で分類した1つで, リドカイン, プロピトカインなどがある.「エステル型局所麻酔薬」(プロカイン, アミノ安息香酸エチルなど)参照.

アミノ安息香酸エチル(——あんそくこうさん——) ethylamino benzoate 【薬】 局所麻酔薬のエステル型に属する. 細胞膜を通過しにくく, おもに表面麻酔に用いられる.

α-アミノイソ吉草酸(——きっそうさん) α-aminoisovaleric acid ➡バリン

アミノ基(——き) amino group 【栄】 -NH₂グループのことで, アミノ酸など生体内の多くの化合物に含まれている. アミノ基の転移を触媒する酵素 GOT, GPT などは, 肝臓疾患, 心筋梗塞などのときその血中濃度が増加するのでその診断に用いられる.

アミノ基転移酵素(——きてんいこうそ) aminotransferase ➡アミノトランスフェラーゼ

アミノグリコシド系抗生物質(——けいこうせいぶっしつ) aminoglycoside antibiotics 同アミノ配糖体系抗生物質 【薬】 アミノ配糖体を構成成分とする抗生物質の総称. グラム陽性・陰性に抗菌スペクトルがあり, とくに緑膿菌, 変形菌に有効. 副作用は第8脳神経障害(難聴, 平衡失調), 腎障害である. ストレプトマイシン, カナマイシン, ゲンタマイシン, フラジオマイシンなどがある.

アミノコルジン aminocordin ➡ニケタミド

アミノ酸(——さん) amino acid 【栄】 アミノ基とカルボキシル基をもつ化合物のことであるが, タンパク質の構成成分として重要な働きをしている. タンパク質のほかにも, ペプチドの構成成分, あるいは尿素, ヌクレオチドなどの生成の材料としても重要である.

アミノ酸価(——さんか) amino acid score 国際連合食料農業機関(FAO)と世界保健機構(WHO)の合同委員会が決めたタンパク質の栄養価を評価するための値. 幼児のアミノ酸必要量と必須アミノ酸量を考慮して決められている. この価が高いほどタンパク質としての栄養価値が高い.

アミノトランスフェラーゼ aminotransferase 同トランスアミナーゼ, アミノ基転移酵素 【栄】 アミノ基を他のα-ケト酸に転移し, 新たなアミノ酸を作る反応を触媒する酵素. グルタミン酸からオキサロ酢酸にアミノ基を移す GOT, ピルビン酸に移す GPT の血中濃度は心筋梗塞, 肝疾患などで上昇する.

アミノ配糖体系抗生物質(——はいとうたいけいこうせいぶっしつ) aminoglycoside antibiotics ➡アミノグリコシド系抗生物質

アミノピリン aminopyrine 同アミノフェナゾン 【薬】 ピラゾロン誘導体で, いわゆるピリン系薬剤に属する解熱鎮痛薬である. 感冒の解熱, 頭痛, 歯痛に経口投与, 乳幼児・小児には坐薬として直腸投与を行う. 発癌性が問題になり日局11(1986年9月)で削除された.

アミノフェナゾン aminophenazone ➡アミノピリン

アミノ末端(——まったん) amino terminal 同N-末端アミノ酸残基

5-アミノレブリン酸(——さん) 5-aminolevulinic acid ➡δ-アミノレブリン酸

δ-アミノレブリン酸(——さん) δ-aminolevulinic acid 同5-アミノレブリン酸 【栄】 NH₂-CH₂-COCH₂-CH₂-COOH. サクシニル CoA とグリシンから生成され, ポルフィリン・ヘム, 胆汁色素, シアノコバラミンなどの生成の中間体である.

アミラーゼ amylase 【栄】 デンプン(アミロース)を加水分解する酵素. デンプン分子の末端から作用していくβ-アミラーゼと, 分子の中から分解していくα-アミラーゼ(唾液アミラーゼはこのタイプ)がある. 加水分解した結果, マルトース, グルコースなどができる.

アミロース amylose （同デンプン【栄】グルコースが多数結合した多糖類のいわゆるデンプンのうち、グルコースが α-1,4 結合で直鎖状につながったもの．アミロペクチンのような枝分かれが少ないため、粘性は少ない．植物の貯蔵多糖類．

アミロペクチン amylopectin【栄】グルコースが多数結合した多糖類のいわゆるデンプンのうち、グルコースが α-1,4 結合で直鎖状につながった直鎖とともに、多くの α-1,6 結合の枝分かれをもつもの．粘性が高く、もち米に多く含まれる．

アミロペクチン様多糖体 (――ようたうたい) amylopectin-like polysaccharide 細菌の高濃度培養で体内に作られる多糖．ヨード反応で、アミロペクチン（グルコース α-1,4 結合の多糖体に、α-1,6 結合の枝分かれのあるもの）と同様に紫色を呈するもの．栄養貯蔵の役割をもつ．

アメロゲニン amelogenin【栄】プロリン、グルタミン酸、ロイシン、ヒスチジンなどを多く含むタンパク質．エナメル質形成初期にみられる．アメロゲニンは石灰化の段階でエナメル質より消失することが、ここでの石灰化に大きな役割を担っているものと考えられている．

アメロブラストーマ ameloblastoma ➡ エナメル上皮腫

アモバルビタール amobarbital【薬】催眠薬でとくに入眠・熟眠薬として使用される．中間作用型のバルビツール酸系薬物で中枢神経を抑制する．

アラキトン酸 (――さん) arachidonic acid【栄】二重結合を 2 つもつ必須脂肪酸（ビタミン F）の 1 つ．細胞膜を構成するリン脂質の中に多く含まれ、ホスホリパーゼ A_2 によって切り出され、炎症反応などに重要な役割をするプロスタグランジン生成の材料となる．

アラニン alanine【栄】20 種あるタンパク質構成アミノ酸の 1 つで、側鎖はメチル基（―CH_3）のみの中性アミノ酸で、重要な糖新生中間体であるピルビン酸にアミノ基を転移すると生成されるので、必須アミノ酸ではない．

亜硫酸ガス (ありゅうさん――) sulfurous acid gas （同SO_2、二酸化硫黄、無水亜硫酸【衛】硫黄を含む化石燃料（石炭、石油）の燃焼により発生する主要大気汚染物質の 1 つで、生体への影響については、慢性気管支炎、高濃度暴露では肺水腫などの発症がある．環境基準値は 1 時間値の 1 日平均値 0.04 ppm 以下で、かつ 1 時間値が 0.1 ppm 以下．

アルカリ性食品 (――せいしょくひん) alkaline foods【栄】食品を空気中で燃やし、残った灰を水に溶かしてアルカリ性になるものをアルカリ性食品として、酸性に傾きやすい生体を中和するので、健康によいとされた．しかし、生体内で酸化されるときは、生体内に残る炭酸ガスが、空気中では失われてしまう．生体の pH の調整に重要な働きをしている炭酸ガス（重炭酸）を失わせた状態で pH を測るので、生体内での状況とはまったく異なり、このことはほとんど意味をなさない．残った灰を水に溶かすと酸性になる食品を酸性食品として、健康によくないとされたが、これも間違いである．

アルカリ(性)フォスファターゼ (――〈せい〉――) ➡アルカリ(性)ホスファターゼ

アルカリ(性)ホスファターゼ (――〈せい〉――) alkaline phosphatase （同アルカリ(性)フォスファターゼ【栄】有機物に結合するリン酸エステルを加水分解してはずす反応をアルカリ性の pH で効率よく触媒する酵素．肝・胆道・骨の疾患で血中濃度が増加する．また、骨の石灰化に重要な働きをすると推察されている．

アルカリホスファターゼ説 (――せつ)【栄】1930 年頃 Robison によって提唱された石灰化機構の説で、石灰化の起こる場所はつねにアルカリホスファターゼがあり、これが局所でリン酸エステルに作用して遊離のリン酸イオン濃度を高め、その結果としてリン酸カルシウムが沈着すると考えた．しかし、アルカリホスファターゼ自身は必ずしも石灰化の起こる場所のみに存在するものではなく、腸や腎臓などをはじめとして広く分布しているので、これだけでは石灰化の機構は説明できない．

アルカリ予備 (――よび) alkali reserve ➡予備アルカリ

アルカロイド alkaloids （同植物塩基 植物中に存在する窒素を含む塩基性物質

いう．生理作用を示すものが多く，モルヒネ（鎮痛），キニーネ（抗マラリア），エフェドリン（鎮咳），アトロピン（散瞳），スコポラミン（前投薬）など医薬品として重要なものが多数ある．

アルギニン arginine 【栄】側鎖にグアノジノ基 (-NHC(=N)NH$_2$) をもつためもっとも塩基性の高いタンパク質構成アミノ酸であり，魚などの精子にあるプロタミンのような核酸を結合するタンパク質にとくに多く含まれる．

アルキル化剤（——かざい） alkylating agents ➡アルキル化薬

アルキル化薬（——かやく） alkylating agents 同アルキル化剤【薬】一般的には有機化合物の水素とアルキル基を置き換える化合物をいう．癌の化学療法薬のうち，ナイトロジェンマスタード，エンドキサン，チオ・TEPA などは癌細胞の DNA の塩基などをアルキル化する性質をもっていることからアルキル化薬とよばれる．

アルキル水銀中毒（——すいぎんちゅうどく） alkyl mercury poisoning ➡有機水銀中毒

アルコール脱水素酵素（——だっすいそこうそ） alcohol dehydrogenase 【栄】エタノールなどのアルコールから水素をとって NAD に渡す，あるいはこの逆反応を触媒する酵素．アルコールの分解の第一段階，酵母などによるアルコール生成の最終段階を触媒する．

アルコール類（——るい） alcohols 同エチルアルコール（エタノール），酒精【薬】狭義には，エチルアルコールのことで，広義には一般式 R-OH で示されるアルコールの総称である．エチルアルコールは，アルコール性飲料のほか，消毒，殺菌，局所刺激薬，薬物の溶剤（チンキ剤）として用いられる．イソプロパノールも消毒薬として用いられる．

アルサス反応（——はんのう） Arthus' reaction 【微】➡免疫複合体型

アルデヒド化合物（——かごうぶつ） aldehyde compounds 分子内にアルデヒド基(-CHO)をもつ化合物の総称で，一般式 R-CHO で示される．特有の臭気があり，とくに C$_6$～C$_9$ のものは香料として用いられる．歯科ではホルムアルデヒド，パラホルムアルデヒドなどを配合した合剤が広く用いられている．

アルデヒド基（——き） aldehyde group 【栄】-CHO グループで，この基をもつ化合物は還元力をもつ．アセチル基のついたアセトアルデヒドは生体内でアルコールより生成され，二日酔いなどアルコール中毒の原因となる．グルコースなどアルドース（アルド糖）はこの基をもつ．

アルデヒド類（——るい） aldehydes 【薬】消毒薬の 1 つ．還元性があり，菌体タンパク質に結合しタンパク質を変性して殺菌作用を現す．ホルマリン，グルタルアルデヒド（グルタラール）などがある．

アルドース aldose 同アルド糖【栄】グルコース，リボース，マンノースなどアルデヒド基をもつ単糖である．アルデヒドをもつために還元性があり，アルカリ溶液中で種々の金属イオンを還元する．この性質は血糖中のアルドースの定量などに利用する．

アルド糖（——とう） aldose ➡アルドース

アルドラーゼ aldolase 【栄】エムデンマイヤーホーフの嫌気的解糖経路で六単糖のリン酸エステルであるフルクトース 1,6-二リン酸を三単糖のリン酸エステルであるグリセルアルデヒド 3 リン酸とジヒドロキシアセトンリン酸に分解する酵素．

α アドレナリン遮断薬（——しゃだんやく） adrenergic blocking agent ➡α 遮断薬

α 運動ニューロン（——うんどうしんけい） α motor neuron, α motoneuron 同 α 運動ニューロン【生】脊髄前角や脳幹運動核に存在する α 神経細胞は，その軸索である α (Aα) 神経線維を骨格筋の錘外筋線維に延ばし，筋運動を直接支配しているので α 運動神経とよばれる．

α 運動ニューロン（——うんどう——） α-moton nueron ➡α 運動神経

α 効果（——こうか） α-action ➡α 作用

α-構造（——こうぞう） α-structure ➡α-ヘリックス

α 作用（——さよう） α-action 同 α 効果【薬】アドレナリン（交感神経）の α

受容体を刺激して,興奮させる作用をいう.内臓と皮膚血管の収縮,胃腸運動抑制,瞳孔散大,尿管収縮,子宮収縮などがα作用として現れる.ノルアドレナリン,フェニレフリン,メトキサミンはα興奮薬として作用する.

α遮断薬(——しゃだんやく) α-blocking agent, α-blocker 同α アドレナリン遮断薬, α受容体遮断薬【薬】アドレナリン奏効細胞のα受容体を競合的に占有して,α作用を遮断する薬物をいう.フェントラミン(アドレナリン反転),麦角アルカロイド(エルゴタミン),トラゾリン,ジベナミン,ヨヒンビンなどα遮断作用が知られている.

α受容体($α_1$, $α_2$)(——じゅようたい) α-receptor【薬】アドレナリンの受容体.α₁受容体は効果器細胞膜上にあり興奮を伝える.α₂受容体は神経終末部にあり伝達物質(ノルアドレナリン)遊離量を抑制する.

α受容体遮断薬(——じゅようたいしゃだんやく) α-receptor blocking agent
➡ 遮断薬

α-ヘリックス α-helix 同α-構造, α-らせん【栄】有名なポーリング博士が発見したタンパク質の二次構造で,アミノ酸が多数結合したペプチド鎖が右巻のラセン構造をした天然にもっとも多い二次構造.髪の毛を構成するα-ケラチンはほとんどこの構造だけをとる.

α-らせん α-helix ➡ α-ヘリックス

アルブミン albumin【栄】血清,卵白などに含まれる可溶性タンパク質の総称.半飽和濃度の硫酸アンモニウム溶液でも沈殿せず,これによりグロブリンと分別される.小分子量の球状タンパクで,飢餓のときには血清アルブミンの量は低下する.

アレルギー allergy 同免疫病理学変化【病・微】免疫反応が,生体に対して傷害的に働くときの生体反応のことで,免疫作用によって,生体の抗原に対する感受性が高まり,抗原に対して過敏に反応することをいう.過敏症ともいう.即時型(I型~Ⅲ型アレルギー)と遅延型(Ⅳ型アレルギー)がある.

アレルギー抗体(——こうたい)【微】狭義には,アナフィラキシー型(I型)アレルギーにおける,抗原(アレルゲン)に対応して作られる抗体,IgEのことで,レアギンともよばれる.広義にはアレルギーに関連する抗体のこと.

アレルギー性炎(——せいえん) allergic inflammation【病・微】抗原-抗体反応が病的な形態変化を示した場合をいう.たとえば,気管支喘息,血清病,花粉症(鼻炎),薬剤アレルギー,膠原病などがある.

アレルゲン allergen【微】IgEと結合し,アナフィラキシー型(I型)アレルギーを起こす抗原で,花粉,ほこり,異種タンパク質,ダニなど,それぞれの抗原構造に応じたIgEを産生させる.脱感作療法にも用いる.

アロステリック効果(——こうか) allosteric effect【栄】低分子の物質が酵素のある部位に結合すると酵素タンパク質の立体構造が変化し,酵素活性が阻害されたり,促進されたりする現象.生体内で代謝の速度や方向をコントロールするための重要な機構である.

アンギーナ angina【病・微】一般に急性咽頭炎・急性扁桃炎をアンギーナとよぶ.飲食で炎症の痛みからのどが狭くなったように感じられ,飲み込むことができないことで命名したもので,語源は(せばめられる)の意味である.

アンギオテンシン angiotensin 同アンジオテンシン【生】血漿中のアンギオテンシノーゲンが酵素の作用で分解して生成されるペプチド アンギオテンシンⅠとⅡがあり,Ⅰは生理作用はとくになく,転換酵素の作用でⅡとなってアルドステロン分泌や血管収縮作用を現す.その結果,強力な血圧上昇を示す.

アンジオテンシン angiotensin ➡ アンギオテンシン

安静(位)空隙(あんせい〈い〉くうげき) free-way space【生】下顎安静位においては,上下顎歯は咬合せず,上下切歯間に平均2~4 mmの空隙が認められる.これを安静位空隙という 緑縁歯咬合採得時に上下顎間距離を再現するのに考慮される.

安静時代謝量(あんせいじだいしゃりょう) resting metabolic expenditure 同RME【栄】心拍,呼吸など生命の維持に最低

必要な活動に要するエネルギー量を基礎代謝量とよぶが,実際の安静状態の場合にはこれより少し多くのエネルギーを必要とする.これを安静時代謝量とよぶ.

安静時唾液分泌(あんせいじだえきぶんぴつ) resting salivary secretion 〔同〕固有唾液分泌 【生】とくに刺激を与えない状態でも,口腔内ではつねに少量の唾液が分泌している.この唾液を安静時唾液,または固有唾液という.

安全域(あんぜんいき) margin of safety →治療係数

安息香酸(あんそくこうさん) benzoic acid 【薬】消毒薬の1つであるが,食品の防腐剤として使用されている.

アンタゴニスト antagonist →拮抗薬

アンチコドン anticodon 【栄】メッセンジャーRNAの塩基配列をアミノ酸の結合順序に翻訳する際,アミノ酸を結合した転移RNAの特定の場所の3つの塩基配列がメッセンジャーRNAの塩基配列(コドン)を読んでアミノ酸を順序よく結合していく.この3つの塩基配列をアンチコドンとよぶ.

アンチバルビ antibarbi →ベメグリド

アンチホルミン(歯科用)(──〈しかよう〉) antiformin(dental) 〔同〕歯科用次亜塩素酸ナトリウム液 【薬】次亜塩素酸ナトリウム 3.0~6.0 w/v%を含む微淡黄色透明の液で,わずかに塩素臭がある.塩素と発生期の酸素の作用で,強力な有機質溶解作用,殺菌,制臭,漂白作用がある.う窩や根管の清掃消毒に用いられ,オキシドールと交互に使用すると効果が上がる.遮光気密容器で冷所保存.

アントラニール酸系薬物(──さんけいやくぶつ) anthranilic acid derivatives 【薬】非ステロイド系炎症薬に属し,アントラニール酸を基本構造とする一群の誘導体をいう.メフェナム酸(急性炎症),フルフェナム酸,フルフェナム酸アルミニウム(慢性炎症)などがある.いずれもプロスタグランジンの生合成を抑制する.抗炎症の機序である.

アンドレーゼン線(──せん) line of Andresen 〔同〕エブネル象牙質層板 【組】象牙質の代表的な成長線である.オーエンの外形線の間に10数本の規則正しい平行線がみられる.これをいう.欧米では Ebner's dentin lammellae(エブナーの象牙層板)という.

アンフェタミン amphetamine 【薬】強力な中枢興奮作用をもつ覚醒アミンで,覚醒剤取締法によって厳重に規制されている.精神病,神経症,抑うつ状態,各種の昏睡状態に有効.視床下部に作用して食欲減退作用を示す.メタンフェタミン(ヒロポン)も同じ作用をもつ.

アンモニアアルカリ性銀液(──せいぎんえき) ammoniacal silver nitrate solution 【薬】根管消毒薬.5%硝酸銀液50 mlにアンモニア水を少量ずつ約5 ml加えて作る.化学的に不安定で,感染根管内に注入したのち,還元剤を注入すると金属銀が析出(銀鏡反応)して根管壁に沈着する.殺菌効果と象牙細管の閉鎖が目的.Howeの鍍銀法ともいう.歯を黒変するので臼歯のみに使用する.

イ

胃(い) stomach 【解】噴門から幽門までの消化器官.食道を通った食物はここで胃液によって消化されて,かゆ状に変化し,幽門から十二指腸へと送られていく.胃底,胃体,大・小湾がある(P.156図参照).

EEG electroencephalogram →脳波

ES 細胞(──さいぼう) embryonic stem cell 〔同〕万能細胞,胚性幹細胞 1個の受精卵からすべての細胞に分化するわけである.したがってある時期までの胚の細胞はどの細胞・組織にでも分化する能力をもっている.これを万能細胞という.この時期の細胞を使って血液や神経組織,筋肉,骨,皮膚,肝臓などを作ることができるようになる.

EMG electromyogram →筋電図

E-C カップリング excitation-contraction coupling →興奮収縮連関

ECG electrocardiogram →心電図

ED₅₀ 50% effective dose 〔同〕50%有効量 【薬】薬物の効果を知る指標となるもので,多数の実験動物に薬物を投与し,その50%の動物に特定の薬理作用が現れたときの用量をいう.種々の薬物の効果を比較するのに役立つ.通常統計学的手

法で算出する.

EDTA ethylene diamine tetraacetic acid 〔同〕エチレンジアミン四酢酸, エデト酸 【薬】根管拡大剤. カルシウムなど多くの金属と結合してキレート化合物となり, 水溶性になる. したがって歯質を強力に脱灰する. 金属に対する腐食性, 口腔粘膜の障害もほとんどない. そのほか, 歯石除去の補助剤, 重金属拮抗薬(解毒)としても用いられる.

E/T比(――ひ) E/T ratio 【栄】食物中の全窒素量(T)に対する必須アミノ酸(食物中から摂取する必要のあるアミノ酸)の窒素量(E)の比率. 食物中のタンパク質の栄養としての価値を評価する指数の1つ.

EBウイルス Epstein-Barr virus ➡エプスタイン・バー・ウイルス

胃液(いえき) gastric juice 胃粘膜に存在する胃腺からの分泌液. 塩酸とペプシンを含み, 食物をかゆ状に消化して十二指腸へと送る. 粘液も分泌されており, 胃粘膜を保護する働きがある.

イオン強度(――きょうど) ionic strength 【栄】塩溶液中の陰・陽イオンについて, イオンの原子価の二乗にそのイオンのモル濃度を乗じたものを合計し, 2で割った値. この値によってタンパク質の溶解度が変化する性質をタンパク質の分画に利用している(塩析).

イオン型(――がた) ion type たとえば, 局所麻酔薬を組織内に注入すると, イオン型と遊離型に分かれる. 遊離型は脂溶性で組織関門や形質膜を容易に通過して作用部位に到達する. その後の活性はイオン型が必要で, 神経線維の受容体と結合して麻酔作用が発現する. 炎症などで組織が酸性になると, イオン型が多くなり, 膜を通過する量が減り, 効果が弱まる.

イオン交換樹脂(――こうかんじゅし) ion exchange resin 【栄】合成高分子に荷電基を結合させたもの. この荷電基に静電結合する各種イオンの親和性の違いを利用して水の中からイオンを取り除いたり, あるいは, 各種タンパク質の荷電量の違いを利用してこれを分画するのに用いられる.

イオンチャネル ion channel 【生】細胞膜に存在する膜タンパク質で, 特定のイオンを通過させるために働く. Na^+やK^+にそれぞれ専用のNa^+チャネルやK^+チャネルが存在し, その中心を貫くイオン通路が, 開閉することによりイオンが通過する.

イオン導入用薬剤(――どうにゅうようやくざい) drugs for iontophoresis 根管消毒には, ヨウ素ヨウ化カリウム, ヨウ素ヨウ化亜鉛, アンモニア銀溶液. 象牙質知覚過敏には, フッ化ナトリウム, 塩化亜鉛溶液 う蝕予防には, 各種のフッ化物溶液を用いる. 陽イオンを浸透させるには歯牙側を陰極に, 陰イオンのときは逆となる.

異化(いか) catabolism ➡異化作用

為害作用(いがいさよう) adverse effect ➡副作用

異化作用(いかさよう) catabolism 〔同〕異化 【栄】生体内では種々の物質が化学反応を受け代謝されるが, 生体に必要な物質を生成する方向の代謝を同化とよぶのに対し, 物質を分解して, エネルギーを取り出す方向の代謝を異化(作用)とよぶ.

異化代謝物抑制(いかたいしゃぶつよくせい) catabolite repression ➡グルコース効果

閾値(いきち) threshold 〔同〕しきい値 【生】生体が反応を起こす最小の刺激量であり, 閾値が低いと興奮しやすい. 感覚においてはその感覚を起こす最小の適刺激(絶対閾)と, 刺激の違いが分かる弁別閾(相対閾)とで表される.

異形歯(いけいし) heterodont 【解】哺乳動物では, 歯は歯列のどの位置にあるかによりその形態が異なり, 切歯, 犬歯, 小臼歯, 大臼歯が区別できる. このような歯を異形歯という.

異型性(いけいせい) atipia 【病】腫瘍細胞は一般に発生母細胞に類似性があるが, 悪性腫瘍ではとくに細胞形態の変化が著しく, 類似性がなくなる. これをいう. これには, 核偏位(核細胞質比が大), 核濃染性, 核分裂像, 多形性, および極性の消失などが含まれる.

異種抗原(いげんこうげん) heterogenetic antigen 〔同〕異好性抗原 【微】異なる生物属種に共通する抗原. 同じまたは酷似

した抗原決定基をもつ．生物種によってその構造に差の少ない（抗原決定基の種類の少ない）多価体抗原などでみられる．異好性抗原ともいう．

医原性疾患（いげんせいしっかん） iatrogenic disease 【微】医療において，適切な治療法でもこれがもつ機序として，また不適切な医療によって，本来の疾患以外の新しい病の状態が現れることがある．つまり，医療に由来する疾患を医原性疾患という．

移行上皮（いこうじょうひ） transitional epithelium 【組】膀胱，尿管などの尿路の器官に存在する粘膜上皮．重層扁平上皮に似ているが，器官が収縮状態では上皮は厚く数層になり，尿が充満し拡張すると上皮も伸びて薄く2～3層になる．このように器官の状態によって上皮の形態が変化する．

異好性抗原（いこうせいこうげん） heterophil antigen →異原抗原

異種移植（いしゅいしょく） heterotransplantation, xenograft 【病】移植のうち，移植片の提供者と移植主との関係が異なった動物種である場合をいう．これは，移植免疫あるいは組織不適合性因子のために拒絶反応が起こり成功率が一番低い．

萎縮（いしゅく） atrophy 【病】生体の組織および臓器がいったん正常な大きさまで発育したあとに，その容積が減少することである．これは組織学的には，単純萎縮，数的萎縮，変性萎縮の3者に，また原因により生理的萎縮，廃用萎縮，圧迫萎縮などに分けられる．

移植（いしょく） transplantation, grafting 【病・組】生体の臓器・組織を切り取り，同一個体の別の部分あるいは他の個体に植えつけることをいう．移植片と移植主との組み合せで，自家移植，同系移植，同種移植，および異種移植に分けられる．

移植片（いしょくへん） transplant, graft 【病・組】移植において，移植される組織を移植片であるととよび，その提供者を供与者donorという．その状態によって遊離移植，有柄（茎）移植，輸血，臓器移植などに分けられる．

移植免疫（いしょくめんえき） transplan-

tation immunity 【病・微】移植主が移植片を非自己，すなわち異物として認識することにより，これを排除するため拒絶反応すなわち免疫反応が生ずる．この反応をいう．

異性化酵素（いせいかこうそ） isomerase 〔同〕イソメラーゼ 【栄】L-乳酸とD-乳酸，trans型のフマル酸とcis型のマレイン酸など異性体間の相互変換を触媒する酵素．この種の酵素には，酵素番号（EC番号）の最初の数字を5とするように国際的に決められている．

異性化糖（いせいかとう） high fructose corn syrup 〔同〕HFCS 【栄】トウモロコシなどからとれたデンプンをグルコースに加水分解し，さらに甘味を増すために酵素によってグルコースの約半分をフルクトースに変えたもの．味が良いため，清涼飲料水など各種食品の甘味料として用いられている．う蝕誘発性はある．

異性体（いせいたい） isomer 〔同〕アイソマー 【栄】分子式は同じであるが物理・化学的性質の異なる化合物のこと．L-乳酸とD-乳酸のように不斉炭素の立体配置の違いにより旋光度の違う光学異性体，trans型とcis型のような幾何学的立体的構造の違う幾何異性体などがある．

異染顆粒（いせんかりゅう） metachromatic granule →異染小体

異染小体（いせんしょうたい） metachromatic granule(body) 〔同〕異染顆粒 【微】細菌菌体内に存在し，たとえばトルイジンブルーの染色により，菌体（青）とは異なる染色性（赤）を示す．ボルチンともよばれるポリリン酸からなる顆粒状構造物．ジフテリア菌の鑑別に用いる．

イソクエン酸（──さん） isocitric acid 【栄】クエン酸の異性体で，クエン酸とは水酸基（OH基）の結合位置が違う．クエン酸回路の中間体の1つで，アコニターゼの触媒作用によりクエン酸より生成され，イソクエン酸脱水素酵素の触媒でα-ケトグルタール酸に変化する．

イソジン® Isodine →ポビドンヨード

イソフルラン isoflurane 【薬】吸入麻酔薬の1つでエンフルランの異性体，揮発性で，副作用が少ない．

イソプレナリン isoprenarin →イソプロ

テレノール
イソプロテレノール isoproterenol 同イソプレナリン 【薬】 交感神経興奮薬,抗不整脈薬,気管支拡張薬.あらゆる臓器の β 受容体に強い興奮作用を示す.血圧下降,各臓器の血流量増加,平滑筋弛緩作用は気管支筋で著明(エピネフリンの約 10 倍).腸管,子宮の運動を抑制する.

イソプロパノール isopropanol 同イソプロピルアルコール 【薬】 殺菌消毒薬.エタノールの代わりに用い,細菌のタンパクを変性凝固させて殺菌作用を示す.効力はエタノールの約 2 倍で,安価である.通常 50〜70% 溶液を手指,皮膚,医療用具類の消毒に用いる.刺激性で創傷,粘膜には使用しない.

イソプロピルアルコール isopropyl alcohol → イソプロパノール

イソマルチュロース isomaltulose → パラチノース

イソメラーゼ isomerase → 異性化酵素

イソロイシン isoleucine 【栄】 タンパク質構成アミノ酸の1つで,側鎖[−CH(CH₃)CH₂CH₃]は炭化水素からなる中性アミノ酸である.ヒトでは側鎖の枝分かれ構造を生成できないので必須アミノ酸の1つである.

依存(いぞん) dependence; addiction 【薬】 薬物の連用によりその薬物の摂取要求が強くなること.精神的依存と肉体的依存がある.麻薬(モルヒネなど),催眠薬(バルビタールなど)により起こりやすい.

イタイイタイ病(──びょう) itai-itai disease 【病・衛】 富山県神通川流域を中心として多発した背,腰,恥骨部,関節の激しい疼痛と骨折を主症状とする世界でもまれな疾患である.上流の亜鉛鉱山の鉱さい排水のカドミウムによる飲料水および農産物汚染の上に,栄養要因などが重なって発症したものと考えられている.女性に多くみられた.

痛みの受容(いた──じゅよう) 【薬】 生体が受けた強い刺激は痛みとして知覚神経終末(痛覚受容体)に受容され,脊髄後角→視床→大脳皮質知覚層へ伝わる.

一次感染(いちじかんせん) primary infection 【微】 感染が成立した後,時を移して同じ病巣に別の病原体の感染が重なる場合があり,この最初の感染を一次感染,ついで起こる感染を二次感染という.

一次口蓋(いちじこうがい) primitive palate 【組】 胎生期に左右の内側鼻突起が融合してできた上顎切歯部に相当し,完成した口蓋では切歯部の狭い部分となる.天才ゲーテが研究した.

一次口腔(いちじこうくう) primitive mouth 同原始口腔 【組】 胎生初期の顔面の中心にみられる凹みで,これより本来の口腔や鼻腔が発生してくる.ト顎隆起,上顎隆起,前頭隆起,底は口咽頭膜によって囲まれている.この口咽頭膜が消失すると消化管と交通する.

一次止血(いちじしけつ) primary pemostasis 【薬】 出血後,血管が収縮→血小板の粘着凝集→血小板血栓の形成までをさす.「出血時間」とはこの一次止血までをいう.

一次性ショック(いちじせい──) primary shock ショックのうち,外傷などによる激痛,精神的な衝動などの侵襲に対して生じるもので,いわゆる脳貧血による失神がその代表例である.これは,急激な全身の末梢循環障害と血圧の下降によると考えられている.

一次病巣(いちじびょうそう) primary lesion 同原病巣 【病・微】 ある感染巣から離れた場所に,その病巣の感染細菌が血行などによって伝播され,別の二次疾患が起こる場合がある.これを病巣感染というが,もとの病巣を一次病巣または原病巣という.

1 日摂取許容量(──にちせっしゅきょようりょう) acceptable daily intake 同 ADI 【衛】 食品に残留した農薬などを毎日摂取することにより,ヒトが得てこの量を摂取しても一生無影響であろうという最大値であり 体重 kg あたりの mg で表す(mg/kg 体重/日).WHO と FAO が慢性毒性試験から最大無作用量を求め,これに安全率(1/100〜1/300)をかけて算出したものである.

1 回換気量(──かいかんきりょう) tidal volume 同1 回呼吸量 【生】 安静時に 1 回の呼吸運動によって肺に出入りする空気の量.約 350〜500 m*l*.

イツカ

1回呼吸量（——かいこきゅうりょう） tidal volume ➡1回換気量

一酸化炭素（いっさんかたんそ） carbon monoxide 圓CO 【衛】 不完全燃焼などにより発生する無色，無臭，無刺激性のガス．血中ヘモグロビン(Hb)に対する結合力は酸素の約 300 倍あり，酸素欠乏血症を起こす．急性中毒症状は頭痛，吐き気，死亡など，慢性中毒症状は頭痛，記憶力減退など．日本産業衛生学会の許容濃度 50 ppm．大気汚染環境基準は1時間値の1日平均 10 ppm 以下で8時間平均が 20 ppm 以下．

一般用医薬品（いっぱんよういやくひん） over-counter medicine 圓大衆保健薬【薬】 薬理作用が緩和で安全性が高いので，薬局・薬店で購入することができる医薬品をいう．

胃底（いてい） cardiac stomach 【解】 胃の上部にあり，噴門の左上方に大きくふくれ出ている部分．横隔膜の下に位置する．下方は胃体に続く．粘膜固有層にある胃腺を胃底腺とよぶ(P.156 図参照)．

遺伝因子（いでんいんし） genetic factor ➡遺伝子

移転歯（いてんし） transposition of teeth 【病・矯】 歯列弓内において，隣接する歯が互いにその位置を交換して萌出したものをいう．これは，上顎の犬歯と第一小臼歯の位置交換がもっとも多い．ついで上顎の側切歯と犬歯の間などに認められる．

遺伝子（いでんし） gene 圓遺伝因子【栄】 遺伝形質を決定する因子で，本体は DNA(デオキシリボ核酸)である．DNA を構成するアデニン，グアニン，チミン，シトシンの 4 種のヌクレオチドの配列順序(塩基配列)によって遺伝形質は決定される．

遺伝子工学（いでんしこうがく） gene technology 【微】 生物の性状は，遺伝子によって発現されているが，これを構成している DNA を切り出したり組み換えたりして，遺伝情報を操作する技術，方法．

遺伝情報（いでんじょうほう） genetic information 【栄】 生物が親から子へ，細胞から細胞へ自己と同じものを複製するために遺伝される情報で，実際は DNA を構成するアデニン，グアニン，チミン，シトシンの 4 種のヌクレオチドの配列順序(塩基配列)によって決定される．

遺伝性果糖不耐症（いでんせいかとうふたいしょう） hereditary fructose intolerance 圓遺伝性フルクトース不耐症 【栄】 肝の酵素欠損のためフルクトース(果糖)代謝が障害される遺伝疾患．砂糖などフルクトースを構成成分として含むものを食べると嘔吐などを起こすので，幼時より甘いものを食べることを避けて生活する．このため，う蝕の発生に対する砂糖の影響を調べる研究の絶好の対象となっている．

遺伝性歯肉過形成症（いでんせいしにくかけいせいしょう） hereditary gingival hyperplasia ➡歯肉線維腫症

遺伝性フルクトース不耐症（いでんせい――ふたいしょう） hereditary fructose intolerance ➡遺伝性果糖不耐症

移動性舌炎（いどうせいぜつえん） migratory glossitis ➡地図状舌

伊東反応（いとうはんのう） Ito's reaction 【微】 軟性下疳(性病の1つ)の病原菌(Haemophilus ducreyi)の感染の有無を調べる検査で，死菌の接種により皮膚に遅延型アレルギー反応の起こるものを，陽性(+)とする(Ducrey's skin test ともいう).

糸切り歯（いとき――ば） cuspid ➡犬歯

イヌリン inulin 【栄】 フルクトースが多数 β-2,1-結合したフルクタンの一種．キクイモに含まれる．ミュータンス・レンサ球菌が菌体外につくるフルクタンは，イヌリン型のものが多い．

易熱性（いねつせい） thermolability, thermolabile 【微】 熱によって影響を受けやすく，変化したり，壊れたりする性質．また，その性質をもっていること．

イノシット 圓Inosit ➡イノシトール

イノシトール inositol 圓イノシット【栄】 リン脂質の構成成分として生物界に広く分布している．成長因子としてビタミンとも考えられ，ビオス I といわれる．イノシトールの六リン酸エステル(フィチン酸)は種子，芽生えなどに見いだされ，穀物のリン酸貯蔵物質である．

イノシトール-六リン酸（──ろく──さん） inositol hexaphosphate ➡フィチン酸

イノシン inosine 【栄】 リボヌクレオシドの1つ．プリン誘導体であるヒポキサンチンとリボースで構成されている．

イノシン-リン酸（──いち──さん） inosine monophosphate ➡イノシン酸

イノシン酸（──さん） inosinic acid 同 イノシン-リン酸，IMP 【栄】 イノシンのリン酸エステル ヌクレオチドの1つ．5′-イノシン酸のナトリウム塩はうま味物質として調味料中に添加されている．プリンヌクレオチドの生合成過程で IMP から AMP，GMP が合成される．

イプシロンアミノカプロン酸（──さん） ε-aminocaproic acid 【薬】 抗プラスミン薬の1つ．出血軽減や抗炎症薬として使用される．

異物の処理（いぶつ──しょり） disporsal of foreign body 【病】 外傷などにより体外から移入された異物，および凝血塊，炎症性滲出物，壊死組織など生体内で形成された異物に対して，これらを処理する反応で，肉芽組織をともなわない吸収，貪食，融解と，これをともなう器質化，被包がある．

イミノカルボン酸（──さん） iminocarboxylic acid ➡イミノ酸

イミノ酸（──さん） imino acid 同 イミノカルボン酸【栄】 イミノ基(=NH)を含む酸．タンパク質を構成している環状アミノ酸であるプロリン，ヒドロキシプロリン，また，抗生物質アクチノマイシンの構成成分であるサルコシン(N-メチルグリシン)などはイミノ酸である．

イミプラミン imipramine 【薬】 うつ病，うつ状態の治療薬で，抑うつの気分変調を著明に改善する（気分高揚）．抑うつ状態が不安状態と合併しているときはトランキライザーを併用する．デシプラミン，アミトリプチリンなどは同じ作用を示す．

イミン imine ➡シッフ塩基

医薬品（いやくひん） drug, medicine 【薬】 日本薬局方に収められているもの．人または動物の疾病の診断，治療または予防に使用されるもの．および身体の構造または機能に影響を及ぼすことが目的とされるもので，器具器械(歯科材料など)でないもの(薬事法2条4項の要約)．

医薬部外品（いやくぶがいひん） quasi-drugs 【薬】 人体に対する作用が緩和なもので，使用法が容易なもの．口臭や体臭の防止剤，薬用ハミガキ，薬用化粧品，生理綿，あせもただれの防止剤，脱毛防止育毛，除毛剤，染毛剤，殺鼠・殺虫剤，浴用剤などがある．

医薬用外毒物・劇物（いやくようがいどくぶつ・げきぶつ） 【薬】 医薬品以外の化学薬品，農薬，試薬のうち，「毒物及び劇物取締法」により指定されたもの．

医療法（いりょうほう） medical law 【衛】 国民の健康保持のため，医療を提供する体制を確保しようとする法律．病院，診療所，助産所の開設，管理について必要な事項，ならびに施設の整備を推進するために必要な事項等を定めている．

医療保険（いりょうほけん） medical insurance 【衛】 疾病，負傷，死亡または分娩などについて保険給付する制度．療養給付など現物給付が原則．対象者別では，勤労者の被用者保険と自営業者などの地域保険(国民健康保険)の二種がある．業務上の傷病，死亡については使用者の責任による補償(災害補償保険)となっている．

医療保障（いりょうほしょう） medical care 【衛】 疾病は貧困の大きな原因であることから，人々の生存権，健康権を保障するため医療を提供しようとするもの．国民が必要とする医療を差別なく受けられるようにする社会保障制度の1つ．医療保険がその中心．

医療用医薬品（いりょうよういやくひん） ethical drugs 【薬】 医師，歯科医師の指示により使用され，薬価基準に収載されているものをいう．薬価基準薬ともいう．

医療用具（いりょうようぐ） medical device 【薬】 人もしくは動物の疾病の診断，治療もしくは予防に使用され，身体の構造もしくは機能に影響を及ぼすことが目的とされている器具器械であって，政令(薬事法)で定めるものである．

陰イオン界面活性剤（いん──かいめん

かっせいざい) anion surface active agent；anion surfactant 【薬】 分子中に陰イオンを含む，一般に使用されている家庭用中性洗剤をさし，殺菌作用はない．

院外処方箋(いんがいしょほうせん) 【薬】 外来患者への投薬を院外の薬局に調剤させるための処方箋をいう．「歯科医師法施行規則」により記載必要事項が定められている．

インシュリン insulin 同インスリン 【生・栄】 膵臓のランゲルハンス島β細胞から分泌されるホルモンで，糖の細胞内への取り込みを促進し，血液中のブドウ血糖値を下げる．インシュリンの分泌低下で糖尿病になる．

インスリン insulin → インシュリン

陰性染色(いんせいせんしょく) negative staining 【微】 周囲に満たした色素を背景に，微生物を無染色状態で浮かび上がらせて観察する方法．

インターフェロン interferon（IFN）【微】 ウイルス感染を含む種々の刺激によって細胞が作るタンパク質で，抗ウイルス作用がある．未感染細胞にウイルス増殖抑制作用を与える．IFN には α，β，γ の3種があり，IFNα，β は C 型肝炎の特効薬である．

咽頭(いんとう) pharynx 【解】 口腔と食道，鼻腔と喉頭とを結ぶ消化器官で呼吸器官．筋肉の壁に囲まれ上前方で鼻腔に，前方で口腔に，下方で喉頭と食道に連絡する（P.110 図参照）．

咽頭弓(いんとうきゅう) pharyngeal arch → 鰓弓

咽頭筋(いんとうきん) pharyngeal muscle 【解】 咽頭を囲む筋肉群の総称である．これらには，咽頭を収縮させる上・中・下咽頭収縮筋と咽頭を引き上げる茎突咽頭筋，口蓋咽頭筋，耳管咽頭筋がある．食物の嚥下に際し重要な働きをする．

咽頭腔(いんとうくう) cavity of pharynx 【解】 咽頭部の空間をいう．上から順に鼻部，口部，喉頭部の3部に区別できる．鼻部は鼻腔に，口部は口腔，喉頭部は喉頭腔と食道に連絡する．

咽頭腺(いんとうせん) pharyngeal glands 【組】 咽頭壁の粘膜下組織に存在する多数の小さな粘液腺をいう．咽頭粘膜を湿潤に保つ働きがある．

咽頭嚢(いんとうのう) pharyngeal pouch 同鰓嚢 【組】 胎生期において頸部に位置する口腔の下面に現れる約4対の袋状の膨らみ．サメやヤツメウナギでは鰓溝と交通し，鰓孔となっている．咽頭嚢の内胚葉性上皮からは上皮小体，胸腺などの器官が発生している．

咽頭扁桃(いんとうへんとう) pharyngeal tonsil 【解】 咽頭の後壁上部の上皮下に存在するリンパ組織のことである．口蓋扁桃，舌扁桃とともにワルダイエルの咽頭輪を形成し，口，鼻からの細菌侵入を防ぐ．咽頭扁桃の腫脹したものを臨床ではアデノイドとよぶ．

インドメタシン indomethacin 【薬】 解熱鎮痛・抗炎症薬．炎症をともなう疼痛に対してアスピリンの約28倍の効力を示す．慢性関節リウマチ，変形性関節症，痛風，変形性脊椎症，咽喉頭炎，急性中耳炎，捻挫，頸肩腕症，術後や外傷後の炎症や腫脹に有効である．プロスタグランジン合成阻害による．

イントロン intron 同介在配列 【栄】 真核生物の DNA 中では，ある1つのタンパク質を作るための遺伝情報がとびとびに分布している場合が多い．この場合，遺伝情報をもっていない部分をイントロンという．遺伝情報をもっている部分はエキソン (exon) という．

院内感染(いんないかんせん) hospital infection 【微】 入院患者が，入院後に病院設備や医療担当者および医療行為にともなって病原微生物の感染を受けた場合をいう．入院患者は感染感性宿主の状態になっているため，院内感染と日和見感染が重複することが多い．

院内処方箋(いんないしょほうせん) 【薬】 患者に交付しない処方箋で，医師等が自ら調剤するものまたは病院内の薬局で調剤されるものをいう．医師等の署名が必要である．

インパルス impulse 【生】 神経線維を伝わる電気的興奮．活動電位と同じであるが，情報の信号として数多くの活動電位が神経線維を伝わるとき，これをインパルスという．

陰部神経小体(いんぶしんけいしょうたい)

genital corpuscles 【解】外陰部に存在する特殊な神経終末のことで,触覚や圧覚の受容器であると考えられている.陰核(クリトリス)や亀頭(グランス)に多い.

インフラデンターレ点(――てん) infradentale 同Id点 【解】下顎骨唇側歯槽縁の正中線上にある部分を指す,一般に左右の中切歯の間の槽間中隔の最先端に相当する.顔面頭蓋における計測点の1つ(P.69 図参照).

インプラント implant 同嵌植 【病・組】欠損歯部の顎骨骨膜下あるいは顎骨内に埋入し,その上に補綴物を製作して補綴物の維持安定をはかるもの.材料としては組織親和性の高いセラミックスや,Co-Cr合金,Ti合金などが用いられる.また埋入部位により骨膜下,骨内,歯内-骨内などがある.

インフルエンザ influenza 同流行性感冒 【病・微】急性呼吸器感染症の1つである.ウイルスはA,B,Cの3つの型がある.致命率は低いが,感染力が強く,周期的に抗原変異が起こることなどからいまだに多くの患者発生があり,数年ごとに大流行がある.予防にはワクチンがもっとも有効である.

インフルエンザ菌(――きん) Haemophilus influenzae 【微】鼻咽頭に常在するグラム陰性桿菌で,呼吸器などに(日和見)感染を起こすことがある.インフルエンザ患者から分離され,起因菌と誤解された(インフルエンザはウイルス疾患).

インベルターゼ invertase 同β-D-フルクトフラノシダーゼ 【栄】スクロースおよびそのほかのβ-D-フルクトフラノシドを加水分解してフルクトースを遊離する酵素.微生物,植物に広く分布している.

飲料水(いんりょうすい) drinking water 【衛】量的にも質的にも飲用可能な水をいう.人体の65%は水分で,その10%を失うと脱水状態となり,20%を失えば渇死する.1日の必要量は2~3 l で,1.5 l くらいは食物とともにとられるので,飲料水として必要な量は平均0.5~1.0 l といわれる.これは労働量によって異なる.なお,上水道の1人1日平均給水量は400~500 l 弱である.

飲料水の具備条件(いんりょうすい――ぐびじょうけん) ➡飲料水の水質基準

飲料水の水質基準(いんりょうすい――すいしつきじゅん) 同飲料水の具備条件 【衛】飲料水は健康を害するものであってはならず,水質が問題である.病原微生物の汚染と化学物質による汚濁がおもなものであるが,これらに対して厚生行政上の水質基準が水道法(水質基準に関する省令)により定められている.

ウ

ウアバイン ouabain ➡G-ストロファンチン

ヴィダール反応(――はんのう) Widal reaction 【微】腸チフス,パラチフスの診断のために,各々の菌体を用いて患者血清中の抗体量を検査する血清反応で,陽性の場合,菌体と抗体とが反応して凝集塊を作る.

ウィトロカイト whitlockite 同ウィトロック石 【栄】カルシウムのリン酸塩鉱物,$Ca_3(PO_4)_2$.六方晶系の結晶.歯石中にも見いだされる.

ウィトロック石(――せき) whitlockite ➡ウィトロカイト

ウイルス virus 【微】細菌よりも小さく,遺伝情報としての核酸(DNAまたはRNA)をもつが,自己増殖に必要なタンパク質合成機能などを欠き,感染細胞の機能を利用して自己増殖する感染粒子.

ウイルス中和反応(――ちゅうわはんのう) virus neutralization reaction 【微】ウイルスに対する特異抗体と結合させ,ウイルスの感染能を喪失させる反応.ウイルスと抗血清を混合し,残存感染能を測定することから,ウイルス中和試験という.

ウィルソン湾曲(――わんきょく) Wilson's curve 同側方歯牙湾曲 【解】歯は平面的に配列しているのではなく,下顎白歯は舌側に傾斜し,上顎白歯は頬側に傾斜している.左右の歯の頬側と舌側の咬頭とを結ぶと曲面となる.これをいう.前後的歯牙湾曲(スピーの湾曲)と間違わないように注意すること.

ウインスローの定義(――ていぎ) 【衛】

Winslow によれば公衆衛生学とは，共同社会の組織的な努力を通じて疾病を予防し，寿命を延長し，肉体的，精神的健康と能率の増進をはかる科学と技術であるとしている．

ウェルシュ菌（——きん） Clostridium perfringens (C.welchii) 【微】ガス壊疽菌群の一種．自然界の土，下水，食品などに分布し，創傷より感染し組織の浮腫と壊疽およびガスを産生する重篤な疾患を起こす．本菌の耐熱性株はエンテロトキシン(腸管毒)を産生して食中毒を起こす．

ウェルホフ病（——びょう） Werlhof disease ➡血小板減少性紫斑病

うがい薬（——ぐすり） gargle ➡含嗽剤

う(齲)窩消毒薬（——かしょうどくやく） disinfectants for the carious cavity ➡象牙質消毒薬

う(齲)蝕（——しょく） dental caries 同デンタルカリエス【病・微】歯に付着する細菌の作用によって，歯の無機成分が脱灰され，有機成分が分解する疾患．この病気に罹患した歯をう蝕歯あるいはう歯という．俗にいう"むし歯"である．つまり細菌の作用によって歯の硬組織が侵襲される病変である．

う(齲)蝕円錐（——えんすい） carious cone 【病】う蝕は一般に，エナメル質ではエナメル小柱に沿い，象牙質では象牙細管を伝って進展・拡大する．その結果，エナメル質および象牙質のう蝕病巣は，その形態が円錐状を呈する．これをう蝕円錐とよぶ．

う(齲)蝕活動性試験（——かつどうせいしけん） caries activity test 【微】狭義には，検査時点でのう蝕の進行力を知る試験．広義には，被検者に関連する種々のう蝕原性の程度を知る試験．スナイダー試験などがあるが，決定的なものはない．

う(齲)蝕原性（——しょくげんせい） cariogenicity, cariogenic 【微】口腔内常在菌叢の細菌が歯面付着能や酸産生能など，う歯の発生の原因となる性質や，これを助長する食品などの(う蝕の原因となる)性質をもっていること．

う(齲)蝕症1度（——しょくしょう——ど） dental caries 1st degree 同C_1【病】花沢によう蝕の臨床的分類で，その状態から4度までに分類した．う蝕症1度とは，きわめて初期のう蝕，すなわちその病変がおもにエナメル質に限局するものであるが，わずかに象牙質に及んだものも含む．

う(齲)蝕症2度（——しょくしょう——ど） dental caries 2nd degree 同C_2【病】臨床的なう蝕の分類の1つで，病巣が明らかに象牙質にまで達したものである．しかし，歯髄にまでは達しておらず一層の健全象牙質を残している．

う(齲)蝕症3度（——しょくしょう——ど） dental caries 3rd degree 同C_3【病】う蝕の臨床的分類で，う蝕が侵し象牙質の全層に及び，歯髄にまで達したものをいう．この場合，一般に歯髄は露出しているか，一層の軟化象牙質で覆われている．

う(齲)蝕症4度（——しょくしょう——ど） dental caries 4th degree 同C_4【病】う歯の末期で，歯冠が崩壊してしまい，いわゆる残根の状態になってしまったものである．

う(齲)蝕誘発性(食品の)（——しょくゆうはつせい(しょくひん——)） cariogenicity 【栄】歯垢(歯苔)を形成している細菌の有機酸産生の材料となり，う蝕を発生させるような性質をもった食品をう蝕誘発性の高い食品という．

う(齲)蝕予防（うしょくよぼう） prevention of dental caries 歯面にう蝕が発生するのを防ぐこと，およびう蝕の進行を阻止することをいう．フッ化物応用，予防填塞，刷掃指導，食生活指導，フッ化ジアンミン銀剤塗布などがある．

う(齲)蝕予防機序(フッ化物)（うしょくよぼうきじょ〈——かぶつ〉） mechanism of caries prevention フッ化物の応用によって，①歯質の主成分ヒドロキシアパタイトと反応してフルオロアパタイトを形成，②脱灰した歯質の再石灰化を促進，③酸産生菌の発育と酸産生を抑制する．その結果う蝕を予防する．

う(齲)蝕予防剤（うしょくよぼうざい） drugs for caries prevention 局所応用，全身的応用の製剤．フィッシャーシーラント(予防填塞剤)．歯磨剤，抗酵素剤，そのほか殺菌剤など．う蝕発病の

4大要因(細菌,菌,砂糖,時間)それぞれについて予防剤など予防法が考えられている.

う(齲)蝕裂隙(――しょくれつげき) carious transverse cleft 【病】う蝕による象牙質の破壊は,主として象牙細管の拡大・崩壊による.一方,急性の場合には病巣の進行が石灰化の悪い発育線に沿って,象牙細管を横切るように亀裂を作って進行することがある.この亀裂にそう.

後向き研究(うしろむ――けんきゅう) retrospective study ➡回顧法

右心室(うしんしつ) right ventricle 【解】心臓の前下部を占め,房室弁により右心房と,肺動脈弁により肺動脈と通じている.右心房から入ってきた血液を肺動脈に送り出す(P.174図参照).

右心房(うしんぼう) right atrium 【解】心臓の右上部を占めており,上大静脈と下大静脈,冠状静脈洞からの静脈血が入込む.房室弁により右心室と通じている(P.174図参照).

うっ(欝)血(――けつ) venous congestion 【病】静脈血の還流が妨げられ,生体の臓器や組織内に血液が滞った状態をいう.うっ血があると,その部は臨床的に温度が低下するとともに暗青紫色を呈する.この状態を青色症(チアノーゼ)という.

うつ熱(――ねつ) heat retention 熱放散が妨げられて体内に熱が蓄積する状態.熱射病や日射病など.

ウリジル酸(――さん) uridylic acid 同ウリジン―リン酸,UMP 【栄】ピリミジンヌクレオチドの1つ.ウリジンのリン酸エステル.RNAの加水分解によって得られる.

ウリジン uridine 【栄】ピリミジン誘導体であるウラシルにリボースが結合したリボヌクレオシド.

ウリジン5'―三リン酸(――さん―さん) uridine 5'-triphosphate ➡UTP

ウリジン5'―二リン酸(――に―さん) uridine 5'-diphosphate ➡UDP

ウレア urea ➡尿素

ウロビリノーゲン urobilinogen 【栄】十二指腸に排泄された胆汁色素ビリルビンは腸内細菌によってメゾビリルビンを経てメゾビリルビノーゲンおよびステルコビリノーゲンになる.この両者をウロビリノーゲンという.ウロビリノーゲンの一部は血中に吸収され,尿中に排出される(1日1〜4 mg).肝機能障害で尿中ウロビリノーゲン排出量が増加するので,簡便な肝疾患の発見方法として使用される.

ウロビリン urobilin 【栄】糞便中に排出されたウロビリノーゲンは空気中で酸化されてウロビリンになる.大便を空気にさらすと黒ずむのはこのためである.

運動系(うんどうけい) locomotion system 【解】筋肉と骨格系は互いに協調し運動の原動力を生み出す.したがって両者を総称して運動系という.

運動単位(うんどうたんい) motor unit ➡神経筋単位

エ

エアゾール剤(――ざい) earosols 【薬】医薬品の溶液を液化ガスや圧縮ガスによりль時噴出して使用するもの.外用,吸入などの目的で用いる.「第12改正日本薬局方」で新収載された.

永久歯(えいきゅうし) permanent tooth 【解】代生歯(切歯,犬歯,小臼歯)と加生歯(大臼歯)はともに一生を通じて生え代わることなく機能しつづける.したがってこれらを永久歯とよぶ(P.206図参照).

エイズ(AIDS) acquired immunodeficiency syndrome ➡後天性免疫不全症候群

HIV human immunodeficiency virus (HIV) 【微】ヒト免疫不全ウイルスのこと.エイズ(AIDS)の病原体.感染者の血液,精液,性器の分泌液,医療による血液汚染などによる感染.HIVはヘルパーT細胞に侵入,徐々に破壊するため,感染後2〜10年で免疫不全状態となる.

HFCS high fructose corn syrup ➡異性化糖

Ht hematocrit ➡ヘマトクリット値

Hb hemoglobin ➡ヘモグロビン

HBウイルス hepatitis B virus(HBV) 【微】B型肝炎(血清肝炎)ウイルスのこと.感染者の血液,唾液などに認められ,

エイチ

これが輸血や傷から感染する．熱による滅菌が有効．消毒として薬液(次亜鉛素酸，グルタールアルデヒドなど)が用いられる．

HBs抗原(——こうげん) hepatitis B surface (HBs) antigen 【微】HB ウイルスの表面構造(s : surface)の化学構造を抗原決定基としてもつ HB ウイルス抗原の1つ．HBs抗原に対する抗体(HBs抗体)は，ウイルス粒子に結合して感染性を中和．感染防御効果を示す．ワクチンとして使用．そのほかに HB ウイルスには HBc抗原，HBe抗原がある．

H₁遮断薬(——しゃだんやく) H₁-blocker 【薬】抗ヒスタミン薬(抗炎症薬)．ヒスタミンが H₁受容体に結合するのを競合的に拮抗する．適応：アレルギー性蕁麻疹など．注意：眠気を催すので機械操作前に内服しないこと．

H₂遮断薬(——しゃだんやく) H₂-blocker 【薬】抗ヒスタミン薬で，ヒスタミンが胃壁細胞の H₂受容体に結合するのを競合的に拮抗し，胃酸分泌を抑制する．シメチジン，ラモチジンなどがある．

H₄葉酸(——ようさん) H₄ folic acid ➡テトラヒドロ葉酸

鋭敏度(えいびんど) sensitivity 〔回〕感度〔衛〕ふるい分け(スクリーニング)検査を集団に適応した場合，どのくらいの割合で疾病に罹患している者を陽性として分別することができるかという検査方法の能力をいう．

栄養指数(えいようしすう) nutritional index 【栄】栄養状態，相対的発育度，体格などを客観的に評価するために体重，身長などの計測値を組み合せて算出した指数．カウプ指数，ローレル指数，ブローカの式など．

栄養所要量(えいようしょようりょう) nutritional requirement 【栄】1日に摂取することが望ましい栄養量．調理を経たのち経口的に摂取されるような食物中の栄養量で，年齢，性別，妊娠中かどうかによってそれぞれの値が求められている．

栄養素(えいようそ) nutrient 生体が生命現象を営むために外界から体内に取り込まなければならない物質をいう．タンパク質，脂質，糖質，ビタミン，無機質に分けられる．水や酸素も生命維持に不可欠なものであるが，一般に栄養素には入れない．

A／E比(——ひ) 【栄】タンパク質中のシスチン，チロシンを含めた全必須アミノ酸(E)中の各必須アミノ酸(A)の比．全必須アミノ酸1gあたりの個々の必須アミノ酸 mg 数で表す．

ASLOテスト【微】ASLO とは，Anti-Streptolysin O の略．*Streptococcus* が作る溶血毒の1つ(Streptolysin O，もう1つは S)に対する抗体で，*Streptococcus* 感染の有無の診断に用いる．

ANS点(——てん) anterior nasal spine ➡前鼻棘

AMP adenosine 5'-monophosphate ➡アデニル酸

A型肝炎(——がたかんえん) hepatitis A virus (HAV) 【微】A型肝炎ウイルスは糞便中に排泄されたウイルスが便口感染で伝播し，飲料水が汚染されたときに集団発生する．不顕性感染が多く，発症しても予後はよい．

ACTH adrenocorticotropic hormone ➡副腎皮質刺激ホルモン

ACP acyl carrier protein ➡アシルキャリアータンパク質

ADI acceptable daily intake ➡1日摂取容量

ADH antidiuretic hormone ➡抗利尿ホルモン

ATP adenosine triphosphate 〔回〕アデノシン三リン酸 【栄】アデノシンのリボースの5'位水酸基にリン酸3分子が連続して結合したヌクレオチド．1分子中に高エネルギーリン酸結合を2個含む．RNA 合成の直接の前駆物質であるとともに，生体内におけるエネルギー伝達体である．中性条件では ATP の加水分解で ADP とリン酸が生ずる反応の標準自由エネルギー変化は1 mol あたり 7.3 kcal である．

ADP adenosine diphosphate 〔回〕アデノシン二リン酸 【栄】アデノシン5'リン酸(アデニル酸)のリン酸基にさらに1分子のリン酸が結合した化合物で，1個の高エネルギーリン酸結合をもっている．

ATPアーゼ ATPase, adenosine triphosphatase 〔回〕アデノシントリホスファターゼ

【栄】ATP+H_2O→ADP+Pi+エネルギー反応を触媒する酵素．Ca^{2+}-ATPアーゼ，Na^+,K^+-ATPアーゼ，H^+-ATPアーゼなどがある．また筋肉のアクトミオシンはATPのエネルギーを力学的エネルギーに変換するATPアーゼである．

エーテル ether 〔同〕エチルエーテル 【薬】無色透明揮発性の液体，特異な香りがあり，引火すると爆発する．麻酔用エーテルは吸入麻酔薬として全身麻酔に用いるほか，バルビタール，ハロタン，亜酸化窒素などと併用することが多い．そのほか，溶剤，製剤などに用いる．

APF acidulated phosphate fluoride solution →リン酸酸性フッ化ナトリウム溶液

ABO式血液型（――しきけつえきがた）ABO blood group 【生】人の血液は赤血球膜にA抗原（凝集原）とB抗原が存在するか否かで4つの型に分類される．A抗原をもつ血液をA型，B抗原をもつ血液をB型，両方の抗原をもつ血液をAB型，両方をもたない血液をO型という．また，血清中にはこれらの抗原に対する抗体（凝集素）がある．A型血液にはB抗体（β凝集素），B型にはA抗体（α凝集素），O型には両抗体が存在する．AB型には両抗体はない．赤血球は，A抗原と抗A抗体，B抗原と抗B抗体が反応すると凝集する（凝集反応）．この反応を利用してABO式血液型を判定する．

液化壊死（えきかえし）liquefaction necrosis 〔同〕融解壊死 【病】壊死のうち，主としてタンパク質分解酵素の作用により，組織が軟化融解してしまうものをいう．代表的な例として脳軟化症，膿瘍などがある．

腋窩温（えきかおん）axillary temperature 【生】わきの下で測定した体温．口腔温や直腸温より0.5～1℃低い．

疫学（えきがく）epidemiology 〔同〕流行病学 【衛】人間集団を対象として，人間の健康およびその異常の原因を，統計的方法を利用して，宿主，病因，環境の各面から検討し，どんな要因が関与したかを論理的に研究して，健康の増進と合理的な予防法を考える科学である．

液剤（えきざい）liquid preparations 【薬】「第12改正日本薬局方」で追加された剤形で，歯科ではLiquids（原液：エーテルなど），Solutions（溶剤に溶けている：エピネフリン液など）がある．

エキス剤（――ざい）extracts 【薬】生薬の浸出液を濃縮したもので，軟エキス剤（水あめ状に濃縮したもの）；ロートエキス），乾燥エキス剤（軟エキスよりさらに濃縮，乾燥し，固形化したものを粉末としたもの；ホミカエキス）の2種類がある．

エキソサイトーシス exocytosis 〔同〕排出作用（開口分泌）【細】腺細胞が分泌物を放出する様式の1つ．分泌顆粒が腺細胞の表面に接すると分泌顆粒の膜と細胞膜が接合したところが開口して分泌顆粒の内容のみが放出される．

エキソン exon 〔同〕構造配列 【栄】真核生物では，DNA中のある1つのタンパク質を作るための遺伝情報がとびとびに分布していることが多い．この場合，情報をもっている部分をエキソンという．遺伝情報が発現されるときは遺伝子部分全体がそのままRNAに転写されるが，情報のない部分（イントロン）は除去され，エキソン部分だけがつなぎ合され，mRNAが完成される．

エクリン腺（――せん）eccrine gland 〔同〕漏出分泌腺 【組】分泌細胞の細胞膜に形態的変化を示すことなく，細胞内の液体のみを分泌する腺．ヒトの汗腺（小汗腺）はエクリン腺である．

壊死（えし）necrosis 【病】生体内の局所における細胞あるいは組織の死のことである．壊死組織の状態によって凝固壊死と液化壊死（融解壊死）に分ける．前者の例は結核の乾酪壊死や心筋梗塞であり，後者の例は脳軟化症や膿瘍である．

壊死性潰瘍性口内炎（えしせいかいようせいこうないえん）necrotizing ulcerative stomatitis 【病】全身の抵抗が減退した場合や内臓病および壊血病患者などにおいて，口腔常在菌の感染による口腔粘膜の局所性壊死性炎である．一般に壊死性潰瘍性歯肉炎として始まり，口腔粘膜（本病変）から咽頭へ（アンギーナ）と進行する．

壊死性潰瘍性歯肉炎（えしせいかいようせいしにくえん）necrotizing ulcerative

gingivitis 【病】 歯肉部の粘膜面が限局性の壊死に陥り、その隣接歯肉に円形細胞浸潤および充血がみられるが線維芽細胞の増殖はほとんどない。本病変は悪化すると壊死性潰瘍性口内炎に移行する。

SRS-A slow reacting substance in anaphylaxis 【薬】 ロイコトリエン。アナフィラキシーショック時に遊離される物質の1つで、アレルギー性喘息発作における重要な気管支収縮の原因物質。ヒトの気管支は SRS-A に非常に敏感である。血管平滑筋の収縮作用がゆっくりと起こるためこの名がある。炎症に関与すると思われる。

sIgA secretory IgA → 分泌型 IgA

SH プロテアーゼ SH protease 【酵】チオール プロテアーゼ 【栄】 SH 基が活性中心に存在するプロテアーゼの総称。ヨード酢酸などの SH 阻害剤で活性を失う。植物由来のものにパパイン、ブロメライン、動物ではカテプシン B, H, L などがその代表例である。

SA 因子 (——いんし) salivary antibacterial factor 【微】 唾液中の乳酸桿菌に対する抗菌作用をもつ、正体不明の物質の名として用いられた用語。過酸化酵素(パーオキシターゼ)が本態。この酵素の、強い酸化力をもつ反応生成物が種々の細菌に対して抗菌作用を示す。

SS 寒天培地 (——かんてんばいち) SS agar medium 【微】 SS はサルモネラ、シゲラの頭文字をとったもので、両菌を選択・分離するための培地。乳糖非分解菌は無色半透明のコロニーを形成し乳糖分解菌の赤色コロニーと区別できる。またクエン酸鉄が入っているので硫化水素産生菌のコロニーの中心部は黒色を呈する。

SH 酵素 (——こうそ) SH-enzyme 【薬】 分子中に SH-基を持つ酵素で、生体内に多く存在する。

S-N 平面 (——へいめん) Sella-Nasion plane 頭部 X 線規格写真上で、蝶形骨のトルコ鞍の陰影像中心(S)点と鼻骨前頭縫合の最前点(N 点)とを結んだ直線のことをいう。矯正学的診断の基準平面の1つである(P.69 図参照)。

S 字の状洞溝 (——じ——じょうどうこう) sulcus of sigmoid sinus 【解】 側頭骨の乳突部内面を後方から内下方に向かって走る溝をいう。後方は横洞溝、前下方は頚静脈孔に続く。内部にS字状静脈洞が入っており、脳を還流してきた血液の主要な出口となる。

エスタゾラム estazolam 【薬】 催眠薬でとくに熟眠薬、手術前夜の麻酔前投薬として使用される。ベンゾジアゼピン系薬物である。

エステル (結合) (——〈けつごう〉) ester 【栄】 有機酸または無機酸とアルコールから水を失って生ずるような構造をもった化合物の総称。エステル結合：エステルを作るような結合。

エステル型局所麻酔薬 (——けいきょくしょますいやく) ester type local anesthetics 【薬】 局所麻酔薬を化学構造で分類した1つ。プロカイン、アミノ安息香酸エチルなどがある。

エストロゲン estrogen 【薬】 女性ホルモンで、卵巣で作られる。女性生殖器の発育、性腺刺激ホルモン・卵胞刺激ホルモンの分泌抑制、血中コレステロール減少、血栓形成などの作用があり、また骨粗鬆症の薬物療法に用いられる。

壊疽性炎 (えそせいえん) gangrenous inflammation 同腐敗性炎 【病】 二次的に腐敗菌の感染をともなった滲出性炎の1つである。病変部組織の破壊が強く、独特の悪臭(壊疽臭)を放つ。

壊疽性口内炎 (えそせいこうないえん) gangrenous stomatitis 同ノーマ、水癌 【病】 壊死性潰瘍性口内炎が口腔細菌、とくに紡錘菌、スピロヘータなどの嫌気性菌によって壊疽に陥ったものである。悪臭が強く、激痛をともなう。重症なものは、ノーマまたは水癌といわれる。

壊疽性歯髄炎 (えそせいしずいえん) gangrenous pulpitis 同腐敗性歯髄炎 【病】 化膿性歯髄炎などに腐敗菌が感染したものである。壊疽に陥ると独特の壊疽臭を発するようになる。これがさらに進行し歯髄全体が壊疽になったものを歯髄壊疽という。

エタノール ethanol 同エチルアルコール 【薬】 無色透明の液体で特異臭がある。化学工業用原料、溶剤、燃料、医薬品に広く用いられる。消毒用には 70〜80 %のものが殺菌作用が強く、90% 以上

では弱まる．皮膚・手指，注射用具類の消毒，窩洞や根管内の乾燥消毒に用いる．

エタンシレート etamsylate 【薬】毛細血管壁強化薬として用いられる．毛細血管の透過性亢進，抵抗性減弱による出血，紫斑病，術中・術後の異常出血に使用される．

エチルアルコール ethylalcohol ➡アルコール類，エタノール

エチルエーテル ethyl ether ➡エーテル

エチレンジアミン四酢酸（──よんさくさん） ethylene diamine tetraacetic acid ➡EDTA

X 因子（──いんし） X factor 【微】ヘモフィルス属の発育に必要な血球由来の耐熱性因子で，その実体はヘミンである．インフルエンザ菌，軟性下疳菌などがこれを必要とする．X 因子と似た発育因子にV因子がありその本体は補酵素である NAD, NADP である．

エックス線造影剤（──せんぞうえいざい） contrast medium for roentgenography ➡エックス線不透過剤

エックス線不透過剤（──せんふとうかざい） contrast agent for roentgenography ⦿エックス線造影剤 【薬】普通のX線撮影では内部の状態が見られないことが多く，造影剤を用いて不透過像を作って撮影する．ヨード油，ヨウ化ナトリウム，硫酸バリウムなどがある．また，根管充填剤に蒼鉛化合物(造影剤)を添加して観察診断できるようにしてある．

エデト酸（──さん） edetic acid ➡EDTA

エナメリン enamelin 【栄】エナメル質にあるグリシン，グルタミン酸，セリン，アスパラギン酸の多い酸性のタンパク質．エナメル質形成期の幼若エナメル質にあり，エナメル質の石灰化に重要な役割をしていると考えられる．このタンパク質はアパタイトの結晶との親和性がきわめて高く，そのためにエナメル質形成の終了後まで残っていると考えられる．

エナメル横紋（──おうもん） cross striation of the enamel ➡横紋

エナメル芽細胞（──がさいぼう） ameloblast 【組】内エナメル上皮が分化して背丈が長くなり，象牙質の表面にエナメル質を分泌するようになった細胞．必ずエナメル芽細胞→象牙芽細胞→象牙質形成→エナメル質形成の順に始まる．したがって象牙質のない所にはエナメル質はできない．

エナメル器（──き） enamel organ 【組】歯胚(エナメル器，歯乳頭，歯小嚢)のうち，外胚葉の口腔粘膜上皮に由来する部分をいう．内・外エナメル上皮とその間のエナメル髄からなる．結帽状期，帽状期，鐘状期をへて内エナメル上皮はエナメル芽細胞になり，エナメル質を分泌する (P.162, 260 図参照)．

エナメル棍棒（──こんぼう） enamel spindles ➡エナメル紡錘

エナメル質（──しつ） enamel 【組】歯冠の表面を覆う硬組織で，体内でもっとも硬い(水晶や鋼鉄くらい)．多数のエナメル小柱と小柱間質からなるが，ともにヒドロキシアパタイト結晶で満たされている．エナメル質はエナメル芽細胞の分泌物の石灰化によって形成される．エナメルとは表面が硬くて光沢があるという意味．

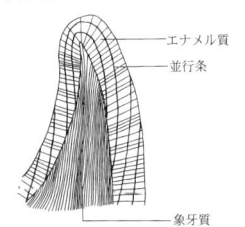

エナメル質
並行条
象牙質

エナメル質う（齲）蝕（──しつうしょく） enamel caries 【病】エナメル質におけるう蝕は，歯垢付着部のエナメル質の脱灰から起こり，表面の粗糙化，着色および破壊が進み，エナメル質う蝕円錐(表層より，崩壊層，脱灰層，不透明層，透明層)を形成する．

エナメル質減形成（──しつげんけいせい） enamel hypoplasia 【病】全身的あるいは局所的原因によって起こる歯の形成不全のうち，形態に欠損をともなったものが減形成である．エナメル質の減形成ではその表面に凹窩，溝，欠損などができる．そのためう蝕になりやすい．ただし

斑状歯では減形成をともなっていても、フッ素が含まれているのでう蝕にかかりにくい。局所の炎症によってできるターナーの歯は、エナメル質減形成の代表例である。

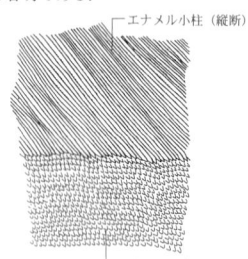

エナメル小柱（――しょうちゅう）enamel rods 【組】 エナメル象牙境から歯冠表層に向かってほぼ放射状に走行する柱状構造物。太さ3～5μmで横断面は魚鱗状～鍵穴型をなす。個々の小柱は屈曲走行するが、とくにエナメル質の深層2/3で著明である。

エナメル小皮（――しょうひ）enamel cuticle 岡ナスミス膜、歯小皮 【組】 エナメル質の表面に有機質の薄い膜があるのを Nasmyth が見つけた物。あとで成因についてエナメル芽細胞が最後に分泌した物(一次)、退縮エナメル上皮から(二次)、獲得被膜などの説がある。

エナメル上皮腫（――じょうひしゅ）ameloblastoma 岡アメロブラストーマ、ほうろう上皮腫 【病】 歯原性上皮に由来する良性腫瘍で、定型的な場合その組織像はエナメル器に類似している。好発年齢は20～30歳代で、下顎臼歯部に発生することが多い。手術後に再発する傾向がある。

エナメル上皮線維歯牙腫（――じょうひせんいしがしゅ）ameloblastic fibro-odontoma 【病】 エナメル上皮線維腫に類似しているが、これに歯の硬組織の形成(歯牙腫)をともなったものである。したがって、分化の上からはエナメル上皮線維腫と歯牙腫との中間型と考えられる歯原性混合腫瘍である。

エナメル上皮線維腫（――じょうひせんいしゅ）ameloblastic fibroma 【病】 歯原性上皮と歯乳頭に似た幼若な間葉組織の両者の増殖からなる歯原性混合(両胚葉)性腫瘍で、きわめてまれである。

エナメル上皮線維肉腫（――じょうひせんいにくしゅ）ameloblastic fibrosarcoma 【病】 線維肉腫内にエナメル上皮腫の腫巣が散在する、きわめてまれな歯原性悪性腫瘍である。さらにこれに歯の硬組織の形成(歯牙腫)が認められる場合、エナメル上皮歯牙肉腫とよぶ。

エナメル真珠（――しんじゅ）enamel pearl ➡エナメル滴

エナメル髄（――ずい）enamel pulp 【組】 外エナメル上皮と内エナメル上皮に囲まれたエナメル器の内部の上皮細胞は、歯胚の発達にともない長い突起を出し、互いに突起で連絡し網状構造をとるようになる。また細胞間隙には組織液が豊富になる。このような構造を示すエナメル器の内部をいう。この部を通してエナメル質のアパタイトが供給される。

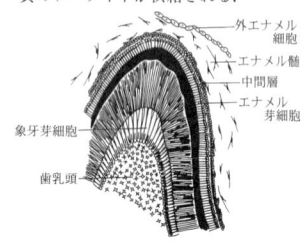

エナメル叢（――そう）enamel tufts 【組】 エナメル象牙境よりエナメル質の表層に向かう草むら(叢)あるいは馬尾状の石灰化の悪いエナメル小柱の集まり。エナメル質の深層1/3～1/5に存在する。

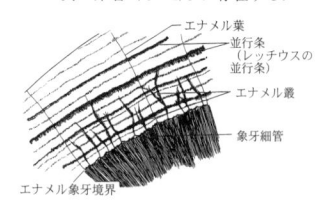

エナメル象牙境（——ぞうげきょう） dentino-enamel junction　エナメル質と象牙質の境界．この境界は平坦ではなく波状構造を示している．このような両方の組織がかみ合うような接触方法は，エナメル質と象牙質の結合を強固にしている．

エナメルタンパク enamel proteins 【栄】エナメル質中に含まれているタンパク質の総称．成熟したエナメル質に含まれているタンパク質はきわめてわずか（0.3～0.5%）であるが形成期の幼若エナメル質には時期により異なるが9～30%のタンパクが含まれている．おもなものはアメロゲニンとエナメリンである．

エナメル滴（——てき） enamel drop ⦿ エナメル真珠 【病】異所性にエナメル質が形成されたものである．球形を呈し，直径1mm内外が多いが，直径3～4mmに達することがある．歯根分岐部に好発する．

エナメル突起（——とっき） enamel projection ⦿根間突起 【解】下顎第一大臼歯等の頬側面中央部にはエナメル質が近心根と遠心根の間に突出していることが多い．ときにはこの付近にエナメル真珠があることもある．

エナメル紡錘（——ぼうすい） enamel spindles ⦿エナメル棍棒 【組】象牙細管がエナメル象牙境を越えてエナメル質内に進入したものをいう．形は紡錘状，ラセン状，咬頭頂，切縁などでよくみられる．この部を削るときに痛む．

```
                ┌─ エナメル質
                │   （エナメル小柱）
                ┌─ エナメル紡錘
                │   （エナメル棍棒）
                ┌─ 単純突起
                │
                └─ 象牙質
                    （象牙細管）
```

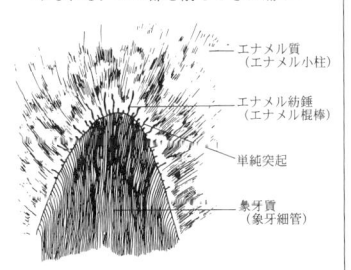

エナメル葉（——よう） enamel lamellae 【組】エナメル質の表面に長軸方向に走る線が見えることがある．横断研磨標本にすると必ず，数本の線が象牙境まで続いている．ここは有機質が多く石灰化が悪い．これをいう．エナメル質の裂け目に唾液などのタンパク質が沈着し，石灰化したもの．高齢になると肉眼でも見える．

NAD nicotinamide adenine dinucleotide 【栄】分子中にビタミンB複合体の1つであるニコチンアミド（ナイアシンアミド）を含む酸化還元酵素の補酵素の1つ．NAD⇄NADHの反応を行う．生体エネルギー産生機構にNADの還元が共役している．

NADH nicotinamide adenine dinucleotide(reduced form) ⦿還元型NAD 【栄】NADの還元型．クエン酸回路や脂肪酸のβ酸化の際生成される．NADHの水素はミトコンドリアの呼吸鎖に伝達され，最終的に酸素に受け取られ水となる．このとき1 molのNADHの酸化によって3 molのATPが生成される．340 nmの波長をもつ紫外線をよく吸収するので，この性質が各種酵素の定量などに用いられる．

NADP nicotinamide adenine dinucleotide phosphate 【栄】NADにもう一分子のリン酸が結合したもので，グルコース-6-リン酸デヒドロゲナーゼ，イソクエン酸デヒドロゲナーゼなどの補酵素．NADP⇄NADPHの反応を行う．

NADPH nicotinamide adenine dinucleotide phosphate(reduced form) ⦿還元型NADP 【栄】NADPの還元型．脂肪酸，ステロイドなどの生成反応には数回の還元反応がともなっており，NADPは，これらの反応の水素供与体となっている．

NLA neuroleopt analgesia ⦿神経遮断性麻酔 【薬】患者は周囲に無関心な深い鎮静状態になり，強い鎮痛効果によって手術できるが意識は消失しない．"眠りのない全身麻酔"ともいわれる．鎮静のためにドロペリドール，鎮痛には麻薬のフェンタニールを静注する．そのほか多くの組合せが考案されている．

NK細胞（——さいぼう） natural killer cell 【組】前感作なしに標的細胞と結合し，これを死滅させるリンパ球の1つ．

N₂メディカル® N₂ medical 【薬】 スイスで開発された感染根管治療薬. 持続的な消毒効果があり, とくに壊疽性歯髄炎, 根尖病巣のある根管の治療に有効である. 根管をN₂メディカルで1〜2回治療したのち, 根管充塡剤N₂®で充塡するとよい.

N点(――てん) nasion ➡ナジオン

N-末端アミノ酸残基(――まったんさんざんき) N-terminal amino acid residue 【栄】 タンパク質, ペプチドで遊離のα-アミノ基をもつアミノ酸残基. ホルミル基, アセチル基が結合していたり, ピログルタミン酸残基のようになっていて遊離のα-アミノ基が検出できないこともあるが, これらを含めてN末端アミノ酸残基という. ペプチドやタンパク質のアミノ酸配列を書くときは左側をN末端, 右側をC末端とする.

エネルギー消費量(――しょうひりょう) energy expenditure 【栄】 生命活動を維持するために消費されるエネルギー量. 基礎代謝, 安静時代謝, 睡眠時代謝, 食物の特異動的作用, 労作代謝などで消費されるエネルギーの総和に相当する.

エネルギー所要量(――しょようりょう) energy requirement 【栄】 平均推計体位をもとにして, 健康な生活を送るために摂取することが望ましいエネルギーの所要量. 基礎代謝, 生活活動に必要な活動代謝, 食物摂取にともなう特異動的作用の和として求められている.

エネルギー代謝(――たいしゃ) energy metabolism 【栄】 生体が食物をエネルギー源としてエネルギーを獲得してATPを生成し, ATPを利用して各種の仕事を行うための諸反応の総称.

エネルギー代謝率(――たいしゃりつ) relative metabolic rate 【栄】 エネルギー消費量からみた労作強度指数である.

エピジヒドロコレステリン合剤(――ごうざい) epidihydrocholesterin mixture 〔同〕プレステロン「歯科用軟膏」® 【薬】 エピジヒドロコレステリンを10%含む軟膏で, 急性歯肉炎, 辺縁性歯周炎, びらんまたは潰瘍をともなう口内炎に有効である. 1日1〜数回患部に塗布する. このほかテトラサイクリン・プレステロン歯科用軟膏®もある.

エピタキシー説(――せつ) epitaxy theory 〔同〕核形成説 【栄】 コラーゲン, オステオカルシン, リン脂質などを核として結晶が形成されるとする, 生体内で起こる石灰化の機構を説明する1つの学説.

エピネフリン epinephrine ➡アドレナリン

エプーリス epulis 〔同〕歯肉腫 【病】 歯肉に発生する良性の限局性腫瘤の臨床的総称である. 一般にその本態は炎症性あるいは反応性の増殖物であるが, 腫瘍性の場合もある. 上顎前歯部の唇側歯間乳頭部に好発し, 20〜30歳代の女性に多い.

FAD flavin adenine dinucleotide 【栄】 ビタミンB₂(リボフラビン)を分子中に含む黄色の補酵素(補欠分子族). 糖, アミノ酸, 脂肪酸の代謝, 酸化的リン酸化など, 各種の酸化還元反応に関係している.

FADH flavin adenine dinucleotide (reduced form) 〔同〕還元型FAD 【栄】 FADの還元型. フラビン酵素の補酵素としてFADがアミノ酸, カルボン酸などの水素供与体から水素を受け取り還元された形.

エフェドリン ephedrine 【薬】 マオウに含まれるアルカロイドで, アドレナリン受容体に対する直接作用とアドレナリン作動性神経末端からの伝達物質遊離促進作用により(間接作用), アドレナリン類似の作用を現す. 気管支喘息の治療に用いられる.

FMN flavin mononucleotide 〔同〕リボフラビン5'-リン酸 【栄】 ビタミンB₂(リボフラビン)にリン酸が結合したもの. 酸化還元酵素の補酵素の1つ. FMNを補欠分子族とするフラビン酵素にはL-アミノ酸オキシダーゼ, NADHデヒドロゲナーゼなどがある.

FC formalin cresol 【薬】➡ホルムクレゾール

エプスタイン・バー・ウイルス Epstein-Barr virus 〔同〕EBウイルス 【微】 本ウイルスはBリンパ球で増殖, 幼児期に感染し不顕性感染で経過し, 唾液にウイルスを排泄して感染源となる. 歯科医療で伝播する可能性はあるが, 日本人の大

部分は感染しているので問題にはならない.

FDI システム FDI system 〔歯〕国際歯科連盟方式 【解】国際歯科連盟で提唱している歯牙記号. 11 から 85 までの 2 ケタの数字で永久歯 32 本と乳歯 20 本を表すことができる. たとえば 13 は上顎右犬歯で, 73 は下顎乳犬歯である.
永久歯列は

<u>18 17 16 15 14 13 12 11</u>|<u>21 22 23 24 25 26 27 28</u>
48 47 46 45 44 43 42 41|31 32 33 34 35 36 37 38

乳歯列は

<u>55 54 53 52 51</u>|<u>61 62 63 64 65</u>
85 84 83 82 81|71 72 73 74 75

FTA-ABS テスト fluorescent treponemal antibody-absorption test 【微】梅毒病原体のトレポネーマに対する血清学的診断法の1つで, 被検血清を非病原性トレポネーマ(ライター株)で吸収した後ニコルス株と反応させ, 蛍光標識した抗ヒトガンマグロブリン抗体をスライドグラス上で作用させると, 梅毒陽性血清ではニコルス株トレポネーマが光ってみえる.

FDP fructose 1,6-diphosphate ➡フルクトース-1,6-二リン酸

エブネル腺(――せん) gland of Ebner 【組】舌の有郭乳頭や葉状乳頭の溝に開口する純漿液の唾液腺. 味を流しさり新しい味を感じやすくする.

エブネル象牙質層板(――ぞうげしつそうばん) ➡アンドレーゼン線

FBP fructose 1,6-bisphosphate ➡フルクトース-1,6-二リン酸

エポントール epontol ➡プロパニジド

MRI magnetic resonance imaging 強い磁気を利用して, 各部の器官や構造の横断(水平)面や正中(矢状)断面の画像. 脳内の病変や肺臓, 膵臓などの病変が正確に診断できるようになった.

MRA magnetic resonance angiography 磁気を利用して脳内の臓器と動脈のみ(静脈は映らない)の形態を, 造影剤を注入せずに写す写真. 脳動脈瘤, 脳出血, 脳梗塞などの診断に利用される.

MRSA methicillin-resistant *Staphylococcus aureus* ➡メチシリン耐性黄色ブドウ球菌

mRNA messenger ribonucleic acid ➡メッセンジャー RNA

Me menton ➡メントン

エムデン・マイヤーホフ経路(――けいろ) Embden-Meyerhof pathway 〔糖〕解糖系, 嫌気的解糖 【栄】グルコースがピルビン酸または乳酸まで嫌気的に分解される代謝経路. 細菌から高等動物まで多くの生物が糖を代謝する主要経路で, 1分子のグルコースが2分子のピルビン酸に代謝される間に2分子の ATP が生成される. 酸素を利用する好気的生物ではピルビン酸をさらにクエン酸回路で代謝し, はるかに多くの ATP を生成する.

MP modified phenol ➡モディファイトフェノール

エラスチン elastin 【栄】動脈や皮膚の伸展性に富んだ組織に含まれている線維性糖タンパク質. 弾性線維の主成分. グリシン, プロリンを多く含んでいる. 4つのリシン残基から構成されるデスモシン, イソデスモシンによる架橋結合により網状構造を形成している.

エリキシル剤(――ざい) elixir 【薬】通例, エタノールを含み, 甘味と芳香のある透明な内用液剤をいう. 味や臭を矯正したり, 水に難溶性の薬物を飲みやすくするために調製される.

エリスリトール erythritol 【栄】非う蝕誘発性でカロリー0の四炭糖の糖アルコール. 現在, 微生物の発酵により大量生産されている. キシリトール, ソルビトールなど他の糖アルコールに比べて下痢を起こしにくく, 甘味料としての有用性が国際的に注目されている.

エリスロシン erythrosine 〔歯〕食用色素赤色3号 食用着色料として用いられるタール系色素で, アルカリ, 酸化, 還元に強く, 酸, 日光に弱い. 赤褐色の粒・粉末で, 水に溶解すると帯青赤色になる. 毒性はきわめて低く, もっとも安全な色素の1つであり, 歯科でプラーク染め出し剤としても用いられる.

エリスロマイシン erythromycin 〔歯〕アイロタイシン® 【薬】放線菌の一種 *Streptomyces erythreus* が産生するマクロライド系の抗生物質で, グラム陽性の球・桿菌, グラム陰性球菌, マイコプラズマ, スピロヘータ, リケッチア, クラミジアに有効. 歯科領域で種々の感染症

に用いられる.

エルゴカルシフェロール ergocalciferol ⑩ビタミンD_2 【栄】 エルゴステロール(プロビタミンD_2)の紫外線照射によって得られるビタミンDの1つ. シイタケなどのキノコ類に含まれる. 動物体内にはほとんど含まれていない. 生理作用はコレカルシフェロール(ビタミンD_3)と同様.

エルゴタミン ergotamine 【薬】 交感神経遮断薬(アドレナリン作動性効果遮断薬)である. とくに$α_1$, $α_2$受容体を遮断する.

LT leukotriene ➡ロイコトリエン

LD_{50} median lethal dose, 50% lethal dose ⑩50%致死量 【薬】 薬物の急性毒性の強さを示す値の1つで, ネズミなどの動物を用い, 動物の群ごとに薬物の用量を変えて投与した場合, 50%の動物が死亡する用量をいう. 値が小さいほど毒性が強い.

LDH lactate dehydrogenase ➡乳酸脱水素酵素

LD値 (――ち) lethal dose ➡致死量

L島 (――とう) Langerhans' islands ➡ランゲルハンス島

塩化亜鉛 (えんかあえん) zinc chloride 【薬】 収斂薬として, 歯科で多く用いられている. 含まれるものとして, 酸化亜鉛ユージノールセメントは代表的である.

塩化亜鉛合剤 (えんかあえんごうざい) zinc chloride mixture 【薬】 塩化亜鉛1.2 g, アルコール15.0 ml, クロロホルム30.0 mlからなる象牙質知覚過敏症治療剤で, 患部に適用される.

塩化亜鉛溶液 (えんかあえんようえき) zinc chloride solution 【薬】 塩化亜鉛の8〜50%溶液で, 象牙質知覚過敏症の治療には患歯に塗布する. 象牙質に亜鉛を沈着させ, またタンパクを凝固して外来刺激を遮断する.

塩化第二水銀 (えんかだいにすいぎん) $HgCl_2$ ➡昇汞

塩化ベンザルコニウム (えんか――) benzalkonium chloride ⑩オスバン® 【薬】 陽イオン界面活性剤(逆性石けん)の一種, 四級アンモニウム系殺菌消毒薬で, グラム陽性・陰性菌, 真菌に対し有効. ただし, 陰性菌には陽性菌に対してよりも効果が弱い. 毒性や刺激性は小さく, 手指, 手術部位, 医療用具の消毒などに広く用いられている.

塩化ベンゼトニウム (えんか――) benzethonium chloride ⑩ハイアミン® 【薬】 塩化ベンザルコニウム同様, 陽イオン界面活性剤で, 殺菌・消毒剤として手指, 手術部位, 医療器具の消毒などに用いられる. また口腔内の消毒に洗口剤として, 抜歯創の感染予防のために洗浄剤として用いられる. 毒性, 刺激性は低い.

塩化メチルロザニリン (えんか――) methylrosanilinium chloride 【薬】 消毒薬で色素類に分類される. ゲンチアナバイオレット(ゲンチアナ紫)ともいう. グラム陽性菌(ブドウ球菌, 緑膿菌など)に有効である.

塩化リゾチーム (えんか――) lysozyme chloride 【薬】 消炎酵素剤, 止血薬として用いられる. 多糖類分解酵素で, 卵白から抽出される. 解熱・鎮痛作用がない.

塩基好性白血球 (えんきこうせいはっけっきゅう) basophilic leukocyte ➡好塩基球

塩基性アミノ酸 (えんきせい――さん) basic amino acid 【栄】 ヒスチジン, リジン, アルギニンなど塩基性側鎖をもつアミノ酸. プロタミンのような核酸を結合する塩基性タンパク質に多く含まれる.

塩基性抗炎症薬 (えんきせいこうえんしょうやく) basic anti-inflammatory drug 【薬】 抗炎症・鎮痛・解熱作用をもつ塩基性の化合物で, 非ステロイド系抗炎症薬に属する. 酸性抗炎症薬と比べて急性炎症とその疼痛の抑制にむいており, 副作用はより少ないとされている. チアラミド, メピリゾール, チノリジン, ベンジダミンなどがある.

塩基性非ステロイド性抗炎症薬 (えんきせいひ――せいこうえんしょうやく) basic nonsteroidal anti-inflammatory drug 【薬】 胃腸障害などの副作用が軽度である. 歯科では急性炎症の鎮痛薬として使用される. 塩酸チアラミド, 塩酸チノリジン, エピリゾールなどがある.

塩基配列（えんきはいれつ） base sequence 【栄】 DNA, RNA などポリヌクレオチド鎖中のヌクレオチドの結合順序. DNA の遺伝情報は塩基配列そのものに含まれる.

遠近調節（えんきんちょうせつ） near far accommodation 【生】 眼で遠くを見るとき，あるいは近くを見るときに水晶体の厚さを変えて網膜上に正しく像を結ばせること.

嚥下（えんげ） swallowing 【生】 口腔内の食塊を咽頭，食道を経て胃に送り込むこと. 口腔相（第1相），咽頭相（第2相），食道相（第3相）が続いて起こる.

円形細胞（えんけいさいぼう） round cells ➡炎症性細胞

円形細胞浸潤（えんけいさいぼうしんじゅん） round cell infiltration ➡炎症性細胞浸潤

嚥下性無呼吸（えんげせいむこきゅう） swallowing apnea 【生】 嚥下運動の第2相で喉下反射が起こる際に，喉頭の挙上により喉頭蓋が気道を塞ぎ，呼吸が1～2秒停止することをいう. これにより飲食物が気道に入ることを防いでいる.

塩酸アルキルポリアミノエチルグリシン（えんさん——） alkyl polyaminoethyl-glycine hydrochloride 【薬】 消毒薬で，両性界面活性剤（陽イオンと陰イオンを分子中に含む）である. 手指の消毒や歯内療法に使用する器具の消毒に使用される. 殺菌作用は陽イオン界面活性剤より弱い.

塩酸ケタミン（えんさん——） ketamine hydrochloride 【薬】 非バルビツール酸系静脈内麻酔薬で，静脈内，筋肉内注射が可能である.

塩酸フェニレフリン（えんさん——） phenylephrine hydrochloride 【薬】 交感神経作動薬で，α作用が強い，ショック時の血圧下降対処，麻酔持続時間の延長に使用される.

塩酸プリロカイン（えんさん——） prilo-caine hydrochloride ➡塩酸プロピトカイン

塩酸プロカイン（えんさん——） procaine hydrochloride 【薬】 エステル型合成局所麻酔薬である. コカインと比較して効力は弱いが毒性は低く，依存性形成性がない. 副作用でアナフィラキシーショックがみられる. 血管収縮薬（エピネフリンなど）を添加して使用するが，現在あまり使用されない.

塩酸プロピトカイン（えんさん——） pro-pitocaine hydrochloride 同塩酸プリロカイン 【薬】 アミド型合成局所麻酔薬で，プロカインと比較して効力はほぼ同様であるが毒性は低い. リドカインと比較して作用発現は遅いが作用時間は長い. 末梢血管拡張作用は弱いので血管収縮薬添加は少なくてよい メトヘモグロビン血症を発現することがあるので，既往症患者には禁忌である.

塩酸メピバカイン（えんさん——） me-pivacaine hydrochloride 【薬】 リドカインに類似したアミド型合成局所麻酔薬でプロカインと比較して効力は強いが，毒性はほぼ同等である. リドカインと比較して作用時間は長い. 血管収縮薬添加不要のためエピネフリン禁忌患者に使用することがある.

塩酸リドカイン（えんさん——） lidocaine hydrochloride ➡歯科用キシロカイン注射液

炎症（えんしょう） inflammation 【病】 炎症とは，生体に加えられた傷害因子による局所の変化をもとに戻そうとする生体の防御反応である. 形態的には，侵襲にともなう局所組織の退行性変化，循環障害と滲出，および細胞増殖などの総和として現れる.

炎症性細胞（えんしょうせいさいぼう） inflammatory cells 同円形細胞，滲出細胞 【病】 炎症に際して病巣部に遊走する細胞をいう. これには顆粒白血球（好中球，好酸球，好塩基球），リンパ球，形質細胞，組織球，単球がある. 急性炎症においてはその最初期には好酸球，慢性炎症ではリンパ球，形質細胞，さらに単球などがみられる.

炎症性細胞浸潤（えんしょうせいさいぼうしんじゅん） inflammatory cell infiltra-tion 同円形細胞浸潤 【病】 炎症の経過では，局所の退行性変化に続いて循環障害が起こる．これに伴って血管の透過性が増し，滲出現象すなわち血液の液状成分や白血球などが滲出する. このうち細胞成分の滲出をいう.

炎症性肥大（えんしょうせいひだい） inflammatory hypertrophy 【病】 原因となる器械的刺激が軽度に持続的に作用した場合に起こる肥大をいう．この例には，いわゆる"ペンだこ"や"すわりだこ"などがある．

炎症の臨床的五徴候（えんしょう——りんしょうてきごちょうこう） 5 clinical findings in inflammation 【病】 炎症における局所の特徴的な臨床症状，すなわち発赤，熱感（発熱），疼痛，腫脹，および機能障害の5つをいう．

遠心頰側咬頭（えんしんきょうそくこうとう） distobuccal cups 【解】 上下顎大臼歯および乳臼歯の頰側に存在する咬頭で，上顎では頰側の2咬頭のうち遠心のものを，下顎では頰側3咬頭のうち中央のものをいう（P.46, 158 図参照）．

遠心根（えんしんこん） distal root 【解】 下顎大臼歯と乳臼歯は一般に2根である．そのうちの遠心にある根．遠心根は近心根よりも湾曲が小さい．

遠心三錐隆線（えんしんさんすいりゅうせん） distal trigonal ridge トリゴニード切痕のすぐ遠心にある隆線，人類学的名称．

遠心小窩（えんしんしょうか） distal fossa 【解】 上下顎乳臼歯，上下顎小臼歯，および上下顎大臼歯の咬合面の遠心にある点状の凹み．う蝕の好発部位とされている（P.46, 158 図参照）．

遠心舌側溝（えんしんぜっそくこう） distolingual groove 【解】 上顎大臼歯の近心舌側咬頭と遠心舌側咬頭の間にある溝である．とくに第一大臼歯は発達が著明で舌側面を下り歯頚線まで達することもある．ときにカリエスになることがある（P.158 図参照）．

遠心舌側咬頭（えんしんぜっそくこうとう） distolingual cups 【解】 上下顎大臼歯と第二乳臼歯とは舌側に2つの咬頭をもっているがそのうちの遠心にある咬頭．とくに上顎では第一大臼歯から第三大臼歯に向かって急速に小さくなる傾向を示し，見られないことも多くなる（P.158 図参照）．

遠心舌側小窩（えんしんぜっそくしょうか） distolingual fossa 【解】 上顎大臼歯において遠心舌側溝と中心溝とが交わったところにできる陥凹．う蝕の好発部位とされる（P.158 図参照）．

遠心面（えんしんめん） distal surface 【解】 1本の歯において正中部（中切歯の接触点）から遠い方向にある面をいう．すなわち前歯では外側，大臼歯では後方にある面を指し，遠心隣接面を略しにくくてはならない．

延髄（えんずい） Ⓛ mendulla oblongata 【解】 脳幹の最下部にあり脊髄に移行する部分である．ここには舌咽神経，迷走神経，副神経の核や嚥下，嘔吐，唾液分泌などの反射中枢および呼吸運動や心臓運動などの調節中枢が存在し，生命維持になくてはならない．

円錐歯（えんすいし） cone-shaped tooth ㊥栓状歯 【病・解】 歯冠が小さく円錐形を呈するものである．一般に上顎側切歯部と下顎切歯部に現れる過剰歯，すなわち正中歯にみられる．

延髄麻痺期（えんずいまひき） stage of medullary paralysis 【麻】麻酔第4期，過量期，呼吸麻痺期，中毒期 【薬】全身麻酔薬を過量投与すると手術適応期（第3期）を越えてこの期に入る．生命の維持に重要な延髄の呼吸中枢，血管運動中枢などが抑制されるため，呼吸の抑制，チアノーゼ，血圧低下などを起こす．

塩素（えんそ） chlorine 周期表第Ⅶ族Bに属するハロゲン元素．元素記号 Cl, 原子番号 17, 原子量 35.453．塩化物イオン（Cl^-）は細胞外液中にもっとも多量に存在する陰イオンである．

塩素ガス（えんそ——） chlorine gas すい黄緑色をしており空気より重く水に溶けやすい気体で，強い刺激臭がある．塩素は，水に溶けると強い酸化力を示すので，飲料水の殺菌剤として用いられる．そのほか，漂白剤，消毒剤として，また，多種類の有機塩素化合物の製造に用いられる．歯の酸蝕症を起こすことがある．

エンテロガストロン enterogastrone 【生】小腸上部粘膜から分泌され，胃液分泌を抑制する消化管ホルモンの総称．

エンテロキナーゼ enterokinase ㊥エンテロペプチダーゼ 【栄】 高等動物の十二指腸粘膜，膵臓に存在するトリプシン活性化酵素．トリプシノーゲンのペプチ

ド結合を切断してトリプシンに変換する.

エンテロトキシン enterotoxin 【微】 腸管毒. 毒素性食中毒を起こす細菌外毒素で黄色ブドウ球菌, ボツリヌス菌, コレラ菌, 病原性大腸菌, ウェルシュ菌などが産生する. エンテロトキシンに汚染された食物を摂取することにより腸管より吸収されて下痢, 嘔吐, 腹痛などを起こす. ボツリヌス菌のエンテロトキシンは神経毒であり予後不良のケースも多い.

エンテロペプチダーゼ enteropeptidase →エンテロキナーゼ

遠点（えんてん） far point 【生・解】 無調節の眼で明視できるもっとも遠い点. 正視眼の遠点は無限大である.

エンドサイトーシス endocytosis 囲細胞内取り込み（作用）【組】細胞膜に陥凹が生じ, 物質を包み込み, 包み込まれた物質を細胞質内に取り込む細胞の生活現象. 固形物質を取り込む場合を食作用, 液体や流動体を取り込む場合を飲作用とよぶ.

エンドルフィン endorphin 【薬】 動物の脳, 下垂体などから見いだされるペプチドで, オピエートレセプターに結合し, モルヒネ様の鎮痛作用を現す. とくにβ-エンドルフィンの作用が強い. エンケファリンとともに内因性モルヒネ様物質といわれ, 中枢神経系で痛みの調節に関係していると考えられる.

エンフルラン enflurane 【薬】 揮発性麻酔薬で, エピネフリンを使用することが可能である. 筋弛緩作用があり, 引火性はない. 副作用として濃度3%超過時に痙攣を起こすことがある.

エンベロープ envelope 【微】 ヘルペスウイルスなどのウイルス粒子は, カプシドの外側に脂質と糖タンパク質からなる膜様構造をもっておりエンベロープといわれる. エンベロープの有無はウイルス分類上の基準の1つになっている. また細菌学ではグラム陰性菌において, 外膜, ペプチドグリンカン層, 内膜の構造をあわせてエンベロープとよぶことがある.

オ

オイゲノール eugenol →ユージノール

横顔面裂（おうがんめんれつ） transverse facial cleft 囲横顔裂, 大口症 【病】 胎生期の原始口腔を囲む各突起の癒合不全により起こった披裂の1つで, 上顎突起と下顎突起の癒合不全によってできたものである. これは口裂の拡大をきたすので大口症ともいわれる.

横顔裂（おうがんれつ） transverse facial cleft →横顔面裂

横口蓋縫合（おうこうがいほうごう） palatomaxillar suture 【解】 骨口蓋の後部を横走する縫合で, 上顎骨口蓋突起と, 口蓋骨水平板との間にある（P.235図参照）.

黄色骨髄（おうしょくこつずい） yellow bone marrow 脂肪細胞が多く含まれている骨髄で肉眼で黄色にみえる. 造血は停止している. 加齢にともない造血能を有する赤色骨髄は減少し, 黄色骨髄が増加してくる. 長い骨では黄色骨髄になりやすい.

黄色ブドウ球菌（おうしょく――きゅうきん） *Staphylococcus aureus* 【微】 グラム陽性の球菌で非病原性ブドウ球菌に比べて黄色色素産生が強く, マンニトールを分解しコアグラーゼを産生する. 限局性化膿炎, 食中毒, 中耳炎, 骨髄炎や敗血症を起こす. 外毒素の産生が活発で抗生物質に対して耐性化しやすい.

横舌筋（おうぜつきん） transverse muscle of tongue 【解】 内舌筋（舌内に始まり舌内に終わる筋線維群）のうち, 舌内を横に走る筋をいう. これが収縮すると舌の幅を小さくする. 舌下神経の支配を受ける（P.191図参照）.

横線層（おうせんそう） zone of cross striation 囲脱灰層 【病】 エナメル質う蝕病巣のうち, 表層の崩壊層の下層の部で, エナメル質が脱灰作用を受けているため横線やレッチウスの平行条が明瞭になるので, この名称がある.

黄体（おうたい） corpus luteum 卵巣で成熟した卵胞が排卵後に変化して形成されるもの. 黄体ホルモン（プロゲステロ

ン)を分泌し妊娠の準備をする．受精しないとやがて消失する．経口避妊薬(ピル)は黄体ホルモンを主としエストロゲンも含んだ薬で，飲み続けると月経が来ないのでスポーツ選手は利用する．

黄体ホルモン（おうたい——）progesterone 同プロゲステロン 【生】排卵後形成される黄体細胞，卵胞の顆粒細胞，妊娠中の胎盤から分泌されるステロイドホルモンであり，着床補助，子宮運動抑制，排卵抑制，基礎体温上昇などの妊娠を維持する作用をもつ．

黄疸（おうだん）jaundice 【病】血液中に胆汁色素が過剰(ビリルビンが 2mg/d*l* 以上)に存在して，皮膚や粘膜が黄色になる状態．肝臓の疾患で起こる．

嘔吐（おうと）vomiting 【生】胃や腸の内容物を食道，口腔を経て体外に排出する現象．消化管内や血液中の有害物，脳や平衡機能の障害，咽頭部の刺激などによって起こる．

桜皮エキス（おうひ——）cherry bark extract 【薬】去痰薬の1つ．痰を溶解し気管支の運動を促進する．

オウム病（——びょう）psittacosis 同トリ病【微】本来オウムに感染するウイルス病として知られているが，人体にも感染する．1～2週間の潜伏期のあと，ヒトでは非定型的の肺炎として発症し，悪寒，発熱，咽頭痛，頭痛，および倦怠感などがみられる．

横紋（おうもん）cross striations 同エナメル横紋 【組】エナメル小柱にほぼ 4μm 間隔で存在する横縞．横紋は有機質の多い部分で光学顕微鏡では光の透過度が低いため暗くみえる．エナメル小柱は1日に約 4μm の厚さで形成されるので，横紋はエナメル小柱の成長線を現す(右段上図参照)．

横紋筋（おうもんきん）cross-striated muscle 【解】筋線維(筋細胞のこと)に縞模様を有するものを横紋筋という．横紋筋は主として体肢を動かす骨格筋と，心臓を形成する心筋とに分類できる．骨格筋は随意筋であるが，心筋は不随意筋(右図参照)．

横紋筋腫（おうもんきんしゅ）rhabdomyoma 【病】横紋筋組織から発生するまれな良性腫瘍で，好酸性で顆粒状の細

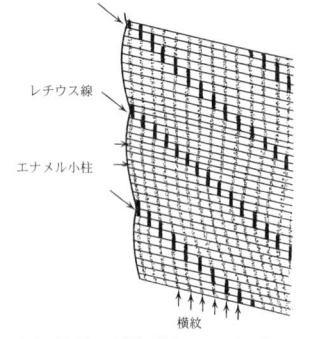

とくに黒くなった横紋が連なってレチウス線となる．表面の凹凸が周波条になる．

胞質をもつ大型の類円形ないし多角形の細胞の増殖からなる．口腔領域においてはきわめて少ない．成人の男性に発生することが多い．

横紋筋線維（おうもんきんせんい）cross striated muscle fibers 骨格筋線維(細胞)と心筋線維(細胞)には，暗い帯(A 帯)と明るい帯(I 帯)が交互に並ぶ横縞が顕微鏡で観察できる．横縞がみえるので横紋筋線維とよぶ．横紋は筋線維の収縮の源となる筋原線維に存在する．

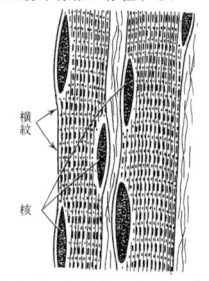

横紋筋肉腫（おうもんきんにくしゅ）rhabdomyosarcoma 【病】横紋筋組織を発生母組織とする悪性腫瘍で，種々の分化を示す横紋筋芽細胞，すなわち多彩な

多形細胞の増殖からなっている．年少者に好発し，四肢に現れることが多いが口腔領域にはきわめて少ない．

オーエン外形線（――がいけいせん）　Owen's contour line　【組】石灰化の悪い象牙質の成長線．球間象牙質が配列していることもある．0.3 mm程度の間隔で2，3本ある．

オーガスト乾湿（球寒暖）計（――かんしつ〈きゅうかんだん〉けい）　August wet and dry bulb thermometer　【衛】乾球寒暖計と湿球寒暖計を1つの台に固定したもので，屋内の気湿の測定に用いる．乾球温度と湿球温度の差と湿球温度とから，付属の湿度表により気湿を求める．輻射熱，気流の影響を受けやすいとされている．

オートクレービング　autoclaving　➡高圧蒸気滅菌

オートクレーブ　autoclave　【微】湿熱滅菌装置の1つで高圧蒸気釜をいう．通常1 kg/cm²圧下で121℃にて15～20分の加熱によって培地類の滅菌を行う．この操作によって芽胞を含めすべての微生物の滅菌が可能である．

Op点（――てん）　opisthocranion　➡オピストクラニオン点

オーファンドラッグ　orphan drug　(同)希少医薬品（希少疾病用医薬品(希用薬))である．患者数が少なく開発・供給が困難な治療薬に，厚生労働省が開発促進の支援を行うもの．

小川培地（おがわばいち）　Ogawa medium　【微】結核菌の選択用培地の1つで全鶏卵のほかに，グリセリン，リン酸カリウム，グルタミン酸塩を含み，雑菌の増殖を抑えるためにマラカイト緑を加えてある．水酸化ナトリウムで前処理した喀痰を接種し結核菌の分離培養を行う．

悪寒（おかん）　chill　【生】発熱したときに，皮膚血管の収縮や立毛など体熱の放散を防ぐ反応や，ふるえなど体熱産生の反応が現れる状態．異常な寒さを感じる．

オキサロ酢酸（――さくさん）　oxaloacetic acid, oxalacetic acid　クエン酸回路の一員．アセチル CoA はオキサロ酢酸と縮合してクエン酸回路に入り完全酸化される．また，オキサロ酢酸にアミノ基が転移されると，酸性アミノ酸の1つアスパラギン酸が生成される．

オキシドール®　Oxydol　(同)過酸化水素水　【薬】過酸化水素(H_2O_2) 2.5～3.5%を含む無色透明の液で，血液，膿汁，細菌などに含まれるカタラーゼによって分解し，発生期(機)の酸素を生じる．消毒薬として創傷部に塗布，抜歯窩や根管の洗浄，うがいなどに用いられる．

オキシトシン　oxytocin　【生】下垂体後葉から分泌されるペプチドホルモンであり，子宮収縮，陣痛誘発および分娩後の射乳反射を誘発する．

オキシパラ　oxypara　【薬】粉末（チモール 5.0 g，酸化亜鉛 10.0 g）と液（ホルマリン 2.0 g，トリクレゾール 6.0 g，グリセリン 2.0 g）を練和して根管内に充填する防腐性の根管充填剤．このほかオキシパラとよばれているものには種々の処方のものがある．

オキシヘモグロビン　oxyhemoglobin　➡酸素ヘモグロビン

β-オキシ酪酸（――らくさん）　β-hydroxybutyric acid　➡β-ヒドロキシ酪酸

2-オキソグルタール酸（――さん）　2-oxoglutaric acid　➡α-ケトグルタール酸

オクタカルシウムホスフェート　octacalcium phosphate　➡オクタカルシウムリン酸

オクタカルシウムリン酸（――さん）　octacalcium phosphate　(同)オクタカルシウムホスフェート　カルシウムのリン酸塩の1つ．$Ca_8H_2(PO_4)_6 \cdot 5H_2O$．菌石中に見いだされる．硬組織でヒドロキシアパタイトの結晶の作られる前段階のリン酸カルシウムとの考えもある．

オステオカルシン　osteocalcin　(同)グラタンパク質　【栄】骨 Gla タンパク質に含まれている分子量 6,500 の酸性タンパク質で，4-カルボキシグルタミン酸(γ カルボキシグルタミン酸)を含みカルシウム結合性．骨の石灰化と関係があるといわれている．この生成にビタミンKを必要とする．

オステオネクチン　osteonectin　【栄】骨に存在する分子量約 32,000 のタンパク質．アパタイト，コラーゲン線維に強く

オステ

結合する性質をもっている.

オステオポローシス osteoporosis ➡骨粗鬆症

オステオン ➡ハバース管

オスバン® Osvan ➡塩化ベンザルコニウム

汚染(おせん) contamination 【微】 本来微生物の存在してはならない培地類,血液製剤や注射薬剤への微生物の付着および混入を汚染という.

おたふく風邪(——かぜ) mumps ➡流行性耳下腺炎

オトガイ chin 【解】 下顎骨の前下方に突出した部分全体をいう.オトガイの正中最前端で押すと下顎骨の下縁を触れることのできる部分をオトガイ点(ナジオン,Gn点)という(P.44 図参照).

オトガイ下三角(——かさんかく) inframental trigon 【解】 左右の顎二腹筋前腹と舌骨との間にできる三角であり,オトガイ下リンパ節がここに存在する(P.190 図参照).

オトガイ下リンパ節(——せつ) submental lymph node 【解】 オトガイと舌骨の間で顎舌骨筋より浅いところにあるリンパ節のことである.下唇中央部,舌尖,下顎切歯からリンパを集めており,顎下および上深頸リンパ節へ送る.

オトガイ棘(——きょく) genialapophysis 【解】 下顎骨内面正中部に上下に並ぶ小突起のことである.上方の2つからオトガイ舌筋が起こり,下方の2つからオトガイ舌骨筋が起こる(P.41 図参照).

オトガイ結節(——けっせつ) mental tubercle 【解】 下顎骨の前面正中線の両側にある突出部のことである.その上方で,左右のオトガイ結節の間にあるオトガイ隆起とともにオトガイ三角を形成する(P.44 図参照).

オトガイ孔(——こう) mental foramen 【解】 下顎骨外側面で下顎第二小臼歯の下方に存在する孔のことであり,下顎管の開口部となっている.下顎動静脈およびオトガイ神経がここから出る.三叉神経痛の診断に重要な場所である(P.44 図参照).

オトガイ神経(——しんけい) mental nerve 【解】 下歯槽神経が下顎管を通過し,オトガイ孔から出るときに名前を変えオトガイ神経となる.付近の皮膚に分布し知覚を司る(P.129 図参照).

オトガイ舌筋(——ぜっきん) genioglossus muscle 【解】 オトガイ棘から起こり,後上方に扇状に伸びて舌の正中部に広がる筋.舌下神経支配で,舌を前方に出す.外舌筋の1つ(P.40 図参照).

オトガイ舌骨筋(——ぜっこつきん) geniohyoid muscle 【解】 オトガイ棘から起こり舌骨体後面につく筋.舌下神経支配で舌骨を前上方に引くか,もしくは下顎を下後方に引く働きをする.舌骨上筋群の1つ(P.40 図参照).

オトガイ動脈(——どうみゃく) mental artery 【解】 下顎管を通過してきた下歯槽動脈が,オトガイ孔を出るところで名前を変えオトガイ動脈となる.オトガイ孔出る同時に,分布するところ,顔面動脈の枝と吻合する(P.52 図参照).

オトガイ隆起(——りゅうき) mental protuberance 【解】 下顎骨底の前面正中線上にある突出部.この下方左右にあるオトガイ結節とともにオトガイ三角を構成する(P.44 図参照).

オピエートレセプター opiate receptor ㊥モルヒネ受容体,オピオイドレセプター 【薬】 モルヒネ系薬物と特異的に結合する受容体で大脳辺縁系,視床,中脳水道周囲灰白質,脊髄膠様質などに存在する.この受容体と結合する内因性モルヒネ様物質(エンドルフィンなど)が発見されており,疼痛の抑制などに関係する.末梢組織にもこの受容体が見いだされている.

オピオイドレセプター opioid receptor ➡オピエートレセプター

オピストクラニオン点(——てん) opisthocranion ㊥Op点,後頭点 【解】 眉間から測定してもっとも遠い後頭骨正中線上の1点.最大頭長を計測することによって定まる点である.

オプソニン opsonin 【微】 血清中に存在し細菌表面に作用して白血球による食作用を促進させる物質.オプソニンが抗体であるときにこれを免疫オプソニンとよぶ.免疫オプソニン反応には補体も関与してオプソニンが細菌と白血球の間の架橋を作り,食作用をより容易にしていると考えられている.

オリゴ糖（――とう）oligosaccharide 岡 少糖類，寡糖類 【栄】生化学的には2〜10糖のように単糖が少数グリコシド結合した糖類をいうので，スクロース，ラクトースなどもこれに含まれる．しかし，商業的には三糖類以上を指すことがあり，このような三糖類には，整腸作用など種々の生理作用をもつものが多い．う蝕誘発性の低いものもあるが，必ずしも当てはまらない．

オリゴマータンパク質（――しつ）oligomeric protein 【栄】ヘモグロビンなどのように2つ以上のポリペプチド鎖（サブユニット）から構成されているタンパク質．

オルガネラ organella ➡細胞内小器官

オルトリン酸（――さん）orthophosphoric acid ➡リン酸

オルニチンサイクル ornithine cycle ➡尿素回路

オルビターレ orbitale 岡眼窩下点 眼窩下縁の最下点．矯正学の診断の際の計測点の1つ（(P.66図参照)．

オレイン酸（――さん）oleic acid 【栄】$CH_3(CH_2)_7CH=CH(CH_2)_7COOH$. 炭素数18の不飽和脂肪酸，二重結合を1つもつ．植物油，動物油に多く含まれている．

温覚（おんかく）warm sensation 【生】温度感覚の1つで，全体の皮膚や口腔内粘膜にある．温覚の受容器は自由神経終末とされ，温点として点状に検出される．

オンコサイトーマ oncocytoma 岡好酸性細胞腺腫，膨大細胞腫 【病】唾液腺に発生する腫瘍の1つで，好酸性で細顆粒状の細胞質を有する大型の細胞，すなわちオンコサイトの増殖からなるものである．耳下腺に好発し，女性にやや多い．

音声（おんせい）speech sound 話をするため呼気流に抵抗を与えて発する音．母音など有声音は声帯の振動によって発生した音波が声道の共鳴によって修飾されて音声になる．

温当量（おんとうりょう）種々のRQ値における消費酸素1ℓあたりの発生熱量．

温熱性発汗（おんねつせいはっかん）thermal sweating 【生】温熱性刺激によって起こる発汗で，手掌，足底を除く全身でみられる．体温調節の働きが大きい．

穏和精神安定薬（おんわせいしんあんていやく）minor tranquilizer ➡マイナートランキライザー

カ

カーボネートアパタイト carbonate apatite 【栄】炭酸を含むアパタイトの一種. $Ca_{10}(PO_4)_6CO_3$. 骨などの硬組織に少量含まれるアパタイトの1つ.

外因（がいいん） external etiologic factors 同環境的要因 【病】病気を起こす原因，すなわち病因のうち，生体の外部から作用，あるいは生体の内部に入り込んで作用し種々の刺激となるものを外因という．これは環境的要因ともいえる．

外因感染（がいいんかんせん） exogeneous infection 同外来感染 【微】内因感染に対する感染様式であり，常在菌ではない外来性の病原体が侵入門戸を通って生体の或る部位に到達し，定着，増殖することをいう．

外因性歯牙着色（がいいんせいしがちゃくしょく） exogenous stains of the teeth 【病】歯の着色のうちタバコのタールなどによる直接的な黒褐色の着色と銅，黄銅，蒼鉛などを扱う職業人の青緑色の着色，テトラサイクリンによる黄色の着色など，一度体内に取り込まれてから血行を介して歯に着色をもたらすものがある.

外エナメル上皮（がい――じょうひ） outer enamel epithelium 【組】エナメル器の表層にある1層の立方または扁平状細胞からなる上皮．後に円柱状の内エナメル上皮と区別されるようになる．歯胚が鐘状期に入ると区別が明瞭になる．歯胚周囲の血管分布が増加すると凹凸不正を呈するようになり，ここを通してアパタイトがエナメル質に運ばれる（P.162，260図参照）.

外縁上皮（がいえんじょうひ） outer epithelium of gingiva 【組】歯肉の上皮のうち歯肉縁から外側の上皮をいう（P.147図参照）．健康な付着上皮にはスティプリングがみられる.

外基礎層板（がいきそそうばん） outer circumferential lamellae 同外層板 【組】骨膜の下面を骨外面に平行に走行する骨基質である．外基礎層板は層板状を示すがハバース層板は認められない．外基礎層板には骨膜から入り込むコラーゲン線維（シャーピー線維）が多数含まれている．骨髄に栄養を供給するホルクマン管が直角に貫いている.

外頸静脈（がいけいじょうみゃく） external jugular vein 【解】頸部の皮下には，前頸静脈と外頸静脈がある．外頸静脈は内頸静脈よりもはるかに小さく，後頭部および顔面浅部からの血液がこの静脈を経由して鎖骨下静脈に入っていく（P.246図参照）.

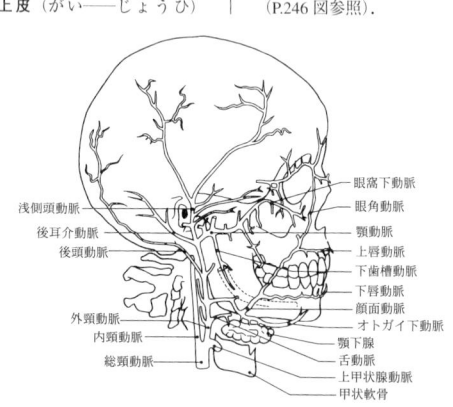

眼窩下動脈
眼角動脈
浅側頭動脈
顎動脈
後耳介動脈
上唇動脈
後頭動脈
下歯槽動脈
下唇動脈
顔面動脈
外頸動脈
オトガイ下動脈
内頸動脈
顎二腹筋
舌動脈
総頸動脈
上甲状腺動脈
甲状軟骨

外頸動脈（がいけいどうみゃく） external carotid artery 【解】 総頸動脈が2つに枝分かれし内頸動脈と外頸動脈になる．外頸動脈は脳を除いたすべての頭部，顔面部に分布するので枝分かれが多い（前頁図参照）．

壊血病（かいけつびょう） scurvy 【病】 ビタミンCの欠乏により起こる出血性素因である．歯肉および皮下などが出血しやすく，感染に対する抵抗力も減退する．成長期に不足すると，中胚葉性硬組織（骨，象牙質，セメント質）に形成不全がみられる．

開咬（かいこう） open bite 【解】 咬合の異常で，上下顎の歯列弓において，大臼歯部では正常な咬合状態なのに，一部の切歯，犬歯，小臼歯が接触していない状態．

開口運動（かいこううんどう） mouth opening movement ➡開口動作

開口筋（かいこうきん） opening muscle of mouth 【解】 口をあける，すなわち下顎を引き下げるために働く4つの筋（顎二腹筋，顎舌骨筋，茎突舌骨筋，オトガイ舌骨筋）の総称．舌骨が固定されているとき，これらの筋の作用により下顎が下方に移動し開口する（P.40図参照）．

開口動作（かいこうどうさ） mouth opening movement ⓘ開口運動 【生】 口を開く運動で，外側翼突筋がおもに働いている．ある程度以上の開口には顎二腹筋などの収縮も加わる．

外後頭隆起（がいこうとうりゅうき） outer occipital protuberance 【解】 後頭部の後面中央にある高まりである．ウナジ正中部の溝（項窩）の上端のすぐ上に触れる（P.235図参照）．

開口反射（かいこうはんしゃ） mouth opening reflex 【生】 口周囲の皮膚・口唇・口蓋・歯肉・舌・口腔粘膜など三叉神経の第2枝および第3枝に侵害刺激が与えられるとゆっくりと口が開く反射で多シナプス反射である．ヒトではおもに閉口筋の抑制により開口する．

外呼吸（がいこきゅう） external respiration ⓘ肺呼吸 【生】 肺において，肺胞気と血管間で行われる酸素と二酸化炭素の移動．それぞれのガス分圧の差によって起こる．

回顧法（かいこほう） retrospective study ⓘ後向き研究 【微】 疫学研究方法の1つ．研究開始時点から過去へ遡って，すでに経過してきた過去の現象の中から仮説の因果関係を検索していく方法．費用・労力・時間などが経済的でよく適用されるが，過去の記録・記憶の信頼度が問題となる．

介在結節（かいざいけっせつ） interstitial cusp 【解】 上顎第一小臼歯の近心辺縁隆線にみられる小さな結節．近心頰側副溝と近心三角溝が辺縁隆線をのりこえたために生ずる（P.158図参照）．

介在性象牙質瘤（かいざいせいぞうげしりゅう） interstitial denticle,embeded denticle 【病】 象牙質瘤のうち，二次象牙質の添加増生により象牙質内に埋入されてしまったものをいう．

介在層板（かいざいそうばん） interstitial lamellae 【組】 骨基質を形成する層板の一種．ハバース層板の間に介在するので，この名称を有する．ハバース管をもたず，部分的に破壊された外基礎層板の残存部からなる．昔の骨表面であったことを示す成長線である．

介在配列（かいざいはいれつ） intervening sequence ➡イントロン

介在部（かいざいぶ） intercalated duct 【組】 唾液腺や膵臓などの外分泌腺にみられる導管の一部で，腺房に接して存在する．大きさは腺房よりも細く，管腔も狭く，立方上皮からなる．

外耳（がいじ） external ear 【解】 耳介と外耳道からなる．中耳との境に鼓膜がある（P.224図参照）．

外耳道（がいじどう） external auditory meatus 【解】 外耳孔から鼓膜に至るまでの筒状部である．軟骨に支持されている部分（外側 1/3）と骨に支持されている部分（内側 2/3）とがある．外耳道の皮膚には耳垢腺があり耳あかを分泌している．耳あかは自然に排出される（P.224図参照）．

外傷性咬合（がいしょうせいこうごう） traumatic occlusion 外傷性咬合とは，歯周組織に外傷性変化（咬合性外傷）を起こしやすいような咬合の状態をいう．これ

カイシ

外傷性骨嚢胞(がいしょうせいこつのうほう) traumatic bone cyst 〔同〕孤立性骨嚢胞, 出血性骨嚢胞, 単純性骨嚢胞 【病】外傷が原因と考えられ, 長管骨に好発するが, 顎骨では下顎に発生することが多い. 嚢胞内腔には一般に血性ないし漿液性の液体を含む. 嚢壁に上皮の裏装が認められないため偽嚢胞に属する.

外傷性歯折(がいしょうせいしせつ) traumatic tooth fracture 【病】 歯の破折(歯折)のうち, 外力の作用によるものと, 咬合圧の強すぎる場合のものをいう. 外力の作用としては, 不慮の事故, すなわち, 衝突, 転倒, 墜落などがある.

カイスの(3つの)輪(――わ) Keyes' circles 【病・栄】 カイス(1969)はう蝕発生の外因として細菌と食物, 内因として歯など生体側の感受性の3者を選び, しかもこの3者が満たされた場合にのみう蝕が発生すると考え, この説明図を発表した. これがカイスの輪とよばれるものである.

外舌筋(がいぜつきん) extrinisic ligual muscles 【解】 下顎骨, 舌骨, 頭蓋骨など舌の外部から起こって舌内に終わる筋群. 舌下神経支配であり舌の位置を変える働きがある. オトガイ舌筋, 舌骨舌筋, 茎突舌筋をいう(下図参照).

外舌隆起(がいぜつりゅうき) lateral lingual swelling ➡外側舌隆起

外層板(がいそうばん) outer circumferential lamellae ➡外基礎層板

外側歯堤(がいそくしてい) lateral dental lamina 【組】 歯胚の形成に際し, 歯堤は2列現れる. 唇側のものは外側歯堤(乳歯)で, 内側歯堤が代生歯の歯堤である.

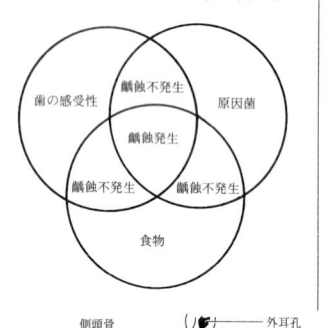

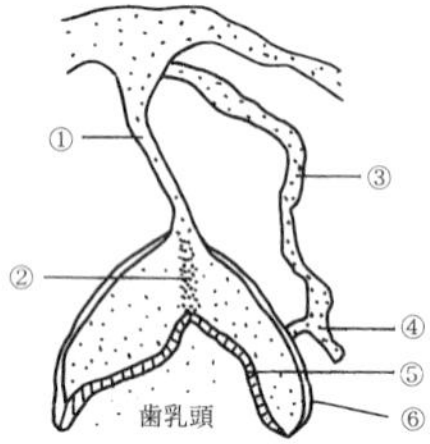

①外側歯堤　④代生歯胚原基
②エナメル索　⑤内エナメル上皮
③歯堤(内側歯堤)　⑥外エナメル上皮

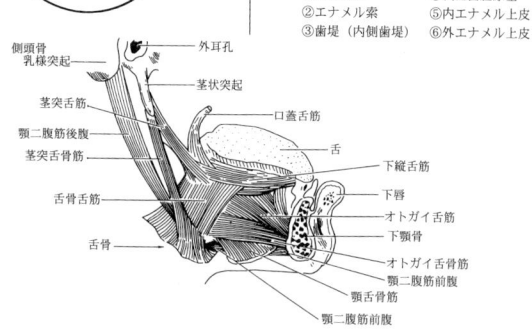

外側舌隆起（がいそくぜつりゅうき） lateral lingual swelling ⑩外舌隆起 【組】舌の形成に関与する第一鰓弓由来の隆起．1対現れ，同じく第一鰓弓に由来する無対結節と癒合し舌体を形成する．舌根は第二，三，四鰓弓のそれぞれ一部の隆起が癒合することによって舌は形成される．

外側鼻突起（隆起）（がいそくびとっき〈りゅうき〉） lateral nasal swellings 【組】胎生5週中に現れる顔面隆起の一種．1対現れ，主として鼻翼と内眼角付近の形成に関与する．

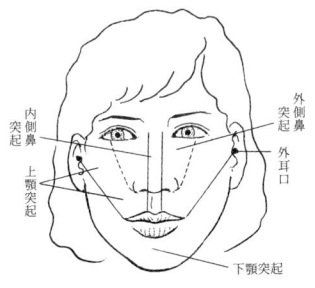

（図：顔面隆起の図　内側鼻突起，外側鼻突起，上顎突起，下顎突起，外耳口）

外側鼻裂（がいそくびれつ） lateral nasal cleft ➡側鼻裂

外側翼突筋（がいそくよくとっきん） lateral pterygoid muscle 【解】蝶形骨翼状突起から起こり下顎骨の関節突起につく筋．下顎神経に支配され，両側同時に働くと下顎は前方へ移動し，口が開く（P.205図参照）．

回腸（かいちょう） ileum 【解】小腸は十二指腸，空腸，回腸に区別できるが，一番最後の部分，すなわち大腸に連続するところを回腸という．腹腔内ではわれよそ右下部にある（P.156図参照）．

外転神経（がいてんしんけい） abducent nerve 【解】上頭窩裂から眼窩に入り，外側直筋（眼球を外転させる筋）に分布する純運動神経．第6脳神経（P.257図参照）．

解糖（かいとう） glycolysis 【栄】解糖系によって行われるグルコースの分解機構．哺乳類では筋肉で活発に行われる．赤血球ではATP生成はほとんど解糖によっている．

解糖系（かいとうけい） glycolytic pathway ➡エムデン・マイヤーホーフ経路

外毒素（がいどくそ） exotoxin ➡菌体外毒素

χ²（カイニ乗）検定（分布）（——にじょう〉けんてい〈ぶんぷ〉） chi-square test 【衛】母集団に関して理論的に仮定された分布と実際の標本から得られた分布とが適合しているかどうかの検定に用いる統計的検定法の1つ．

介入研究（かいにゅうけんきゅう） intervention study ⑩実験疫学 【衛】分析疫学で目的とする疾病と関連性のあることが確認された要因を与えることにより，問題とする疾病発生の頻度が高まるかどうかを実験的に調べる方法をいう．このような方法は動物においてのみ実施可能である．

外胚葉（がいはいよう） ectoderm 【組】胎生2週目に受精卵が胞胚期から胚子期に入ると，内細胞塊は外胚葉，内胚葉，ついで中胚葉の3胚葉を形成する．外胚葉は単層の立方〜円柱上皮様に配列しているが，発生が進むと表皮やその付属腺，および脳や脊髄の神経系に分化する．発育中の幼若な細胞を人工培養すると神経や表皮などの塊を作ることができるようになった（ES細胞）．

灰白質（かいはくしつ） grey substance 【解】脊髄では断面の中心部に，大脳では表層に灰色がかってみえる部分がある．これを灰白質という．これは神経細胞体の集合部である．ほかに大脳基底核も灰白質．

外皮（がいひ） outer coat 【解】皮膚とその付属物（毛，爪，皮脂腺および乳腺など）を総称していう．皮膚は，体の内部を保護し，体温の保持，排泄作用を行うと同時に感覚器でもある．

外鼻孔（がいびこう） nostril 【解】鼻の穴の入口のことで，鼻翼と鼻中隔によって縁どられている．これより内部を鼻腔前庭，さらに奥を鼻腔という．

外分泌（がいぶんぴつ） external secretion 【生】分泌腺から分泌された物質が，導管を経て体表面あるいは消化管内に出ること．汗，唾液，乳汁，種々の消化液な

どの分泌.内分泌の対語.

外分泌腺（がいぶんぴつせん） exocrine gland 【組】皮膚あるいは粘膜にその開口部を有し,分泌物や排泄物を体表あるいは消化管腔に出すものことをいう.唾液腺は口腔における重要な外分泌腺である.ほかに汗腺,涙腺,膵腺,肝腺など.

解剖学的歯冠（かいぼうがくてきしかん） anatomical crown 【解】エナメル質に覆われている歯の部分をいう.歯根との境界は歯頚線という.歯冠が歯肉によって一部が覆われている（または歯根が露出している）場合,それより上を臨床歯冠とよぶ.

解剖学的歯冠・歯根（かいぼうがくてきしかん・しこん） ➡解剖歯冠・歯根

解剖歯冠・歯根（かいぼうしかん・しこん） anatomical crown・root 同解剖学的歯冠・歯根 【解】エナメル質で覆われている部分を解剖歯冠,セメント質で覆われている部分を解剖歯根という.臨床歯冠・歯根（P.332）を参照すること.

外膜（がいまく） adventitia 【組】血管や消化管などの中腔を有する器官の壁は数層の組織からなるが,そのうちもっとも外側の壁を形成する組織,結合組織からなり,これらの器官に入る血管,神経の通路および他の器官と結びつける役目をしている.

界面活性剤（かいめんかっせいざい） surfactants,surface active agent 同表面活性剤 【薬】空気と水,水と油,液体と固体など2つの物質間の界面張力を低下させる作用の強いものをいう.①陰イオン,②陽イオン,③両性,④非イオン界面活性剤の4種に分類され,それぞれ洗浄剤①,殺菌剤②,③,乳化剤④として用いられる.

海綿骨（かいめんこつ） spongy bone 【解】緻密骨の内面で,骨質が薄い骨梁とその間の骨髄によって占められている部分をいう.立体的には骨梁が海綿様をしている.

潰瘍（かいよう） ulcer 【病】皮膚あるいは粘膜などの壊死を起こしたためにできた表在性の組織欠損で,粘膜筋板を越えているものをいう.これを越えない浅いものは糜爛(びらん)とよび区別される.ただし,粘膜筋板は消化管のみにあるので,それ以外の場所では区別が不明確となる.

外用止血薬（がいようしけつやく） hemostatic for external use 【薬】局所性止血薬のことで,トロンビン,ゼラチン,酸化セルロース,フィブリンなどがある.

潰瘍性歯髄炎（かいようせいしずいえん） ulcerative pulpitis 【病】潰瘍性歯髄炎とは,急性化膿性歯髄炎から歯冠部象牙質の一部が崩壊することによって歯髄が露出した慢性歯髄炎である.歯髄には粘膜筋板がないが表在性の実質欠損という意味で潰瘍が使われている.

外来感染（がいらいかんせん） exogenous infection ➡外因感染

外来性色素（がいらいせいしきそ） exogenous pigments 【病】体内の代謝過程において産生された内生色素に対して,体外から侵入する色素をいう.刺青や炭粉沈着症がその代表例である.歯科領域では,歯肉にみられるものとは水銀縁,鉛縁,蒼鉛縁,およびアマルガムによる着色が知られている.

開裂酵素（かいれつこうそ） lyase 同リアーゼ 【栄】加水分解や酸化によらないで基質からある基を脱離させ,二重結合を残す反応を触媒する酵素の総称.アルドラーゼ,デカルボキシラーゼなど.この種の酵素には,酵素番号（EC番号）の最初の数字を4とするように国際的に決められている.

カウプ指数（――しすう） Kaup's index 栄養指数の1つ.体重(kg)÷身長(cm)^2×10^{4}で求められる.

火炎滅菌（かえんめっきん） flaming sterilization 【微】白金耳および試薬びん,フラスコ,培養試験管の口やスライドグラスなどをブンゼンバーナーの炎の中で焼いて汚染した微生物を焼却する滅菌法.

過蓋咬合（かがいこうごう） over bite 【病・解】上下顎の歯列弓が前歯部において著しく深く咬み合っている咬合状態.

下顎安静位（かがくあんせいい） jaw rest position 同生理的安静位 【生・解】顔を垂直に保ち,咀嚼筋がとくに運動

緊張もしていない安静状態での下顎位. このとき上下顎の歯は接触しておらず, この間隙を安静空隙という.

下顎運動（かがくうんどう） jaw movement 同顎運動【生】 咀嚼・嚥下・発声などのほか, おもに顎関節を中心に下顎が動く運動. 蝶番のような開口・閉口運動のほか, 前後（突出し・引っこめ）および側方運動がある.

化学エネルギー（かがく——） chemical energy【栄】物質内に化学結合により保有されているエネルギー. ATPの2つのリン酸結合には高いエネルギーが保存されており, 種々の生物活動にこのエネルギーが利用される.

下顎窩（かがくか） mandibular fossa【解】側頭骨の下面で外耳道の前方, 頬骨突起の基部にある凹み. ここに下顎骨の下顎頭が入り, 顎関節を構成する. この前方の縁は盛り上がっており, これを関節結節という (P.235図参照).

化学価（タンパク質の）（かがくか〈——しつ——〉） chemical score 同ケミカルスコア【栄】食餌タンパク質の生物に対する価値を評価する指標の1つ. 基準タンパク質（全卵タンパク質がよく用いられる）中の各必須アミノ酸量に対する試験タンパク質中の各必須アミノ酸の比を求め, その比がもっとも小さいアミノ酸の値を100倍して化学価とする.

下顎下縁半面（かがくかえんへいめん） mandibular plane【解】 オトガイの正中断面最下点と下顎角隅角尖端とを結んだ平面のことである. 矯正学的診断に用いられる (P.69図参照).

下顎角（かがくかく） mandibular angle【解】下顎枝下部と下顎骨体後部によって形成される角. 一般に小児では下顎角は鈍角であるが, 成長するにつれて直角に近づいてくる. 老人になり歯が喪失するとふたたび鈍角になってくる (次頁図参照).

下顎角点（かがくかくてん） ➡グリチオン

下顎管（かがくかん） mandibular canal【解】下顎骨下顎枝内面の下顎孔から始まり, 下顎孔に終わる管. この中には下歯槽動・静脈および神経が入っており大臼歯, 小臼歯, 犬歯に枝を送っている (P.38, 44参照).

下顎犬歯（かがくけんし） lower canine, lower cuspid【解】切縁に尖頭があるため五角形の歯冠と比較的細長い歯根をもっている. 歯冠の唇面には尖頭から歯頚に向かって弱い唇面隆線, 舌面には発達の弱い辺縁隆線, 舌面隆線, 基底結節がある.

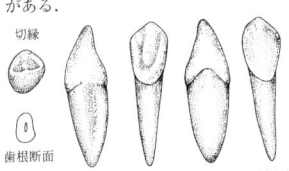

切縁

歯根断面

遠心面 舌側面 近心面 唇側面

下顎孔（かがくこう） mandibular foramen【解】下顎枝内面のほぼ中央にある孔で, この孔を通って下歯槽神経および下歯槽動・静脈が下顎管に入る. この部に下顎孔伝達麻酔を行う (次頁図参照).

下顎後静脈（かがくこうじょうみゃく） retromandibular vein【解】顎静脈, 浅側頭静脈からくる静脈血の大部分を集め, 内頚静脈に注ぐ静脈である (P.246図参照).

下顎骨（かがくこつ） mandible, ㋐mandibula【組】下顎体と下顎枝からなる. またオトガイ部, 歯槽部, 下顎体と筋突起や関節突起に分けられる. 中に下顎管が通っておりオトガイ孔に終わる. ここを歯への神経血管が通っている (次頁図参照).

化学細菌説（かがくさいきんせつ） chemico-parasitic theory【病】う蝕の発生機序について1890年にミラーが提唱したもので,「口腔細菌の作る発酵酸が歯質を脱灰し, ついで細菌の産生する酵素により歯の有機質が溶解される」という説で, 現在もっとも支持されている.

下顎枝（かがくし） mandibular ramus【解】下顎骨後部で後上方に向かって伸びている部分. 上端は下顎頭をもつ関節突起と, その前方には三角形状の筋突起がある. 両者の間が下顎切痕である. 下顎枝の内・外側面や突起部は咀嚼筋の付着部となる. 内面のほぼ中央に下顎孔がある (次頁図参照).

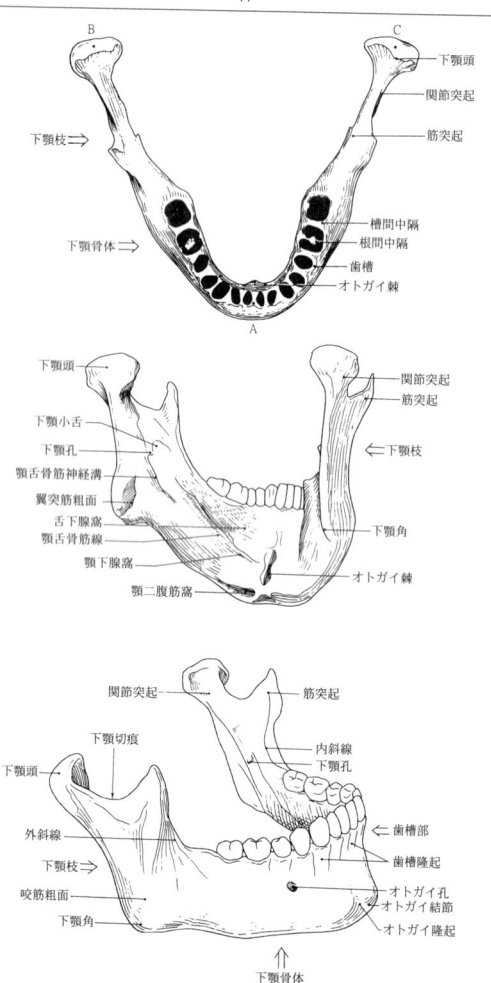

カカク

B　　　　　　　　　C

- 下顎頭
- 関節突起
- 筋突起
- 槽間中隔
- 根間中隔
- 歯槽
- オトガイ棘

下顎枝 ⇒
下顎骨体 ⇒

A

- 下顎頭
- 下顎小舌
- 下顎孔
- 顎舌骨筋神経溝
- 翼突筋粗面
- 舌下腺窩
- 顎舌骨筋線
- 顎下腺窩
- 顎二腹筋窩
- 関節突起
- 筋突起
- ⇐ 下顎枝
- 下顎角
- オトガイ棘

- 関節突起
- 下顎切痕
- 下顎頭
- 外斜線
- 下顎枝 ⇒
- 咬筋粗面
- 下顎角
- 筋突起
- 内斜線
- 下顎孔
- ⇐ 歯槽部
- 歯槽隆起
- オトガイ孔
- オトガイ結節
- オトガイ隆起

⇑ 下顎骨体

下顎枝後縁平面（かがくしこうえんへいめん） posterior plane of mandibular ramus 【解】 アウリキュラーレ(Au)点と、下顎角後縁とを結んだ平面をいう．下顎枝の発育を調べるときに使用する．

下顎小舌（かがくしょうぜつ） lingula of mandible 【解】 下顎枝内面にある下顎孔の入口前方にみられる小さい舌状の突起で、蝶下顎靱帯の一部が付着する．

下顎神経（かがくしんけい） mandibular nerve 〔同〕三叉神経第3枝 【解】 三叉神経第3枝で、三叉神経節を出ると卵円孔を通り側頭下窩に出て、咀嚼筋に分布する運動線維と、頬粘膜、舌背の粘膜、下顎骨に向かう知覚線維とに分れる．この神経には耳神経節と顎下神経節が付随する（P.129 図参照）．

化学浸透圧説（かがくしんとうあつせつ） chemiosmotic hypothesis 【栄】 電子がミトコンドリア中の電子伝達系を移動する過程で放出されるエネルギーは、水素イオンをミトコンドリアのマトリックスからミトコンドリア内膜を通してくみ出し、内膜の両側に水素イオンの電気化学的勾配を形成する．この水素イオンの勾配が膜に結合したATP合成酵素を働かせてADP+Pi→ATPの反応を進行させてATPを生成するという学説．現在では、酸化的リン酸化によるATPの生成はこの機構で行われることが分かっている．

化学性食中毒（かがくせいしょくちゅうどく） chemical food poisoning ➡化学物質による食中毒

下顎正中嚢胞（かがくせいちゅうのうほう） median mandibular cyst 【病】 左右の下顎正中の癒合部に迷入した上皮から発生するいわゆる顎裂性囊胞の1つで、下顎骨の正中部に発生する囊胞である．大きさは水小稀々で、囊壁は重層扁平上皮により裏装されることが多い．

下顎正中裂（かがくせいちゅうれつ） median mandibular cleft 【病】 顔面裂のうち、両側の下顎突起の癒合不全で、一般には下唇裂をともなうきわめてまれな奇形である．

下顎前突（かがくぜんとつ） mandibular protrusion 【解】 反対咬合ともいわれ、下顎前歯が上顎前歯より前方に出ている咬合の異常である．これは上顎前歯が舌側転位したため、下顎前歯の唇側転位、あるいは下顎歯列弓の近心転位などによって起こる．

下顎側切歯（かがくそくせっし） lower lateral incisor 〔同〕下顎第二切歯 【解】 下顎中切歯より大きく、歯冠を唇・舌側からみると近・遠心側は非対称的である．舌面の各隆線の発達はやや良く舌面窩がみられる．歯冠を切断方向からみると切縁は歯根の唇舌的長軸とわずかに斜交している．

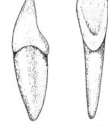

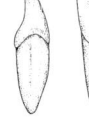

切縁

歯根断面　遠心面　舌側面　近心面　唇側面

下顎体（かがくたい） body of mandible 【解】 下顎骨を前部の下顎体と下顎枝に分ける．この上1/3部は歯が植わる歯槽をもつ．歯槽部外側面の正中部はオトガイ部という．内部には歯に分布する神経、血管が走る下顎管がみられる．

下顎第一小臼歯（かがくだいいちしょうきゅうし） lower first premolar, lower first bicuspid 【解】 頬側よりみると、五角形で頬面隆線の発達は弱い．舌側咬頭の発育が弱いため歯冠全体は舌側に傾いている．咬合面からみると外形は卵形に近い．中心溝は舌側に偏り、三角隆線で中断されることが多い．近心窩は遠心窩より小さく浅い（次頁図参照）．

下顎第一切歯（かがくだいいちせっし） lower first incisor ➡下顎中切歯

下顎第一大臼歯（かがくだいいちだいきゅうし） lower first molar 【解】 頬側に近心・遠心頬側咬頭と遠心咬頭、舌側に近心・遠心舌側咬頭の2咬頭をもち、近心根と遠心根の2根よりなる．咬合面の溝の形にしたがってY型、+型、X型に分けられる．Y型で5咬頭の大臼歯が下顎大臼歯の基本型である（ドリオピテクス型）（次頁図参照）．

下顎第一乳臼歯（かがくだいいちにゅうきゅうし） lower first deciduous molar 【解】 4～5咬頭で、歯根は近心根と遠心根の2根で大きく離開している．頬側

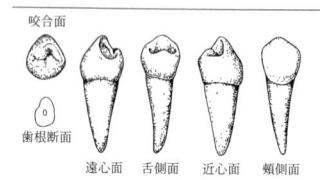

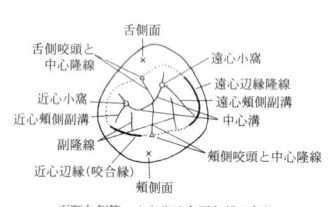

カカク

咬合面／遠心面／舌側面／近心面／頬側面
歯根断面

下顎左側第一小臼歯咬合面各部の名称
- 舌側面
- 舌側咬頭と中心隆線
- 近心小窩
- 近心頬側副溝
- 副隆線
- 近心辺縁（咬合線）
- 遠心小窩
- 遠心辺縁隆線
- 遠心頬側副溝
- 中心隆線
- 頬側咬頭と中心隆線
- 頬側面

歯根断面／咬合面
遠心面／舌側面／近心面／頬側面

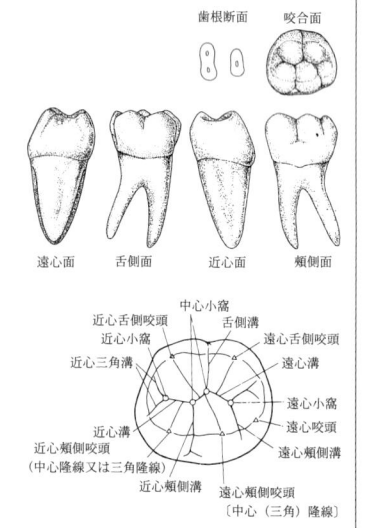

下顎左側第一大臼歯咬合面の凹凸部の名称
- 中心小窩
- 近心舌側咬頭
- 近心小窩
- 近心三角溝
- 近心溝
- 近心頬側咬頭（中心隆線又は三角隆線）
- 舌側溝
- 遠心舌側咬頭
- 遠心溝
- 遠心小窩
- 遠心咬頭
- 遠心頬側溝
- 遠心頬側咬頭
- 近心頬側咬頭
- 〔中心（三角）〕隆線

面の近心歯頸部に臼歯結節が根側に強く突出している．1歳6か月頃萌出し，1年後に歯根が完成する．8歳頃から歯根の吸収が始まり，9歳頃脱落する．6か月後には代生歯が萌出する．もっとも原始的な歯で人類学的にトリゴニード切痕や三錐隆線がある．どの歯にも似ていない．

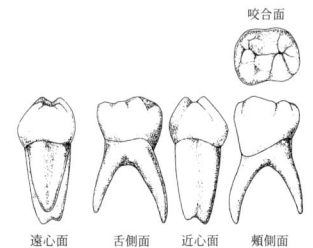

咬合面
遠心面／舌側面／近心面／頬側面

下顎第一乳切歯（かがくだいいちにゅうせっし）lower first deciduous incisor →下顎乳中切歯

下顎第三大臼歯（かがくだいさんだいきゅうし）lower third molar（widsdom tooth）【解】退化傾向が強く，形態の変異が多く，ときには奇形になる．また種々な状態で埋伏することが多く，先天的に欠損することも多い．18歳頃から萌出し始めるが，萌出速度が遅く，カリエスや智歯周囲炎を引き起こすことが多い．

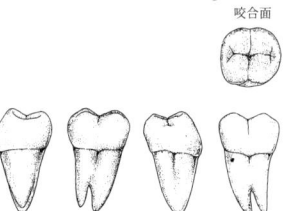

咬合面
遠心面／舌側面／近心面／頬側面

下顎第二小臼歯（かがくだいにしょうきゅうし）lower second premolar,lower bicuspid【解】歯冠の舌側の発達が第一小臼歯より良く，その遠心側に副咬頭をみることがある．咬合面は角のとれた五角

形である．咬合面にみられる溝は咬頭の発達状態によりH字形，Y字形，U字形などがある．11歳頃に萌出する．

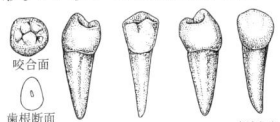

下顎第二切歯（かがくだいにせっし）lower second incisor ➡下顎側切歯

下顎第二大臼歯（かがくだいにだいきゅうし）lower second molar 圓12歳臼歯 【解】 第一大臼歯に比べて遠心咬頭の退化傾向が強く4咬頭が多い．歯冠は全体的に丸味をおび，溝の形態は＋型，X型が多くなる．歯根は融合の傾向を示し，頬側が融合した樋状根の出現をみる（約30％）．

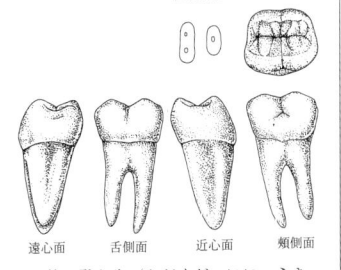

下顎第二乳臼歯（かがくだいにゅうきゅうし）lower second deciduous molar 【解】 下顎第一大臼歯によく似ている

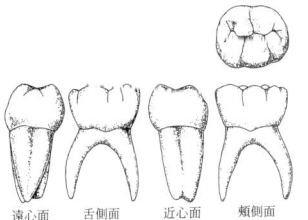

が，少し小さい．5咬頭で，歯根は近心根と遠心根がある．1歳6か月で萌出するが歯根の完成はその1年後で，根の吸収が始まるのは8歳頃である．9歳頃脱落するが，後継歯が欠如すると30歳頃まで機能することがある．後継歯は6～12か月後には萌出する．

下顎第二乳切歯（かがくだいににゅうせっし）lower second deciduous incisor ➡下顎乳側切歯

下顎中切歯（かがくちゅうせっし）lower central incisor 圓下顎第一切歯 【解】 6～7歳頃に萌出する．永久歯群中最小の歯である．近遠心径が小さく，近・遠心的には対称形を示している．高さは大臼歯よりも高い．舌下小丘（顎下腺，舌下腺の開口部）に近接しているので，この歯の舌面はもっとも歯石がつきやすい所である．

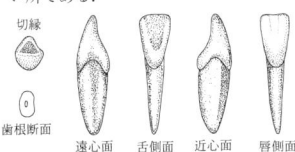

下顎張反射（かがくちょうはんしゃ）jaw jerk reflex 【生】 伸張反射の1つ．下顎前歯をたたくか，下顎を急激に下げることにより口が急速に閉じる反射．これは閉口筋中の筋紡錘が伸張されて興奮し，閉口筋を支配するα運動神経を興奮させて起こる単シナプス反射である．反射中枢は脳幹にある．

化学的拮抗（かがくてきっこう）chemical antagonism 【薬】 薬物の拮抗作用の1つで，ある薬物Aが他の薬物Bと化学的に結合する結果，Aの薬理作用がなくなるか減弱する場合をいう．この場合BはAの拮抗薬となる．たとえばヒ素中毒の解毒薬ジメルカプロールはヒ素と化学的拮抗作用を現す．

化学的酸素消費量（かがくてきさんそしょうひりょう）chemical oxygen demand ➡化学的酸素要求量

化学的酸素要求量（かがくてきさんそようきゅうりょう）chemical oxygen demand 圓COD，化学的酸素消費量 【衛】 水中

カカク

の有機物が過マンガン酸カリウムなどの酸化剤によって化学的に酸化される際に消費する酸化剤の量を,それに相当する酸素量(mg/l)で表したもの.BODに比べ測定時間が短く,操作が簡単な下水の水質試験法である.

化学的消毒法(かがくてきしょうどくほう) chemical disinfection 感染症の予防において感染経路対策として化学的操作(消毒薬)により病原体の生活力を破壊する消毒法である.消毒薬は一定の作用時間が必要であるが,作用濃度が高ければ消毒薬の作用時間は短時間でよい.

化学的製剤(かがくてきせいざい) chemical preparation 同化学的製品,化学的薬品 【薬】化学的にほぼ単体と考えられる無機または有機物をいう.炭酸水素ナトリウム,アスピリンなど,多くの医薬品は化学的製剤である.

化学的製品(かがくてきせいひん) chemical medicine(products) ➡化学的製剤

化学的媒介物質(かがくてきばいかいぶっしつ) chemical mediator ➡ケミカルメディエーター

化学的配合禁忌(かがくてきはいごうきんき) chemical incompatibility 同化学的配合変化 【薬】2種以上の薬物を配合した場合,化学反応を起こして有害あるいは無効となったり,また使用にさしつかえるような性状の変化を起こし,混合不可能である場合をいう.

化学的配合変化(かがくてきはいごうへんか) chemical compatible changes ➡化学的配合禁忌

化学(的)薬品(かがく〈てき〉やくひん) chemical drugs ➡化学的製剤

化学伝達物質(かがくでんたつぶっしつ) chemical transmitter 同神経伝達物質,伝達物質 【薬】シナプスで一方のニューロンの神経末端から放出され,つぎのニューロンまたは効果器の細胞に信号を伝達する化学的物質で,自律神経系の伝達にはアセチルコリンやノルエピネフリンが働いている.

下顎頭(かがくとう) head of mandible 【解】下顎枝の後上部にある関節突起の上端は,ラグビーボール様の長楕円形で,上面は滑沢な関節面になっている.この部分を下顎頭とよぶ.側頭骨にある下顎窩および関節結節と顎関節を作っている(P.44図参照).

下顎突起(かがくとっき) mandibular process 【組】胎生3週頃,第一鰓弓の腹側部で,口窩の下縁を形成する高まりをいう.右・左の下顎突起が正中で癒合して下顎はつくられる.出産時には左右の骨に分かれているので,狭い産道(膣)を通ることができる(P.246図参照).

下顎乳犬歯(かがくにゅうけんし) lower deciduous canine(cuspid) 【解】1歳6か月頃萌出するが,歯根の完成は3歳4か月で,歯根吸収が始まるのは7歳である.永久犬歯に似ているが小さい.上顎乳犬歯よりも近遠心径が小さく,歯冠長がやや大きいので細長くすらっとしている.

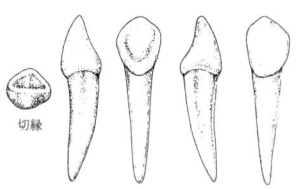

遠心面　舌側面　近心面　唇側面
切縁

下顎乳側切歯(かがくにゅうそくせっし) lower lateral deciduous incisor 同下顎第二乳切歯 【解】乳中切歯よりやや大きく,上顎乳側切歯に似ている.8~10か月頃萌出するが,歯根が完成するのは2歳,歯根が吸収され始めるのは5歳.7歳頃には脱落する.6か月頃側切歯が萌出する.

遠心面　舌側面　近心面　唇側面
切縁

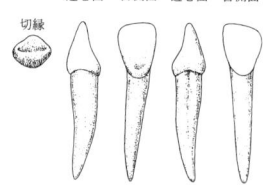

下顎乳中切歯(かがくにゅうちゅうせっし)

lower central deciduous incisor 同下顎第一乳切歯 【解】 全歯群中もっとも小さく,とくに近遠心径が小さい.生後6か月頃萌出し,1歳6か月で歯根が完成する.4歳で歯根の吸収が始まり,6歳頃脱落する.その6か月後頃代生歯が萌出する.生まれたときに,すでに先天歯として萌出している場合がある(千人に1人くらい).

遠心面 舌側面 近心面 唇側面
切縁

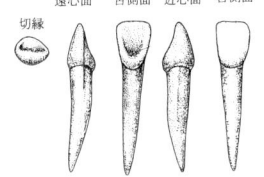

化学物質による食中毒(かがくぶっしつ——しょくちゅうどく) chemical food poisoning 同化学性食中毒 【衛】 不正や過剰に使用された化学物質(偽和物)や添加物,誤用により混入した農薬などの有毒物,また食器や包装より溶出した毒物などが原因となって起こる食中毒である.通常,発生件数,患者数ともに全食中毒の1%以下とあまり多くはない.

下顎隆起(かがくりゅうき) mandibular torus 【解】 下顎骨舌側面の小臼歯歯槽部にみられる骨の隆起である.著しい場合には義歯床が触れると痛んだり,維持を悪くしたりすることがあるから外科的に除去することがある.

化学療法指数(かがくりょうほうしすう) chemotherapeutic index 【微】 化学療法剤は宿主細胞に対する親和性が弱く,病原体に対する親和性が強い(すなわち選択毒性が強い)ことが望ましい.最小治癒量と宿主の薬剤に対する最大耐量の比を化学療法指数といい,この比が小さいほど化学療法剤としては優秀である.

化学療法薬(かがくりょうほうやく) chemotherapeutics 【薬・微】 宿主に感染した微生物を静菌的もしくは殺菌的に抗菌作用する化学物質で,かつ選択毒性を示すもの.化学療法剤は抗生物質ともいわれる.エールリヒのサルバルサンに開発の端を発し,ドマークによるプロントジル,サルファ剤を経て青カビの産生するペニシリン,放線菌のストレプトマイシンの発見以後多くの抗生物質が発見されている.

下眼窩裂(かがんかれつ) infraorbital fissure 【解】 眼窩の外側壁と下壁との間にみられる細長い裂目で,翼口蓋窩および側頭下窩に通じている.この裂孔には,眼窩下神経,頬骨神経,下眼静脈,眼窩下動静脈が通っている(P.235図参照).

可逆的作用(かぎゃくてきさよう) reversible action 【薬】 薬物を投与すると生体の細胞・組織・器官は興奮または抑制などの反応を起こすが,通常薬物の作用が去るともとの状態に戻る.このことをいうが,薬物の作用が強すぎるともとの状態に戻らなくなり,非可逆的となる.

蝸牛(かぎゅう) cochlea 【解】 内耳にあるカタツムリ状の骨腔で,2回転半ほどのラセン管からなる.ラセン管は音の振動を伝える外リンパで満された前庭階と,鼓室階および蝸牛管からなる.蝸牛管内にラセン器という聴覚の受容器がある(P.224図参照).

架橋結合(かきょうけつごう) crosslink 【栄】 線状高分子のいくつかの特定な分子間に,分子内,分子間の化学結合が形成されること.多くのタンパク質に存在しているジスルフィド(S-S)結合,コラーゲンのデヒドロリシノノルロイシン残基による結合,エラスチンのデスモシンによる架橋など.

核(かく) nucleus 同細胞核 【組】 細胞の中で核膜に包まれた染色質DNAで紫色によく染まる.遺伝因子はほとんどこの中に入っている.赤血球には核は失われているが,他の細胞はすべて核を持つ.破骨・破歯細胞や骨恰傍細胞などの巨大細胞には多数の核がある.

顎運動(がくうんどう) jaw movement ➡下顎運動

顎下三角(がっかさんかく) submandibular triangle 【解】 顎二腹筋と下顎骨との間に作られる三角形の筋の間隙である.この部分に顎下腺および顎下リンパ節が

存在する。

角化歯肉（かくかしにく）keratinized gingiva 【組】歯肉の上皮組織は角化層（角質層），顆粒層，中間層（棘細胞層），基底層に分けられる。完全角化上皮の最表層の細胞は，細胞膜や核もない層状を呈する角化層からなる。歯肉は75%が不完全角化である。ブラッシングにより歯肉は角化が進み健康歯肉となる（下図参照）。

角化（上皮）（かくか〈じょうひ〉）keratosis 上皮組織の表層の細胞は細胞質にケラチン（タンパク質）が多く存在し抵抗性が強い。このようなケラチンで満たされる現象を角化とよぶ。角化すると核や小器官，細胞膜もなくなりやがて脱落する。歯肉においても角化歯肉としてみられる。

顎下神経節（がくかしんけいせつ）submandibular ganglion 【解】下顎神経に付属する神経節で，顎下腺の上にあり，鼓索神経より副交感性線維（分泌）を，顔面動脈を囲む交感性神経叢から交感性線維を受ける。この神経節から顎下腺，舌下腺に分泌線維を出している（P.129図参照）。

顎下腺（がくかせん）submandibular gland 【解】大唾液腺の1つで，下顎骨の内面にある顎下腺窩に接し，その大部分は顎下三角の後大部を占める。顎下腺管は顎舌骨筋の後縁をめぐり舌下腺を前方に走り，大舌下腺管と合流するか，または単独で舌下小丘に開口する。管内に唾石ができることがある。1日に700～1,000 m*l*の唾液を分泌する（P.210図参照）。

顎下腺窩（がくかせんか）submandibular fossa 【解】下顎体内面にある顎舌骨筋線の後下方にみられる凹みである。この位置に顎下腺が存在するので名付けられた（P.44図参照）。

角化層（かくかそう）keratinized patches

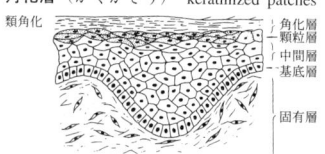

㊂角化歯肉，角質層 【組】歯肉の上皮組織のうち，最表層の上皮細胞に細胞質や核のない層状を呈する部をいう。角化の程度によって，不完全角化（類角化）上皮と完全角化上皮とを区別する。なお，角質を形成する現象を角化という。

顎下リンパ節（がくか——せつ）submandibular lymph nodes 【解】顎下三角内に存在し，顎下腺の前部にある前顎下リンパ節と中顎下リンパ節，後顎下リンパ節に分けられる。下顎切歯を除く上・下顎の歯や上・下唇および口蓋・舌からのリンパを集め深頸リンパ節に注ぐ。前・中・後リンパ節のはれ具合により炎症部位が分かるという。

顎関節（がくかんせつ）temporomandibular joint ㊂頭蓋下顎関節 【解】下顎骨の関節突起（下顎頭）と側頭骨の関節結節と下顎窩の間の関節である。下顎窩と下顎頭の間に関節円板が介在し，円滑な下顎運動に寄与している。関節は線維性の関節包で包まれ，外側靱帯で補強されている。

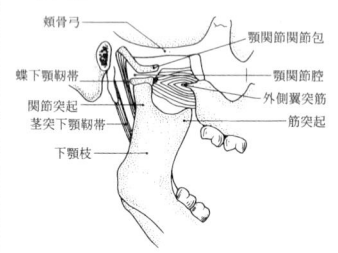

顎顔面裂（がくがんめんれつ）maxillofacial clefts 口腔の奇形のうち，胎生期における顎，顔面を含む顔面諸突起の形成異常で，顔面諸突起，すなわち前頭突起（のちに鼻突起，球状突起に分かれる），左右の上顎突起，左右の下顎突起の癒合障害によって生ずる破裂を顎顔面裂と総称する。

核形成説（かくけいせいせつ）➡エピタキシー説

顎骨弓（がくこつきゅう）1st branchial arch 【組】第一鰓弓は顎をつくるので顎骨弓ともいい，上・下顎突起からな

顎骨骨髄炎（がくこつこつずいえん） osteomyelitis of the jaw 顎骨の骨髄に起こった化膿性炎で，歯原性感染のものが多い．すなわち，根端病巣の拡大波及や辺縁性歯周炎から続発する．発熱，腫脹，疼痛など臨床症状が著しい．

核細胞質片（かくさいぼうしつひ） nucleo-cytoplasmic ratio 【病】 腫瘍細胞は多少とも発生母組織の細胞と形態的差異がある．その変化を計る尺度の1つで，細胞の核と細胞質の容積比を核細胞質比という．悪性腫瘍でこれが大きくなると核優位という．

核細胞質比が大（かくさいぼうしつひーだい） high ratio of nucleus cytoplasm ➡核優位

核酸（かくさん） nucleic acid 【栄】 塩基（プリンおよびピリミジン塩基），糖，リン酸で構成されているヌクレオチドがリン酸ジエステル結合で重合している鎖状高分子．デオキシリボ核酸（DNA），リボ核酸（RNA）がある．

拡散（かくさん） diffusion 【生】 濃度の異なる2つの溶液や気体を接合させておくと，両者は混合し，時が経つにつれてついには均一な濃度になる現象．

核酸合成阻害（かくさんごうせいそがい） Inhibition of nucleic acid synthesis 【薬】 細胞の分裂・増殖の基本となる核酸合成を阻害すること．この阻害は細胞分裂の盛んな癌の治療に応用できる．プリン代謝拮抗物質，葉酸代謝拮抗物質，ピリミジン代謝拮抗物質などの代謝拮抗物質やアクチノマイシンD，ブレオマイシンなどの抗生物質は核酸合成を阻害するので，癌などの悪性腫瘍の治療に用いられる．

角質層（かくしつそう） horny layer 同角化層【組】 表皮の最上層を占める重層扁平上皮細胞が核を失い，乾燥した鱗状片となってやがて脱落する層をいう．表皮細胞（または角化細胞）は表皮の最下の基底層（胚芽層）で細胞増殖し，順次表層に移行し，ついには角化し剝離する．もっとも厚いところは足の裏．

角質変性（かくしつへんせい） keratin degeneration 【病】 退行性病変のうちのタンパク質変性に属するもので，皮膚や粘膜における重層扁平上皮の最表層の角質層が異常に厚くなる場合が多いが，癌真珠のように異所的に現れることもある．口腔粘膜の白板症などは前者の代表例でもある．

核小体（かくしょうたい） nucleolus 【組】 細胞核内に光を強く屈折する球形の小体をいう．リボ核酸RNAを含んでいる（P.124図参照）．

覚醒アミン（かくせいーー） waking amine 【薬】 アンフェタミン，メタンフェタミン（ヒロポン®）など，交感神経様作用をもつある種のアミンは中枢神経系を興奮し，精神興奮，覚醒などの作用を現す．

覚醒剤（かくせいざい） antihypnotic 【薬】 中枢神経を興奮させる医薬品．依存性形成性あり，「覚醒剤取締法」で規定されている．

覚醒剤取締法（かくせいざいとりしまりほう） 【薬】 アンフェタミン，メタンフェタミンなどの覚醒アミンは連用により精神分裂様症状がみられ，幻覚や妄想が現れて狂暴になり，人格の欠陥を生じ，社会的に問題を起こす．そのため覚醒アミンの用途を医療と研究用だけに制限した法律で，昭和26年に施行された．覚醒アミンはまた精神依存が強く，やめられなくなる．

覚醒反応（かくせいはんのう） arousal reaction 同目ざめ反応 【生】 我々が覚醒して（目ざめて），意識を保っているのは脳幹網様体賦活系と視床下部の後部の覚醒中枢の働きによると考えられる．睡眠状態の動物の脳幹網様体を電気刺激して脳波を調べると覚醒時のβ波が現れ，動物は覚醒状態になる．この反応をいう．

顎舌骨筋（がくぜつこっきん） mylohyoid muscle 【解】 下顎骨内面にある顎舌骨筋線より起こり，前2/3はオトガイ棘と舌骨体を結ぶ顎舌骨筋縫線に，後1/3は舌骨大角に付着する扇状の板状筋である．下顎神経の枝の顎舌骨筋神経で支配される（P.40図参照）．

顎舌骨筋線（がくぜつこっきんせん） mylohyoid line 【解】 下顎体内面で第三大臼歯部から前下方に斜走する隆線である．一般に後上部は明瞭であるが，前下

部ではやや不明瞭である．よく発達し場合にはオトガイと二腹筋窩の間を通り下顎底下縁に達する．顎舌骨筋が起始する(P.44図参照)．

核タンパク質（かく――しつ） nucleoprotein 【栄】核酸とタンパク質からなる複合タンパク質の総称．真核生物ではDNAはタンパク質と結合してクロマチンとなっている．またリボソームRNAもタンパク質と結合してリボソームを構成している．

拡張性発育（かくちょうせいはついく） expansive growth ➡膨脹性発育

顎動脈（がくどうみゃく） maxillary artery 【解】外頸動脈の終枝の1つで，関節突起の基部付近から始まり，翼口蓋窩に達する．この走行中に主として下顎骨，咀嚼筋，上顎骨，口蓋，鼻腔に分布する枝が分かれる．

顎動脈の分枝（がくどうみゃく――ぶんし） ramification of maxillary artery 下顎枝の関節突起の内側を走る間に出る枝は，側頭骨(外耳道，鼓室)，脳硬膜，下顎骨に分布する．外側翼突筋の外側を走る間に出る枝は，咀嚼筋に分布する．翼口蓋窩部で分かれる枝は，上顎骨，鼻腔，蓋底に分布する(下図参照)．

獲得薄膜（かくとくはくまく） acquired pellicle 同ペリクル，獲得被膜 【病・微】歯のエナメル質表面に唾液の糖タンパク質が静電気的な結合によって付着し，酵素などの影響を受けて形成される0.1〜0.2μmの被膜である．薄膜内は無細胞性で歯の表面にプラーク細菌の付着に先行して形成される．歯垢形成の初期段階で細菌がペリクルに付着する．

獲得被膜（かくとくひまく） acquired pellicle ➡獲得薄膜

獲得免疫（かくとくめんえき） acquired immunity 同後天免疫 【病・微】感染や予防注射などを受けて固体が獲得したその微生物や毒素に対する抵抗(免疫)状態である．これには感染や予防注射などに起因する能動免疫(active immunity)と，他の固体で獲得された血清抗体などを注射や胎盤，母乳を通じてもらい受ける受身免疫(passive immunity)がある．

顎二腹筋（がくにふくきん） digastric muscle 【解】舌骨上筋の1つで，オトガイ部後面の二腹筋窩より起し，前腹と後腹とに分けられる．下顎を引き下げ口を開く．前腹は下顎神経，後腹は顔面神経で支配される(P.40, 190図参照)．

核濃染性（かくのうせんせい） hyperchromasy 【病】一般に悪性腫瘍では腫瘍細胞に種々の異型性が強く現れるが，このうち核の染色質(クロマチン)が多くなり，ヘマトキシリンなどの塩基性色素に強く染まる変化をいう．

核分裂（かくぶんれつ） mitosis 【病】

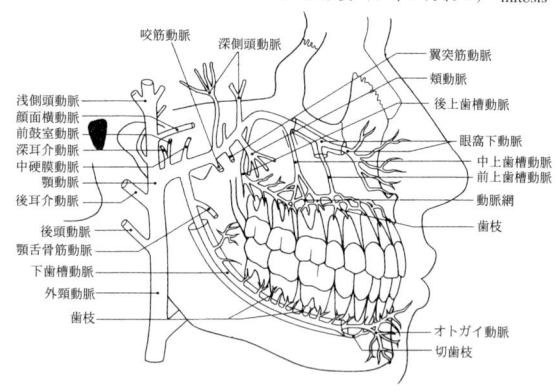

細胞分裂するとき,既存の1つの核からそれと等しい2つの核が生ずることで,その過程には核膜の消失や染色体の出現などがある.なおこれは悪性腫瘍や基底細胞など,活発に増殖している組織に多くみられる.

顎放線菌症(がくほうせんきんしょう) actinomycosis of the jaw 【病・微】 顎放線菌症は,口腔内常在の放線菌(Actinomyces israelii)が根管を通じて根端病巣へ,あるいは抜歯創などから感染することによって起こる.膿瘍内に特徴的な菌塊が認められ,その周囲は線維化が強いため板状硬結を示す.

角膜(かくまく) cornea 【解】 眼球の外膜の前方約1/5を占める光を通す部である.角膜は透明であるが白濁して見えなくなると角膜移植で視力が回復できる(P.62図参照).

核膜(かくまく) nuclear membrane 【組】 単位膜である二重膜(黒白黒の3層)で細胞質と境している.所々に核膜孔があり,細胞質との間で物質交換がある.核膜から小胞体が形成される.

角膜乾燥症(かくまくかんそうしょう) xerophthalmia 角膜乾燥症 【病】 角化をともなう粘膜の乾燥で,ビタミンA欠乏症の経過中に現れる.この乾燥は眼球結膜に現れる.

角膜実質炎(かくまくじっしつえん) interstitial keratitis ➡実質性角膜炎

核優位(かくゆうい) nuclear predominance 圖核細胞質比が大 腫瘍細胞,とくに悪性腫瘍のもつ異型性の1つで,細胞質に対しての核の占める割合が正常の母細胞の細胞質に対してのそれと比較して大きい(核細胞質比が大)ことである.

下降期(かこうき) phase of decline 圖減少期,死滅期 【微】 細菌の増殖曲線(growth curve)において生菌数が減少する時期である.適当な培地に細菌を移植して経日的に培地内の生菌数を調べ,その変動から誘導期・対数増殖期・静止期・死滅期に分けられる.生菌数の増・減がみられず,定常となった静止期のあとに栄養の欠乏や有害代謝産物などの影響によってしだいに生菌数が減少し死滅する時期.

下行口蓋動脈(かこうこうがいどうみゃく) descending palatine artery 【解】 顎動脈の枝で,大口蓋孔を通り大口蓋動脈となり,口蓋に出て硬口蓋および歯肉に分布する.細い小口蓋動脈は小口蓋孔を通り,口蓋の後と軟口蓋部に分布する.

鵞口瘡(がこうそう) thrush ➡口腔カンジダ症

下行大動脈(かこうだいどうみゃく) descending aorta 圖下大動脈 【解】 大動脈弓は胸大動脈となり,横隔膜の大動脈裂孔を貫いて腹大動脈に移行し,第四・五腰椎の間で総腸骨動脈に二分する.胸・腹大動脈を合わせて下行大動脈とよぶ.

加工油脂食品(かこうゆししょくひん) 天然に存在する不飽和脂肪酸(常温で液体のものが多い)の二重結合に水素を付加し飽和脂肪酸とした食品(マーガリン)

仮骨期(かこつき) callus stage 【病】 抜歯創の治癒過程における血餅期,肉芽組織期につぐ時期で,抜歯窩が仮骨といわれる未熟な新生骨梁によって満たされる時期である.これは,歯の抜去後約3〜4週間に出現する.

過酸化水素水(かさんかすいそすい) hydrogen peroxide ➡オキシドール

過酸化物(かさんかぶつ) peroxide 【栄】 一般に分子中にペルオキシ構造(-O-O-)をもつ化合物を指す.不安定な化合物で高温状態や触媒金属が存在すると容易に分解する.過酸化水素(H-O-O-H)過酸化マグネシウム(Mg^{2+}[-O-O-]$^{2-}$)などが例としてあげられる.

下肢(かし) lower limb 【解】 体幹との境界は恥丘から上外側に向かう鼠径溝,腸骨稜,背面正中線の両側を下り,尾骨および肛門より下部である.下肢は殿部,大腿部,膝部,下腿部,足背部,足底部に区分される.

可視(光)線(かし(こう)せん) visible light 【衛】 電磁波のうち,波長約400 nmから780 nmまでの光はヒトの眼の網膜を刺激して光覚を感じることから,これを可視光線という.光線量により明るさが決まり,波長により色ွ決まる.可視光線の多少は眼精疲労や近視・眼球震盪症などを引き起こす要因となる.

下肢骨(かしこつ) bones of lower limb

カシソ

【解】下肢と体幹を連結する下肢帯の骨（寛骨）と、その遠位にある自由下肢骨（大腿骨と膝蓋骨、下腿部に脛骨と腓骨、足部に足根骨、中足骨、指骨）をいう。

下歯槽神経（かしそうしんけい） inferior alveolar nerve 【解】下顎神経の終枝で、下顎孔より下顎骨内に入り下顎管を前走する。この経過中に出る歯槽枝が互いに吻合して下歯槽神経叢を作り、これよりの枝が歯、歯周組織に分布する。オトガイ孔付近で、前歯部に枝を出し、その後オトガイ孔を出て下唇、オトガイ部の皮膚に分布する（P.129 図参照）。

下歯槽動脈（かしそうどうみゃく） inferior alveolar artery 【解】顎動脈より起こり、下歯槽神経とともに下顎孔より下顎骨に入り、下顎管を走行中に歯および歯周組織に分れ、オトガイ孔付近で切歯部に行く動脈とオトガイ部より出るオトガイ動脈に分かれる（P.52 図参照）。

下肢帯（かしたい） pelvic girdle 【解】下肢を体幹に連結させる部である。左右の寛骨が仙骨と連結して骨盤を形成し、その役目をする。下肢帯は下肢に含まれる。

下縦舌筋（かじゅうぜっきん） inferior longitudinal muscle 【解】内舌筋の1つで、舌の下部を舌根から舌尖に走る筋である。舌下神経が支配し、舌を短縮させる作用をもっている。

過剰根（かじょうこん） supernumerary root, additional root 【解】歯根の形態異常で、基本の歯根数以外にみられる歯根である。下顎第一大臼歯にみられる3根や智歯の不規則な過剰根、2根性の下顎犬歯などがみられる。

過剰歯（かじょうし） supernumerary teeth, extra teeth 【病・解】正常な歯数より多い場合の歯をいう。正常な歯根の形態をとることもあるが、歯冠が前歯では円錐状、臼歯では結節状を呈するものが多い。上顎中切歯間に現れたものを正中歯ともいう。上顎大臼歯部に現れることも多い。

下唇小帯（かしんしょうたい） frenulum of lower lip 〔同〕口唇小帯 【解】両下唇中切歯と口唇の間に小さなヒダがみられる。これをいう。上唇小帯ほど発達はよくない。

下垂体（かすいたい） hypophysis 〔同〕下垂体 【解】間脳の視床下部から下垂し、蝶形骨トルコ鞍の中央（下垂体窩）に保護されている小指頭大の内分泌器官である。前葉と後葉に分れ、前葉からホルモンは全身の発育、甲状腺および副腎皮質の機能促進、卵胞の成熟、催乳作用など多くに関与する。後葉からはバゾプレッシンとオキシトシン。

下錐体窩（かすいたいか） hypophyseal-foossa 〔同〕トルコ鞍 【解】蝶形骨の中央に深い凹みのトルコ鞍があり、その骨部は軽く凹んでいる。ここを下垂体窩といい、下垂体がここに入っている（P.236 参照）。

下垂体後葉ホルモン（かすいたいこうようー） posterior pituitary hormone 〔同〕後葉ホルモン 【生・組】下垂体の後葉から分泌されるホルモンで、オキシトシン、バゾプレッシンなどを含む。

下垂体前葉ホルモン（かすいたいぜんようー） anterior pituitary hormone 〔同〕前葉ホルモン 【生・組】下垂体の前葉から分泌されるホルモンで、成長ホルモン、プロラクチン、甲状腺刺激ホルモン、副腎皮質刺激ホルモン、卵胞刺激ホルモン、黄体形成ホルモンなどがある。

加水分解（かすいぶんかい） hydrolysis 【栄】有機化合物あるいは無機化合物と水が反応し、異なる化合物を生成する反応。たとえばエステルを加水分解すると、もとの酸とアルコールに分解する。

加水分解酵素（かすいぶんかいこうそ） hydrolase 【栄】$AB+H_2O \rightarrow AOH+BH$ で示される加水分解反応を触媒する。デンプンを分解するアミラーゼ、タンパク質を分解するペプシン、脂肪を分解するリパーゼなどがこれに属する。この種の酵素には、酵素番号（EC 番号）の最初の数字を3とするように国際的に決められている。

ガス壊疽（——えそ） gas gangrene 【病・微】壊死組織にガス壊疽菌が感染したもので、壊疽臭を放つとともにガスを発生する。

ガス交換（——こうかん） gas exchange 【生】肺の肺胞気‐血液間、組織の細胞‐血液間で、酸素や二酸化炭素がその濃度差によって移動すること。

ガストリン gastrin 【生】胃幽門部から分泌される消化管ホルモンで、胃底腺を刺激し、塩酸の分泌を促す。

ガス麻酔薬 (――ますいやく) gaseous anesthetics 【薬】全身麻酔薬の吸入麻酔薬に属し、常圧でガス状のもの。ボンベにたくわえ、使用時患者に吸入させる。亜酸化窒素、シクロプロパンなど。

ガス滅菌 (――めっきん) gas sterilization 【微】密閉した耐圧容器内でエチレンオキサイド(E.O.)ガスなどによる滅菌法。E.O. は可燃と爆発性のためフレオンまたは炭酸ガスなどと混合して使用される。熱に対し不安定な器具や物件の滅菌に用いられる。容器内の湿度は 50%、温度 40℃ で 2 時間以上保持する。

化生 (かせい) metaplasia 【病】分化の完了した組織が、形態および機能的に他の種類の組織に変化することをいう。その原因は、炎症などの慢性的な刺激である。たとえば、単層円柱上皮が重層扁平上皮になったり、歯髄由来細胞が象牙芽細胞になることなどである。

仮性菌糸 (かせいきんし) pseudohypha ; pseudomycelium 【微】酵母や酵母様真菌の分芽(細胞)胞子は適当な条件下で発芽して伸長形態を呈する。この伸長した菌糸形をいうが、真正菌糸とは異なる。菌糸の幅が一定ではなく、両端が狭小で長くは伸長せず連鎖を作る。両端または側面に相当数の分芽胞子が着生する (Candida 属)。

加生歯 (かせいし) supplementary teeth, additional teeth ⦿付加歯 【解】上・下顎の乳歯列の遠心側に付け加わって生えるという意味で、永久歯のうち大臼歯のことをよぶ。発生学的には乳歯に属するが、脱落しないので永久歯でもある。(P.206 図参照)。

仮性肥大 (かせいひだい) pseudohypertrophy 【病】肥大のうち、組織・臓器を構成する細胞の大きさや数に変化はないが、正常の構成成分以外のものの添加によりその容積を増すことである。たとえば、骨格筋の間に脂肪組織が増殖する場合である。

仮性ポケット (かせい――) pseud pocket ➡歯肉ポケット

カゼイン casein 【栄】乳汁中の主要な栄養タンパク質 (約 80%) である。分子中のセリン残基にリン酸が結合しているため、乳汁中ではカルシウムと複合体を形成しカゼインミセルを形成し、コロイド状に分散している。乳幼児の骨を作るのに大切な栄養分となっている。

カゼインホスホペプチド ➡CCP-ACP

家族集積性 (かぞくしゅうせきせい) familial aggregation, family clustering 家族は遺伝的に 1 つの単位であり、また食物など生活の諸要素を共有し、緊密な接触を保ち、環境的に共通の単位でもある。そこで、死亡、疾病などの健康事象が、家族という生活単位内に高頻度に認められる現象を家族集積性という。

下大動脈 (かだいどうみゃく) descending aorta ➡下行大動脈

カタ (寒暖) 計 (――〈かんだん〉けい) kata-thermometer ⦿カタ温度計 【衛】空気の冷却力を測定するため考案されたが、気流の影響を強く受け過ぎる欠点があり、むしろこの欠点を利用して室内の微気流の測定に用いられる。使用には輻射熱を避けることが必要である。

カタボライトリプレッション catabolite repression ➡グルコース効果

カタラーゼ catalase 【栄】過酸化水素の分解反応 ($2 H_2O_2 \rightarrow 2 H_2O + O_2$) を触媒する酵素。分子中に鉄を含む。動物の肝臓、赤血球に多く存在する。過酸化水素を発生するような酵素と共存し、生成した過酸化水素を分解する。これにより、生体内での活性酸素の発生を減少させている。

カタル性口内炎 (――せいこうないえん) catarrhal stomatitis ⦿単純性口内炎 【病】口腔粘膜の腫脹、発赤、疼痛、さらに所属リンパ節の腫脹などがみられる。粘膜上皮の剝離、水腫、および錯角化があり、また直下には循環障害と炎症性細胞浸潤が認められる。

滑 (液) 膜 (かつ〈えき〉まく) synovial membrane 【組】関節包の最内層をいい、疎性結合組織からなる。血液に富み、透明な粘稠性の滑液を分泌し、関節面の摩擦をやわらげる。

脚気 (かっけ) beriberi 【病】ビタミン B_1(チアミン)欠乏症である。1 日成人必

要量男 1 mg, 女 0.8 mg. 症状は手足のしびれ感, 下肢のむくみ, 進行性麻痺, 心不全などである. 血中チアミン量が低下するため, ピルビン酸代謝, 赤血球のトランスケトラーゼ活性の低下が起こる.

喀血（かっけつ） hemoptysis 【病】 呼吸器系の組織, すなわち肺や気管支から出血し, それを口から吐き出たものである. 一般に鮮紅色を呈し, 気泡を含み凝固していない.

学校医（がっこうい） school physician 【衛】 学校保健法によりすべての学校におかれていて, 非常勤ではあるが学校保健の中心的役割をもっている. おもな職務内容は, 学校保健計画の立案への参与, 学校環境衛生に関する指導と助言, 健康診断への従事などである.

学校給食法（がっこうきゅうしょくほう） school feeding act 【衛】 児童, 生徒の心身の健全な発育を目ざし, 国民の食生活の改善に寄与することを目的として昭和 29 年に制定され, 教育の一貫として実施されるようになった. 国民の体位向上と共同食事の教育効果に果たした役割は大きい.

学校教育法（がっこうきょういくほう） 【衛】 幼稚園, 小, 中, 高, 大学等, 学校について定めた法律 (昭和 22 年). 学校の定義, 設置, 教員, 教育等について定めている.

学校歯科医（がっこうしかい） school dentist 【衛】 学校保健法により非常勤で, 大学以外の学校におかれている. おもな職務内容は, 学校保健計画の立案への参与, 健康診断のうち歯に関する検査, 予防処置および相談と保健指導の実施などである.

学校伝染病（がっこうでんせんびょう） school infectious disease 【衛】 学校は伝染病の伝染しやすい年齢集団であり, かつそのような環境であるので, 学校保健法 (学校保健法施行規則) では学校でとくに予防すべき伝染病として第一種から第三種が定められ, 出席停止や臨時休校などの予防対策がとられている.「学校伝染病」という用語は慣用語であって法的なものではない.

学校保健（がっこうほけん） school health 【衛】 児童, 生徒, 学生, 幼児ならびに教職員の学校生活における保健に関するすべての教育と管理をいう. 法的には, 学校保健とは, 学校における保健教育および保健管理のことをいう.

学校保健法（がっこうほけんほう） school health act 【衛】 学校における児童, 生徒, 学生, 幼児, 職員の健康の保持増進を図って, 学校教育を円滑に実施し, その成果を上げるために, 学校における保健管理及び安全管理に関して必要な事柄を定めた法律.

学校薬剤師（がっこうやくざいし） school pharmacist 【衛】 学校保健法により大学以外の学校におかれている. 職務内容は, 学校保健計画の立案への参与, 学校環境の衛生検査, 学校環境衛生の維持および改善, そのほか学校で使用する医薬品・毒物・劇薬の管理に関する指導と助言などである.

滑車神経（かっしゃしんけい） trochlear nerve ⓒ第四脳神経【解】 外眼筋のうち上斜筋のみの運動を行う. 純運動神経である.

褐色条（かっしょくじょう） ➡レチウスの並行条

活性汚泥法（かっせいおでいほう） activated sludge system 【衛】 微生物の作用を利用して下水中の有機物を取り除く浄化法の一法である. 好気性菌の豊富な活性汚泥を下水量に対して約 25% 加えて, 空気を送ると好気性菌がフロック(凝塊)をつくり, 沈澱して上層は透明な下水となる.

活性型ビタミン D（かっせいがた——） active vitamin D ⓒ1α,25‐ジヒドロキシコレカルシフェロール 【栄】 ビタミン D そのものには生理活性は認められず, 肝臓で 25 位, 腎臓で 1 位の炭素がそれぞれの水酸化酵素で水酸化され, 1,25 ジヒドロキシビタミン D, すなわち活性型となる. 生理作用は小腸, 腎ならびに骨に作用し, カルシウムとリン酸の代謝に関与する.

活性酢酸（かっせいさくさん） active acetate ➡アセチル CoA

活性酸素（かっせいさんそ） active oxygen 【栄】 スーパーオキシドアニオン, 一重項酸素, ヒドロキシラディカルなど反応

性の高い酸素化合物を総称して活性酸素とよぶ．細胞膜の不飽和脂肪酸やDNAなどを酸化して破壊するので，発癌，老化，放射線障害など細胞に対して種々の毒性を示す．種々の疾患の直接の原因が活性酸素による障害と考えられている．

活性C₁単位（かっせい――たんい） active C₁ unit【栄】プリン生成に必要なホルミル基(–CHO)，デオキシチミジル酸生成に必要なメチル基(–CH₃)などが，補酵素型であるテトラヒドロ葉酸と結合したC₁単位の中間の運搬体の型．それぞれ特異な酵素の働きでC₁単位を転位する．

活性メチオニン（かっせい――） active methionine 同S-アデノシルメチオニン【栄】L-メチオニン+ATP+H₂O→S-アデノシルメチオニン+ピロリン酸+リン酸．この反応式で示されるようにメチオニン活性化酵素の作用により生体内で合成される．この形をとるとメチオニンのメチル基はきわめて反応性が高く，コリン，クレアチンなどメチル化合物の生成の際のメチル基供与体として働く．

活性葉酸（かっせいようさん） active folic acid ➡テトラヒドロ葉酸

滑走説（かっそうせつ） sliding theory 同スライディングセオリー【生】筋の収縮は筋中にある大小2種の筋フィラメントが互いに滑り込むことによって行われるとする学説．

ガッタパーチャ guttapercha【薬】マレー地方に産するアカテツ科植物の樹液を乾燥させたもので，根管充塡(材)や仮封材として用いられる．根管充塡にはこれをクロロホルム，ユーカリ油などに溶かしたクロロパーチャ，ユーカリパーチャなどとガッタパーチャポイントとを併用して根管内に充塡する．

ガッタパーチャポイント guttapercha point【薬】ガッタパーチャをリーマーの大きさに合わせて，細長い円錐状にした固形根管充塡剤(材)の一種．

活動電位（かつどうでんい） action potential 同スパイク電位【生】興奮性細胞を刺激したとき，細胞膜の興奮にともなって起こる膜電位の変化．神経や筋肉では，Na⁺チャンネルによるNa⁺の流入，K⁺チャンネルによるK⁺の排出によって形成される．

活動度（かつどうど） activity【栄】低濃度の物質の溶液に関する種々の法則，たとえば反応の平衡やpHに関する法則は近似的にはその物質の濃度を用いても成立するが，正確には濃度にある係数(活動度係数)を乗じたものを用いる必要があり，これを活動度とよぶ．希薄溶液では活動度と濃度に大きな差はない．

カップリングシュガー® Coupling sugar ➡グリコシルスクロース

滑膜性の連結（かつまくせい――れんけつ） ➡可動性結合

滑面小胞体（かつめんしょうほうたい） smooth-surfaced endoplasmic reticulum【組】細胞質内で決まった形態をもち，一定の機能を行うものを細胞内小器官とよぶ．リボゾームの付着していない小器官を滑面小胞体という (P.124 図参照)．

カテコールアミン catecholamine【薬】生体内に存在するアミンでその分子構造中にカテコールをもつものをいい，ドーパミン，ノルアドレナリン，アドレナリンがある．中枢や末梢で神経の伝達物質として働いている．

果糖（かとう） fruit sugar ➡フルクトース

可動(性)結合（かどう〈せい〉けつごう） synovial joint 同滑膜性の連結【解】一般に関節とよばれている動くことのできる結合．連結する骨の関節面には軟骨があり，両骨の間には関節腔が介在し，その内表面は滑膜をもつ関節包で包まれている．したがって滑膜性連結ともいう．その適合を補うため関節円板などがある．

寡糖類（かとうるい） ➡オリゴ糖

カナマイシン kanamycin【薬】Streptomyces kanamyceticusが産生するアミノグリコシド系抗生物質で，結核菌，グラム陽性・陰性菌などに有効．副作用として難聴がある．

化膿性炎（かのうせいえん） suppurative inflammation【病】滲出性炎の1型で，滲出細胞の主体が好中球であるものをいう．好中球の分布状態によって限局性の膿瘍，散在性(び漫性)の蜂窩織炎，粘膜に起こる表在性の膿漏の3種に分け

下鼻甲介（かびこうかい） inferior nasal concha 【解】 鼻腔の外側壁に付着し，鼻腔底に向かってたれ下がっている前後に長い半月状の小骨で，中鼻道と下鼻道の境を形成している．鼻涙管は下鼻道に流れる（P.235図参照）．

過敏症（かびんしょう） hypersensitivity ➡アナフィラキシー，アナフィラキシーショック

過敏症反応（かびんしょうはんのう） hypersensitivity reaction ➡アナフィラキシー型反応

過敏性現象（かびんせいげんしょう） hypersensitiveness ➡アナフィラキシーショック

カフェイン caffeine 茶，コーヒーなどに含まれているアルカロイドの一種で，化学的にはキサンチン誘導体である．中枢神経系，とくに大脳を興奮して眠気をさまし，適量で思考力を増進する．また循環系や腎に作用して強心作用や利尿作用を現す．

カプシド capsid 【微】 ウイルス粒子（ビリオン，virion）は1種類の核酸とタンパク質を基本とするが，この核酸を包むタンパク質の殻をカプシドとよぶ．カプソメア（capsomere）とよばれる1～2種以上のポリペプチドからなる均一なサブユニットで構成されている．カプシドを形成するカプソメアの数と配列はウイルスによって異なる．

カプセル剤（——ざい） capsules 【薬】医薬品を内服しやすいようにゼラチンでできたカプセルに充填したもので，いやな臭や味を直接感じるのを避けることができる．

芽胞（がほう） spore ⑥胞子 【微】一部の細胞質が生活環のなかで菌体内に形成する球状や楕円形の耐久型小体である．植物の種子に相当する．芯は殻や皮膚などに包まれ，高温（100℃），薬剤，乾燥に対する抵抗力が強い．栄養や温度などの適切の条件下で発芽して増殖細胞となる．

芽胞染色（がほうせんしょく） spore stain ⑥胞子染色 【微】 膜構造と脂質含量が高いため普通染色法で難染性である．この性質は抗酸菌と似ている．クロム酸水などで前処理した後，Ziehl液で加熱する．一旦染色されると硫酸水によっても脱色されない．Löffler液で後染色すると胞子は赤く，菌体は青く染まる．Möllerの方法などがある．

ガマ腫（——しゅ） ranula 【病】 唾液腺の粘液貯留嚢胞が舌下腺あるいは顎下腺部に発生し，大きくなると口腔底がガマの喉頭嚢（鳴き袋）に酷似した状態を呈するためにこの名称がある．

過マンガン酸カリウム（か——さん——） potassium permanganate 【薬】 殺菌薬，収斂薬．有機物と接触して酸素を放出し，殺菌作用を現し，還元によりマンガンイオンを生じ収斂作用を現す．創傷部，腫瘍面には0.01～0.1％液が適用されることがある．

可溶性グルカン（かようせい——） soluble glucan 【栄】 グルカンはD-グルコースで構成される多糖の総称．D-グルコースの間の結合はα-1,4結合（アミロース），α-1,6結合（デキストラン），および両方の結合をもつ分子（アミロペクチン，デンプン）がある．また，ミュータンス・レンサ球菌がつくるα-1,3ないムタンを不溶性グルカンというに対し，歯垢中の細菌がつくる水に溶けやすいグルカンをとくに可溶性グルカンあるいは水溶性グルカンとよぶことがある．

カラーテスター® Color tester 歯苔（プラーク）の染色に用いられる錠剤で，主成分はエリスロシン．口中で咬み砕くと歯面のプラークが赤く染め出されるので，患者のブラッシング指導やプラーク沈着程度の診断に役立つ．

ガラクトース galactose 【栄】 単糖アルドヘキソースの一種．天然にD,L両形があるが，一般にはD型．遊離で存在することはまれで，乳糖や神経組織中のセレブロシドなどのオリゴ糖中に存在している．生体内ではグルコースと同様の代謝系で代謝される．

ガラクトサミン galactosamine 【栄】 アミノ糖の一種．D-ガラクトースのC₂の水酸基がアミノ基に置換したもの．糖タンパク質中で，多くの場合アミノ基にアセチル基が結合したN-アセチル誘導体

の型で存在する．またグリコサミノグリカンの主成分として結合組織に分布する．

β-D-ガラクトシターゼ β-D-galactosidase ➡ラクターゼ

カラベリー結節（――けっせつ） cusp of Carabelli, fifth cusp 圏第五咬頭 【病・解】 カラベリーにより記載された過剰結節で，上顎第一大臼歯の近心舌側咬頭の舌側にみられる（20〜30％）．まれに第二，第三大臼歯にもみられる．乳臼歯では第二乳臼歯によくみられる（P.158 図参照）．

カリウム potassium Ⓖ Karium 【栄】元素記号K，原子番号19．細胞内液のおもな陽イオン（420 mg/dl）．細胞内では酸・塩基平衡の維持，浸透圧の維持，水分の保留に関与する．また筋肉や神経の興奮性の維持，酵素の活性化，ATP生成に必要である．血中のカリウム濃度はつねに一定に保たれている．

カリエス caries 【病・微】 細菌による硬組織の破壊をいう．たとえば，結核菌によって脊椎骨が破壊されたものが脊椎カリエスであり，ミュータンス菌などによって歯の硬組織が破壊されたものがう蝕（デンタル・カリエス）である．

顆粒剤（かりゅうざい） granule 【薬】医薬品を粒状にして，なるべく粒子の大きさをそろえたもので，飛散しにくい，不快な臭味を抑える，コーティングをほどこせるなどの特徴がある．医薬品に白糖を加えて顆粒状にしたものはドライシロップとよばれる．

顆粒層（かりゅうそう） granular layer 【組】 角化した上皮組織のうち，最表層の角質層（角化層）の下方で，核が濃縮して小さく，細胞質内にケラトヒアリン顆粒を認める細胞層（P.50 図参照）．

過量（かりょう） overdose 【薬】医薬品の投与量が多すぎること．中毒あるいは致死に至るほどの投与量．

過量期（かりょうき） overdose stage ➡ 延髄麻痺期

カルシウム calcium 【栄】元素記号Ca，原子番号20．生体成分として重要な元素の1つ．脊椎動物では99％以上は骨格中にリン酸塩として存在する．体液中には 10 mg/100 ml が存在しホルモンにより恒常性が保たれている．筋肉収縮，白血球の活性化，血液凝固，ホルモンの第2メッセンジャーなどCa^{2+}は生体反応の調節に多くの重要な関与をしている．

カルシウム拮抗薬（――きっこうやく） calcium channel blocker 【薬】 興奮性細胞（神経細胞，平滑筋細胞）のL-タイプ膜電位依存性カルシウムチャネルをブロックする．細胞内Ca^{2+}の減少をきたすことにより，神経伝達の抑制，平滑筋収縮の抑制を行う．高血圧症薬，抗狭心症薬，抗不整脈薬として用いられる．

カルシウム結合(性)タンパク質（――けつごう〈せい〉――しつ） calcium binding protein 圏カルビンディン 【栄】 肝，腎で活性化された活性型ビタミンDが小腸の細胞内でDNAに作用して，その生成が誘導されるタンパク質．カルシウムを選択的に結合することにより小腸からのカルシウムの吸収を促進する．

カルシウム製剤（――せいざい） calcium preparation 【薬】 カルシウムを含む無機または有機化合物製剤．低カルシウム血症時のカルシウムの補給や出血傾向，アレルギー性皮膚疾患の治療に塩化カルシウム，グルコン酸カルシウムなどが，また覆髄剤や根管充填剤として水酸化カルシウムが用いられる．

カルシウム摂取量（――せっしゅりょう） 【栄】 生体のカルシウムバランスを保つ（カルシウムの損失と獲得量を等しくする）には十分量のカルシウム摂取が必要である．カルシウムの吸収には種々の条件がからむので，1日必要量の算定はむずかしいが，1日当り小児で0.5〜0.7，成人で0.5〜0.6，妊婦や授乳婦で1.0〜1.2グラムとされている．

カルジオライピン-レシチン抗原（――こうげん） cardiolipin-lecithin antigen 【微】 梅毒の血清学的診断用抗原で，有効成分はカルジオライピンを基本とするリン脂質とレシチンである．梅毒スピロヘータのほかに動物や植物組織にも存在する．通常，ウシの心臓からアルコールで抽出した標品が用いられる．

カルシトニン calcitonin 【生】 甲状腺から分泌されるホルモンの1つ．骨吸収の抑制や腎尿細管でのCa^{2+}再吸収抑制に

カルシ

より、血中カルシウム濃度を低下させる作用がある.

カルシフェロール calciferol ➡ビタミンD

カルバゾクロム【薬】 毛細血管壁強化薬で、アドレノクロムを安定化させたもの.

カルバミルリン酸(――さん) carbamyl phosphate ➡カルバモイルリン酸

カルバモイルリン酸(――さん) carbamol phosphate 〔同〕カルバミルリン酸【栄】分子式$H_2N-COO\sim PO_3H_2$. 高エネルギーリン酸化合物. 尿素生成の中間体. 肝臓においてATPをアンモニアと二酸化炭素が2分子のATPを消費しカルバモイル・リン酸合成酵素によって作られ、尿素回路を経由し尿素として排泄される.

カルビタール® Calvital【栄】 水酸化カルシウム糊剤の一種で、直接覆髄剤、根管充填剤として用いられる. 粉末と液を用時連合して充填する. 粉末には水酸化カルシウムのほかにヨードホルムそのほかの抗菌薬が、液には局所麻酔薬などが配合されている.

カルビンデイン calbindine ➡カルシウム結合(性)タンパク質

γ-カルボキシグルタミン酸(――さん) γ-carboxyglutamic acid【栄】 グルタミン酸のγ炭素にカルボキシル基が付加した分子. γ炭素にカルボキシル基が2残基あるため、Ca^{2+}と結合しやすく血液凝固に関与するプロトロンビン中に発見された. オステオカルシン中にも存在する. カルボキシル基を付加するのには酵素とともにビタミンKを必要とする.

カルボキシル基(――き) carboxyl group【栄】 カルボン酸の分子に含まれる官能基の名称で、化学式は-COOH. 解離してH^+を供与するため酸性を示す.

カルボキシル末端(――まったん) carboxyl terminal ➡C-末端アミノ酸残基

カルボン酸(――さん) carboxylic acid【栄】 カルボキシル基(-COOH)をもつ有機化合物の総称. 一般に弱酸である. 炭素数3以下の酸(酢酸、プロピオン酸)は水に溶けるが炭素数5以上の酸は、ほとんど水に溶けない. アルコールと反応してエステルを生成する. 歯垢のpHを低下させ、う蝕を発生させる主役をする

のは種々のカルボン酸である.

カルモジュリン calmodulin【栄】 細胞に広く分布するカルシウムと結合性の高い分子量約16,000のタンパク質. カルシウムが結合したカルモジュリンは不活性な酵素を活性化し、カルシウムが離れると酵素をもとの不活性型に戻す. すなわち生体の酵素反応を調節する働きがある.

加齢(かれい) aging すべての生物は成長、成熟および老化の過程をとり死に至る. このような時間の経過に従って生じる変化のすべてを本来は加齢(aging)というべきかもしれないが、普通には老化の過程のみを加齢という場合が多い.

カロチン caroteine【栄】 イソプレス単基($CH_2=C-CH=CH_3$)が基本となり8個共有結合している. ニンジンにとくに豊富に含まれる赤褐色の油状物質であるβ-カロチンは体内でビタミンAとなるのでプロビタミンAとよばれる.

カロリー calorie ➡熱量

癌(がん) malignant tumors 悪性腫瘍の総称で、上皮性の癌腫ばかりでなく、非上皮性の肉腫や造血臓器の白血病なども含まれる.

簡易食品(かんいしょくひん) 調理、分割、貯蔵、輸送上の簡易性を備えた加工食品群である. 加工形態から①缶詰、びん詰、袋詰食品、②乾燥食品、③冷凍食品の3種に分類されている.

肝炎ウイルス(かんえん――) hepatitis virus (HV)【微】 肝細胞中で増殖し肝臓機能障害を起こすウイルスの総称(A,B,C型肝炎参照).

感音系(かんおんけい) sensorineural system 伝音系(外耳、中耳)によって機械的に伝達された音波を神経インパルスに変換する蝸牛(内耳)のこと.

眼窩(がんか) orbit【解】 眼球の入っている頭蓋骨の凹みをいう. 上顎骨、前頭骨、頬骨、蝶形骨、篩骨、涙骨、口蓋骨からできている. 眼窩の内上方は視神経管、上眼窩裂で頭蓋腔に、内下方は下眼窩裂によって翼口蓋窩に、また鼻涙管によって下鼻道に通じている(P.235 図参照).

緩解期(かんかいき) remission period 疾病における症状が一時的または永続的

であれ自覚的・他覚的に軽減した期間をいう．

癌化学療法薬（がんかがくりょうほうやく） chemotherapeutics of cancer ➡ 抗腫瘍薬

眼窩下孔（がんかかこう） infraorbital foramen 【解】 眼窩下管が眼窩下縁の5～10 mm下方で，眼窩口下縁のほぼ中央で代えている．この孔を通って眼窩下神経，眼窩下動静脈が顔面部に出現する．三叉神経痛の圧痛点の1つである（P.235 図参照）．

眼窩下神経（がんかかしんけい） infraorbital nerve 【解】 三叉神経の第2枝の上顎神経は眼窩下神経となり眼窩下管，眼窩下孔を出て，上唇部の皮膚に分布する．途中で中・上顎槽枝が分枝し，上顎骨内で後上顎槽枝とともに上顎の歯，歯周組織に分布する．

眼窩下点（がんかかてん） orbitale ➡ オルビターレ

眼窩下動脈（がんかかどうみゃく） infraorbital artery 【解】 顎動脈より起こり，下眼窩，眼窩下管を通り眼窩下孔より顔面部に出て，鼻部と小臼歯部，前歯部の歯肉に分布する（P.52 図参照）．

感覚（かんかく） sensation 同 知覚 【生】 見る，聞く，痛みを感じるというように，外界環境や身体状況を感知すること．感覚は体性感覚，内臓感覚，特殊感覚に分けられる．

感覚温度（かんかくおんど） effective temperature 【衛】 ヒトの寒暑の感覚を気温，湿度，気流の3要素で総合的に示した指標．輻射熱は考慮されていない．

感覚器（かんかくき） sense organs 【解】 外界からの刺激，すなわち光，音，臭，味，温度などの変化を感受する器官である．視覚器（目），平衡聴覚器（耳），嗅覚器（鼻），味覚器（舌），外皮（皮膚）に区分される．

感覚受容器（かんかくじゅようき） sensory receptor 【生・組】 特定の刺激（適当刺激）のみに応じて感覚を引き起こすように分化した感覚細胞．刺激をインパルスに変換して感覚神経に送り出す働きがある．

感覚上皮（かんかくじょうひ） sensory epithelium 【組】 上皮の機能的分類で，視・聴覚など五感の刺激に対応して，こ

れを神経系に伝える特殊に分化した上皮細胞をいう．たとえば，味覚に関与する味蕾や，嗅覚に関与する鼻粘膜嗅部の嗅上皮，網膜の視細胞などが感覚上皮である．

感覚神経（かんかくしんけい） sensory nerve 感覚受容器によってインパルスに変換された感覚を中枢神経に伝える求心性神経線維を指す．

感覚性失語症（かんかくせいしつごしょう） sensory aphasia 【生・解】 耳は聞こえるが，言葉の意味が理解できないまま，筋道のとおった話ができない状態．大脳皮質の感覚性言語中枢（ウェルニッケの中枢）が障害されて起こる．

感覚点（かんかくてん） sensory spot 【生・組】 皮膚や口腔粘膜には触，冷，温，痛覚などの刺激に対して，とくに感覚閾値が低い部が点状に存在している．この点を感覚点といい，触点，冷点，温点，痛点とよぶ．

眼窩上神経（がんかじょうしんけい） supraorbital nerve 【解】 三叉神経第1枝の眼神経の枝で眼窩の上壁にそって前進し，眼窩上孔を出て前頭部，前頭部の知覚を司る．眼窩上孔は三叉神経痛診断の圧痛点の1つとなる．

眼窩上動脈（がんかじょうどうみゃく） supraorbital artery 【解】 内頸動脈が脳内から眼窩上壁を前進し，同名の神経とともの眼窩上孔から出て，前頭部，眼輪筋などに分布する．この付近の静脈血は動脈と逆に脳の中に入るので眼窩付近の傷からの細菌が脳膜炎を起こすことがまれにある．

管間象牙質（かんかんぞうげしつ） intertublar dentin 【組】 象牙細管と象牙細管との間の象牙質．管周象牙質よりも有機質が多いので，脱灰しても管間象牙質は多く残る．エナメル質に近くなるほど管間象牙質は多く広くなる（P.201 図参照）．

含気骨（がんきこつ） bone with air, pneumatic bone 【解】 上顎骨，前頭骨，篩骨，蝶形骨のように空気で満たされる空洞をもっている骨．生体ではその表面は粘膜で覆われている．空洞は副鼻腔とよばれている．

眼球（がんきゅう） ocular bulb, eyeball 【解】 眼球は外膜（強膜と角膜），中膜（脈

カンキ

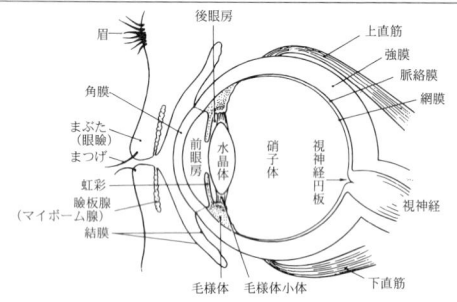

[図: 眼球の構造 — 眉, 後眼房, 上直筋, 強膜, 脈絡膜, 網膜, 角膜, まぶた（眼瞼）, まつげ, 前眼房, 水晶体, 硝子体, 視神経円板, 視神経, 虹彩, 瞼板腺（マイボーム腺）, 結膜, 毛様体, 毛様体小体, 下直筋]

絡膜，毛様体，虹彩），内膜（網膜，色素上皮層），と内容物（硝子体，水晶体，眼房水）からなる視覚器である．網膜面に視神経円板（白斑）があるので，マリオットの盲斑が生じる．

眼球運動（がんきゅううんどう）eye movement　眼球が外眼筋の収縮により回転運動をすること．この運動は中枢で統合され，2つ以上の筋の協同作用によって起こる．

眼球乾燥症（がんきゅうかんそうしょう）xerophthalmia　➡角膜乾燥症

環境（かんきょう）environment　【衛】ある主体(host)を取り巻く外的条件の全体をいう．生物も人間もそもそも環境の所産であり，環境から絶えず物質とエネルギーを取り入れながら動的平衡を保っている．したがって生物は絶えずその環境を受け続ける存在である．

環境汚染（かんきょうおせん）environmental pollution　【衛】環境の構成要素や状態が人為的に変化することにより，人がその環境を利用するのに具合が悪くなった場合をいう．環境汚染により健康や生活環境に短期間に大被害が生じた場合をエピソードとよんでいる．

環境基本法（かんきょうきほんほう）environmental basic act　【衛】環境保全の基本理念を定め，国，地方公共団体，事業者，国民の責務を示し，環境保全施策を総合的，計画的に推進して，国民の健康で文化的生活を確保することなどを目的として定められた法律．

環境的要因（かんきょうてきよういん）environmental factors　➡外因

眼筋（がんきん）ocular muscles　【解】眼球の運動に関与する上・下・内側・外側の直筋と上・下斜筋および上眼瞼を挙上する上眼瞼挙筋をいう．支配神経は上斜筋は滑車神経，外側直筋は外転神経で，他のすべては動眼神経である．

間欠滅菌法（かんけつめっきんほう）fractional sterilization　【微】高温（120℃）で分解されるような成分を含む培地などの滅菌に用いる．コッホ釜を用いて100℃の常圧流通蒸気下で1日1回，15～30分ずつ経日的に3回行う．原理は栄養型細菌は100℃，15分で死滅するが，芽胞は耐熱性であるので1日おいて発芽させた後加熱する．この3回の繰り返しによって確実に滅菌する．

還元（かんげん）reduction　【栄】ある物質から酸素を奪うか水素を与えるか，または元素あるいはイオンに電子を与えて正原子価あるいは正電荷を減少させる現象をいう．逆は酸化であり，酸化と還元は相互に関係して起こる．

眼瞼（がんけん）eylids　【解】上眼瞼と下眼瞼に区別する．外側は皮膚，内面は結膜からなり，内部に眼輪筋があり，その深部に瞼板腺（脂腺）をもつ瞼板がある．瞼板腺の炎症が麦粒腫（モノモライ）である．

還元型NAD（かんげんがた——）nicotinamide adenine dinucleotide, reduced form　➡NADH

還元型NADP（かんげんがた——）nicotinamide adenine dinucleotide phosphate, re-

duced form ➡NADPH

還元型FAD（かんげんがた――） flavin adenine dinucleotide, reduced form ➡FADH

還元型葉酸（かんげんがたようさん） reduced folic acid ➡テトラヒドロ葉酸

還元麦芽糖（かんげんばくがとう） hydrogenated maltose 【栄】マルトースを還元したもので純粋なものはマルチトールであるが，工業的製造の過程で種々の混合物を呈するので，このようによび，食品の成分表示に使われる．

還元分裂（かんげんぶんれつ） reductional division ➡成熟分裂

還元ヘモグロビン（かんげん――） reduced hemoglobin 【栄】ヘモグロビンは赤血球中の赤色素で，タンパク質のグロビンと，鉄を含んだヘムから構成される．この鉄が酸素と結合する．酸素が結合した動脈血は鮮紅色で酸素ヘモグロビンといい，末梢組織中に酸素を遊離した静脈中のヘモグロビンを還元ヘモグロビン（暗紅色）という．

還元末端（かんげんまったん） reducing terminal 【栄】単糖がグリコシド結合したオリゴ糖あるいは多糖でアルドースの C_1，またはケトースの C_2 が置換を受けアセタールの型で存在する末端側．アルカリ性溶液で還元性を示す性質がある．反対側は非還元末端．

丸剤（がんざい） pills 【薬】医薬品を球状にしたもの．現在は錠剤，カプセル剤が主流であまり用いられない．

肝細胞癌（かんさいぼうがん） hepatoma ⑲ヘパトーマ【病】肝の実質細胞を発生母組織とする悪性腫瘍で，立方体ないし多角形の細胞が索状～結節状に増殖する．また間質は乏しく，わずかな血管のみよりなっており，これは正常な肝にみられる類洞毛細血管のなごりと考えられる．

感作リンパ球（かんさ――きゅう） sensitized lymphocyte 【微】T細胞が直接またはマクロファージから抗原情報を受けることによって増殖分化して産生したTリンパ球である．抗原と特異的に反応する抗体様レセプターをもち，抗原との反応によってマクロファージや単球の走化誘引作用などさまざまな生物活性を有す

るリンホカイン（lymphokine）を放出し，細胞性免疫の発現に主役を果たす．

監視（かんし） surveillance ➡サーベイランス

鉗子咬合（かんしこうごう） edge to edge occlusion ⑲切端咬合，切縁咬合 【解】上・下顎の前歯が互いに切縁（切端）で接触する咬合状態をいう．オーストラリア原住民ではほとんどすべてが鉗子咬合である．なお，乳歯列でもこの型が多い．

乾屍剤（かんしざい） 【薬】失活歯髄切断法で残された根部歯髄をミイラ化し長期間安定に保つため使用される．

含歯性囊胞（がんしせいのうほう） dentigerous cyst 【病】濾胞性歯（牙）囊胞の1型で，囊胞腔の中へ歯冠部を入れている．囊胞と歯冠の位置関係により中心性と側方性に区別される．歯の形成後期にエナメル芽細胞層とエナメル質の間が分離したために起こる．

カンジダ症（――しょう） candidiasis 【病・微】 *Candida albicans* の感染によって起こる真菌症の一種．カンジダは，口腔常在菌で病原性は弱いが，消耗性疾患などで体力減弱時に急速に増殖し発病すると考えられる．病変は，口腔粘膜の白色偽膜に覆われた潰瘍，あるいは肉芽腫として出現する（口腔カンジダ症）．

間質反応（かんしつはんのう） stromal reaction 【病】 腫瘍実質の発育に付随して，間質組織に発現する炎症性反応．すなわち，浮腫，円形細胞浸潤，肉芽組織の増生などで，これらは腫瘍の増殖に対する宿主の反応とも解せられる．

眼耳平面（がんじへいめん） eye-ear plane ➡フランクフルト平面

患者調査（かんじゃちょうさ） case study 【衛】医療施設を利用する患者について，その傷病状況等の実態を明らかにする目的で，厚生労働省が3年ごとに実施している指定統計調査．統計法による．

癌腫（がんしゅ） carcinoma, cancer ➡悪性上皮性腫瘍

管周象牙質（かんしゅうぞうげしつ） peritubular dentin 【組】 象牙細管のすぐ周囲の象牙質で石灰化が高く有機質は少ない．したがって酸につけると溶けて象牙細管と区別がつかなくなる．つまり象牙

細管が広くなる(P.201 図参照).

感受性亢進(かんじゅせいこうしん) acceleration of sensitivity ➡アナフィラキシー

冠循環(かんじゅんかん) coronary circulation ➡冠状循環

緩衝液(かんしょうえき) buffer solution 【栄】弱酸とその塩,あるいは弱酸基とその塩の混合溶液で,酸またはアルカリの添加によるその溶液のpHの変化を最小限に抑える液.緩衝液の緩衝作用は濃度が高いほど強く,濃度が同じのときにはpHが弱酸または弱塩基のpKに一致するpHで最大となる.

緩衝系(pH系)(かんしょうけい) buffer system 【生】弱酸とその塩の混合液には緩衝作用があるが,他の系統のものにもある.これらを緩衝系という.生体内のpHは重炭酸塩系,タンパク質系,リン酸塩系などの緩衝系によって一定に保たれている.

冠状溝(かんじょうこう) coronary sulcus 【解】心房と心室との間の外表面からみられる深いくびれ.この溝にそって冠状動脈と冠状静脈の主幹が心臓を取り巻いている.

緩衝作用(かんしょうさよう) buffer action ㊂緩衝能【生・栄】ある溶液に酸やアルカリを加えても溶液のpHの変化を少なくする作用をもつとき,この溶液の作用を緩衝作用という.また,溶液中の物質を緩衝剤という.

冠状循環(かんじょうじゅんかん) coronary circulation ㊂冠循環【解】心臓の筋に酸素や栄養物を供給する冠状血管内の血液の流れ.この血流は正常成人で安静時毎分約300 m*l* であり,運動時には5倍くらいに高くなる.心筋が要求する酸素を血流によって補えなくなる状態を冠不全とよぶ.

冠状静脈洞(かんじょうじょうみゃくどう) coronary sinus 【解】心臓にある静脈の主幹で,心筋からの静脈血を集め,心臓の後側で冠状溝中を走り,右心房の後下部に注ぐ.

管状腺(かんじょうせん) tubular glands 【組】外分泌腺の終末部が管状の構造をなし,ふくれていないものを管状腺という.汗腺はその代表例である.

冠状動脈(かんじょうどうみゃく) coronary artery 【解】心筋を栄養する動脈.上行大動脈の基部で左右半月弁の上から左右1対の動脈として起こり,それぞれ冠状溝内を走り,心臓壁に血液を送る.この動脈枝が細くなると狭心症の痛みがあり,完全に閉鎖すると心筋梗塞となる(P.174 図参照).

緩衝能(かんしょうのう) buffer capacity ➡緩衝作用

冠状縫合(かんじょうほうごう) coronal suture 【解】前頭骨と頭頂骨との結合を冠状縫合という.新生児ではこの縫合が完成していなくて,線維性の膜で覆われており,これを大泉門とよぶ(P.235 図参照).

肝小葉(かんしょうよう) hepatic lobule 【組】肝臓の機能的単位.粟粒大のもので,肉眼でもよく見分けられる.その中心には中心静脈があり,それに向かって肝細胞が放射状に配列する.小葉と小葉との間には門脈血を肝細胞に送る小葉間静脈,肝細胞に栄養を与える小葉間動脈,および肝細胞で作られた胆汁を運ぶ小葉間胆管がある.

嵌植(かんしょく) implantation ➡インプラント

眼神経(がんしんけい) ophthalmic nerve 【解】三叉神経の第1枝のこと.三叉神経節から前上方に走って上眼窩裂を通り,眼窩に入る.涙腺神経,前頭神経および鼻毛様体神経に分かれる.涙腺,結膜,前頭部の皮膚,眼瞼,鼻腔などの知覚を司る(P.129 図参照).

乾性壊疽(かんせいえそ) dry gangrene ㊂ミイラ化【病】壊死部が体表に近く,水分蒸発により細菌繁殖が妨げられ,ミイラ状に乾燥・縮小をきたすこと(ミイラ化).動脈硬化症や糖尿病患者などの動脈閉塞による四肢の壊疽,新生児の脱落臍帯などはこの例である.

寒性膿瘍(かんせいのうよう) cold abscess ㊂冷腫瘍【病】結核病巣において乾酪壊死巣が液化し膿瘍を形成した場合は,発赤・発熱などの炎症症状を欠

関節（かんせつ） joint, articulation 【解】 骨の連結様式のうち可動結合とよばれるものを指す．連結するときの形や運動様式により，球関節，蝶番関節，楕円関節，鞍関節，車軸関節などに分けられる．通常1つの骨端(関節頭と関節窩)とそれを囲む関節包，滑膜などにより構成され，滑膜からは滑液が分泌されて円滑な運動が行われるようになっている．

関節円板（かんせつえんばん） articular disc 【解】 関節頭と関節窩との間にある線維軟骨性の円板で，その円縁は関節包の内面と結合している．これによって関節腔は二分される．2つの骨の形を運動にあわせてうまく適合させるための構造と考えられ，顎関節や胸鎖関節にある．

関節腔（かんせつくう） joint cavity 【解】 滑膜によって取り囲まれた関節の腔所．関節包の内層の滑膜から分泌されている少量の滑液によって，つねに潤っている．

関節結節（かんせつけっせつ） articular tubercle 【解】 側頭骨の下顎窩の前方にある骨性の隆起部をいう．下顎頭がこの部の前方にずれると顎がはずれた状態となり，口が閉じなくなり，痛んでよだれが出る．

間接作用（かんせつさよう） indirect action 同二次的作用 【薬】 直接作用が原因になって，その結果他の組織・臓器に間接的に作用が及ぶことをいう．たとえば強心薬のジギタリスは直接心筋に作用して強心作用を現し，その結果血流の循環が改善されて，尿の出がよくなる．この利尿作用は間接作用である．

間接歯髄覆罩剤（かんせつしずいふくとうざい） indirect pulp capping agents ➡ 間接覆髄剤

間接伝播（かんせつでんぱ） indirect transmission 【微】 感染経路上，感染源である患者，保菌者，罹患動物との直接接触や胎盤などを通じて病原体が伝播する様式に対して，汚染された食物や水，器物や衣類，空中のほこり，節足動物などの物質を媒介として伝播することをいう．

間接伝播対策（かんせつでんぱたいさく） indirect transmission 【衛】 伝染病発生の際における感染経路のうち，水，食物，器物，動物，空気などを介して間接的に病原体が運ばれる場合を間接伝播とよび，病原体の絶滅が困難な場合は感受性のある宿主に至る伝播経路の遮断が重要である．

関節突起（かんせつとっき） articular process (mandibular) 【解】 下顎骨・下顎枝の後方の突起で，側頭骨の下顎窩と顎関節を作っている．ラグビーボール様の関節頭と下顎頸とからなる(P.234図参照)．

関節軟骨（かんせつなんこつ） articular cartilage 【解】 関節頭と関節窩との表面を覆う軟骨層のこと．両骨の間に働く衝撃をやわらげたり，運動をなめらかにするのに役立つ．表面は滑面で潤っている．高齢になりこの軟骨がすり減ると関節痛を起こす．

間接覆髄剤（かんせつふくずいざい） indirect pulp capping agents 同間接歯髄覆罩剤 【薬】 う蝕，外傷などにより歯質が一部欠損し，健康象牙質が薄くなったときに，外来刺激の遮断，歯髄の保護を目的に窩底面に応用する薬剤．補綴象牙質の形成促進作用を示す$Ca(OH)_2$製剤，パラホルムセメント，歯髄の鎮痛・鎮静作用を有する酸化亜鉛ユージノールセメントなどがある．

関節包（かんせつほう） joint capsule 【解】 関節の外面を覆う結合組織性の被膜．これにより関節を外界から仕切り，内部に関節腔を形成する．内層は滑液を分泌する滑膜である．ときに関節腔に向かって軟骨性の関節円板や結合組織性の関節半月を出す．

汗腺（かんせん） sweat gland 【組】 皮膚にあって汗を分泌するらせん状の管状腺で，エクリン腺とアポクリン腺がある．ヒトでは前者がほとんど全身の皮膚に分布し，手掌や足底でもっとも密度が高い．後者は腋窩などに限られて存在し，ワキガの原因となる．

感染（かんせん） infection 【微】 微生物が宿主である体表面や体内に侵入・定

感染空洞（かんせんくうどう） infected cavity ➡溶解病巣

感染経路（かんせんけいろ） route of infection 【衛】 伝染病の発生には病原巣，感染経路，および宿主の3条件がそろう必要がある．感染経路とは病原体が病原巣から感受性のある宿主に伝播される様式をいい，各種病原体によりそれぞれ特徴がある．

感染源（かんせんげん） source of infection 【微】 感染発生に関与する病原体の性質には病原性，毒力，感染力，免疫性，抵抗性などがあるが，病原体により汚染された水，感染した蚊，牛肉などが宿主に直接病原体を運ぶ媒体のことを感染源という．

完全抗原（かんぜんこうげん） complete antigen 【微】 単独で抗体および感作リンパ球の産生を促す能力（免疫原性）と，自己抗原で産生した抗体や感作リンパ球とは特異的に免疫反応を起こす能力の両者を完全に具備した抗原物質（タンパク質やポリペプチドなど）をいう．

完全再生（かんぜんさいせい） complete regeneration ➡生理的再生

感染症（かんせんしょう） infectious disease 【衛】 微生物の侵入感染によって起こる感染症という．そのなかでも病原性が強く，おもに人から人へ感染し激しく流行するものを伝染病という．現在では伝染病は激減したが，感染症はその減少がはかばかしくない，法的には，伝染病という言葉から感染症という言葉に統一されてきている．

感染症の予防及び感染症の患者に対する医療に関する法律（かんせんしょう——よぼうおよ——かんせんしょう——かんじゃー——たい——いりょう——かん——ほうりつ） 【衛】 感染症の予防，及び感染症の患者に対する医療に関して必要な措置を定めることによって，感染症の発生をを予防し，その蔓延を防止し，公衆衛生の向上及び増進を図ることを目的とした法律．

完全無歯症（かんぜんむししょう） complete anodontia ➡全無歯症

肝臓（かんぞう） liver 【解】 横隔膜の直下にある暗赤褐色の消化器系の最大の臓器である．成人で約1200〜1400 g．肝臓は胆汁の分泌が第一の機能であるが，その他グリコーゲンの貯蔵，解毒，分解などの機能をもつ（P.156 図参照）．

カンゾウ（甘草） glycyrrhiza 【薬】 鎮咳薬．咽頭付近の粘膜を保護する．

含嗽・洗口剤（がんそう・せんこうざい） gargles 【薬】 口腔や咽頭粘膜の消毒，収斂，止血，粘膜の溶解などによる炎症性疾患の治療や予防の目的で用いられる．硫酸フラジオマイシン製剤，ポビドンヨード製剤，アズレン製剤などがある．

乾燥エキス剤（かんそう——ざい） dry extract 【薬】 生薬の浸出液を濃縮して作ったものをエキス剤といい，そのうち固形化するまで濃縮し，粉砕して均一な粉末にしたものが乾燥エキス剤である．

含嗽剤（がんそうざい） gargle がんそう薬，洗口剤 【薬】 口腔，咽頭部の清掃，殺菌，制臭，消炎などを目的にして含嗽・洗口に用いられる薬剤で，歯科領域では歯と口腔粘膜が対象であるため洗口剤とよばれることが多い．多くの含嗽剤の主薬は殺菌剤であるが，収斂薬，消炎剤，抗生物質などを主薬にしたものもある．

緩速濾過法（かんそくろかほう） slow sand filtration 【衛】 浄水法の一種であり濾過池は大きな濾過池で行われる．濾過池は最上層に細砂，その下に粗砂，細砂利，粒砂利の順で最下部に玉石を敷く．原水を注入するとコロイド状の生物学的濾過膜が形成され，細菌の99％が除去される．

眼動脈（がんどうみゃく） opthalmic artery 【解】 顔面部の多くの動脈とは異なり，内頸動脈から分岐し，眼球およびその周辺の涙腺や皮膚に分布する．その根幹は視神経にそって眼窩に入る．

冠動脈拡張薬（かんどうみゃくかくちょうやく） coronary vasodilators 圓血管拡張薬，狭心症治療薬 【薬】 心臓を循環する冠（状）動脈の狭窄による酸素供給が減少して発作を起こす狭心症に用いられる薬物で，代表的なものに亜硝酸アミル，ニトログリセリンがある．冠血管

冠脈不全（かんどうみゃくふぜん） coronary insufficiency ➡冠不全

管内性転移（かんないせいてんい） intracanalicular metastasis 【病】 腫瘍の転移形式の1つ．特殊なもので，血管・リンパ管以外の管腔（気管など）に遊離した腫瘍細胞が他の部位へ定着して，増殖・浸潤すること．左の肺癌が気管支を介し右肺に転移したような場合はこれにあたる．

癌肉腫（がんにくしゅ） carcinosarcoma 【病】 腫瘍実質細胞が，上皮由来の細胞と非上皮性の細胞からなるもの（混合腫瘍）で，そのいずれもが高度な異型性を示す場合をいう．すなわち，癌腫と肉腫とが共存しているものである．

陥入歯（かんにゅうし） invaginated tooth ➡歯内歯

乾熱滅菌（かんねつめっきん） dry air sterilization 【微】 乾いた状態で滅菌する方法で160℃，30～60分間行う．ガラス器具や耐熱性の金属器具類などの滅菌に用いる．器具は紙で包むか金属容器に入れて滅菌する．湿熱法（オートクレーブ）に比較して高い温度とやや長い時間を必要とするがすべての微生物が滅菌される．

間脳（かんのう） diencephalon 【解】 中脳と終脳（大脳）との間にあって，第三脳室の両側に位置する脳幹の一部．その主要部分は視床と視床下部からなる．視床はほとんどすべての知覚伝導路を受け入れ，ここから大脳皮質へ刺激を伝える．視床下部は自律神経系の最高中枢であり，ここから命令が出る．

冠不全（かんふぜん） coronary insufficiency ⓢ冠動脈不全 冠動脈の硬化狭窄などにより，血液供給が心筋の必要とする量に及ばない，相対的血液不足に基づく病的状態．冠動脈不全ともよばれ，この臨床的表現がいわゆる狭心症である．

カンフルカルボール camphor carbol ➡キャンフォフェニック

眼房水（がんぼうすい） aqueous humor 【解】 前眼房と後眼房とを占める液状物質．毛様体内面の上皮から分泌され，後・前眼房を経て強膜静脈洞へ吸収される．眼房水の循環が障害を受けると眼圧が高まる．緑内障は眼圧の高まる病気で，失明することもある（P.62図参照）．

γ運動神経（――うんどうしんけい） γ motor neuron, γ motoneuron ⓢγ運動ニューロン 【生】 脊髄前角や脳幹運動核に存在するγ（ガンマ）神経細胞は，骨格筋の筋紡錘内に存在する鐘内筋線維を支配しているので，γ運動神経とよばれる．γ運動神経は筋紡錘からの求心性インパルスの発射頻度を調節し，α運動神経の興奮性を変化させている．

γ運動ニューロン（――うんどう――） γ motor neuron ➡γ運動神経

甘味料（かんみりょう） sweet(e)ners 【栄】 化学構造上糖と関係なく，一般にごく少量で強い甘味をもつ有機化合物を狭義の（人工あるいは天然）甘味料として区別する．化学構造上，糖あるいはその誘導体と考えられる物質を代用糖というが，両者を合わせて広義に甘味料とよぶ．

顔面筋（がんめんきん） facial muscles ⓢ表情筋 【解】 筋の一端または両端が皮膚に付いている（皮筋）．筋の収縮が顔の表情を作ることから表情筋ともよばれる．眼輪筋，口輪筋，頬筋，笑筋など多数で，そのうち口腔付近に集まるものが多い．運動神経は顔面神経，知覚は三叉神経に支配される（次頁図参照）．

顔面静脈（がんめんじょうみゃく） facial vein 【解】 顔面部の血液を集めて下顎後静脈へ注ぐ静脈．顔面動脈にともなって顔面を後下方に走り，咬筋前縁，下顎骨下縁，顎下腺付近を通り，下顎後静脈に合流して，内頸静脈に注ぐ（P.246図参照）．

顔面神経（がんめんしんけい） facial nerve 【解】 第7番目の脳神経．主として顔面筋の運動に関係する神経（運動線維），味覚線維と副交感性線維も若干含まれ，それぞれ舌の前2/3の味覚と顎下腺・舌下腺の分泌に関与する．

顔面頭蓋（がんめんとうがい） splanchnocranium 【解】 頭蓋の顔面部に相当

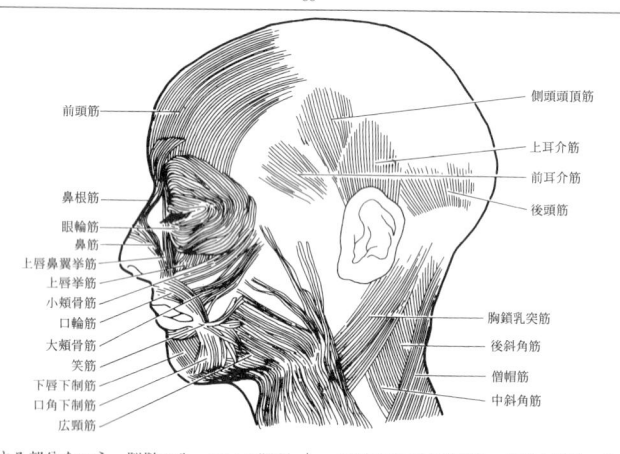

図ラベル（左側、上から）: 前頭筋、鼻根筋、眼輪筋、鼻筋、上唇鼻翼挙筋、上唇挙筋、小頰骨筋、口輪筋、大頰骨筋、笑筋、下唇下制筋、口角下制筋、広頸筋

図ラベル（右側、上から）: 側頭頭頂筋、上耳介筋、前耳介筋、後頭筋、胸鎖乳突筋、後斜角筋、僧帽筋、中斜角筋

する部分をいう．脳髄の入っている脳頭蓋と区別する．鼻骨，上顎骨，頰骨，下顎骨など9種15個の骨からなり，顔面の骨格をなし，眼窩，口腔，鼻腔を作り保護している．発生学的には膜性骨化する骨が多い．

顔面頭蓋の計測点（がんめんとうがいのけいそくてん） landmarks on splanchnocranium 【解】 人類学や歯科矯正学などで用いられる顔面部計測用の諸点．多くはドイツのマルチンによって定められた．ナジオン，オルビターレ，プロスチオン，ゴニオン，ポゴニオン，グナチオンなど多数の点がある（次頁図参照）．

顔面動脈（がんめんどうみゃく） facial artery 【解】 外頸動脈から分かれて咬筋前縁で下顎骨体表面を斜上方に横切り，顔面に分布する動脈．上唇および下唇動脈，眼角動脈などに分かれる（P.38図参照）．

顔面平面（がんめんへいめん） facial plane ナジオン（鼻根点）とポゴニオン（下顎骨正中部の前方最突出点）を結んだ線によって生ずる平面．上顎と下顎の発育の関係を知るために，矯正学でしばしば使用される基準面（次頁図参照）．

肝門（かんもん） portal 【解】 肝臓の下面中央は固有肝動脈，門脈や胆汁の出口の肝管，リンパ管や神経などが出入りする所がある．ここをいう．

間葉（かんよう） mesenchyme ⓔ中胚葉【組】 広い細胞間質と散在している細胞をいう．中胚葉の一部であるが，細胞が密集している筋肉などと区別するときに使用する．

乾酪壊死（かんらくえし） caseous necrosis ⓔ乾酪化 【病】 結核，真菌症などにみられる壊死で，帯黄灰白色，弾性軟を示しチーズ様を呈することからこの名称がある．一種の凝固壊死で，アレルギーに基づく血流障害の結果生ずると考えられる．

乾酪化（かんらくか） caseation → 乾酪壊死

眼輪筋（がんりんきん） orbicularis oculi muscle 【解】 顔面の表情筋の1つで，眼を閉じる作用をもつ．大部分の筋線維は内眼角部の骨から起こって外眼角の皮膚に向かっているので，強く目を閉じると眼瞼裂や眼瞼は内眼角のほうに寄せられる（上図参照）．

顔裂性囊胞（がんれつせいのうほう） fissural cysts 【病】 顎・顔面の形成期において，諸突起の癒合部に上皮が迷入し

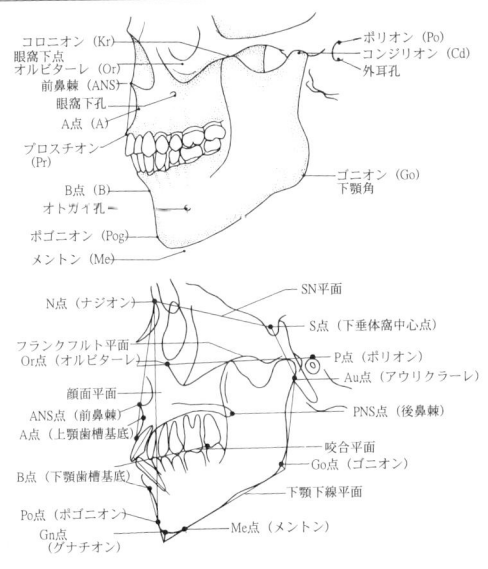

図上部ラベル:
- コロニオン (Kr)
- 眼窩下点
- オルビターレ (Or)
- 前鼻棘 (ANS)
- 眼窩下孔
- A点 (A)
- プロスチオン (Pr)
- B点 (B)
- オトガイ孔
- ポゴニオン (Pog)
- メントン (Me)
- ポリオン (Po)
- コンジリオン (Cd)
- 外耳孔
- ゴニオン (Go)
- 下顎角

図下部ラベル:
- N点 (ナジオン)
- フランクフルト平面
- Or点 (オルビターレ)
- 顔面平面
- ANS点 (前鼻棘)
- A点 (上顎歯槽基底)
- B点 (下顎歯槽基底)
- Po点 (ポゴニオン)
- Gn点 (グナチオン)
- SN平面
- S点 (下垂体窩中心点)
- P点 (ポリオン)
- Au点 (アウリクラーレ)
- PNS点 (後鼻棘)
- 咬合平面
- Go点 (ゴニオン)
- 下顎下線平面
- Me点 (メントン)

ために発生すると考えられていた非歯原性嚢胞．発生部位により，上顎正中，下顎正中，球状上顎，鼻口蓋および鼻歯槽の各嚢胞に分けられる．このうち鼻歯槽嚢胞は骨表面に，それ以外は骨内に発現する．なお最近では顎裂性が疑問視されている．

関連痛（かんれんつう）referred pain ⦿連関痛 【生】皮膚表面が内臓や歯の疾患などによって痛むことがある．このような痛みを関連痛とよぶ．たとえば，心臓に疾患があると，胸や上腕の皮膚に痛みを感じることがある．また，歯の疾患により顔面や頸部の皮膚に痛みが現れることがある．

キ

キース・フラック結節（――けっせつ）node of Keith & Flack ⦿洞房結節【解】右心房にある特殊心筋の集合した所，ここに交感神経（心拍を速くする）と副交感神経（拍動を遅くする）が分布しており，拍動を調節している．

キーゾーの無痛域（――むつういき）Kiesow's zone 【生】第二大臼歯の頬粘膜中央部から口角にわたる帯状の頬粘膜の領域で，痛点密度が非常に低く，痛覚が鈍いところ．舌を咬むと非常に痛いが，この領域はそれほど痛くない．

期外収縮（きがいしゅうしゅく）extrasystole 【生】拍動している心臓に人為的な刺激を加えると，それに応じた臨時の収縮が起こる．これを期外収縮という．生体でも心臓内に異常興奮が生じて病的な期外収縮を起こすことがある．この興奮は刺激伝導系内の房室束でよく生じる．

機械的洗浄（きかいてきせんじょう）me-

chanical mouth cleaning 物理的または機械的操作による洗浄で，種々の器具の洗浄にブラシやそのほかの方法によって行う．超音波洗浄法などもある．口腔内の場合には，プラークコントロールの手段として歯ブラシ，歯間ブラシ，デンタルフロスなどによる洗浄法がこれに相当する．

気管（きかん） tracher 【解】 口腔および鼻腔からの空気を肺に導く管で，喉頭に続いて始まり，胸腔内へ入り，第 5 胸椎の高さで左右の気管支に分かれる．約 10 cm の細長い管で，前方は 16〜20 個の馬蹄形の軟骨からなり，後方は軟骨を欠く膜性組織（膜性壁）で，食道に接している（P.113 図参照）．

器官（きかん） organ 【解】 決まった形があり，決まった機能をもっている生体の一部分．4 大組織の 2〜4 からできている．たとえば歯，舌，唾液腺，食道，胃，腸，肝臓，腎臓，血管，心臓，脳など多数ある．

器官系（きかんけい） organ system 【解】 生理や行動など 1 つの目的を達成するために互いに協力する一連の器官の集まりをいう．系統ともいう．たとえば食物の消化・吸収を目的とする歯，舌，口腔，食道，胃，腸，肝臓などは消化器系である．人体は骨，筋，脈管，消化器，呼吸器，泌尿器，生殖器，内分泌，神経，感覚器の 10 系統に分けられている．

気管支（きかんし） main bronchus, principal bronchus 【解】 気管が左右の 2 本に分かれたもの．右気管支は太いのであやまって飲みこんだ異物は右に入りやすい．肺門に入ると樹枝状に分岐して気管支枝となる（P.113 図参照）．

気管支喘息治療薬（きかんしぜんそくちりょうやく） bronchial asthma（気管支喘息）【薬】 アドレナリン作動薬のイソプレナリンの吸入，サルブタモールの吸入や吸引で気管支を拡張させることにより喘息発作を鎮める．難治性の喘息には副腎皮質ホルモンを使用する．また，テオフィリン，ネオフィリンを用いることもある．

気管軟骨（きかんなんこつ） tracheal cartilage 【解】 気管壁を構成する馬蹄形の軟骨．喉頭から気管支分岐部まで 16〜20 個ある．後方部が欠けている（膜性壁）は食道に接するためである．

奇形（きけい） malformation 胎児の発育中に生じた形態の異常．胚の異常による一次性（内因性）奇形と胎生期での異常による二次性（外因性）奇形に区分される．前者は遺伝性であり，後者は胎児が感染・中毒・外傷などを受けることにより発現する．

基剤（きざい） base 【薬】 軟膏剤や坐剤を調製する場合に用いられる薬理活性のない物質で，薬効を適用しやすくするために用いられる．疎水性基剤と親水性基剤とがあり，前者にはワセリン，カカオ脂など，後者には脱水ラノリンなどの乳剤性基剤とポリエチレングリコールなどの水溶性基剤がある．

キサンチン xanthine 【栄】 プリンの誘導体，花に存在する不溶性の黄色色素［xanthos＝黄色に由来］．動物組織に存在しヒポキサンチン，グアニン，尿酸，尿素などの代謝中間体．

起始（きし） origin 【解】 筋や神経の始まる部位．筋は通常，関節を介して 2 つの骨の間に存在するが，そのうち体幹の中心に近いほう，またはその筋が働いたときに動きの少ないほうの骨の部位をいう．もう一方は停止とよぶ．

義歯性エプーリス（ぎしせい――） ➡義歯性線維腫

義歯性線維腫（ぎしせいせんいしゅ） denture fibroma 〔同〕義歯性エプーリス 不適合な義歯床縁により，歯肉粘膜に持続的機械的な刺激が加わることにより生じた，組織の炎症性増生．上・下顎ともに前歯～小臼歯部の歯肉唇（頰）移行部に好発する．病理組織学的には線維性エプーリスに属する．

基質 substrate 【栄】 酵素反応が行われる場合，酵素の作用を受ける化学物質．反応が起こるときには，酵素と基質は結合し，酵素・基質複合体を形成する．反応が終了するときに，酵素はもとの形になり，基質は反応生成物に変化する．

基質（きしつ） matrix 〔同〕マトリックス 【組】 結合組織は間葉に由来する細胞成分（結合組織細胞）と，これを取り巻く細胞間物質とからなる．その細胞間物質

器質化（きしつか） organization 【病】
異物処理機転の1つ．異物の周囲に肉芽が形成され，しだいに異物の中へ侵入してこれと置換すること．心筋梗塞における肺癌，血栓の器質化という器質化である．

基質準位リン酸化（きしつじゅんい——さんか） substrate-level phosphorylation 【栄】生物のエネルギー獲得，すなわちATP生成過程の1つで酸化的リン酸化と対比して用いられる．解糖におけるATP生成はその代表例である．1,3－ジホスホグリセリン酸など高エネルギーリン酸供与体からキナーゼの触媒によりADPにリン酸が付加されてATPを生成する．

基質小胞（きしつしょうほう） matrix vesicle 同マトリックスベシクル 【栄・組】直径0.030～1μmの円形または楕円形でオスミウム好染性の小胞．軟骨芽細胞，骨芽細胞，象牙芽細胞の近くに電顕で観察される．石灰化開始部位の小胞はアパタイト結晶を含んでおり，石灰化を開始するため細胞から遊離された小胞と考えられている．

器質的変化（きしつてきへんか） organic change 【病】細胞，組織，器官に病理組織的変化を起こす場合で，腐蝕薬の局所適用によって適用した場所の細胞，組織が破壊される場合などがこれである．

基質特異性（きしつとくいせい） substrate specificity 【栄】酵素がその作用する基質の特徴的な化学構造を認識し，ある特定の化学構造をもった基質にしか作用しないことをいう．D型，L型の光学異性体を区別することなどは典型的な例の1つである．

記述疫学（きじゅつえきがく） descriptive epidemiology 【衛】疾病異常はその原因と発生のメカニズムにより発生の仕方に特有なパターンがある．この点を明らかにして疾病の発生要因に関する仮説を設定することが記述疫学の主目的であり，おもな要因には人・時間・場所がある．

希少医薬品（きしょういやくひん） orphan drug ➡オーファンドラッグ

奇静脈（きじょうみゃく） azygos vein 同半奇静脈（左）【解】腹・胸壁からの静脈を上大静脈に運ぶ静脈をいう．せき柱の右のものを奇静脈という．左は半奇静脈．下大静脈がつまったときはこれらがバイパスとなる（P.166図参照）．

キシリトール xylitol 同ツルクシュガー 【栄】五炭糖アルコール．インシュリンを必要とせずに正常に代謝されるため，手術後などの輪血や，糖尿病患者に医薬用として用いられている．フィンランドで齲蝕誘発代用糖として開発研究されわが国でもう蝕を起こさない甘味料として，チューインガムなどに使われている．

キシロース xylose 【栄】五炭糖の一種．天然にはD形が遊離形でタケノコに見いだされているほか，トウモロコシ，緑藻類に存在する．甘味があるので糖尿病患者用糖質として利用されている．草食動物の食餌に必要．キシリトールはこの糖に水素を添加してつくられる．

基礎食品群（きそしょくひんぐん） 【栄】食品群を含有栄養素の種類の特徴によって6つに分類したもの．一群：魚介，肉，大豆，卵類，二群：牛乳，乳製品，三群：野菜類，四群：果物類，五群：穀類，いも類，砂糖類，六群：油脂類．糖尿病の栄養指導などに使われる．

基礎体温（きそたいおん） basal body temperature 同BBT 【生】女性の早朝起床前に口腔内で測定される体温．性周期によって変動し，卵胞期に相当する低温相と排卵後の黄体期に相当する高温相とに分かれる．

基礎代謝（きそたいしゃ） basal metabolism 【栄】生命の保持や静かな呼吸運動，血液循環をさせるために最低限の活動を営んでいる状態の代謝をいう．その量を測定するには，前夜，早めの夕食後就床し，朝目ざめて，そのまま静かに横になっている状態で測定を行う

基礎代謝基準値（きそたいしゃきじゅんち）【栄】年齢別・性別に多くの人々について実測された基礎代謝を体重1kgあたりに換算した場合，個人差が少ないことから定められた量で，単位はkcal/kg/

日である.
基礎代謝率(きそたいしゃりつ) basal metabolic rate 〔同〕BMR 【栄】 基礎代謝基準値－実測した基礎代謝量／基礎代謝基準値×100で表される．＋10%以上は基礎代謝亢進，－10%以下は基礎代謝低下と判定する．

基礎代謝量(きそたいしゃりょう) 【栄】 肉体的にも精神的にも安静状態にあり，食後12～15時間，消化吸収のほとんど行われない朝の空腹時に，20℃前後の快適な条件で30分以上安臥休息させた覚醒時のエネルギー消費量をいう．基礎代謝量は体表面積に比例するので，kcal/m²/時の単位で表示されるが，便宜上，kcal/kg/日に換算する．

基礎麻酔(きそますい) basal narcosis ➡麻酔

記帳義務医薬品(きちょうぎむいやくひん) 【薬】 外包装に「記」の表示がある．医薬品の保存管理の適正化，迅速な回収措置の目的．医薬品販売業者等が受領となり，厚生労働省には医薬品授受記録の義務が課せられている．

拮抗(きっこう) antagonism 〔同〕拮抗作用，拮抗作用 【微】 勢力や力関係がほぼ等しく，互いに対抗していること．細菌叢中の細菌相互間にみられる拮抗作用や薬理学的拮抗作用などがある．

拮抗現象(きっこうげんしょう) antagonism ➡拮抗

拮抗作用(きっこうさよう) antagonistic action ➡拮抗

拮抗的二重支配(自律神経の)(きっこうてきにじゅうしはい〈じりつしんけい—〉) antagonistic double innervation 【生】 内臓や血管は交感・副交感の両自律神経により二重に支配されている．両神経の作用はほとんどの場合，拮抗的で，一方が促進的なら他方は抑制的に動く．

拮抗薬(きっこうやく) antagonist 〔同〕アンタゴニスト 【薬】 A,Bの2つの薬物を併用した場合，Aの効果をBが減弱または消失させるとき，Bを拮抗薬という．このうちBがAの受容体をうばって，これに結合し，Aの効果を減弱・消失する場合，とくに競合拮抗薬という．

基底核(きていかく) basal ganglia 〔同〕大脳基底核 【解】 大脳皮質下の白質内に位置する灰白質からなる神経核．尾状核，レンズ核，扁桃体，黒質，赤核などがあり，運動機能の調整をする．パーキンソン氏病はこの部の障害により生じる老人性疾患である．

基底結節(きていけっせつ) linguogingival, cervicomarginal ridge 〔同〕シンギュラム 【解】 近心および遠心の辺縁隆線が歯頸部の近くで相合してできる鈍い突起．通常切歯，犬歯の舌側歯頸部にみられる．

基底細胞(きていさいぼう) basal cell 【組】 重層扁平上皮の最深部にある一層で，これが分化して棘細胞，扁平細胞になり，やがて角質化する．剥離，脱落した上皮細胞の補充は基底細胞の分裂増殖による．基底細胞で生まれた細胞が扁平細胞となり，脱落するまでは歯肉では30日である．

基底層(きていそう) basal cell layer 〔同〕胚芽層 【組】 重層扁平上皮(皮膚や粘膜)のもっとも深部にある1層の立方(円柱)細胞群．この細胞が分裂増殖して有棘層(中間層)，扁平層，角化層になり終わりに脱落する(P.50図参照)．

キニジン quinidine 【薬】 抗不整脈薬として不整脈の治療に用いられる．キナの皮に含まれるアルカロイドの一種．心筋の不応期を延長，刺激閾値を上昇，伝導抑制などの作用を現す．

キヌタ骨(——こつ) anvil 【解】 鼓膜の振動を内耳へ連絡する3耳小骨の1つ．これらは鼓室内(中耳)にあり，鼓膜と前庭窓との間に連なる．キヌタ骨は，鼓膜に接するツチ骨と前庭窓に連絡するアブミ骨との中間に存在する(P.224図参照)．

キネジオグラフ kinesiograph 〔同〕マンディブラーキネジオグラフ® 顎運動を描記する装置．この装置は被験者に負荷を与えないで速い速度にも正しく追従できる．また，運動が立体的であるため，X,Y,Z軸に分解して解析できる．

機能局在(大脳皮質の)(きのうきょくざい〈だいのうひしつ——〉) localization of function 【生】 大脳皮質の各部分がそれぞれ異なった機能を分担していること．たとえば，視覚野は後頭葉に，聴覚野は側頭葉に，運動野は頭頂葉にとそれ

機能正常咬合（きのうせいじょうこうごう） functional normal occlusion 【解】解剖学的にみても必ずしも典型的な正常咬合状態ではないが、機能的にはまったく異常が認められないような咬合関係にある場合をいう．

機能性食品（きのうせいしょくひん） functional foods 【栄】人の健康に何らかの好ましい効果のある食品をこのようによび、健康志向の人々の関心を集めた．日本ではこのようなものを科学的に根拠のある明確なものにするために、厚生労働省が特定保健用食品という制度を始めている．

機能的拮抗（きのうてききっこう） functional antagonism 同生理学的拮抗【薬】相反する効果をもつ2つの薬物間にみられる拮抗で、作用点が異なる場合にみられる．たとえばアドレナリンはアドレナリン受容体に結合して血圧を上昇し、ニトログリセリンは血管平滑筋と血管運動中枢に働いて血圧を低下させる．両者を併用すると互いの作用が相殺される．

機能的肥大（きのうてきひだい） functional hypertrophy ➡作業性肥大

偽嚢胞（ぎのうほう） pseudo cyst 【病】上皮によって裏装されていない特殊な嚢胞のことで、嚢胞の定義に反していることから、「偽」という名が付けられた．外傷性骨嚢胞、脈瘤性骨嚢胞、静止性骨嚢胞などがある．

きのこ状乳頭（――じょうにゅうとう） papillae fungiformes 同茸状乳頭【組】舌乳頭の1つで糸状乳頭の間にある上皮が厚く角化しないため赤くみえる．胎児や新生児では味蕾がみられる．茸はきのこ．音読は「じょう」（P.187図参照）．

キノロン剤（――ざい） quinolones ピリドンカルホン酸系合成抗菌剤【薬】作用機序は DNA リガーゼ（ジャイレース）を阻害することにより、微生物の DNA の複製過程の酵素を阻害して抗菌作用を現す．副作用で頭痛など中枢神経系障害、光線過敏症がみられることがある．酸性非ステロイド性抗炎症薬との併用で痙攣発作がみられることがある．ニューキノロン薬として、オフロキサシン、ロメフロキサシン、レボフロキサシンなどがある．

揮発性麻酔薬（きはつせいますいやく） volatile anesthetics 【薬】全身麻酔薬で吸入麻酔薬の一種．常温、常圧で揮発性の液体状のもので、呼吸器から吸入させて全身麻酔を行う薬物．エーテル、ハロタン、メトキシフルラン、クロロホルムなど．

揮発油類（きはつゆるい） volatile oil 同精油類【薬】植物由来の芳香をもつ揮発性の油．ユージノール、カンフルなどがある．粘膜消毒作用、鎮痛作用、疼痛性知覚麻酔作用、芳香性、制臭性がある．歯内療法薬、含嗽剤、歯磨剤などに使われる．

偽膜（ぎまく） false membrane 【病】粘膜表面に発現した線維素性炎において、線維素性滲出物が変性・壊死を起こした上皮組織と絡み合うことにより形成された膜様構造物．

偽膜性大腸炎（ぎまくせいだいちょうえん） pseudomembranous colitis 【病】大腸粘膜の表面に偽膜が形成される線維素性炎である．線維素の析出が主で容易に剥離するものはクループ性大腸炎とよばれ、細菌性赤痢のように壊死をともなうものはジフテリア性大腸炎とよばれる．

気密容器（きみつようき） air tight container; tight container 【薬】日本薬局方で規定される保存容器の1つ．気体の流通を妨げるもので密栓がある容器をさす．ガラス瓶、缶などがある．

ギムザ染色法（――せんしょくほう） Giemsa's stain(ing) 血液塗抹標本染色法の1つである．緩衝液で pH 6.4〜6.6 に調整した精製水 9 ml にギムザ原液を1〜2滴加えて希釈液を作製し、この液を塗抹標本にのせて15〜20分間染色する．

キモトリプシン chymotrypsin 【栄】膵臓中にキモトリプシノーゲン（前駆体）として存在し、小腸に分泌され、キモトリプシンとなる．至適 pH 7.8、タンパク質中のおもに芳香族アミノ酸残基のカルボキシル側のペプチド結合を特異的に切断する．

偽薬（ぎやく）placebo 同プラシーボ, プラセボ 【薬】 乳糖やデンプンのように薬理学的に活性のない物質をいう．ヒトの場合，偽薬を投与すると，さまざまな治療効果や副作用がみられることがある．これは精神的な影響によるもので，プラシーボ(プラセボ)効果とよばれている．

逆生歯（ぎゃくせいし）inversed tooth 【病・解】 正常な萌出方向とまったく逆の方向へ向いている歯．上顎中・側切歯，犬歯などが鼻腔または上顎洞内，あるいは眼窩底へ萌出するような場合である．

逆性石けん（ぎゃくせいせっ——）invert soap 【薬】 その水溶液分子中に陽イオンをもつ界面活性剤(表面活性剤)で，化学的には四級アンモニウム塩である．強力な殺菌作用があるが，洗浄作用は普通の石けんより弱い．塩化ベンザルコニウム，塩化ベンゼトニウムなどがある．

逆説睡眠（ぎゃくせつすいみん）paradoxical sleep ➡レム睡眠

逆蠕動（ぎゃくぜんどう）antiperistalsis 【生】 正常の蠕動運動は食物を口側から肛門側に向かって移動させる運動であり，逆蠕動はそれと反対方向の運動である．十二指腸および回盲部付近で起こることがあり，これは胃の酸度の調節，食物の大腸への移行を遅らせるのに役立っている．

キャンフォフェニック camphophenique 同CC，カンフルカルボール，フェノールカンフル 【薬】 象牙質消毒薬，歯髄鎮静(鎮痛)剤として用いられるフェノール製剤で，フェノール30 g，カンフル60 g，エタノール10 gよりなる液剤．

嗅覚（きゅうかく）olfaction 【生】 ニオイの感覚．上鼻甲介にある嗅細胞が受容器であり，そこから嗅神経により脳(嗅球)へニオイの信号を送る．ヒトは他の動物より嗅覚が劣る．動物では生殖行動，餌の探索，なわばり行動などで働きが大きい．

嗅覚器（きゅうかくき）olfactory organ 【解】 においの感覚を司る器官．鼻は呼吸器としての役割と嗅覚器としての役割を兼ねる．鼻腔上部は嗅部とよばれ，嗅細胞という感覚細胞が分布している．これらは嗅神経となって篩骨の篩板を貫き，前頭蓋窩に入り，嗅球，嗅覚中枢に達する．

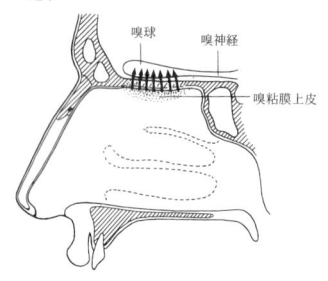

球間象牙質（きゅうかんぞうげしつ）interglobular dentin 【組】 未石灰化の象牙前質に沈着する球状石灰化は，最初小さな石灰球が沈着し，これらがしだいに癒合して大きくなる．周囲を球状石灰化で囲まれた部分は石灰化が悪い．この部分を球間象牙質という．歯冠表層部に著明にみられる．

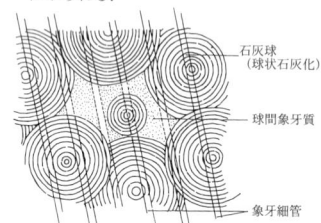

球間網（きゅうかんもう）interglobular net 【組】 象牙質の脱灰 HE染色標本ではヘマトキシリンで網の目状の紫に染まる模様がみえる．これをいう．石灰化がよい場所と考えられている．

救急薬（きゅうきゅうやく）emergency drugs 【薬】 救急処置に用いられる薬物で，患者がショックなどを起こしたときに用いられる．酸素，昇圧剤(フェニレフリン，エピネフリンなど)，副腎皮質ホルモン(ヒドロコルチゾンなど)，強心薬(G‐ストロファンチンなど)，抗痙

攣薬（フェノバルビタールなど）などがある．

臼後歯（きゅうごし） retromolar 【解】第三大臼歯の後ろから生える過剰歯をいう．

臼後腺（きゅうごせん）➡臼歯腺

臼後隆起（きゅうごりゅうき） retromolar eminence 【解】下顎第三大臼歯のすぐ後ろの歯肉のふくらみをいう．ここに臼歯腺があり，この下部の下顎骨は臼後三角である．

休止期（きゅうしき） silent period ➡サイレントピリオド

臼歯結節（きゅうしけっせつ） mesiobuccal(gingival)ridge 圓頬側基底結節 【解】主として乳臼歯にみられる歯冠頬側面のたかまり．上下顎乳臼歯いずれも近心頬側咬頭の頂点から歯頸部近心側に向かって頬側面隆線が走り，これらが歯頸線と近心辺縁との会合部に達し，明らかな結節を作る．

臼歯腺（きゅうしせん） molar glands 圓臼後腺【組】 歯列弓の後方部の臼後三角にある小唾液腺（混合腺）．

吸収（消化吸収）（きゅうしゅう〈しょうかきゅうしゅう〉）absorption【生】食物は消化管の中で小分子の栄養素（炭水化物は単糖類，タンパク質はアミノ酸，脂肪は脂肪酸とグリセリン）に分解され，小腸粘膜から吸収される．小腸粘膜には吸収に適した構造（絨毛）と機能がある．

吸収作用（きゅうしゅうさよう） absorption ➡全身作用

吸収上皮（きゅうしゅうじょうひ） absorptive or resorptive epithelium 【組】物質の吸収を主なる機能とする上皮組織をいう．たとえば，小腸の粘膜上皮（単層円柱上皮）は栄養物を吸収する．上皮の機能的分類．

吸収性ゼラチンスポンジ（きゅうしゅうせい——）【薬】 外用止血薬．出血局所に直接適用する．血液を吸収，凝固し止血する．薬剤は創面に吸収される．スポンジ状，膜状，ガーゼ状がある．物理的凝固促進による止血剤にはほかに酸化セルロースがある．

球状上顎嚢胞（きゅうじょうじょうがくのうほう） globulomaxillary cyst 【病】上顎側切歯と犬歯の間の骨内に発現する顔裂性の嚢胞．球状突起と上顎突起の癒合部に迷入した上皮に由来すると考えられる．増大すると，側切歯と犬歯の歯根を著しく離開させる．

球状石灰化（きゅうじょうせっかいか） globular calcification 【組】象牙前質の中でアパタイト微粒子ができて，その周囲にアパタイト粒子が沈着してできる形式の石灰化．板状石灰化に比べ数倍早く石灰化が進む．板状石灰化との中間が鐘状石灰化である．

嗅神経（きゅうしんけい） olfactory nerve 【解】 第一番目の脳神経．鼻腔上部の嗅上皮の嗅細胞から出る神経突起が集まって作られる．篩板を貫き嗅球に終わる．嗅覚を司る．

急性アルコール中毒（きゅうせい——ちゅうどく） acute alchoholism ➡泥酔状態

急性う（齲）蝕（きゅうせい——しょく） acute dental caries 【病】 比較的病変の進行が早いう蝕でき，若年者に，また部位的には小窩裂溝部に好発する．エナメル質う蝕では，慢性う蝕に比べ着色は少なく破壊が強い．また象牙質では軟化象牙質が多量に形成され，湿潤性で着色は少ない．

急性灰白髄炎（きゅうせいかいはくずいえん） acute poliomyelitis 圓ポリオ【微】 病原体はポリオウイルスであり，これが主として経口的に体内に入り，腸管内で増殖して血流より中枢神経系に達すると運動麻痺が起こる．リクチン投与の予防措置が効果を上げて，最近では患者発生数が激減している．現在，日本ではほぼ完全な制圧が達成されている．

急性顎骨骨髄炎（きゅうせいがくこつこつずいえん） acute osteomyelitis of the jaw 【病】根尖性歯周炎，智歯周囲炎，抜歯後感染などにより顎骨骨髄に炎症が波及したもので，下顎に好発する．拍動性激痛，悪寒戦慄，所属リンパ節の腫脹，腐骨形成のほか，下顎では病変の範囲にわたる打診痛（弓倉氏症状），頤神経知覚麻痺（ビンセント症状）が発現する．

急性化膿性歯髄炎（きゅうせいかのうせいしずいえん） acute suppurative pulpitis 【病】 多くはう蝕に続発するもので，露

髄ないし不顕性露髄の状態にあり，細菌は歯髄まで侵入している．歯髄中には限局性あるいはびまん性に好中球の浸潤が認められる．患者は，拍動性，持続性の激痛を感じる．

急性化膿性唾液腺炎（きゅうせいかのうせいだえきせんえん）　acute suppurative parotitis　㊇術後性耳下腺炎　【病】　小児や老人，また体力の衰えた人などの耳下腺に好発する．開腹手術など大手術後に発生することがあるので，術後性耳下腺炎ともよばれる．両側性のこともあり，有痛性で導管開口部の発赤・腫脹，開口障害をきたす．

急性根尖性化膿性歯周炎（きゅうせいこんせんせいかのうせいししゅうえん）　acute suppurative apical periodontitis　【病】　急性根尖性漿液性歯周炎が進行したもので，臨床的には歯の挺出感，弛緩動揺のほか，持続性，拍動性の激痛，所属リンパ節の腫脹・圧痛，発熱をともなう．根尖部歯周組織には充血のほか膿瘍形成があり，歯根，歯槽骨は吸収を受ける．

急性根尖性漿液性歯周炎（きゅうせいこんせんせいしょうえきせいししゅうえん）　acute serous apical periodontitis　【病】　根管を経て加わる物理・化学的ないし生物学的刺激などにより，根尖部歯周組織に起こる漿液性炎．歯の挺出感，打診・咬合痛がある．病理組織学的には根尖孔付近に充血，炎症性水腫，軽度の円形細胞浸潤が認められる．

急性歯槽膿瘍（きゅうせいしそうのうよう）　acute alveolar abscess　【病】　根尖性歯周組織に起こった急性化膿性炎症．持続性，拍動性疼痛があり，歯の挺出，弛緩が著明で，歯肉の発赤，根尖部の圧痛，リンパ節の腫脹・圧痛をともなう．根管開放により排膿すると，急性症状は急激に軽減する．

急性漿液性歯髄炎（きゅうせいしょうえきせいしずいえん）　acute serous pulpitis　㊇急性単純性歯髄炎　【病】　歯髄炎の初期で，う蝕が原因となることが多い．血管壁の透過性が増し漿液が滲出するとともに，リンパ球，形質細胞などが浸潤する．疼痛は，はじめ冷刺激に対する一過性のものであるが，しだいに自発痛となる．

急性単純性歯髄炎（きゅうせいたんじゅんせいしずいえん）　acute simple pulpitis　➡急性漿液性歯髄炎

急性中毒症状（きゅうせいちゅうどくしょうじょう）　symptoms of acute poisoning　【薬】　薬物の誤用あるいは不良食品の摂取時にみられる．薬物の場合，薬用量を超えた大量(中毒量)を一度に投与すると起こる．嘔吐，下痢，腹痛，痙攣，精神興奮，昏睡など薬物によりさまざまな症状を起こし，ついには呼吸・循環障害を起こして死亡する場合がある．

急性フッ素中毒（きゅうせい——そちゅうどく）　acute fluorosis　【薬】　原因はフッ化物の誤飲による．短時間で嘔吐，腹痛，痙攣などを生じ，重篤なら 2～4 時間で死亡する．処置としてカルシウム溶液(牛乳など)の服用，胃洗浄，塩化カルシウムを静脈注射などがある．

急速濾過法（きゅうそくろかほう）　rapid sand filtration　【衛】　浄水法の一種である．本法は沈澱を促進させるため沈澱剤(硫酸ばん土)を用いる．濾過池は砂層，礫層からなり，濾過速度は緩速濾過の40倍である．本法の濾過膜は主として無機物である．最近では多くの都市で採用されている．

吸入（きゅうにゅう）　inhalation　【薬】　薬物の適用方法の1つで，ガス体または揮発性の薬物を呼吸器に適用し，肺胞から吸収させる方法．エーテルなどの吸入麻酔薬がある．また薬液を噴霧器で小さな滴にし，空気とともにエアゾルとして吸入させることがある．

吸入麻酔薬（きゅうにゅうますいやく）　inhalation anesthetics　【薬】　全身麻酔を行うために用いられるガス体または揮発性の麻酔薬で，呼吸器(肺)から速やかに吸収され，肺から排泄される（ガスまたは揮発性麻酔薬参照）．

嗅粘膜（きゅうねんまく）　olfactory mucosa　㊇鼻粘膜嗅部　【組】　鼻腔の上壁の粘膜を鼻粘膜嗅部といい，嗅上皮をもつ．嗅上皮には感覚神経細胞(嗅細胞)があり，嗅神経が分布している．

臼旁結節（きゅうぼうけっせつ）　paramolar tubercle　【解】　おもに第二，第三大臼歯歯冠の近心頬側面に付着する異常節．これが独立したものが臼旁歯であ

キュットナー腫瘍（──しゅよう）Küttner's tumor ➡慢性硬化性唾液腺炎

橋（きょう）pons 【解】延髄の上方に続く脳の一部．腹側の著しく膨出した橋底部と，延髄の前接の続きである背側の橋背部とからなる．橋底部には錐体路と皮質橋核路があり，橋背部の大部分は綱様体によって占められ，自律神経の中枢や骨格筋の運動を調節する部分がある．

頬（きょう）cheek 【解】口唇（上唇と下唇）とともに外面は皮膚，内面は口腔粘膜で覆われ，口腔の壁を作る．内部に筋や頬筋脂体，頬腺を含む．頬と口唇は哺乳類ではじめて形成されるもので，それによって咀嚼や哺乳ができる．

教育基本法（きょういくきほんほう）the fundamental law of education 【衛】日本国憲法の精神に基づき，第二次大戦後の新しい日本の教育の根本理念を確立した法律．教育の目的，教育の方針，教育の機会均等，義務教育，男女共学，学校教育，社会教育，政治教育，宗教教育，教育行政を規定，教育法令の基本をなしている．

頬咽頭膜（きょういんとうまく）buccopharyngeal membrane ➡口咽頭膜

境界運動範囲（きょうかいうんどうはんい）border movement of the mandible ➡限界運動範囲（下顎の）

胸郭（きょうかく）chest, thorax 【解】胸骨，肋骨および胸椎によって形成される胸郭の骨組み．これによって囲まれる腔所を胸腔といい，内部に食道，気管，肺，心臓，大動脈，大静脈，胸管などがある．呼吸時，肋間節や横隔膜の運動によって肋骨が動かされることによりその容積が変化する．

胸管（きょうかん）thoracic duct 【解】腸リンパ本管と腰リンパ本管とが集まって胸管となる．入り心臓に返る．腸リンパ本管は腸から吸収された脂肪滴を多く含み乳白色をしているので乳び槽ともいう．右の手と頭頸部からのリンパは右鎖骨下静脈に入る．

狭義の肥大（きょうぎ──ひだい）hypertrophy in a narrow sense 【病】組織や臓器を構成する細胞の容積が増大するために生ずる組織・臓器の容積の増大で，細胞の数は変わらない．

頬筋（きょうきん）buccinator muscle 【解】口裂の側方の表層にエクボを作る笑筋と，深部に頬筋がある．頬筋は歯列の外にこぼれた食物を歯列に乗せて咀嚼や嚥下，発声などに関与する．耳下腺管が貫いて耳下腺乳頭に開口している．

凝血期（ぎょうけつき）period of coagulation ➡血餅期

競合型筋弛緩薬（きょうごうがたきんしかんやく）competitive muscle relaxants 〔同〕非脱分極性筋弛緩薬 【薬】運動神経と骨格筋との接合部で，神経末端から放出されたアセチルコリンが筋肉側の終板にある受容体に結合しようとするが，その受容体に結合してアセチルコリンの結合を妨げるもの．矢毒のクラーレが代表的．全身麻酔の際筋弛緩の目的でガラミンなどが用いられる．

競合的拮抗（きょうごうてきっこう）competitive antagonism 〔同〕薬理学的拮抗 【薬】ある特定の薬物受容体に結合して薬理作用を現す薬物（アゴニスト）と受容体に結合する能力はあるが，薬理作用をもたない薬物（アンタゴニスト）が同一の受容体を競い合う結果，アゴニストの作用がアンタゴニストによって抑えられること．アセチルコリンに対するアトロピン，ヒスタミンに対する抗ヒスタミン薬など．

競合的拮抗薬（きょうごうてきっこうやく）competitive antagonist 【薬】アンタゴニスト．競合的拮抗作用をもつ薬物．

凝固壊死（ぎょうこえし）coagulation necrosis 【病】壊死に際して細胞体および細胞間物質が物理化学的性状を変え，水，酸・アルカリ，アルコール，中性塩などの溶媒に不溶性の物質となること．心筋梗塞や結核の乾酪壊死などはこの例である．

凝固時間（血液の）（ぎょうこじかん〈けつえき──〉）coagulation time, clotting time 【生】血液外に出た血液は短時間のうちに寒天様にかたまり，血餅になる．これを血液の凝固といい，凝固する

までの時間を凝固時間という．凝固時間は凝固因子が正常か否かを示し，正常では 5〜10 分である．血友病などでは延長する．

胸骨（きょうこつ） sternum 【解】胸の前面中央にある扁平骨．中心の胸骨体，胸骨柄，剣状突起とからなる．肋骨，脊椎（胸椎）骨と胸郭を作っている．

頬骨（きょうこつ） zygomatic bone 【解】眼窩の下外側に位置し，顔面の頬の部分の突出を作る．上顎骨，前頭骨および側頭骨と縫合によって連結し，外方よりはほぼ菱形をしている．内側は側頭窩の前方の境となる(P.235 図参照)．

頬骨弓（きょうこつきゅう） zygomatic arch 【解】頬骨の側頭突起とその後方に連結する側頭骨の頬骨突起とによって形成されるアーチ状の部分．この内方で側頭骨や蝶形骨との間にできる空間は側頭窩とよばれ，側頭筋を容れる．また頬骨弓から下顎角外面に咬筋が起こる．左右の頬骨弓の間の距離（頬骨弓幅）は顔面部の大きさを表す人類学上の計測項目として重要である(P.234 図参照)．

胸骨甲状筋（きょうこつこうじょうきん） sternothyroid muscle 【解】胸骨柄後面と第一肋軟骨から起こり，甲状腺を越えて上方へ向かい，甲状軟骨に付着する筋．舌骨下筋群に属し，甲状軟骨を引き下げる働きをする(P.190 図参照)．

頬骨神経（きょうこつしんけい） zygomatic nerve 【解】三叉神経第 2 枝上顎神経の枝で，翼口蓋窩から下眼窩裂を通り眼窩に入り，頬部の皮膚に分布する知覚性の神経．涙腺神経と吻合し，涙腺分泌も行う．

頬骨突起（側頭骨の）（きょうこつとっき〈そくとうこつの──〉） zygomatic process 【解】側頭骨の外側（側頭面）下部で外耳孔の上方から前方に向かう突起．この突起は外方に張り出して弓形を作り，前方で頬骨の側頭突起と縫合し，全体として頬骨弓を形成する．同名の突起は上顎骨や前頭骨にもあるので注意すること(P.50, 234, 235 図参照)．

狭窄歯列弓（きょうさくしれつきゅう） contracted dental arch 【解】小臼歯や大臼歯が舌側に転位していて，歯列弓の幅が狭くなったものをいう．

胸鎖乳突筋（きょうさにゅうとっきん） sternocleidomastoid muscle 【解】胸骨と鎖骨から起こり，側頭骨の乳様突起に付着する頚部の筋．両側の筋が働けば頭が前方に出て，片側だけ働くと頭が横に回わる．出産時の障害などによって筋が短縮すると斜頚になる．副神経に支配される(P.68 図参照)．

胸式呼吸（きょうしきこきゅう） costal breathing 【剛肋骨呼吸 【生】肋骨運動による呼吸を胸式呼吸，横隔膜運動によるものを腹式呼吸とよび，呼吸運動は両者が共同して行う．女子は衣服などで胸式呼吸の割合が多い．呼吸の増進では胸式呼吸が主役となる．

凝集反応（ぎょうしゅうはんのう） agglutination reaction 【微】生活物質をはじめ多くの物質が相互に近づき，結合して大きな集塊を作る反応．凝集反応には，細菌凝集反応，血球凝集反応，酸凝集反応などがある．

凝集反応（赤血球の）（ぎょうしゅうはんのう〈せっけっきゅうの──〉） agglutination of red blood cells 【生】赤血球の膜に存在する抗原（凝集原）と血清中の抗体（凝集素）が反応して赤血球が凝集する反応．抗原–抗体反応の 1 つである．ABO 式血液型の判定はこの反応を利用する．

強縮（きょうしゅく） tetanus 【生】筋を繰り返し刺激すると収縮が加重し持続的で強い収縮が得られる．これを強縮とよぶ．一方，1 回の刺激による収縮を単収縮とよぶ．随意運動は筋の強縮によって起こる．

頬小帯（きょうしょうたい） frenulum of cheek ➡口唇小帯

頬神経（きょうしんけい） buccal nerve 【解】三叉神経第 3 枝である下顎神経から分岐して頬粘膜や頬部の皮膚に分布する知覚性の神経．外側翼突筋を貫き，頬筋の外側へ出て口角に至る．下顎孔伝達麻酔では麻酔されない．

強心作用（きょうしんさよう） cardiotonic action 【薬】心筋の緊張を増加させる作用．一般にジギタリスなどの強心配糖体が心筋に直接作用して，心筋の収縮力を増強する作用（陽性変力作用）をいう．

狭心症（きょうしんしょう） angina pectoris 【病】 心臓へ酸素や栄養を供給している冠動脈が動脈硬化症などで狭窄している疾患で，急激な心筋の酸素需要が増大したとき，酸素供給が間に合わない．そのため，心臓部とくに胸骨の裏あたりが針で刺すような強い痛みの発作を起こす徴候群で，運動や精神興奮などのときに起こりやすい．

狭心症治療薬（きょうしんしょうちりょうやく） drugs for the treatment of angina ⦿血管拡張薬 【薬】 狭心症の治療に用いられる薬物で，①末梢血管を拡張させて心臓の負担を軽減する亜硝酸および硝酸化合物（ニトログリセリンなど），②筋細胞内へのCa^{2+}流入を抑制し，心筋の収縮を抑制してO_2需要を抑制するカルシウム拮抗薬（ニフェジピンなど），③冠血管を直接拡張するもの（ジピリダモール）などがある．

強心配糖体（きょうしんはいとうたい） cardiac glycosides 【薬】 化学的にステロイド核をもつ配糖体で，強心作用をもつ薬物の総称．ゴマノハグサ科の植物ジギタリスから得られるジギトキシン，ジゴキシン，デスラノシドなどとキョウチクトウ科の植物ストロファンツスから得られるG-ストロファンチンなどがある．直接心筋に働いて強心作用を現す．

強心薬（きょうしんやく） cardiotonics 【薬】 心筋に作用して，その収縮力を強め，心不全などの治療や予防に用いる薬物．強心薬としては，強心配糖体（ジギタリス），キサンチン誘導体（テオフィリン），交感神経様薬（アドレナリン）がある．中枢興奮薬（カンフアー）も期待できるが，呼吸興奮薬として取り扱われている．

胸腺（きょうせん） thymus 【解】 胸骨の後方で左右2葉のリンパ系組織．新生児では10g程度のものであるが，思春期以後はしだいに退化して脂肪に置き換えられる．また最近ではTリンパ球の生産に関与することが知られている．

頬腺（きょうせん） buccal gland 【組】 頬粘膜下組織に散在する口腔の小唾液腺（混合腺）．

頬側（きょうそく） buccal 【解】 歯の方向を示す用語で，小臼歯および大臼歯の口腔前庭面あるいは頬粘膜に面した側を指す．切歯と犬歯との場合はこれに相当する側を唇側という．この用語の反対語は舌側もしくは口蓋側（上顎）である（P.192図参照）．

頬側基底結節（きょうそくきていけっせつ） mesiobuccal ridge ➡臼歯結節

頬側咬頭（きょうそくこうとう） buccal cusp 【解】 小臼歯や大臼歯の歯冠咬合面にみられる咬頭のうち頬側に位置するもの．発生学的には切歯の切縁や犬歯の尖頭に相当する．舌側咬頭は切歯や犬歯の基底結節がよく発達したものと考えられる（P.158図参照）．

頬側棚（きょうそくだな） buccal shelf of mandible 【解】 下顎大臼歯周囲の歯槽骨は，歯が舌側に傾くことによって舌側では薄く，逆に頬側で厚くなっている．第三大臼歯の歯槽骨ではこの傾向が強く，とくに頬側が厚くなってほぼ水平な棚ができている．この部をいう．

頬側面溝（きょうそくめんこう） buccal groove 【解】 大臼歯の歯冠咬合面の頬側2咬頭の間にみられる分離溝が頬側面に達してできる溝（P.158図参照）．

頬側面小窩（きょうそくめんしょうか） buccal pit 【解】 上顎および下顎大臼歯の頬側面溝が深く歯頸部のほうにのびて，歯帯との会合部にできる小さな盲孔．とくに下顎第一大臼歯には多くみられ，これはカリエスにかかりやすいので予防充填するほうがよい．

胸椎（きょうつい） thoracic vertebrae 【解】 脊柱を構成する椎骨のうち，胸部にある12個をいう．左右12対の肋骨と関節して胸郭の後壁を構成する．個々の胸椎は椎骨の一般形状としての椎体，椎弓，棘突起，横突起，椎孔などを備えるほかに，肋骨との関節面もある．

頬粘膜（きょうねんまく） buccal mucosa 【組】 粘膜上皮（重層扁平上皮）と粘膜固有層と粘膜下組織からなる．頬粘膜には粘膜が散在する．粘膜下組織は皮下組織と同様に粘膜や皮膚に入れない学者も多い．

胸膜（きょうまく） pleura ⦿肋胸膜 【解】 肺の表面や胸郭の内面を覆う漿膜のこと．肺の表面を覆う薄い肺胸膜と胸壁の内面を覆う厚い壁，側胸膜があり，この

キョウ

2つの膜の間の腔(胸膜腔)には少量の漿液がある.

強膜 (きょうまく) sclera 【解】眼球の後方5/6を包む強靱な線維性の膜.眼球を構成する3層の膜のうち最外層のもので,眼球の形を保持し,内容物の保護をするのが主たる役目である.血管が少ないため白色を呈する(P.62 図参照).

莢膜 (きょうまく) capsule 【微】細菌細胞の多くは細胞壁の外側が粘液層に包まれているが,ある種の細菌ではこれがとくに明瞭な膜状構造物として認められる.莢膜は抗原性をもち,病原性や感染防御に関与.

業務上疾病 (ぎょうむじょうしっぺい) prescribed occupational disease 【衛】労働者が業務上負傷し,または疾病にかかった場合,使用者が必要な療養に関する費用,休業補償等,補償の対象となるものを業務上疾病という.法律上用語であって職業病と同一ではない.発生件数のうち負傷に起因する疾病が多数を占めている.

協力作用 (きょうりょくさよう) synergistic effect, synergistic aciton 【薬】2種類以上の薬物を併用したとき,その効果が単独で用いたときよりも増強することを協力といい,その作用を協力作用という.併用効果が,それぞれの薬物の作用の代数和に等しい場合を相加,和よりも大きい場合を相乗という.

希ヨードチンキ (き―) dilute iodine tincture 【薬】消毒薬.ヨードチンキを70%エタノールで2倍希釈したもの.金属腐蝕作用がある.ヨード過敏症が発現したら適用を中止する.

棘孔 (きょくこう) spinous foramen 【解】蝶形骨大翼の後方にある小孔.中硬膜動静脈と下顎神経の枝である硬膜枝が通る(P.236 図参照).

棘細胞層 (きょくさいぼうそう) prickle cell layer 【組】歯肉上皮は角化層(角質層),顆粒層,棘細胞層(有棘層・中間層),基底層に分けられるが,このうち中間層の細胞は,高density の トゲのような構造,すなわち細胞間橋がみえるので有棘細胞層とよばれる(P.50 図参照).

局所解剖学 (きょくしょかいぼうがく) topographic or regional anatomy 【外科解剖学】【解】骨格系,内臓系など各系統ごとに行われる系統解剖学に対し,一定の部位についてそこにある諸構造の位置関係などを講義,研究する学問.臨床解剖学ともよばれる.口腔解剖学はその例.

局所作用 (きょくしょさよう) local effect, local action 【薬】薬物を局所に適用したとき,その作用が適用部位にのみ限局して発現する場合をいう.局所麻酔薬による末梢神経機能の局所的な抑制や,重金属塩類・酸・アルカリ類などの皮膚・粘膜表面に対する収斂,腐蝕作用などがある.

局所障害 (きょくしょしょうがい) local damage 【薬】一般に外力が生体に加わったときに生じる器質変化をいう.薬物では刺激性薬物や,原形質毒として作用する薬物(亜ヒ酸)により起こりうる.

局所性抗感染薬 (きょくしょせいこうかんせんやく) local anti-infectives ➡防腐薬(剤)

局所性止血薬 (きょくしょせいしけつやく) local hemostatics 【薬】外傷性の出血に対して局所適用により出血を阻止する薬物.トロンビン,吸収性ゼラチンスポンジ,酸化セルロース,血管収縮薬などがある.根管治療や抜歯時の出血,口腔内諸手術時の止血などに使われる.

局所性貧血 (きょくしょせいひんけつ) local anemia 【虚血】【病】組織・臓器へ流れ込む動脈の血流量が正常よりも著しく少なくなった状態.組織細胞は血液の供給不足により酸素の供給が断たれ,機能低下,実質細胞の変性・壊死に陥り,脳では短時間の貧血で不可逆的な変性・壊死をまねくことがある.

局所鎮痛作用 (きょくしょちんつうさよう) local analgesic action 【薬】局所で神経伝達をブロックして痛みの刺激が中枢まで伝わらなくする作用.収斂薬の薬理作用.知覚神経終末で刺激を遮断する作用と被膜形成による刺激の遮断により局所的な鎮痛作用を現すこと.

局所適用 (きょくしょてきよう) local application 【薬】薬物の投与方法の1つ.ある限定された部位にのみ薬物が作用することを目的とした適用法である.

皮膚，粘膜に対して直接効果を期待する場合に用い，方法としては塗布，罨法，撒布，洗浄，吸入，噴霧，坐薬の挿入，局所注射などがある．

局所麻酔薬（きょくしょますいやく）local anesthetics 【薬】全身の知覚消失をともなうことなく，適用した局所周辺の神経伝導を遮断して，局所の知覚（とくに痛覚）を一時的に消失または鈍麻させる薬物．抜歯や抜髄などの外科的操作を施したり，保存的処置時における疼痛を抑えるために用いられる．

極性の消失（きょくせい――しょうしつ）missing of polarity 【病】腫瘍組織において，その実質細胞の配列が乱れること．一般に悪性度が高くなるほど極性の消失は著しい．

棘突起（きょくとっき）spinous process 【解】歯や骨の一部がトゲのように突出した部分をいう．上顎切歯や犬歯の舌側面や背骨の後面にもある．

極量（きょくりょう）maximum does 同最大有効量【薬】危険なく使用できる最大量．正確に求めることは困難であるが，治療上の目安となるため，一定の基準によって決定されている．医師または歯科医師がその量を超えて処方する場合には処方せんの中の医薬品分量に注意標！を明記しなければならない．

虚血（きょけつ）ischemia →局所性貧血

虚血性心疾患（きょけつせいしんしっかん）ischemic heart disease 【病】心臓組織に酸素や栄養分を送り込む冠動脈がなんらかの原因で狭窄したことによって惹起される急性，慢性の心機能不全を呈する疾患．おもなものに狭心症，心筋梗塞がある．

巨細胞修復性肉芽腫（きょさいぼうしゅうふくせいにくげしゅ）giant cell reparative granuloma 【病】多核巨細胞と紡錘形の結合織性細胞の増殖から成る病変で，顎骨内部に生ずるものと，顎骨周辺部にエプーリスとして生ずる場合がある．局所の外傷・出血に対する修復過程として発現する病変との考えから，この名称が与えられている．

巨人症（きょじんしょう）gigantism 【病】子供の時期に成長ホルモンが過剰に分泌されることによって，身体が異常に大きく発達する病気である．患者の多くは，下垂体機能低下，感染などで若年で死亡することが多い．顎骨や歯も正常より大きいが，歯の形成後に発病した場合は歯間空隙が生じる．

巨赤芽球性貧血（きょせきがきゅうせいひんけつ）megaloblastic anemia →大球性貧血

巨大型セメント質腫（きょだいがた――しつしゅ）gigantiform cementoma 【病】多くは歯根セメント質に連続する原生セメント質様硬組織の増大融合物よりなる．臼歯部に好発し，ときに両側性，家族性に発現する．この本態については，真の腫瘍ではなく反応性あるいは異形成病変と考える者もある．

巨大歯（きょだいし）macrodontia 【病・解】正常なものに比べ異常に大きい歯．巨人症ではすべての歯が，また顔面半側肥大症では肥大側で大きいことがある．個々の歯では上顎中切歯，犬歯に発現することが多い．

巨端症（きょたんしょう）acromegaly 同末端肥大症 【病】成人になってから下垂体の成長ホルモンが過剰になって発育する病変．骨および軟骨組織が過剰発育するが，指の末端や顔の肥大が著しい．下顎骨の肥大にともなって歯列不正，咬合異常をきたしやすい．

去痰薬（きょたんやく）expectorants 【薬】痰を取り除いて咳を止める．湿性の咳に使用する．ヤネガ，ブロムヘキシンなど．

キラーT細胞（――さいぼう）killer T cell 同標的障害性T細胞（リンパ球）【組】特異的に，ある標的細胞に結合して，破壊するTリンパ球をいう．細胞性免疫に関与する．

キロミクロン chylomicron 【栄】血清中の大型のリポタンパク質のこと．腸壁で吸収された脂肪および脂肪酸はトリグリセリドとしてリンパ液中に入る．この場合，脂肪は微量のタンパク質と結合して約 $1\mu m$ の粒子となっている．やがて大循環に入るが血漿はキロミクロンにより白濁状を呈する．

菌血症（きんけつしょう）bacteremia 【微】血液中に細菌が一過性に出現する

筋原線維（きんげんせんい）myofibrils 【組】筋細胞内で長軸方向に走る直径1μmの細い線維で，収縮を司る．

銀合剤（ぎんごうざい）silver mixture 【薬】銀や銀塩を成分とする薬物で銀アンモニウム製剤，硝酸銀製剤，銀粉セメントなどがあり，口腔粘膜の収斂，根管消毒や根管充塡に用いる．銀の微量作用による消毒作用と，タンパク質の凝固・変性による作用を期待して用いる．遮光保存が必要である．

菌交代現象症（きんこうたいげんしょうしょう）microbial substitution ➡菌交代症

菌交代症（きんこうたいしょう）microbial substitution 同菌交代現象症【薬・微】とくに広域性化学療法薬の連用時に，薬剤感受性の高い微生物が消失し，感受性の低い微生物が繁殖して起こる生体微生物叢の変化を菌交代現象といい，これを主因とする疾患を菌交代症という．例：カンジダ症，黒舌症．

筋細胞（きんさいぼう）muscle cell 同筋線維【組】収縮機能が高度に発達した細胞を筋細胞(筋線維)という．その細胞の集まったものを筋組織という．骨格筋細胞，平滑筋細胞，心筋細胞がある．筋肉は筋組織の器官である．

筋弛緩作用（きんしかんさよう）muscle relaxant action 同筋弛緩薬【薬】骨格筋の緊張をゆるめる作用をいう．メフェネシンによる中枢性作用とスキサメソニウムやd-ツボクラリン(クラーレ)など脱分極性による競合性に神経筋接合部の刺激伝達を遮断する末梢性作用とに分けられる．

筋弛緩薬（きんしかんやく）muscle relaxants 【薬】骨格筋の弛緩を引き起こす薬物．末梢性に神経筋接合部を遮断して弛緩を起こすもの(クラーレ，デカメトニウムなど)と中枢神経に働くもの(メフェネシンなど)がある．全身麻酔の併用薬，パーキンソン症候群の振戦・筋硬直の抑制などに応用される．

近心(位)（きんしん〈い〉）mesial 【解】歯が顎骨に植立しているときに，正中部に近づく方向をいい，反対の方向を遠心という．歯列上では切歯部で内側が，臼歯部で前方が近心となる(P.192 図参照)．

近心頬側咬頭（きんしんきょうそくこうとう）mesiobuccal cusp 【解】上下顎大臼歯の咬頭の1つ．近心側でかつ頬側にある咬頭を指すが，系統発生学的には上顎のものはパラコーン(旁錐)，下顎のものはプロトコニド(原錐)とよばれ，起源を異にしている(P.46, 158 図参照)．

近心頬側小窩（きんしんきょうそくしょうか）mesiobuccal pit 【解】上顎大臼歯の歯冠咬合面において，近心頬側溝と中心溝(または主溝)とが交わる部位にある小さな陥凹(P.158 図参照)．

近心根（きんしんこん）mesial root 【解】下顎大臼歯や下顎乳臼歯の歯根のうち，近心側に存在する根をいう．

近心小窩（きんしんしょうか）mesial pit 【解】上下顎臼歯において，近心溝がその近心で三角溝を舌側と頬側に出すことがある．その際その部位にできる小さな陥凹をいう(P.45 図参照)．

近心舌側咬頭（きんしんぜっそくこうとう）mesiolingual cusp 【解】大臼歯咬合面にある咬頭のうち，舌側の近心側に位置する咬頭である(P.192 図参照)．

筋線維（きんせんい）muscle fiber ➡筋細胞

筋組織（きんそしき）muscular tissue 【組】筋組織は収縮機能が高度に発達した筋細胞(筋線維)の集団をいい，すべて中胚葉．骨格筋(横紋筋，随意筋)，平滑筋(不随意筋)，心筋(横紋筋，不随意筋)の3型に区別される．

菌体外多糖（きんたいがいたとう）extracellular polysaccharide 【栄・微】細菌(バクテリア)が菌体外に放出した酵素，あるいは菌体の外側に付着した酵素によってスクロースなどから生成される多糖．グルコース部分のみから生成された多糖をグルカン，フルクトース部分のみから合成された多糖をフルクタンという．

菌体外毒素（きんたいがいどくそ）exotoxin 同外毒素【微】細菌の発育増殖過程で産生，菌体外に放出される毒性物質．数種のグラム陽性菌(ジフテリア菌，破傷風菌，ガス壊疽菌群，食中

毒菌, ブドウ球菌, レンサ球菌など)および少数のグラム陰性菌(百日咳菌, 志賀赤痢菌など)によって本毒素が産生される. 易熱性で抗原性をもつ.

菌体内毒素(きんたいないどくそ) endotoxin 【微】 グラム陰性菌の細胞壁に存在する物質. 主体はリポ多糖体(LPS, lipopolysaccharide)のリピドAに内毒素活性があり, 熱性で抗原性は乏しい. 種々の生物学的活性(発熱性, インターフェロン産生および補体の活性化)を示す.

禁断症状(現象)(きんだんしょうじょう〈げんしょう〉) abstinence syndrome 【薬】 ある種の薬物を連用し続けていると, その薬物に対して摂取欲求が強くなる(薬物依存). このような状態において, 薬物の使用を中止することによって起こる苦悶, 不眠, 興奮などの激しい精神的・肉体的な症状をいう. この現象はモルヒネ, コカイン, 覚醒剤などで生じやすい.

筋注(きんちゅう) intramuscular injection ➡筋肉内注射

近点(きんてん) near point 【生】 水晶体の屈折作用によって鮮明な像を網膜上に結びうる眼と物質間の最短距離を近点という. 水晶体は年をとると硬くなるために近点は長くなる.

筋電図(きんでんず) electromyogram 同EMG 【生】 筋の活動電位を記録したもの. 調べる筋上の皮膚から表面電極を用いて, または, 筋に注射針型電極を刺入して導出する. 後者では, 1個の運動ニューロンとそれが支配する筋線維から構成される運動単位の活動を記録できる.

筋突起(きんとっき) coronoid process 【解】 下顎枝上方の切れこみの前方にあるほぼ三角型の突起であり, ここには側頭筋が停止する(P44図参照).

筋肉内注射(きんにくないちゅうしゃ) intramuscular injection 同筋注, i.m. 【薬】 薬物の注射による適用方法の1つで, 筋肉組織に直接投与する方法である. 油剤, 乳剤などは筋肉内に長く停滞し, 徐々に吸収されるので, 薬物の血中濃度を長時間維持できる. この点, 抗生物質などの投与に適している.

筋の付着(きん――ふちゃく) muscle 【解】 筋の付着のうち比較的動かないほうを起始, 筋の収縮により動くほうを停止という. 筋の起始と停止は腱や腱膜を介したり, 骨膜に直接着くことが多い. 多くは骨に着くが, 皮膚や関節包に着いたり, 内臓壁にあるものもある.

筋フィラメント(きん――) muscle filament 【組】 筋線維は筋原線維を多く含んでいる. この筋原線維はさらにミオシンよりなる太いフィラメントと, おもにアクチンよりなる細いフィラメントとから構成されている. これら筋フィラメントが互いに滑り込んで筋は収縮する(滑走説).

銀セメント(ぎん――) silver powder cement ➡銀粉パスタ

銀粉パスタ(ぎんぷん――) silver powder paste 同銀粉セメント 【薬】 根管充填剤でポイント併用根管充填時にシーラーとして用い, X線造影性を有する. 酸化亜鉛ユージノールに銀を含有させたもので, 銀の微量作用による殺菌作用により根管の防腐がはかれる.

銀ポイント(ぎん――) silver point ➡シルバーポイント

筋紡錘(きんぼうすい) muscle spindle 【組】 筋の伸張状態を知る感覚受容器. 筋が伸展されると, 筋肉に含まれている筋紡錘も伸展され, その程度に比例したインパルスを求心的に脳の中枢に送り出す.

菌類(きんるい) fungi 【微】 葉緑素を欠く生物で, 生体に寄生またはその分解物に腐生する. 分裂菌類, 変形菌類, 真菌類を含む.

ク

グアニール酸(――さん) guanylic acid 同GMP, グアノシン一リン酸 【栄】 グアニン, リボース, リン酸各1分子から構成されているヌクレオチドの一種. RNAをリボヌクレアーゼなどにより酵素的に加水分解すると得られる.

グアニン guanine 【栄】 プリン塩基の1つで, 核酸の構成成分である. DNAの二重らせん中ではピリミジン塩基の一種

であるシトシンと3個の水素結合で結ばれている．生体内で分解されると尿酸を生ずる．

グアネチジン guanethidine 【薬】 交感神経の伝達物質を枯渇させる薬物．高血圧治療に利尿薬＋β遮断薬＋Ca拮抗薬に加えて使用する．

グアノシンーリン酸（――いち――さん）
guanosine monophosphate ➡グアニール酸

グアノシンニリン酸（――に――さん）
guanosine diphosphate ➡GDP

グアノシン三リン酸（――さん――さん）
guanosine triphosphate ➡GTP

グアヤコール合剤（――ごうざい）
guaiacol mixtrue 【薬】 消毒剤のグアヤコールが主成分の合剤．グアヤコールは防腐・知覚鈍麻作用と骨髄鎮静作用を有し，腐蝕作用と局所刺激性が弱いので，これをパスタなどにしたもの．歯髄鎮静，根管消毒，覆髄や根管充填に用いる．遮光した気密性のある容器に保存する．

隅角（ぐうかく） line angle 【解】 歯冠の各面が会するところを隅角という．2面が会するところを線角，3面の場合の突出部を点角という．切縁または咬合縁が近心縁あるいは遠心縁となす角を近心隅角，遠心隅角という．線角，点角はほとんど使用されない．

隅角徴（ぐうかくちょう） angle trait(symbol) 【解】 遠心切縁隅角が近心切縁隅角よりも鈍角で丸みを有する特徴．個々の歯の左右を鑑別するための歯の3大特徴の1つである．

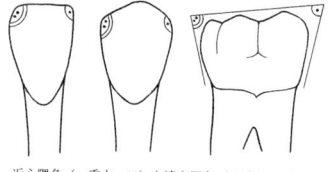

近心隅角（一重カッコ）と遠心隅角（二重カッコ）を示す．同時に隅角徴（近心隅角＞遠心隅角）も示している．近心が右にあるから右の歯である．

空間閾（くうかんいき） spatial threshold ➡2点弁別閾

空気の組成（くうき――そせい）【衛】 大気の下層部分を構成する気体を空気とよび，大部分は地表から12～13 kmの高さまでの対流圏に存在する．空気の正常成分は0℃，1気圧，乾燥状態で酸素20.93％，窒素78.10％，二酸化炭素0.03％アルゴン0.93％，␣␣␣␣␣である．

空隙歯列弓（くうげきしれつきゅう） spaced dental arch 【解】 大きな顎骨と小さな歯をもつ人にみられる，多くの歯隙のある歯列弓をいう．顎が大きくなる6歳頃の乳歯列弓にはよくみられる．

空腸（くうちょう） jejunum 【解】 小腸の上部の半分を空腸といい，下部を回腸という．回腸とは明らかな境界なしに移行する．可動性で後腹壁に幅広い腸間膜を介して付着している．壁の厚さは回腸に比べ厚く，腸絨毛の発育も良い(P.156 図参照)．

空腹中枢（くうふくちゅうすう） feeding center ➡摂食中枢

空胞変性（くうほうへんせい） vacuolar degeneration 【病】 タンパク質変性の1つ．急性炎症などの際，浸透圧が高まり組織液が細胞内に取り込まれて生ずると考えられる．顕微鏡的には細胞が腫脹しており，漿液を含んでいるため空胞状に見える．

クエン酸（――さん） citric acid 【栄】 柑橘類の果実に多い．果汁，清涼飲料水のフレーバーとしてよく用いられる．Ca^{2+}, Fe^{3+}とキレートを作るためNa塩は血液凝固阻止剤として用いられる．クエン酸回路の重要な代謝中間体である．

クエン酸回路（――さんかいろ） citric acid cycle 同TCA回路，TCAサイクル，トリカルボン酸サイクル 【栄】 糖，脂肪酸，アミノ酸の炭素骨格を最終的に完全酸化するための代謝回路でミトコンドリア内に存在する．C_6のクエン酸がC_4のオキサロ酢酸に代謝中間体を経て代謝される過程で2つのCO_2が生成され，4つの反応系で脱水素反応が起き8Hが遊離する．電子伝達系と共役して酵素を利用する生物のエネルギー生成に中心的な役割をする．

クエン酸合成酵素（――さんごうせいこうそ） citrate synthetase 【栄】 アセチルCoAとオキサロ酢酸を縮合させクエン酸と補酵素A(CoA)を生成する反応を触

媒する酵素．グルコースが代謝された結果生成するアセチル CoA をクエン酸回路へ導入する働きがある．

楔状欠損（くさびじょうけっそん）wedge-shaped defect 【病・解】摩耗の1つで，主として不正な，しかも過度のブラッシングによって起こる歯の消耗である．歯ブラシが習慣的にあてられる上・下顎犬歯，小臼歯の唇・頬側歯頚部に好発する．

薬の生体内分布（くすり——せいたいないぶんぷ）drug distribution 【薬】薬物の生体内における各組織や臓器への分散をいう．薬物は通常吸収されると血液を介して全身組織に移行する．各組織に一様に分布する場合もあるが，ある特定の臓器に高濃度に集まることが多い．これは薬物の化学的性質(脂溶性・タンパクとの結合性)や組織，器官の性質(薬に対する親和性・血流量の多寡)に左右される．

薬の生体内変化（くすり——せいたいないへんか）drug biotransformation 【薬】薬物の生体内における化学的変化をいう．多くの薬物は生体内に吸収され各組織に移行した後，肝臓で中和，酸化，還元，抱合，加水分解などの変化を受けて不活性化され，排泄されやすい形となる．逆に，生体内で変化を受けて活性化されるものもある．

薬の貯蔵庫（くすり——ちょぞうこ）drug resevoir 【薬】ある種の薬物は生体内に吸収された後，血漿タンパクまたは脂肪組織内に蓄積されていく．その結果，作用部位への到達，生体内変化，排泄が遅延し，長時間持続的の効果を発揮したり，逆に1回に大量を投与したような強い中毒症状を呈することがある．

屈曲歯（くっきょくし）curved tooth root ➡湾曲歯

屈曲反射（くっきょくはんしゃ）flexion reflex 同防御反射 【生】四肢の皮膚に侵害刺激を加えると，その肢を引っ込める脊髄反射．この反射は多シナプス性であり，屈筋の収縮と伸筋の抑制が起こって，刺激から逃避する．他の反射より優先して起こる．

グナチオン gnathion 同下顎角点，Gn 【解】眼耳平面を水平に固定された頭蓋骨に正しく関節する下顎骨を，正中矢状断面においてもっとも下方に突出する点（P.69 図参照）．

クモ膜（——まく）arachnoid 【解】脳脊髄を包む3枚の結合組織性の被膜のうち，最外層の硬膜と最内層の軟膜との中間に存在する膜である．クモ膜と軟膜との間隙はやや広く，クモ膜下腔とよばれ，クモ膜下出血はここで起こる．

クラーレ curare 【薬】南米土着民が狩猟の際矢毒として用いていたもので，Strychnos 属等植物由来の水溶性抽出物．d-ツボクラリンなど数種アルカロイドの混合物である．神経筋接合部を遮断して骨格筋を麻痺させる作用があるので筋弛緩剤として，麻酔補助剤として用いられる．

クラインフェルター症候群（——しょうこうぐん）Klinefelter's syndrome 【病】性染色体異常に基づく遺伝性疾患．外見的には男性であるが，女性化乳房，睾丸の萎縮または欠如，精子形成不全など女性化傾向を示し，精神薄弱をともなうこともある．染色体構成は 47,XXY となり X が1つ多い．

グラヴィッツ腫（——しゅ）Grawitz's tumor ➡腎細胞癌

鞍型歯列弓（くらがたしれつきゅう）saddle shaped dental arch 【解】小臼歯のみが舌側に転位して，ひょうたんまたは馬のくら(鞍)のように凹んでいる歯列弓をいう．

グラタンパク Gla protein ➡オステオカルシン

グラベラ Ⓛglabella 同眉間，G点 【解】前頭鼻骨縫合の上方にある眉間隆起の正中部をいう．

クラミジア chlamydiae 【病・微】オウム病(鳥病)，性病性リンパ肉芽腫症(第四性病)およびトラコーマなどを起こす一連の微生物．クラミジア目．偏性細胞寄生性(細胞外では基本小体，細胞内では網様体)である．

グラム陰性菌（——いんせいきん）Gram-negative bacteria 【微】グラム染色で細菌は2つに分類できる．本染色法によって陰性(淡い桃色に染まる)を示す細菌をグラム陰性菌という．

グラム染色（——せんしょく）Gram stain

クラム 86

㊥グラム染色法 【微】 Gramの考案による細菌特殊染色法の1つ.術式:塗抹,乾燥,固定後ハッカーのクリスタル紫液で1分間染色,液をすて,ルゴール液で1分間処理,のち純アルコールで脱色,水洗後サフラニン液で1分間染色,水洗,乾燥,鏡検の順である.グラム陽性菌は紫色に,グラム陰性菌は淡い桃色に染まる.

グラム染色法 (——せんしょくほう) gram staining ➡グラム染色

グラム陽性菌 (——ようせいきん) Gram-positive bacteria 【微】 グラム染色法によって細菌を染色したとき,クリスタル紫ヨード複合体を細菌細胞に結合し,紫色に染色される菌.多くの球菌,芽胞形成桿菌のグラム染色性は陽性である.

グリコーゲン glycogen 【栄】 動物の細胞中に存在するD-グルコースの重合体すなわちホモ多糖.グリコシド結合はおもにα-1,4であるが,α-1,6結合で枝分れ構造が多い.分子量100万〜数100万.ヨウ素と反応し赤褐色を呈する.動物のエネルギー貯蔵体として肝臓,筋肉などに多く含まれる重要な多糖.

グリコーゲン合成酵素 (——ごうせいこうそ) glycogen synthetase 【栄】 つぎの反応を触媒する酵素.UDP-グルコース+(α 1,4-D-グルコース)$_n$=UDP+(α 1,4-D-グルコース)$_{n+1}$.動物のほとんどすべての組織,酵母などに存在する.グリコーゲンのグルコース鎖を伸ばす働きをする.細菌では活性型グルコースとしてUDPグルコースの代わりにADP-グルコースを用いるものが多い.

グリコーゲン分枝酵素 (——ぶんしこうそ) (glycogen) branching enzyme ㊥α-1,4-グルカン分枝酵素 【栄】 D-グルコースのアミロース型(直鎖型)多糖からアミロペクチンやグリコーゲンのα-1,6,枝分れ多糖を合成する酵素.

グリコーゲンホスホリラーゼ glycogen phosphorylase ➡ホスホリラーゼ

グリコサミノグリカン glycosaminoglycan ㊥ムコ多糖,酸性ムコ多糖 【栄】 アミノ酸とウロン酸がグリコシド結合した二糖の繰り返し構造を基本とするヘテロ多糖.両者の種類,組み合せ,硫酸基の数により各種のものが存在する.ヒアルロン酸,コンドロイチン硫酸,ヘパリン,ケラタン硫酸などがある.

グリコシド結合 (——けつごう) glycoside bond 【栄】 環状構造をとっている糖のC_1位の水酸基の水素をアルキル基,アリル基などで置換することによって作られる結合を指す.オリゴ糖,多糖は単糖間のグリコシド結合の繰り返しによってできる.

グリコシド性水酸基 (——せいすいさんき) glycosidic hydroxyl group ㊥ヘミアセタール水酸基 【栄】 五炭糖以上の単糖類は環状構造を形成するがこのときアルデヒド基あるいはケトン基は分子内のヘミアセタールを形成し,あらたな水酸基ができる.この炭素原子は不斉炭素のためα,β-の異性体を生成する.

グリコシルスクロース glycosylsucrose ㊥カップリングシュガー® 【栄】 グルコースとスクロースが結合したグルコシルスクロース(G_2F)やマルトースにスクロースが結合したマルトシルスクロース(G_3F)などの混合物で,デンプンとスクロースよりつくられる.歯垢の細菌によって代謝される効率が低く,また不溶性グルカンの生成を阻害し齲蝕誘発性は低いと考えられるが,著しい効果は期待できない.

グリコペプチド glycopeptide ➡ペプチドグリカン

グリシン glycine 【栄】 もっとも単純なタンパク質を構成するアミノ酸で分子式はH_2N-CH_2-COOH,不斉炭素原子をもたないアミノ酸.ギリシヤ語"glykys"に由来する名称は甘さを意味し,事実甘味がある.ヘモグロビンのヘムやプリン塩基の生合成の素材となる.

グリセリールトリニトレート glyceryltrinitrate ➡ニトログリセリン

グリセリン glycerine 【栄】 三価アルコールの1つで中性脂肪(トリアシルグリセロール)やリン脂質の構成成分.脂肪がリパーゼにより加水分解されて生成したグリセリンは,細胞質中に存在する解糖系酵素により三炭素リン酸に変換されく代謝される.

グリセルアルデヒド 3-リン酸 (——さん) glyceraldehyde 3-phosphate 【栄】 エムデン・マイヤーホーフの解糖系の代謝

中間体．フルクトース 1,6 - ビスリン酸がアルドラーゼの作用で解裂したときにジヒドロキシアセトン酸とともに生成される．

グリセロールエステルヒドロラーゼ glycerol ester hydrolase ➡リパーゼ

グリセロリン脂質（――ししつ）glycerophospholipid 【栄】 グリセロリン脂質を基本構造としているリン脂質の総称で，スフィンゴリン脂質と対応する用語．例としてホスファチジルコリン(レシチン)，ホスファチジルエタノールアミン，ホスファチジルセリンなどがある．

クリプトコッカス症（――しょう）cryptococcosis 【病・微】 土壌中あるいはハトの排泄物中に存在するクリプトコッカスによる真菌症の 1 つ．気道または皮膚から感染し，肺・中枢神経系に肉芽腫性病巣を形成する．口腔領域ではまれであるが，口蓋，舌，歯肉に潰瘍性病変として出現することがある．

クリンダマイシン cilindamycin 【病】 リンコマイシンに塩素イオンを導入し抗菌力を強化した抗生物質．マクロライド系抗生物質と交叉耐性を示す．グラム陽性菌と陰性球菌のほか，*Bacteroides fragilis* を含む嫌気性菌に著効する．リボゾーム 50 S サブユニットでタンパク合成を阻害とされる．腸管内で多剤耐性の *Clostridium* が増殖し，偽膜性大腸炎を引き起こすことがある．

グルカゴン glucagon 【生・栄】 膵臓のランゲルハンス島の α 細胞から分泌されるホルモン．インシュリンと拮抗的に働き，血糖値を上昇させる．肝臓のグリコーゲンを分解して，ブドウ糖を新生することによる．血糖の正常維持に役立っている．

グルカン glucan 【栄】 D - グルコースから構成される多糖の総称．グルコースのアノマー炭素原子(C_1)の配置により α - と β - グルカンがある．α - グルカンの例はデンプン，グリコーゲン，デキストラン．β - グルカンの例はセルロースである．

α - 1,4 - グルカン分枝酵素（――ぶんしこうそ）α-1,4-gulcan branching enzyme ➡グリコーゲン分枝酵素

グルクロン酸抱合（――さんほうごう）glucuronic acid conjugate 【栄】 生体の解毒形式の 1 つで，分子中にアルコール性水酸基，フェノール性水酸基，カルボキシル基，アミノ基，チオール基などを有する化合物と，ウリジン二リン酸グルクロン酸(UDP - グルクロン酸)とが反応し，グルクロニドと UDP を生成し，尿中，胆汁中に排泄する．

グルコース glucose 同ブドウ糖，デキストロース 【栄】 D - 型のグルコースは天然にもっとも広く分布している単糖であり，生物にとってもっとも重要なエネルギー源である．遊離の形で甘い果実に存在するほか動物の血液中(血糖)にも存在する．また，デンプン，セルロース，グリコーゲンなどの構成糖でもある．

グルコース 1 - リン酸（――さん）glucose 1 - phosphate 【栄】 グルコースの C_1 炭素にリン酸がエステル結合している化合物．グリコーゲンやデンプンの加リン酸分解の結果生成し，ホスホグルコムターゼによりグルコース - 6 リン酸となり解糖系で代謝される．一方グリコーゲン生成の際にはグルコース 6 - リン酸より作られ，UDP - グルコースを経て，グリコーゲンが生成される．

グルコース効果（――こうか）glucose effect 同カタボライトリプレッション，異化代謝物抑制 【栄】 培地に加えた炭素源の異化代謝産物(カタボライト)によって，細菌の特定の酵素の合成率が低下する現象．グルコースと乳糖が入っている培地で細菌が増殖するとき，グルコースが消費しつくされるまで乳糖を代謝する酵素は生成されない．

グルコース 6 - リン酸（――さん）glucose 6 - phosphate 【栄】 グルコース分解系(解糖系)の中間体の 1 つ．ヘキソキナーゼが ATP を用いてグルコースをリン酸化することによって生ずる．

グルココルチコイド glucocorticoid ➡糖質コルチコイド

グルコサミン glucosamine 【栄】 アミノ糖の一種．天然にはアミノ基がアセチル化された N - アセチル - グルコサミンの形で存在する．ヒアルロン酸や種々の糖タンパク質の糖鎖の成分となる．

α-1,4 - グルコシダーゼ α-1,4-glucosidase ➡マルターゼ

クルコ

グルコシルトランスフェラーゼ glucosyl-transferase 【微・栄】 グルコース残基を移転する酵素の総称．UDP‐グルコースからグルコースを糖タンパク質などに転移する酵素やスクロース(砂糖)からグルコース残基を転移して不溶性グルカンを作るミュータンス・レンサ球菌の菌体外酵素などがある．

グルコン酸クロルヘキシジン（──さん──） chlorhexidine gluconate 同 クロルヘキシジン・ジグルコネート 【薬】 グルコン酸塩の形で水に溶けやすくした消毒剤．0.02%水溶液は，手指，粘膜，皮膚の消毒および滅菌器具の保存，0.05%水溶液は，創傷の感染予防，70%エタノールで希釈した 0.5% 溶液は，術前の皮膚および器具の緊急消毒に用いる．グラム陽性・陰性菌，真菌に有効．口腔内に長期間適用すると，過敏症や黒毛舌の原因となる．

グルタールアルデヒド glutaraldehyde 同 グルタラール 【薬】 医療器具の消毒薬．2%溶液を緩衝剤により pH 8.5 に調節して使用する．殺菌効果は調整後 2 週間持続する．真菌や HB 抗原を含むウイルス，抗酸菌などの細菌に奏効する．芽胞に対しては 7 時間以上浸漬を要する．有機物の存在により殺菌消毒効果が低下する．

グルタチオン glutathione 【栄】 グルタミン酸，システイン，グリシンの 3 つのアミノ酸よりなるトリペプチド．細胞内の還元剤であり，過剰な酸化による障害を防ぐ作用をもつ．また，細胞内へのアミノ酸の輸送にも関与する．

グルタミン酸（──さん） glutamic acid 【栄】 タンパク質構成アミノ酸の 1 つ．側鎖にカルボキシル基をもち酸性アミノ酸に分類される．他のアミノ酸の生成，分解に際してアミノ基の転移に中心的な役割をする．

グルタラール glutaral ➡グルタールアルデヒド

くる病（──びょう） rickets 【病・組】 ビタミン D 欠乏によって起こる病気．骨の石灰化が悪くなり，小児では骨の変形を起こす．ビタミン D の欠乏は日照の不足によるビタミン D 前駆体からの形成の低下，または腎におけるビタミン D の活性化の低下によっても起こる．

クレアチニン creatinine 【栄】 血中，尿中の非タンパク性窒素化合物の 1 つ．腎障害をもつ患者では血中クレアチニン濃度が高値を示す．筋のクレアチンリン酸に由来するので，その尿中排泄量は，その人の筋量にほぼ比例するといわれ，男性では女性よりその排泄量が多い．

クレアチン creatine 【栄】 血中，尿中の非タンパク性窒素化合物の 1 つ．クレアチンリン酸の脱リン酸によって生ず．筋肉に多く含まれる．筋ジストロフィー症などの筋疾患または甲状腺機能亢進症においてその血中濃度が高値を示す．

クレアチンリン酸（──さん） creatine phosphate 【栄】 高エネルギーリン酸化合物の 1 つ．筋におけるエネルギー(高エネルギーリン酸結合)の貯蔵体であり，ADP にこのリン酸を供与することにより，筋の収縮の際の ATP の消費を補う．

クレオソート creosote 【薬】 無色または淡黄色の油状の液体で特有の芳香がある消毒薬．おもにグアヤコールとクレゾールの混合物でエタノールに可溶である．消毒薬の作用機序はタンパク質凝固と酵素の不活性化である．う窩・根管の消毒，歯髄鎮静などに用いる．遮光した気密容器に保存する．

クレオドン Creodon® 【薬】 う窩・根管消毒液で主成分はグアヤコールである．無色または淡黄色の油状の液剤と，糊剤のものがある．歯髄鎮静や根管消毒薬として用いられる．酸化されないように遮光して気密性を有する容器に入れて保存する．

クレシュタット嚢胞（──のうほう） Klestadt's cyst ➡鼻鼻槽囊胞

クレゾール cresol 【薬】 フェノール類の消毒薬で水に難溶．殺菌消毒作用の機序はタンパク質の変性凝固作用による．手指消毒用にはクレゾール石けん液を用いるが，これは有機物の存在下で消毒力が低下しない．クレゾール類は遮光して保存する．

クレチン病（──びょう） cretinism 【病】 甲状腺の機能不全による病気．幼児粘液水腫ともいう．甲状腺ホルモンの不足に

より身体的精神的発育がおくれる．身長が伸びず，また知能指数が低下する．

クレブシェラ Klebsiella 【微】クレブシェラ属の代表的な肺炎桿菌 *Klebsiella pneumoniae* は厚い莢膜を有し，上気道，消化管に常在して，肺炎などで呼吸器，尿路感染の原因菌となる．

クローン clone 回複製 【組】1個の細胞からできた同じ遺伝子を100％もった細胞，または生物をいう（複製）．したがって減数分裂する有性生殖ではできない．

クローン選択説（――せんたくせつ）clone selection theory 【微】Burnset (1957) によって提唱された特異獲得免疫の成立機序．生体には申，異種抗原に対応するリンパ球の集団（クローン，clone，分枝）が用意されていて，抗原刺激が加わると，その抗原に対応するクローンが分裂増殖し，突然変異を加えて多種多様の抗原に対応するようになるという．

クローン動物（――どうぶつ）clone animal 回コピー動物 【組】まったく同じ遺伝形質をもっている動物をいう．卵子の核を抜き取り去り，他の生物の体細胞の核を注入して卵を分裂させると，その生物の遺伝子だけをもった生物ができる．1997年ドリー（羊）が誕生してから豚や牛などでも成功している．人間では実験は禁止されている．

クロスマッチテスト cross matching test
→交叉試験

クロニジン clonidine 【薬】交感神経作動薬．α作用が強い．α_2受容体を刺激し交感神経伝達を抑制．高血圧治療に使用される．

グロビン globin 【栄】ヘモグロビンを構成するタンパク質，グロビンに酸素結合部位であるヘムが結合してヘモグロビンとなる．ヒト成人のヘモグロビンはαとβの2種類，それぞれ2個のグロビンより構成される．

クロフィブラート clofibrate 【薬】高脂血症用薬．血中コレステロールを減少させる．動脈硬化症の予防と治療に使用される．

グロブリン globulin 【栄】半飽和の硫酸アンモニウムで沈澱するアルブミン以外の血清タンパク質の総称．電気泳動的に α，β，γ‐グロブリンに分類される．量的にもっとも多いγ‐グロブリンは抗体として免疫機能に関与する．

クロマチン chromatin 回染色質 【組】ヘマトキシリンで紫色によく染まる核内の DNA．細胞分裂のときには染色体（人では46個）となり，平等に二分される．

クロマトグラフィー chromatography 【栄】物質を分離分析するための方法．固定相と移動相よりなり，両者の間の分配係数のちがいによって物質を分離する．移動相によってガスクロマトグラフィー，液体クロマトグラフィーなどがある．形状によって濾紙，薄層，カラムクロマトグラフィーなどに分類される．

クロム酸（――さん）chromic acid 回無水クロム酸 【薬】消毒薬または防腐薬として5～10％の水溶液を歯肉嚢に応用し，その内壁を腐蝕して歯周炎の治癒をはかる．また，口内炎などにより生じた口腔粘膜の潰瘍面を凝固，溶解する口腔粘膜治療剤として用いる．遮光した気密性を有する容器に保存する．

クロム中毒（――ちゅうどく）chromium poisoning 回六価クロム中毒 【衛】クロム化合物はクロムメッキ，皮革なめし，そのほか工業薬品として用いられる．なかでも六価化合物は皮膚や粘膜から吸収され毒性が強く，呼吸器症状として鼻中隔の潰瘍，穿孔が発生するほか接触性皮膚炎，肺癌が知られている．

クロラミン-T Chloramine T 回p-トルエンスルフォンクロラミド・ナトリウム 【薬】消毒薬．白い粉末で水に可溶．殺菌・防腐作用を有するが，タンパク質凝固作用と有機物溶解作用はない．殺菌作用は遊離塩素による．歯科用には，1.0％溶液を根管の消毒に用い，歯肉・口腔粘膜の消毒・洗浄には0.1％溶液を用いる．

クロラムフェニコール chloramphenicol 【薬】広域抗菌スペクトルを示す抗生物質．グラム陽性・陰性菌，リケッチア，ウイルスなどに有効．作用機序はタンパク質合成阻害であり，副作用として造血臓器の障害がある．歯科では根管消毒剤として用いられるが，全身的適用は少ない．

クロルアパタイト chloroapatite 【栄】 アパタイト結晶の一種．ヒドロキシアパタイトのOHのかわりにClが入っている．組成は$Ca_{10}(PO_4)_6Cl_2$．

クロルジアゼポキシド chlordiazepoxide 【薬】 抗不安薬．1日量20～60 mg，2～3回分服．ほかにジアゼパムがある．

クロルプロマジン chlorpromazine 【薬】 フェノチアジン誘導体で強力な精神安定薬．中枢作用として静穏，制吐，体温下降，内分泌抑制，筋緊張低下の各作用を有す．精神分裂症に用いるほか，他の麻酔薬の作用を増強する（強化麻酔作用）ことから，術前の前投薬や基礎麻酔として用いられる．末梢作用には抗アドレナリン作用がある．基礎代謝を低下させるため冬眠薬ともいわれる．

クロルヘキシジン chlorhexidine 同クロルヘキシジン，ヒビテン® 【薬・微】 化学式：$C_{22}H_{30}Cl_2N_{10}・2HCl$，分子量 587.37．白色の結晶粉末．水，エタノールにはほとんど溶けない．塩酸塩の形で使用．グラム陽性菌，陰性菌の両者に有効．グラム陽性菌に対する抗菌力は強い．抗酸菌（結核菌など），芽胞形成菌およびウイルスには無効．口内炎，抜歯創の感染予防にトローチ剤として用いられる．

クロルヘキシジン・ジグルコネート chlorhexidine digluconate ➡グルコン酸クロルヘキシジン

クロロアゾジン chlorazodine, chloroazodine 同アゾクロラミド 【薬】 塩素系消毒薬．有効塩素が38.5%で殺菌作用は強力である．作用機序は他の塩素系殺菌剤と同様で酵素系の酸化と細胞膜の破壊である．細菌，アメーバやウイルスなどに有効であるが，有機物の存在下で効力は減弱する．

クロロパーチャ chlorpercha 【薬】 根管充填剤．ガッタパーチャをクロロホルムで溶解して泥状としたもの．可塑性を有し，緻密で根管壁に密着する．遮光した気密容器に入れて保存する．

クロロフィル chlorophyll ➡葉緑素

クロロヘキシジン chlorhexidine ➡クロルヘキシジン

クロロホルム chloroform 【薬】 揮発性麻酔薬．引火性なし．心停止などの副作用で現在臨床に使用されない．

ケ

毛（け） hair 【解】 皮膚の角質性の付属器である．毛は体表面に露出している部分（毛幹）と，皮膚の内部に埋没している部分（毛根）とがあり，毛幹は完全に角化し硬い．体毛，うぶ毛，頭毛，まゆ毛，まつ毛，陰毛などがある．

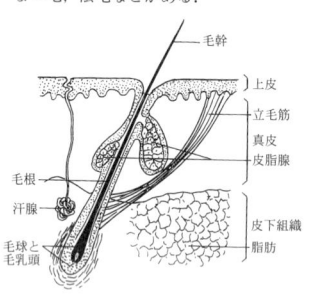

毛幹／上皮／立毛筋／真皮／皮脂腺／毛根／汗腺／皮下組織／毛球と毛乳頭／脂肪

経口感染（けいこうかんせん） oral infection 【微】 口腔を介して感染を起こす場合をいう．通常摂取食物とともに口腔を介しての病原菌が侵入し，消化器系統やまたこれを経て他の部位に感染する．

経口投与（けいこうとうよ） oral administration 同内服 【薬】 薬物の投与法の1つで，もっとも一般的．薬物は胃からも吸収されるが，多くは小腸から吸収される．安全，簡便で作用の持続を期待できる方法であるが，薬物の吸収が消化管内容物やpHで影響され，消化酵素や肝臓で分解されやすい．また速効性がないなどの欠点も有する．

経口避妊薬（けいこうひにんやく） ➡ピル

ケイ酸セメント（――さん――） silicate cement 【薬】 充填用歯科用セメント．粉末はシリカとアルミナを，液は正リン酸を主成分とする．硬化時の熱膨張などの物理的性質が歯とよく似ているが，唾液に溶解して崩れていくことや，変色することなどの欠点をも有する．混和は冷

却した練板で金属スパチュラを用いない.

形質細胞(けいしつさいぼう) plasma cells 同プラズマ細胞【組・微】結合組織における形質細胞の増殖が病変の本態で、肥満、脊柱骨、長管骨など全身の骨に多発するので多発性骨髄腫ともよばれる.骨髄に境界明瞭な結節が認められ、骨の破壊・吸収が高度で、ときに病的骨折を来す.

形質転換(けいしつてんかん) transformation【微】ある細胞から放出されたDNAを他の型の細菌が取り込み、型転換が起こること.例：肺炎球菌の非病原性株に病原性株のDNAを添加することによって、非病原性株が病原性を獲得する.

形質導入(けいしつどうにゅう) transduction【微】バクテリオファージ(細菌ウイルス)が宿主にしている細菌細胞の遺伝物質が他の細菌細胞内に運び込まれる現象.その結果、導入を受けた菌の遺伝学的性質が変化する(変異).

形質膜(けいしつまく) plasma membrane →細胞膜

茎状突起(けいじょうとっき) styloid-process【解】側頭骨の下面から出ている小さな象牙の形の突起をいう.茎突下顎靱帯の他に3つの筋が付着している(P.50, 234 図参照).

頸静脈孔(けいじょうみゃくこう) jugular foramen【解】側頭骨錐体と後頭骨が合してできる孔で、前後に二分されている.前部は小さく舌咽・迷走・副神経が通り、後方は内頸静脈が通る(P.235 図参照).

頸椎(けいつい) cervical vertebra【解】脊椎の上部7個の椎骨.第一頸椎は椎体を欠きアトラスとよばれ頭蓋骨の後頭顆と関節し、第二頸椎は軸椎とよばれ上方に突出した歯突起を有しアトラスの前内面と関節する.第七頸椎は棘突起が長く表面からふれることができて隆椎とよばれる.

系統解剖学(けいとうかいぼうがく) systematic anatomy【解】解剖学の教育、研究方法で人体を骨格系、筋肉系、脈管系、神経系、内臓系、感覚系のように分類し、それぞれの系統について順に教育研究する学問.

頸動脈管(けいどうみゃくかん) carotid canal【解】側頭骨錐体を貫く太い管で、頭蓋底部の頸動脈管外口からほぼ垂直に上走し、蝸牛の下でほぼ直角に前内方へ曲がり、錐体尖で頸動脈管内口として破裂孔に開く.内頸動脈の通路である(P.236 図参照).

頸動脈三角(けいどうみゃくさんかく) carotid triangle【解】頸部の筋間隙のうち肩甲舌骨筋上腹、胸鎖乳突筋前縁、顎二腹筋後腹に囲まれた三角形の部分で、この位置で総頸動脈が外頸動脈と内頸動脈に分岐し、また拍動をよく触れることができる(P.190 図参照).

頸動脈小体(けいどうみゃくしょうたい) carotid body【解】総頸動脈が内頸動脈と外頸動脈に分岐する部位の後方に位置する米粒大の小体で、血液中のO_2とCO_2の多少を感知し(化学感受装置)、脳の呼吸中枢に刺激を与え、O_2が少なくなると吸気をたかめる.

頸動脈洞(けいどうみゃくどう) carotid sinus【解】内頸動脈が総頸動脈と分かれた部位でやや丸くふくらんだ部位.血圧の物理的感受装置で血圧が高くなると降圧に働く.

茎突下顎靱帯(けいとつかがくじんたい) stylomandibular ligament 茎状突起尖端より起こり、下顎角後縁内側に付着する靱帯.顎関節を補強していると考えられる(P.50 図参照).

茎突舌骨筋(けいとつぜっこつきん) stylohyid muscle 口腔底を形成する舌骨上筋群に属し、起始は茎状突起.停止は顎二腹筋中間腱の内側で、舌骨大角前端.顔面神経により支配され、作用は、舌骨を後上方へ引き上げる(P.40 図参照).

茎乳突孔(けいにゅうとつこう)【解】側頭骨錐体下面の茎状突起の部の後端に開口する孔.内耳道底より始まる顔面神経管の開口部であ

り，顔面神経，茎乳突孔動・静脈の通路となっている．

痙攣発作（けいれんほっさ） convulsive attack ➡テタニー

外科手術期（げかしゅじゅつき） surgical stage ➡外科麻酔期

外科麻酔期（げかますいき） surgical stage 〔同〕麻酔第3期，手術適応期，外科手術期 【薬】全身麻酔薬の麻酔深度の時期（段期）の1つ．規則正しい呼吸で熟睡状態を呈し，呼吸筋以外の骨格筋が筋弛緩した状態から始まり，呼吸が浅く不整となる直前までをいう．第1相から第4相に分かれ，第2相は口腔内手術や開腹手術に適し，口腔内反射は消失する．第3相はその他の手術に適する．

劇薬（げきやく） powerful drug 【薬】薬理作用が強いかまたは激しいために用量を誤ると危険な薬物で，毒薬とともに劇性が強いものとして厚生労働大臣の指定する医薬品である．劇薬はその直接の容器または直接の被包に，白地に赤で，赤字で，品名と「劇」の文字が記載されていなければならない．

下血（げけつ） melena ➡メレナ

下剤（げざい） purgatives 【薬】腸管運動を促進させて内容物の排出を促進させる薬物．種々の原因による便秘，不消化物または毒物の排泄などに用いられる．本剤には硫酸マグネシウムなどの塩類やヒマシ油などの刺激性のものと大黄，センナ，アロエなどの植物性のものがある．

下水処理施設（げすいしょりしせつ） sewage treatment plant 【衛】下水処理場へ流入した下水は沈砂池，スクリーン，沈澱池により一次処理したのち，活性汚泥法または散布濾床法により，二次処理される．ついで汚泥処理が施され，下水処理場からの放流水には塩素消毒が行われる．

下水道（げすいどう） sewage 【衛】下水を排除するために設けられる排水管，排水渠そのほかの排水施設，これに接続して下水を処理するために設けられる処理施設，またはこれらの施設を補充するために設けられるポンプ施設，そのほかの施設の総体をいう．

下水の水質基準（げすい――すいしつきじゅん）【衛】下水道法による政令で定められた放流下水の水質基準には，下水処理方法別にpH，BOD（生物化学的酸素要求量），浮遊物質量，大腸菌群数が定められている．なかでも下水の汚染度を知るもっとも重要なものはBODである．

ケタミン ketamine 〔同〕ケタラール 【薬】非バルビタール系静脈麻酔薬で全身麻酔に用いるが，麻酔力は弱く，奏効時間も短い．麻酔時の呼吸循環抑制作用や筋弛緩作用は弱いが，鎮痛作用は強い．覚醒時には悪夢や幻覚をみる．主として大脳皮質，とくに大脳辺縁系に作用するが，延髄機能に対する抑制作用は弱い．解離性麻酔薬ともいう．

ケタラール® ketaral ➡ケタミン

血圧（けつあつ） blood pressure 【生】血管内の血液が示す圧力を血圧というが，臨床的には上腕動脈で測った血圧を意味する．心室収縮時の血圧がもっとも高く（最高血圧），弛緩期の血圧がもっとも低い（最低血圧）．両者の差を脈圧という．血圧の単位はmmHgで示す．

血圧下降薬（けつあつかこうやく） antihypertensive agents ➡抗高血圧薬

血圧計（けつあつけい） mercury manometer 〔同〕リバ・ロッチ型血圧計 血圧を水銀の重さとつり合せて計るもの．上腕部に巻いたマンシェット（圧迫帯）に空気を送入し，その内圧を高めたり，低めたりして末梢動脈の血流を変化させ，計測する．

血圧上昇薬（けつあつじょうしょうやく） angiotonics ➡血管収縮薬

血液（けつえき） blood 血管内を流れる液体．その組成は，淡黄で，透明な液体成分（血漿）と血球成分（赤血球，白血球，血小板）とからなる．全血液量は体重の約8％．血液の色は赤血球中に赤いヘモグロビンを含むためである．

血液型（けつえきがた） blood group 【生】赤血球膜にある抗原（凝集原）を基準として分けられる血液の分類をいい，ABO式血液型，Rh式血液型などがある．血液型の異なる血液を混ぜると赤血球が速やかに凝集する組み合せがある．輸血の際には，受血者の体内で血液凝集が起こらないように給血者の血液型を選ばなけ

血液凝固（けつえきぎょうこ）blood co-agulation, blood clotting 【生】 血管外に出た血液が固まること．血液凝固は多くの凝固因子などにより複雑な過程を経て起こるが，最終的には血液中にフィブリンが析出して血液を絡め，流動性を失って固まる．これによって出血が防止される．

血液凝固因子（けつえきぎょうこいんし）blood clotting factor 【生】 血液凝固に関係する因子は非常に多い（第1～第XIII因子とプロトロンビン活性体）．これらの因子は1つでも欠ければ血液は凝固しにくくなり，種々の出血性疾患を引き起こす．血友病Aは第VIII因子欠損による．

血液凝固障害（けつえきぎょうこしょうがい）coagulopathy 【生】 血液凝固因子が欠損すると出血性疾患を生じる．また，血小板が減少すると出血しやすい血小板減少性疾病が起こる．逆に，血管内壁に病変があると血小板がこれに付着してこわれ，血液が凝固して血栓を作る．

血液凝固促進薬（けつえきぎょうこそくしんやく）coagulants, blood coagulation accelerant 【薬】 止血薬の1つ．全身性・局所性に血液凝固を促進して止血を行う薬物．新鮮血や血液製剤のほか動物の脳や肺，脾などから抽出精製した動物臓器製剤とビタミンK剤がある．新鮮血や血液製剤は血小板そのほかの血液凝固因子を含む．動物臓器製剤とビタミンK製剤は種々の機序と方法によりプロトロンビンを増加して凝固を促進する．

血液凝固阻止薬（けつえきぎょうこそしやく）anticoagulant 同抗凝血薬 【薬】 輸血時，血栓症治療などに使用．ヘパリン　ワルファリン．

血液循環（けつえきじゅんかん）blood circulation 【生】 体循環（大循環）と肺循環（小循環）とがある．体循環の経路は左心室→大動脈→毛細血管→大静脈→右心房であり，肺循環は右心室→肺動脈→肺→肺静脈→左心房である．心臓のポンプ作用，心臓や静脈の弁，筋の力などによって血液は循環する．

血液タンパク質凝固薬（けつえき――しつぎょうこやく）blood coagulation（血液凝固）【薬】 止血薬．出血部に局所適応する．刺激性，組織の腐蝕あり．塩化アルミニウム製剤，塩化第二鉄など．

血液-脳関門（けつえきのうかんもん）blood-brain barrier 同脳-血液関門 【薬】 脳血管内の血液と脳の間では，水，酸素，二酸化炭素を除いてほとんどの物質を通さないという障壁のこと．ブドウ糖，アルコール，ある種のイオンがある程度通す．

結核（けっかく）tuberculosis 【病】 結核菌（Mycobacterium tuberculosis）の感染によって生ずる特異性炎の1つである．飛沫感染により肺，気道に発症することがもっとも多いが，まれに腸または皮膚にも初発することもある．病理組織学的には結核結節とよばれる肉芽腫形成が特徴である．

結核菌（けっかくきん）Mycobacterium tuberculosis 同抗酸菌 【微】 結核菌は経気道的に侵入，肺胞で定着，増殖して滲出性炎症を起こす（結核結節）．ツベルクリン反応（遅延型アレルギー）．予防にBCGを接種する．

血管（けっかん）blood vessel 【解】 血管は動脈，静脈，毛細血管に区別される．基本構造は，一層の内皮細胞からなる内膜，平滑筋線維からなる中膜，外層の結合組織の外膜であるが，毛細血管はほとんど内膜のみからなる．動・静脈にはそれぞれ名前がついている．

血管拡張薬（けっかんかくちょうやく）vasodilators 同末梢血管拡張薬 【薬】 直接血管平滑筋に作用して血管拡張を引き起こす薬物をいう．末梢血管障害を改善する目的で用いられ，ニコチン酸製剤，パパベリンなど．別に交感神経遮断や冠拡張剤もあるが，抗高血圧薬や抗狭心症薬として別に取り扱う．

血管腫（けっかんしゅ）hemangioma 【病】 血管内皮細胞が腫瘍様性増殖したものである．毛細血管性（単純性）血管腫，海綿状血管腫および変状血管腫に区別される．口腔領域では舌および口唇に好発し，毛細血管性血管腫と海綿状血管腫が多い．

血管収縮薬（けっかんしゅうしゅくやく）angiotonics, vasoconstrictors 同血圧上昇

薬，昇圧薬　【薬】　血管平滑筋を収縮させる薬物で，交感神経様物，とくにα作用薬．フェニレフリン，ノルアドレナリンは麻酔時やショック時の血圧下降に有効．局所適用により抗鼻閉塞，局所麻酔薬への添加，簡単な止血に応用される．

血管腫性エプーリス（けっかんしゅせい――）　epulis hemangiomatosa　【病】　毛細血管の増生および拡張が明らかな血管腫様の像を呈するエプーリスである．出血しやすく，鮮紅色～赤紫色を示す．

血管透過性亢進（けっかんとうかせいこうしん）　enhancement of capillary permeability　【病】　血管壁を介して，種々の生活物質や細胞壁の選択的機能によって通過または透過している．炎症に際して血管壁の物質通過や透過性機能が増大することをいう．

血管肉腫（けっかんにくしゅ）　hemangiosarcoma　【病】　血管内皮細胞および周皮細胞に由来する悪性腫瘍である．異型性の強い細胞が充実性に増殖するが，わずかに血管腔を形成する性質がある．皮膚，骨，および内臓諸器官に好発する．

血球（けっきゅう）　blood corpuscles　【組】　血液中の細胞性有形成分を血球といい，赤血球と白血球に大別される．ヒトの赤血球は直径が約$7.5 \mu m$で，その数は男性で約450万個/mm^3，女性で約400万個/mm^3．白血球は核と細胞小器官を有する細胞で，その数は5000～9000個/mm^3とされている．

月経（げっけい）　menstruation　【生】　排卵後，卵胞は黄体を形成し黄体ホルモンを分泌する．この濃度が卵胞ホルモンを越えると，子宮粘膜は肥厚し分泌腺の分泌は旺盛になる．この時期に受精しないと黄体は消失し，子宮粘膜内層は出血をともなって剥離，脱落する．これを月経という．

結合型（けつごうがた）　binding type　【薬】　薬物が体内に入ったときに血中や組織内で示す動態の1つ．薬物は体内に入ると，血漿や組織のタンパク質に結合を有するものとしないものに分かれるが，このうちのタンパク質に結合した薬物をいう．多くの薬物はアルブミンと結合する．

血行性歯髄炎（けっこうせいしずいえん）　hematogenous pulpitis　【病】　血行性に細菌が根尖孔から歯髄に侵入し炎症が起こったもので，一般に歯冠部にはう蝕や外傷などは認められない．上昇(行)性歯髄炎に含まれる．

血行性転移（けっこうせいてんい）　hematogenous metastasis　【病】　腫瘍細胞が血管内に侵入し血流により種々の臓器・組織へ運ばれ，その部位で増殖するものである．肉腫に多くみられる．発現しやすい場所は，肺，肝，腎，骨などである．

結合節（けつごうせつ）　➡コブラ

結合組織（けつごうそしき）　connective tissue　【組】（中胚葉）から発生し，結合組織細胞とこれを取り巻く広い細胞間物質とからなる．前者に線維芽細胞，脂肪細胞，組織球，リンパ性遊走細胞，形質細胞，白血球などがあり，後者にコラーゲン線維と無定形の基質からなる．基質が固体なのが骨，液体なのが血液，リンパ液である．

結合組織の化生（けつごうそしき――かせい）　metaplasia of the connective tissue　【病】　結合組織が他の分化した組織型に転換することで，古い結核病巣，動脈硬化，骨格筋の病変，子宮筋腫，または他の瘢痕組織における骨形成などはその例である．

血色素（けっしきそ）　hemoglobin　➡ヘモグロビン

血腫（けっしゅ）　hematoma　【病】　組織内に，出血による相当量の血液が貯留して腫瘤状を呈したもの．

血漿（けっしょう）　plasma　【生】　血液の液体成分で，全血液の約55％を占める．各種の電解質，タンパク質，ブドウ糖などが含まれている．

血漿清澄因子（けっしょうせいちょういんし）　serum cleaning factor　➡リポタンパク質リパーゼ

血小板（けっしょうばん）　blood platelets, thrombocytes　㊥栓球　【組】　直径2～3μmの無核の小体で，骨髄中の巨核球（megakaryocytes）の細胞質の破片．形は不定(楕円形，球形，紡錘形，星状など)で，数は約25万～30万個/mm^3．主な機能は止血作用で，血液の凝固に関与する．

血小板減少性紫斑病（けっしょうばんげんしょうせいしはんびょう） thrombocytopenic purpura 〔同〕ウェルホフ病 【病】血小板減少による疾患。皮下に出血点（紫斑）がみられ、歯肉出血や鼻血が起こりやすい。原因や治療法に決め手を欠く難病。

血清（けっせい） serum 【生】血液が凝固したとき、上層に認められる液体成分。血液から血球成分とフィブリノーゲンを除いた成分であり、また血漿からフィブリノーゲンを除いた成分である。

血清カルシウム（けっせい――） serum calcium 【生・栄】血清カルシウム値は副甲状腺ホルモン、カルシトニン、活性型ビタミンDの作用によりほぼ一定値の10 mg/dl に保たれている。副甲状腺機能亢進症などのホルモンの異常を起こす疾患により血清カルシウム値は変動する。

血清肝炎（けっせいかんえん） serum hepatitis 【病・微】ウイルスの感染によって発現する肝炎のうち、とくに輸血、ワクチンなどの注射によって惹起されるもの。病原体としてはB型、非A非B型の核ウイルスがある。医療従事者は感染の危険性が高いので注意を要する。

血清石（けっせいせき） serumal calculus 〔同〕血石、膿石 【病】歯肉縁下の歯根面に沈着する歯石のことで、歯漿や膿汁のような滲出物が歯石に含まれているので黒褐色を呈し、そのため血石ともよばれる。強く付着しており、剥離が困難である。

血清療法（けっせいりょうほう） serotherapy 【微】病原微生物に対する免疫体あるいは抗毒素を多量に含む血清を注射して、感染症や毒ヘビの咬傷などの治療を行うこと。抗菌血清療法と抗毒素血清療法とがある。ジフテリア、破傷風、ガス壊疽、蛇毒に応用される

血石（けっせき） blood containing calculus →血清石

血赤素（けっせきそ） hemoglobin →ヘモグロビン

結節期（けっせつき） bud-stage 〔同〕蕾状期 【口解】歯胚の発生が歯堤の肥厚（結節状のふくらみ）からはじまる最初の発生段階をいう（P.146図参照）。

血栓症（けっせんしょう） thrombosis 【病】心臓や血管内に血液の凝固塊が形成されることである。動脈硬化症、血管炎など血管壁の変化、動・静脈瘤などによる血流の異常、血液性状の変化などが血栓形成の原因となる。赤血球とフィブリンが主成分で白血球と血小板が混在する赤色血栓、網状をなす血小板と白血球が主体で赤血球とフィブリンを含む白色血栓、および両者が混在する混合血栓がある。

血中濃度（けっちゅうのうど） drug concentrations in the blood 【薬】血液中に存在する薬物の濃度。血中濃度は吸収、排泄の速度により影響を受ける。血中と組織内の薬物濃度は平衡状態であるので、血中濃度を知ることは、組織内濃度を知る目安となる。薬効の維持に役立つ

血中濃度曲線下面積（けっちゅうのうどきょくせんかめんせき） area under the time-concentration curve 【薬】AUCと略される。吸収された薬物の全量を示す。生物学的利用率（バイオアベイラビリティ）の指標になる。

結腸（けっちょう） colon 【解】大腸のうち、盲腸に続き、直腸に至るまでの腸管をいう。上行結腸、横行結腸、下行結腸、S状結腸に区分される。結腸の筋層の外層をなす縦走筋は、前壁に1本、後方に2本の結腸ヒモにまとめられている（P.156図参照）。

結腸半月ヒダ・ヒモ・隆起（けっちょうはんげつ――・――・りゅうき） 【解】結腸の縦走筋は盲腸からS字状結腸までの外表面に、1 cmの幅で存在している。これを結腸ヒモという。また結腸表面は4～5 cmの間隔でくびれていて、その中間はふくらんでいる（結腸隆起という）。表面がくびれている部分の内面はヒダが突出していて、糞便の通過を遅くして水分の吸収を良くするようになっている。これを結腸半月ヒダという。

血沈値（けっちんち） erythrocyte sedimentation rate →赤血球沈降速度

血鉄素（けってつそ） hemosiderin →ヘモジデリン

血糖値（けっとうち） blood sugar 【生】血液に含まれているブドウ糖で、正常時

の血糖値は約 100 mg/dl である．糖質の摂取や激しい運動で，一時的に高血糖や低血糖になるが，速やかに回復する．インシュリンは血糖値を低下させ，グルカゴンや糖質コルチコイドは上昇させる．

血尿（けつにょう） hematuria 尿中に血液，とくに赤血球が混じったもの．含まれる量が多いと，肉汁色ないし血紅色を呈し混濁する．原因としては，腎疾患，血液疾患，中毒，アレルギー，尿路結石，外傷などがあげられる．

血餅（けっぺい） blood clot 【組】 血液を放置しておくと，血球と線維素（フィブリン）が絡まり赤い固体と透明な血清とに分かれる．前者を血餅という．

血餅期（けっぺいき） period of coagulation ⦿凝血期 【病】 抜歯窩がおもに血餅によって満たされている時期で，抜歯後 1 週間程の期間に相当する．抜歯後 2～3 日で周囲から毛細血管が新生し，線維芽細胞も増殖して肉芽期になる．

結膜（けつまく） conjunctiva 【解】 上・下眼瞼の内面（眼瞼結膜）と，眼球前面（眼球結膜）を覆う粘膜である．眼瞼結膜は厚く，血管に富むが，眼球結膜は血管が少ない（P.62 図参照）．

血友病（けつゆうびょう） hemophilia 【病】 血液凝固因子の先天的欠如により発現する先天性出血性素因．通常血友病とよばれるのは，伴性劣性遺伝で男性に発症する．第VIII因子欠如の血友病 A であるが，このほかに血友病 B,C がある．血友病 B は A と同様な遺伝形式をとるが，C は優性遺伝を示す．

ケトーシス ketosis ⦿ケトン症，ケトン血症 【栄】 血中のケトン体（アセト酢酸，β-ヒドロキシ酪酸，アセトン）濃度が上昇する疾患．糖の供給が不十分であったり，糖代謝が障害された場合にみられ，糖尿病，飢餓などでみられる．

ケトース ketose ⦿ケト糖 【栄】 単糖類の分類の 1 つ．ケト基を含む糖を総称してケトースとよぶ．これに対してアルデヒドを含む場合はアルドースと総称する．代表的なケトースにフルクトースがある．

α-ケトグルタール酸（——さん） α-ketoglutaric acid ⦿2-オキソグルタール酸 【栄】 クエン酸回路の中間体の 1 つ．これに種々のアミノトランスフェラーゼの触媒により他のアミノ酸よりアミノ基を，あるいはグルタミン酸脱水素酵素の触媒で水素とアンモニアを渡されるとグルタミン酸が生成される．

α-ケトグルタール酸デヒドロゲナーゼ複合体（——さん——ふくごうたい） α-ketoglutarate dehydrogenase complex 【栄】 α-ケトグルタール酸，NAD,CoA からサクシニル CoA, NADH を作る反応を触媒する一連の酵素が集合したもの．この反応はクエン酸回路を構成する反応の 1 つであり，補酵素として TPP，リボ酸などをもつ．

ケト源性アミノ酸（——げんせい——さん） ketogenic amino acid ⦿ケトン形成アミノ酸 【栄】 アミノ酸のうち生体内で代謝されてケトン体を形成するもの．純粋にケト源生アミノ酸に属するのはロイシンであるが，イソロイシン，リジン，フェニルアラニン，トリプトファン，チロシンもケトン体を生成しうる．

α-ケト酸（——さん） α-keto acid 【栄】 α 位（カルボン酸の隣）の炭素にケトン基をもつカルボン酸で，このケトン基にアミノ基を置き換えて相当するアミノ酸を生成することができる．また，アミノ酸が分解されるとき，α-ケト酸を経由して分解されることが多い．

ケト糖（——とう） ketose ➡ケトース

ケトン基（——き） ketone 【栄】 カルボニル基ともいう．炭素原子と酸素原子が二重結合で結ばれた>C=O の形の基をいう．

ケトン形成アミノ酸（——けいせい——さん） ketogenic amino acid ➡ケト源性アミノ酸

ケトン血症（——けっしょう） ketonemia ➡ケトーシス

ケトン症（——しょう） ketosis ➡ケトーシス

ケトン体（——たい） ketone bodies ⦿ジヒドロキシアセトンリン酸 【栄】 アセチル CoA より形成されるアセト酢酸，β-ヒドロキシ酪酸，アセトンの 3 つの物質をケトン体とよぶ．糖尿病や飢餓など糖代謝が障害され脂質分解が亢進すると血中のケトン体が増加する．

解(下)熱性鎮痛薬（げねつせいちんつうやく） antipyretic analgesics 回消炎解熱鎮痛薬【薬】 従来，鎮痛作用と解熱作用をもつアスピリンなどで代表される薬物をいった．しかし，鎮痛・解熱作用がアスピリンのもつ抗炎症作用を介しての効果と考えられるようになって以来，消炎解熱鎮痛薬といわれるようになった．これら薬物は，非ステロイド性抗炎症薬として酸性抗炎症薬（アスピリン）と塩基性抗炎症薬（メペリゾール）に分けられている．

ケミカルスコア chemical score ➡化学価（タンパク質の）

ケミカルメディエーター chemical mediator 回化学的媒介物質【薬】 生体に対して侵害刺激を与えたときに，生体防御反応として炎症を起こす．刺激と炎症反応の間を媒介する物質．セロトニン，ヒスタミン，ブラジキニン，プロスタグランジンなどがある．

ケラタン硫酸（――りゅうさん） keratan sulfate【栄】 グリコサミノグリカンの1つ．6-硫酸化 N-アセチルグルコサミンとガラクトースが交互にグリコシド結合したグリコサミノグリカンで，角膜，軟骨などに多く含まれる．

ケラトヒアリン顆粒（――かりゅう） keratohyalin granule【組】 重層扁平上皮の中間層（有棘層）の表面に塩基性色素に濃く染まる顆粒がみられる．この層を顆粒層といい，顆粒がケラトヒアリン顆粒である．

腱（けん） tendon【組】 筋肉の両端を骨に結び付けている線維性のヒモをいい，筋肉線維からしだいに結合組織線維に移行している．強靱結合組織であるが断裂することもある．アキレス腱断裂．

健胃薬（けんいやく） stomachics【薬】 食欲不振，胃部圧迫感，胸やけ，悪心，呑酸などの胃症状のとき，胃・腸管の運動機能を亢進し，また唾液，胃液，膵液の分泌を促進または調節して，食欲を増進させ，消化機能を高める薬物．

原因療法（げんいんりょうほう） cousal-treatment【薬・微】 疾患の原因を取り除く治療法．たとえば，感染症の原因菌を撲滅するための抗生物質の投与は原因療法である．しかし，その際の発熱や疼痛症状に対する抗炎症剤の適用は，対症療法である．

幻影細胞（げんえいさいぼう） shadow cell ➡幽霊細胞

限界運動範囲（下顎の）（げんかいうんどうはんい（かがく――）） border movement of the mandible 回境界運動範囲【生】 下顎運動空間の限界を示す三次元の範囲．その上面は下顎の前後，側方運動によって描かれ，中心位と中心咬合位を含み，上下歯牙の接触滑走の様相を表す．開口時の範囲は顎関節運動の様相を示している．

幻覚（げんかく） hallucination【薬】 精神機能の異常により，現実に存在しないことや物を見たり聞いたりしたように錯覚する幻視，幻聴をいう．幻覚を起こす薬物には，LSD-25，大麻，メスカリンなどがある．

原核生物（げんかくせいぶつ） prokaryote【微】 単細胞の状態で生活し，DNA線維構造を示す核は存在するが，核膜はない．また有糸分裂は行わない．ミトコンドリアやゴルジ装置などの小器管ももたない．細菌，クラミジア，リケッチアなど．

幻覚薬（げんかくやく） hallucinogenic drug【薬】 幻覚を生じる物質．LSD，大麻など．臨床で使用することはない．

減感作療法（げんかんさりょうほう） desensitization【微】 あるアレルゲンに対して即時過敏症またはアレルギー反応を呈する患者に，前もって段階的にアレルゲンを少量ずつ連続投与して，将来その抗原と接触したときに起こる激しい反応を軽減する治療法．

嫌気性菌（けんきせいきん） anaerobic bacteria, anaerobe【微】 酸素が存在すると発育，増殖が阻害される細菌．偏性嫌気性菌（酸素がない状態でしか発育できる菌）と通性嫌気性菌（多少酸素が存在していても発育できる菌）とに分けることができる．

嫌気的解糖（けんきてきかいとう） anaerobic glycolysis ➡エムデン・マイヤーホーフ経路

嫌気的処理（けんきてきしょり） anaerobic treatment【衛】 酸素が存在しない条件下において生育する嫌気性微生物の

代謝活性を利用した排水や有機性廃棄物の処理法で，排水や汚泥中の有機物をメタンと炭酸ガスに分解する．浄化槽で広く普及している腐敗槽（イムホフ槽）はこの応用である．

原形質（げんけいしつ） protoplasm 【歯】 細胞形質，細胞質【微・組】 細胞を構成している半流動性の物質をいう．核質と細胞質とからなる．おもに核酸，タンパク，脂質，糖および無機塩などよりなり，物質の合成，分解などが絶えず行われている（P.124 図参照）．

原形質毒（げんけいしつどく） protoplasmic poison 【薬】 細胞の原形質を侵す物質．結果として組織が崩壊する．すなわち，細胞の SH 酵素系の抑制を手はじめに，ある種酵素を抑えて細胞の生活機能を失わせる．重金属類の微量作用，フェノール，亜ヒ酸などがある．

健康（けんこう） health 【衛】 一般的に健康の基準としては，疾病のないこと，大きな作業能力，大きな生理機能，強い抵抗力，発育の早さ，老化の遅いことなどの生理学的・医学的な見方がとられる．WHO 憲章ではより広い概念として健康を定義している．

肩甲骨（けんこうこつ） scapula 【解】 胸郭背面上部で第二から第八助骨間に位置する三角形の扁平骨．自由上肢骨と胴体とを連絡する上肢帯に属する．外方は上腕骨と関節しているが，胸の骨との直接的接合はなく，肩甲骨に付着する筋により位置を保っているのみである．上肢帯は上肢に属する．

肩甲舌骨筋（けんこうぜっこつきん） omohyoid muscle 【解】 舌骨下筋群に属し，上・下の二腹と中間腱よりなる細長い帯状筋．下腹の起始は肩甲骨上縁で，停止は舌骨体外側部．作用は舌骨を下方に引く（P.190 図参照）．

健康の定義（けんこう――ていぎ） 【衛】 世界保健機構 WHO は次のようにに定義している．健康とは単に疾病や虚弱でないというだけでなく，肉体的，精神的ならびに社会的に良好（健全）な状態にあることという．

言語中枢（げんごちゅうすう） speech center 【生】 言語を操る中枢で，大脳新皮質にはおもに 2 つの中枢がある．多くのヒトでは左半球に存在する．運動性言語中枢（Broca の中枢）は前頭葉の運動前野にあり，言葉を話すために必要な筋の運動を制御する．感覚性言語中枢（Wernicke の中枢）は側頭葉の聴覚野の近くにあり，聞いた言葉の意味を理解する中枢である．

犬歯（けんし） cuspid, canine 【歯】糸切り歯 【解】 前方の切歯群と後方の臼歯群の間に位置する尖頭をもった歯．歯根はもっとも長く，歯冠はペン先状である．9～12 歳頃萌出し，寿命ももっとも長い．上顎犬歯は萌出異常をきたすことが多い．

犬歯窩（けんしか） canine fossa 【解】 上顎骨体前面の眼窩下孔直下に位置する小指頭大の浅い陥凹部．犬歯根による隆起の後上方に相当する．犬歯窩には口角挙筋が付着し，骨壁を介して骨体内部に上顎洞が存在する．

原始口腔（げんしこうくう） primary oral cavity ➡一次口腔

原始（性）嚢胞（げんし〈せい〉のうほう） primordial cyst 【歯】無歯性濾胞性嚢胞 【病】 濾胞性歯牙嚢胞の 1 型．歯の硬組織形成以前の歯胚上皮成分の嚢胞化のため，あるいは歯の形成初期の嚢胞化で，その増大により歯質が吸収消失することにより嚢胞に歯はない．組織像は含歯性嚢胞と同様であるが，上皮は角化傾向を示すことが多い．

腱受容器（けんじゅようき） tendon organ 【歯】腱紡錘 【組】 骨格筋の両端にあり筋を骨に付着させている部分を腱という．腱の中にあり，筋の伸展時や収縮時に筋にかかる張力を検出する受容器を腱受容器という．その感度は筋紡錘より鈍い．運動時における筋収縮の調節に関与している．

減少期（げんしょうき） phase of decline ➡下降期

原錐茎状突起（げんすいけいじょうとっき） プロトスタイリッド

減数分裂（げんすうぶんれつ） meiosis ➡成熟分裂

原生セメント質（げんせい――しつ） primary cementum 【歯】無細胞セメント質 【組】 歯根象牙質の表面を包む薄層の硬組織で，歯を歯槽骨に固定する支持組織

の1つである．セメント質には，第二(有細胞)セメント質とよばれるものがある．これらは骨組織によく似た理化学的性状を示す(P.193図参照).

原生象牙質(げんせいぞうげしつ) primary dentin 【組】歯の発育時から成熟形態に至るまでに形成された全象牙質をいう．普通は単に象牙質とよぶ．う蝕や摩耗などの外来刺激を受けて生ずる第二(修復)象牙質と構造的にもはっきりと区別される．

懸濁化剤(けんだくかざい) dispersing medium 【薬】懸濁液を作るのに用いる分散媒をいう．内服用薬物を微細均等にする懸濁剤の調製にはmontmorillorite系粘土であるベントナイト，ヘクトライト，ビーガム，ミクロクリスタルセルロースがよく用いられる．そのほか，アラビアゴム，アルギン酸ナトリウム，ゼラチン，CMC(カルボキシメチルセルロース)などがある．

懸濁剤(けんだくざい) suspension 【同】乳剤【薬】懸濁剤は，分散相が固体粒子である場合のことをいい，液体の場合の乳剤と区別する．固体粒子を分散させる液体が，水性か油性かにより，水性懸濁剤または油性懸濁剤とよぶ．

原虫(類)(げんちゅう〈るい〉) Protozoa 【微】原生動物門に属する微生物として取り扱われていたが，現在では，生物界に属している単細胞動物で，真核細胞としての種々の機能をもった小器官が存在するものをいう．原虫には鞭毛虫類，根足虫類，胞子虫類および繊毛虫類がある．

懸滴標本(けんてきひょうほん) hanging-drop specimen ➡生鮮標本観察法

原病巣(げんびょうそう) primary lesion ➡一次病巣

腱紡錘(けんぼうすい) tendon spindle ➡腱受容器

限量(げんりょう) minimal dose ➡最小有効量

コ

コアグラーゼ産生能(――さんせいのう) coagulase productivity 【微】ヒトや動物の血漿を凝固する酵素をコアグラーゼとよび，この酵素を産生または保有するかどうかは黄色ブドウ球菌の病原性の指標とされている．

コアタンパク質(――しつ) core protein ➡コアプロテイン

コアプロテイン core protein 【同】コアタンパク質【栄】プロテオグリカンのタンパク質部分をいう．このタンパク質に多数のグリコサミノグリカン糖鎖が結合してプロテオグリカンを構成する．コンドロイチン硫酸の場合はコアプロテインのセリン残基に結合している．

溝(こう，みぞ) fissure 【解】骨や歯の表面にある線状の凹みを溝という．骨表面では，神経や血管が接していることが多い．歯冠ではカリエスの好発部位となるので，予防充塡することがある．

抗悪性腫瘍薬(こうあくせいしゅようやく) antineoplastic drugs ➡抗腫瘍薬

降圧剤(こうあつざい) antihypertensive agents ➡抗高血圧薬

高圧蒸気滅菌(こうあつじょうきめっきん) high-pressure steam sterilization 【同】オートクレービング【微】滅菌法の1つ．高圧蒸気圧(オートクレーブ)を用いて湿熱120℃(2気圧)または121℃(15ポンド)で，15～20分の加熱処理を行うことによって，すべての微生物を滅菌することができる．手術器具，手術衣やガーゼなどの滅菌に用いられる．

高位歯(こういし) supraversion 【病・解】正常な咬合線よりも高い位置まで挺出している歯と対合歯が欠損し，補綴処置を行わず放置した場合に発現しやすい．

口咽頭膜(こういんとうまく) buccopharyngeal membrane 【同】頬咽頭膜【組】胎児3週頃口窩の奥にあり前腸と境している膜．胎児4週にこの膜は破れて口窩と前腸は交通する．

抗うつ薬(こう――やく) antidepressants 【薬】意欲の低下や不安，罪責感，それにともなう不眠，頭重感，食欲不振などの抑うつ状態の治療に用いられる薬物をいう．感情調整薬(イミプラミン，アミトリプチリン)や精神賦活薬(モノアミン酸化酵素阻害薬)があり，いずれも気分を高揚させる．

高エネルギーリン酸結合(こう――さんけ

コウエ

つごう） high-energy phosphate bond 【栄】 ATPに代表されるリン酸化合物に存在する結合エネルギーの高いリン酸結合．ATPのほかにも，GTP，クレアチンリン酸など多くの高エネルギーリン酸結合をもった化合物が生体にあり，種々の生物活動を行うためのエネルギー源となっている．

好塩基球（こうえんききゅう） basophilic leukocyte, basophil 【血】塩基好性白血球　顆粒白血球の1つである．ほぼ球状で，直径約10μmある．細胞質には塩基性の色素に好染する顆粒を多く含む．核は分葉状であるが，この顆粒によって部分的に覆われて不明瞭なことが多い．全白血球中に占める割合は0.5～1.0%ほどで，きわめて少ない．

抗炎症作用（こうえんしょうさよう） anti-inflammatory action 【薬】抗炎症薬のもつ作用．発熱，腫脹，発赤，疼痛と機能障害の炎症の5徴候を抑制する作用である．主として炎症のケミカルメディエーターの産生遊離の阻害などによるが，血管透過性抑制，キニン，プロスタグランジンなど活性物質の合成阻害，膜（細胞，リソゾーム）の安定化による起炎物質の放出阻止，白血球遊走，貪食作用抑制などによる．

抗炎症薬（こうえんしょうやく） anti-inflammatory drugs 【薬】炎症を過度とならなくしたり，予想される炎症反応を阻止する薬物．ステロイド系抗炎症薬と非ステロイド系消炎鎮痛剤そして消炎酵素剤に大別される．それぞれの抗炎症薬を参照せよ．

口窩（こうか） oral fossa 【組】初期胎児の顔面相当部に前頭隆起と左右の第一鰓弓の諸突起が集まって将来の口腔になる部に陥没をつくる．これを口窩とよぶ．口窩の底には，原始消化管の前方部と境をなす口咽頭膜がある．やがて，この膜が破れて原始口腔へと発育する．この膜のすぐ上前方からラトケ嚢が発生する．これが下垂体である（外胚葉）．

口蓋骨（こうがいこつ） palatine bone 【薬】口腔の後方で上顎骨と接している左右1対の骨．垂直板と水平板の2つの骨板よりなり，直角にL字形に接合している（P.235図参照）．

口蓋骨水平板（こうがいこつすいへいばん） horizontal plane of palatine 【解】硬口蓋の後方部に位置している．前縁は上顎骨口蓋突起と接し，横口蓋縫合を作る．内側縁は反対側の水平板と接し，正中口蓋縫合を作る（P.235図参照）．

口蓋小窩（こうがいしょうか） palatal foramina 【解】硬口蓋と軟口蓋の境の中央部に1対の小さな凹み（窩）をいう．これは口蓋腺（粘液腺）の開口部である（次頁図参照）．

口蓋垂（こうがいすい） uvula 【解】口腔と咽頭との境界部（口峡）に左右の口蓋帆から垂れ下がっている小さい小指様の突起．この付近の粘膜はカゼを引くと赤く充血して痛む．

口蓋垂粘膜（こうがいすいねんまく） uvular mucosa 【組】口峡の上方から垂れ下がっている小指状の突起の粘膜．この粘膜は口腔側（重層扁平上皮）と鼻腔側（線毛上皮）とによって上皮細胞の形態が異なる．

口蓋腺（こうがいせん） palatine gland 【組】硬口蓋の後半から軟口蓋全面にわたっての粘膜固有層または粘膜下組織に分布する腺をいう．本腺の性状は粘液性である．そのほとんどは口蓋粘膜面（口蓋小窩）に開口する．

口蓋側（こうがいそく） palatinal 【解】歯の方向を示す用語の1つである．上顎の歯の唇側，頬側に対する反対側で，固有口蓋側である．下顎歯の舌側と同義語として使用する（P.192図参照）．

口蓋突起（こうがいとっき） palatal process 【解】上顎骨から垂直にのびて，反対側の突起と合して口蓋を作る．口腔と鼻腔とを分けている．まれに口蓋が癒合せずに，口蓋破裂となることがある．

口蓋帆張筋（こうがいはんちょうきん） tensor muscle of velum palatini 【解】嚥下，発声に際し軟口蓋の動きに関与する口蓋筋の1つである．作用：口蓋帆を緊張させる．

口蓋扁桃（こうがいへんとう） palatine tonsil 【解】口蓋舌弓と口蓋咽頭弓との間の扁桃窩にあるリンパ性器官．小指頭大の集合リンパ節であり，外からの細菌に対する防御機構をになっている．カゼのときに赤く腫れて炎症を起こす（次

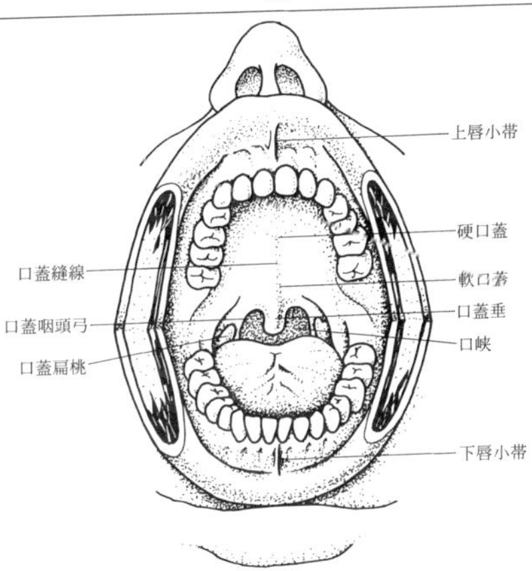
上唇小帯
硬口蓋
口蓋縫線
軟口蓋
口蓋垂
口蓋咽頭弓
口峡
口蓋扁桃
下唇小帯

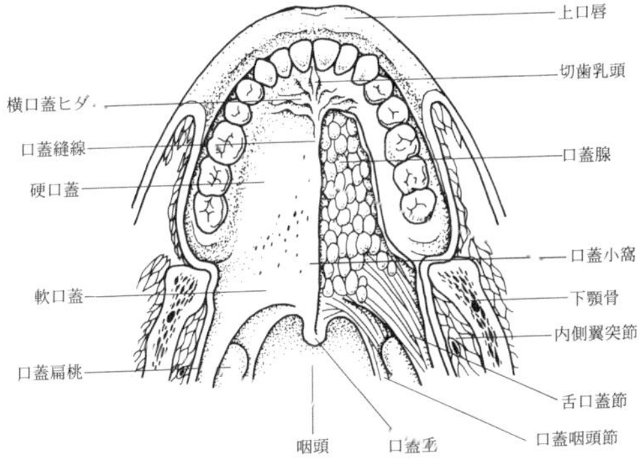
上口唇
切歯乳頭
横口蓋ヒダ
口蓋縫線
口蓋腺
硬口蓋
口蓋小窩
軟口蓋
下顎骨
内側翼突筋
口蓋扁桃
舌口蓋筋
咽頭
口蓋垂
口蓋咽頭筋

頁図参照).

口蓋縫線（こうがいほうせん） palatine raphe 【解】 硬口蓋の正中を切歯乳頭より口蓋垂へ向かって走る線のことで，発生において左右の口蓋突起の癒合によってできた線である．人によってみえにくいことも多い(上図参照).

口蓋裂（こうがいれつ） cleft palate 【病・組】 胎生期に上顎突起からできる左右の口蓋突起の癒合不全により口蓋に破裂をきたす先天奇形．症状は，言語障害，吸啜障害などで，口蓋形成手術により治療される．この時期は顎発育と言語獲得の点から 1.5～2 歳が適当とされる．

光化学オキシダント（こうかがく——） photochemical oxydant ㊐光化学スモッ

グ 【衛】 大気中の窒素酸化物と炭化水素が強い紫外線により光化学反応を起こして生成されるオゾン,アルデヒド,PAN (peroxy acyl nitrate)などの酸化力の強い物質の総称である.刺激性がありヒトの眼や喉を刺激し,光化学スモッグの原因物質である.

光化学スモッグ(こうかがく――) photochemical smog ➡光化学オキシダント

口角(こうかく) corner of mouth 【解】 上紅唇と下紅唇が合した所.口のかど(角);口裂の両端の部分(P.175 図参照).

光学異性体(こうがくいせいたい) optical isomer 【栄】 分子内に不斉炭素原子,すなわちそこに結合する4つの原子団がすべて異なる炭素原子を含む分子は光の偏光面を回転する.回転する方向が反対の異性体を,それぞれD型,L‐型光学異性体とよぶ.このような光学異性体を作ることのできるのは,生物体の特徴であり,たとえば筋肉ではL‐型の乳酸のみを作ることができる.

口角炎(こうかくえん) angular cheilitis 同口角びらん 【病】 口角部の乾燥,亀裂,出血,びらん,痂皮形成などの症状を起こす疾患.直接的な原因は流涎による湿潤と細菌感染であるが,ビタミンB_2の欠乏,糖尿病,歯の喪失による顎間距離の減少などが誘因とされる.

口角挙筋(こうかくきょきん) levator muscle of oral angle 【解】 口角より上方にある表情筋の筋肉の一種で深層に位置する.起始:眼窩下孔下部の犬歯窩,停止:(浅層部)口角の皮膚,(深層部)下唇および口角下制筋,作用:口角を上方に引き上げる.

口角結節(こうかくけっせつ) modiolus knot 同モダイオラス,モジオラス 【解】 口角の所で口角周辺の筋肉が集まっている所をよんでいる.

口角びらん(こうかく――) angular cheilitis ➡口角炎

硬化象牙質(こうかぞうげしつ) sclerotic dentin 【病】 二次的に石灰化が進んだ象牙質のこと.慢性の蝕,磨耗のほか増齢的に生理的変化としても認められる.顕微鏡的には透明象牙質,不透明象牙質に区別される.本態はヒドロキシアパタイトなどの結晶による象牙細管の閉鎖である.

睾丸(こうがん) testicle ➡精巣

抗癌抗生物質(こうがんこうせいぶっしつ) antineoplastic antibiotics ➡抗腫瘍系抗生物質

抗癌剤(こうがんざい) anti-cancer drugs ➡抗腫瘍薬

交感神経(こうかんしんけい) sympathetic nerve 【生・解】 自律神経(系)は交感神経と副交感神経とからなり,両者は多くの内臓器官を二重に支配し,その作用は一般に拮抗的で自律神経の平衡を維持している.交感神経の神経細胞は胸腰髄部の側柱にある.交感神経が興奮すると生体は闘争状態にあり,瞳孔散大,心拍数増加,血圧上昇などがみられる.

交感神経興奮薬(こうかんしんけいこうふんやく) sympathomimetic agents ➡アドレナリン作働性薬

交感神経遮断薬(こうかんしんけいしゃだんやく) antiadrenergics,adrenergic blocking drugs 【薬】 交感神経刺激や交感神経作動薬に拮抗する薬物で,αおよびβ遮断薬と交感神経終伝達物質を減少させる薬物がある.α遮断薬にはハロアルキルアミン,イミダゾリンは末梢循環障害に,麦角アルカロイドは偏頭痛の治療に,β遮断薬のプロプラノロール,プラクトロールなどは不整脈,狭心症,高血圧症に用いられる.伝達物質を減少させるレセルピン,グアネシジン,α‐メチルドーパは,高血圧症と不整脈の治療,鎮静などの目的に用いられる.

交感神経様作用(こうかんしんけいようさよう) sympathomimetic agents ➡アドレナリン様作用

抗感染作用(こうかんせんさよう) anti-infectious action 同抗感染作用 【薬・微】 細菌などの原核細胞と,動物細胞などの真核細胞の構造や代謝の相違を利用して,生体の組織や器官に対してはとんど影響を与えずに,特異的に病原微生物の発育を抑制し,殺滅する作用(選択毒性).この作用をもつものには化学療法薬(主として抗生物質)がある.

好気性菌(こうきせいきん) aerobic bacteria, aerobe 【微】 酸素の存在下で発育できる細菌,すなわち酸素を利用し,

好気的処理法(こうきてきしょりほう) aerobic treatment method 【衛】 水中の溶存酸素の存在下で生育する好気性微生物を利用して排水中の有機物を分解除去する方法の総称.現在,わが国の都市下水の処理は,大部分が好気的処理を主体とした活性汚泥法を用いている.

高級脂肪酸(こうきゅうしぼうさん) long-chain fatty acid 同長鎖脂肪酸 【栄】 パルミチン酸,ステアリン酸のように炭化水素鎖の部分の長い脂肪酸.長鎖であるほど一般に融点(液体から固体になる温度)は高い.

口峡(こうきょう) fauces 【解】 口腔から咽頭への境界部をいう.上壁は軟口蓋の後方の口蓋帆であり,その後方中央端か下方に下がり口蓋垂となる.底部は舌根部よりなる(P.101 図参照).

抗凝血薬(こうぎょうけつやく) anticoagulant 【薬】 ➡血液凝固阻止薬

口筋(こうきん) muscle of mouth 【解】 口裂周囲の表情筋の総称で,口裂を広げたり口唇をとがらせたりする.口角の上方に大・小頬骨筋,上唇筆筋,上唇鼻翼挙筋,口角挙筋,下方に口角下制筋,下唇下制筋,側方に笑筋,頬筋,口裂周囲に口輪筋が存在する(P.68 図参照).

咬筋(こうきん) 匚 masseter 【解】 咀嚼筋の1つで,下顎枝の外面に広がる深浅2層の筋.起始:頬骨弓下縁,停止:下顎枝外面の咬筋粗面.下顎骨を上方にあげ,もっとも強く咬みしめる咀嚼筋である(P.205 図参照).

抗菌作用(こうきんさよう) antibacterial action ➡抗感染作用

抗菌スペクトル(こうきん――) antibacterial spectrum 【微・薬】 化学療法剤のもつ抗菌力やその効果はそれぞれ病原体に対して異なる.また病原体の側からは薬剤に対する感受性は菌の種類や菌株によって強弱がある.このような化学療法剤の抗菌性の範囲を指す.

咬筋粗面(こうきんそめん) masseteric tuberosity 【解】 下顎骨の下顎枝外面の下顎周囲の粗面で,咬筋の1つの咬筋が付着する(P.44 図参照).

抗菌物質(こうきんぶっしつ) antibiotics 【微・薬】 細菌に対して静菌および殺菌作用を示す物質で,化学療法剤(サルファ剤,抗生物質)やバクテリオシンなどがある.

口腔(こうくう) oral cavity 【解】 消化器系の最初の部位で咀嚼を営むために菌,舌,大小唾液腺を有する.口腔は菌列弓により口腔前庭と固有口腔とに分けられる.固有口腔の大部分を舌が占めている.

口腔温(こうくうおん) oral temperature 同口内温 【生】 口腔内の温度で,舌下に体温計を入れて測定する.呼吸や飲食の影響を受けやすいので,口を閉じて測定する.直腸温よりやや低く,腋窩温より高い.

口腔癌(こうくうがん) oral carcinomas 【病】 口腔領域に発生する癌腫のことで,上顎癌,下顎癌,舌癌,歯肉癌,口唇癌,唾液腺癌などがある.しかしこれらは臨床的病名であって発生した場所を示しているにすぎない.病理組織学的には,ほとんどが扁平上皮癌で,まれに腺癌があり,唾液腺からはこのほかに腺房細胞癌,粘表皮癌,腺様嚢胞癌などが発生する.

口腔カンジダ症(こうくう――しょう) oral candidiasis 同鵞口瘡 【微】 病原体はカンジダ・アルビカンス.舌や口腔粘膜に白苔が付着し,剝離するとびらんがみられる.発症は新生児や基礎疾患により抵抗力が低下した患者に好発.日和見感染症で,癌末期,エイズ,菌交代症などで起こる.

口腔菌叢(こうくうきんそう) oral bacterial flora ➡口腔常在菌

口腔錠(こうくうじょう) buccal tablets 同バッカル剤 【薬】 口腔粘膜から薬物を吸収させ胃,腸,肝臓を経ず直接血中に入り,全身作用を期待するのを目的とした製剤.迅速に吸収され,速効的な作用発現を目的とした舌下錠と徐々に吸収され持続的な作用発現を目的としたバッカル錠がある.トローチとは本質的に異なる.

口腔常在菌(こうくうじょうざいきん) indigenous oral bacteria 同口腔正常菌叢,口腔菌叢 【微】 口腔を生活環境として生息している細菌で,口腔から通常検出される細菌.最近,口腔常在菌のい

くつかが，う蝕や歯周疾患の成因に関して密接なかかわり合いをもつことが明らかになってきている．常在菌の性質からみて，好気性，嫌気性菌が，それぞれ口腔の部位の特徴と関連して生息している．

口腔正常菌叢（こうくうせいじょうきんそう） oral bacterial nomal flora →口腔常在菌

口腔洗浄剤（こうくうせんじょうざい） mouth washes →口洗剤

口腔前庭（こうくうぜんてい） vestibule of mouth 【解】 口を閉じ，咬合したときに，口唇粘膜と頬粘膜を外壁とし，歯を内壁として作られる空間．第三大臼歯の後方で固有口腔と連絡している．

口腔トリコモナス（こうくう——） Trichomonas tenax 【微】 口腔トリコモナスは口腔に生息する原虫の1つ，虫体は西洋梨型．4本の前鞭毛と1本の後鞭毛がある．後鞭毛と虫体の間に波動膜を形成．進行性の歯周疾患部位から虫体が検出される．

口腔粘膜（こうくうねんまく） oral mucosa 【組・解】 口腔内表面そのものをいい，普通の状態では唾液で湿り，滑らかで，かつ赤味を帯びている．組織学的には上皮層と固有層に分けられる．唇の紅唇部（紅をぬるところ）を経て皮膚に移行する．前方2/3の上皮は外胚葉，後1/3は内胚葉からできている．

口腔粘膜消毒剤（こうくうねんまくしょうどくざい） antiseptics for oral mucosa 【薬】 口内炎や口腔内手術後の洗浄に用いる．弱酸性のホウ酸，ヨードグリセリン，ポビドンヨード，クロルヘキシジン，オキシドール，硝酸銀，アクリノールがある．

口腔微生物叢（こうくうびせいぶつそう） oral microbial flora 【微】 口腔には非常に数多くの微生物が生息し，優位を占めているのはレンサ球菌を主とする通性嫌気性グラム陽性球菌である．ついで通性嫌気性グラム陽性球菌と偏性嫌気性グラム陰・陰性桿菌である．口腔の部位による特徴から，舌，唾液，歯垢および歯肉溝の微生物叢に大別されている．

口腔用ケナログ®（こうくうよう——） 圈 トリアムシノロンアセトニド 【薬】 副腎皮質ホルモン製剤で，軟膏材と粘膜に付着しやすい錠剤がある．アフタ性口内炎，慢性剥離性歯肉炎，びらんや潰瘍をともなう難治性口内炎および舌炎を対象とし，1日数回，患部に塗布，貼布する．

口腔用軟膏（こうくうようなんこう） ointment for oral use 【薬】 口内炎，歯肉炎などの疾患部に強く付着し薬理的効果と保護効果がある．「歯科用軟膏（剤）」参照．

口腔底粘膜（こうくうていねんまく） →舌下部

広頸筋（こうけいきん） platysma 【解】 頸部の前部表層に広がる左右1対の薄い板状の筋肉．起始：鎖骨部ないし第一～第二肋骨部．停止：下顎底前方，顔面頬部に広がる．作用：口角を下方にひく（P.68図参照）．

抗痙攣作用（こうけいれんさよう） anticonvulsant action 【薬】 痙攣を鎮める作用をいう．たとえばストリキニン痙攣にはメフェネシン，ピクロトキシン痙攣にはフェノバルビタールがこの作用をもつ．運動神経の異常興奮を抑えることにある．

抗痙攣薬（こうけいれんやく） anticonvulsant 【薬】 てんかんの治療に用いる薬剤．バルビツール酸剤，ヒダントイン剤，アセチル尿素剤，オキサゾリジン剤，コハク酸イミド剤に分類されるが，頻用されるのは，フェノバルビタールとフェニトインである．歯科治療中に起こる痙攣（局所麻酔薬の過量中毒）にもフェノバルビタールが有効といわれる．

高血圧（こうけつあつ） hypertension 大循環系における動脈内圧が異常に上昇した状態を意味し，一過性の血圧上昇とは区別する．血圧の正常値は成人で収縮期圧 140mmHg 以下，拡張期圧 90mmHg 未満であり，高血圧とは収縮期圧 160mmHg 以上，拡張期圧 95mmHg 以上をいう．

高血圧治療薬（こうけつあつちりょうやく） drugs for the treatment of hypertension →抗高血圧薬

抗血清（こうけっせい） antiserum 圈抗体，免疫グロブリン 【免】 特定の抗原に対する抗体（免疫グロブリン）を含んだ血清をいう．このほかに分泌液中，体液抗体，血清抗体，循環抗体にも

抗原（こうげん）antigen 圓抗原性 【微】抗原は2つの意味で使用される．①非経口的に接種し，生体を免疫状態にする物質を免疫原，免疫原性という．②生体および試験管内で抗体または感作リンパ球と反応するものを反応原，反応原性という．

抗原-抗体反応（こうげん-こうたいはんのう）antigen-antibody reaction 【微・薬】抗体が対応する抗原と特異的に結合する反応で，試験管内では凝集反応や沈降反応として観察できる．生体内では，体液中の反応物はアレルギー反応を起こし，補体とともに細胞障害性抗原と結合した抗体は細胞障害性反応を，好塩基球，肥満細胞のFCレセプターに結合した抗体はアナフィラキシー反応を生ずる．

抗原性（こうげんせい）antigenicity ➡抗原

膠原線維（こうげんせんい）collagen fiber 圓コラーゲン線維 【組】結合組織，骨，軟骨などに広く分布しており，煮るとゼラチン（にかわ）になる．シャーピー線維や靱帯タンパクコラーゲンからできている．動物の皮（真皮）からできている革製品も煮るとコラーゲンとなる．

咬合（こうごう）occlusion 【解】上下顎の歯が咬み合う関係．咬合時の上顎に対する下顎の位置的関係によって中心咬合，前方咬合，側方咬合，および後方咬合などに区別される．

硬口蓋（こうこうがい）hard plate 【解】上顎骨口蓋突起と口蓋骨水平板によって作られる骨の部分をいう．口蓋の前方2/3以上を占めている．後1/3は軟らかい筋肉性の軟口蓋となる（P.101図参照）．

抗高血圧薬（こうこうけつあつやく）antihypertensive drugs 圓血圧下降薬，降圧剤，高血圧治療薬 【薬】持続的にみられる高血圧症の血圧を対症的に下降させる薬物をいう．軽症(最小血圧100mmHg以下)にはクロロチアジド，フロセミド，レセルピン，中等度症(最小血圧100〜120mmHg)には上記のほか，ヒドララジン，メチルドパ，重症(最小血圧120mmHg以上)にはグアネチジン，ニアラミドなどが用いられる．

硬膏剤（こうこうざい）plasters 【薬】常温で固形，体温程度で軟化し，粘着性をもつようになる外用薬をいう．原料としては脂肪，脂肪油，脂肪酸塩，ろう，樹脂プラスチック，精製ラノリン．医薬品を均等に混合するときの基剤として用いる．

抗高脂血薬（こうこうしけつやく）antihyperlipemic agents ➡動脈硬化治療薬

咬合性外傷（こうごうせいがいしょう）occlusal trauma 圓歯周外傷症 【病・解】生理的範囲を超えた強い咬合力によって，あるいは歯周組織の機能や構造が損なわれた場合には生理的範囲内の咬合力により，歯周組織，とくに歯根膜や歯槽骨が破壊されること．

咬合平面（こうごうへいめん）occlusal plane 【解】上顎中切歯の中点と左右上顎第一大臼歯の遠心頬側咬頭頂を結んでできた平面で，カンペル平面(鼻聴道線)とほぼ平行する面である（P.66図参照）．

咬合面（こうごうめん）occlusal surface 【解】歯冠の咬合縁および辺縁隆線に囲まれた陥凹部をいう．臼歯部では近心面と頬側面，舌側面と咬合面の5面からできている．

咬合面う（齲）蝕（こうごうめん——しょく）caries on occlusal surface 圓小窩裂溝う(齲)蝕 【病】咬合面に発生するう蝕で，多くは小窩・裂溝に発生する．病変は深部に進む傾向が強く容易に象牙質に波及する．進行した病巣では病変が内部で拡大する．

広告制限医薬品（こうこくせいげんいやくひん）【薬】表示：外包装に「広」．内容：特殊疾患（癌，白血病など）の医薬品で医師・歯科医師の指導が必要なものは一般人に広告を制限する．

抗コリンエステラーゼ薬（こう——やく）anticholinesterases 【薬】自律神経系のコリン作働性線維の末端から遊離する化学的伝達物質のアセチルコリンの分解酵素であるコリンエステラーゼを阻害し，アセチルコリンの作用を増強させるように働くのが抗コリンエステラーゼ薬である．フィゾスチグミン，ネオスチグミンなどがある．

抗コリン作働薬（こう——さどうやく）

anticholinergic drugs ➡抗コリン薬

抗コリン薬（こう——やく） anticholinergic drugs 同抗コリン作動薬【薬】副交感神経様作用薬（コリン作動性薬）に拮抗する薬物である．コリン作動性節後線維と効果器（心臓，分泌腺，平滑筋）との間の化学的伝達物質のアセチルコリンに拮抗する．アトロピン，ホマトロピン，スコポラミンがある．

虹彩（こうさい） iris【解】黒い瞳孔の周囲を形づくっており，内部に瞳孔括約筋がある．光の明暗によって目に入る光量を調節する．交感神経では瞳孔は散大し，副交感は縮小．虹彩に含まれるメラニン色素の量により，北欧人はブルー，日本人は茶褐色をしている（P.62図参照）．

交叉感作（こうさかんさ） cross sensitization【微】ニワトリの卵白アルブミンを抗原として与え感作し，抗体を作らせると，この抗体はニワトリの卵白アルブミンともっとも強く沈降反応を起こすが，ニワトリの近縁動物であるアヒルの卵白アルブミンともある程度反応する．この増感現象のことをいう．

交叉咬合（こうさこうごう） posterior crossbite【解】中心咬合位で下顎歯列弓の一部が，上顎歯列弓の外側方に位置する異常咬合の1つの型．一部分が反対咬合になっている．

交叉試験（こうさしけん） cross matching test 同交叉適合試験，クロスマッチテスト【生】輸血時に給血者と受血者の血液を血球と血清に分離して両者をそれぞれ混ぜ合わせ，凝集の有無によって輸血の適合性を調べる検査方法．

交叉耐性（こうさたいせい） cross tolerance【微・薬】薬物の連用によりある薬物に耐性が生じるとそれと化学構造式が類似している薬物に対して耐性を示すこと．エタノール（酒）に耐性を示すものはそれと化学構造式の類似しているエーテルに耐性を示す．抗生物質間にも起こりやすい．

交叉適合試験（こうさてきごうしけん） cross matching test ➡交叉試験

交叉反応（こうさはんのう） cross reaction ➡交叉感作

好酸球（こうさんきゅう） acidophilic leukocyte, acidophil 同酸好性白血球【病】細胞内の顆粒が酸性色素で好染することからの命名である．全白血球の2～4%を占める．それほど活発ではないが，アメーバ運動をする．

抗酸菌（こうさんきん） acid-fast bacterium ➡結核菌

好酸性細胞腺腫（こうさんせいさいぼうせんしゅ） acidophilic adenoma ➡オンコサイトーマ

抗酸染色（こうさんせんしょく） acid-fast stain【微】抗酸菌は一般の染色法では染まりにくいが，Ziehl液（石炭酸フクシン）の加湿染色で赤色に染まる．菌体は酸やアルコールなどで脱色されにくい抗酸性を示す．通常，Ziehlneelsen法が用いられる．

高山病（こうざんびょう） mountain sickness【病】2500～3000 m以上の高い山に登ったときにみられる病的症状．気圧低下と吸気中の酸素分圧減少に起因する．頭痛，動悸，息切れ，チアノーゼ，嘔吐などが発現する．

後耳介神経（こうじかいしんけい） posterior auricular nerve【解】茎乳突孔で顔面神経より分枝し，下走した後，鼓室突起を通り後上方の乳様突起外側面へと向かう．経過中に耳介筋，後頭筋，側頭頭頂筋に分布する．

後耳介動脈（こうじかいどうみゃく） posterior auricular artery【解】外頚動脈の分枝として後頭動脈の上方より起こる．耳下腺に覆われて茎状突起にそって後上方に向かい，腺外に出て乳様突起の基底部を後上方へ走る．経過中，後頭部および耳介後面に分布する（P.38図参照）．

抗出血性ビタミン（こうしゅっけつせい——） antihemophilic vitamin ➡フィロキノン

抗腫瘍系抗生物質（こうしゅようけいこうせいぶっしつ） antitumor antibiotics 同抗癌抗生物質【薬】微生物が産生する抗菌物質のなかには，抗腫瘍系を示すものがあり，これを抗腫瘍系抗生物質という．ブレオマイシン（DNA合成阻害），アクチノマイシンD（RNA合成阻害），マイトマイシンC（DNA合成阻害），クロモマイシンA₃（RNA合成阻害）などがある．

抗腫瘍薬（こうしゅようやく） antitumor drugs ㊌癌化学療法薬, 抗癌剤, 抗悪性腫瘍薬, 制癌剤 ㊌これは癌化学療法薬であり抗癌剤, 制癌剤ともいう. 無限に自律的に自己増殖する悪性腫瘍細胞を抑制する. 選択毒性を示すものは少なく, 多くのものは正常細胞にも毒性を示すことになる. アルキル化薬(ナイトロジェンマスタードなど), 代謝拮抗薬(6-メルカプトプリンなど), 抗生物質(ブレオマイシンなど), アルカロイド(ビンクレスチンなど), 酵素剤(L-アスパラギナーゼなど)がある.

後上歯槽枝（こうじょうしそうし） upper-posterior alveolar nerve ㊌後上歯槽神経 ㊊ 上顎神経の枝として翼口蓋窩で眼窩下神経より分枝する. 歯槽孔より上顎骨内に入り前下方へと進む. 経過中に上顎洞, 上顎大臼歯部および頬側歯肉に分布する. 中歯槽枝とともに, 上歯槽神経ということもある(P.129 図参照).

後上歯槽神経（こうじょうしそうしんけい） upper-posterior alveolar nerve ➡後上歯槽枝

後上歯槽動脈（こうじょうしそうどうみゃく） upper-posterior alveolar nerve ㊌ 顎動脈の分枝として翼口蓋窩の入口付近で起こり, 前走して上顎骨体後面中央より骨内に入り前方へと向かう. 経過中, 上顎洞粘膜, 上顎大臼歯の歯肉および大臼歯部付近を養う(P.52 図参照).

甲状舌骨筋（こうじょうぜっこつきん） thyrohyoideus ㊌舌骨下筋群に属する筋で甲状軟骨から起こり, 舌骨大角下縁に停止する. 舌下神経の支配を受けて甲状軟骨の挙上および舌骨の引き下げに働く.

甲状腺（こうじょうせん） thyroid gland ㊌ 喉頭および気管上部の前方に付着する内分泌腺である. 甲状腺ホルモン(サイロキシン)は全身の物質代謝, 心臓および交感神経の作用, 骨格および生殖腺の発育などに重要な働きをする若さのホルモンともよばれている. カルシトニンは血中 Ca 量を下げる働き(骨形成)をする.

甲状腺ホルモン（こうじょうせん———） thyroid hormone ➡チロキシン

甲状軟骨（こうじょうなんこつ） thyroid cartilage ㊌ 喉頭の前壁と側壁の支柱をなす軟骨. 男性ではこの軟骨の正中部は隆起し, ノドボトケ(アダムのリンゴ)となっている.

口唇（こうしん） lips ㊌ 口裂をはさむ上唇と下唇の2枚の筋肉性のヒダで, 外側は皮膚, 内側は粘膜でその中間は紅縁である. 口腔入口の開閉の役をなし, 感覚が鋭い.

紅唇（こうしん） vermillion border ㊌ 赤唇縁 ㊊ 口唇の紅をぬる部の血管がすけ赤くみえる. 汗腺や脂腺がないので, 唾液で湿らせるとよい(P.175 図参照).

口唇小帯（こうしんしょうたい） frenulum 自分の舌で上口唇をもち上げると, 中切歯の前方にヒダがあることが分かる. これを上唇小帯という. 小さいのは白歯部(頬小帯)や下唇にもあり, これらはすべて総義歯の保持を悪くする.

口唇腺（こうしんせん） labial gland ㊌ 唇の口腔側(粘膜下組織)にある小唾液腺をいう. 腺の性状は混合性である. その導管はもちろん口唇の粘膜面, つまり口腔前庭に開口する.

口唇粘膜（こうしんねんまく） labial mucosa ㊌ 口唇のうち, 口腔側の粘膜部をいう. この粘膜は紅唇部(紅をぬるところ)を経て外側の皮膚に移行する. 粘膜面は他の口腔粘膜と同じく, 湿潤, 滑沢である. 粘膜上皮層が比較的厚く, 皮膚側の疎皮と同じく再生能力, 触覚や痛覚の発達もよい.

口唇裂（こうしんれつ） lip cleft 胎生期に口唇を形成する球状突起や下顎突起などの癒合不全によって起こる奇型で, 上唇に多く発現する. 破裂の程度により, 完全口唇裂と不完全口唇裂とに分けられる. まれに下唇にもある.

硬水（こうすい） hard water ㊌ 硬度の高い水のこと. 硬度は水中のカルシウムとマグネシウムイオン量を炭酸カルシウム量に換算したもので, mg/l (ppm) で示す. 硬度100 ppm 以上を硬水という. 煮沸によって軟水化する一時硬水と変わらない永久硬水がある. 欧米では硬水が多い.

広髄歯（こうずいし） ➡タウロドント

硬性下疳（こうせいげかん） hard chancre

コウセ

【病・微】 後天性梅毒第1期, すなわちスピロヘータ感染約3週間後に, 局所に発現した扁平丘状の赤い硬結（初期硬結）が潰瘍化したもの. 潰瘍周囲は軟骨様硬を呈し, 病理組織学的には血管炎で, リンパ球や形質細胞の浸潤がある.

合成抗菌性物質（ごうせいこうきんせいぶっしつ） synthetic antibacterial agent 【薬】 スルホンアミド類（サルファ剤）: ホモスルファミン. ピリドンカルボン酸系（キノロン系）: ナリジクス酸, オフロキサシンなど.

合成酵素（ごうせいこうそ） synthetase 【栄】 酵素の分類名の1つ. ATPなどの加水分解によるエネルギーを利用して2つの分子を結合させる酵素をいう. 国際的に酵素番号（EC番号）は6から始まるように定められている.

合成歯牙腫（ごうせいしがしゅ） composite odontoma ➡複合(性)歯牙腫

抗精神病薬（こうせいしんびょうやく） antipsychotic drugs 同分裂病治療薬 【薬】 向精神薬のなかの精神治療薬の精神抑制薬に属するものの1つで, メジャートランキライザーともよばれ, 主として精神病の治療に用いられる. クロルプロマジン, ハロペリドールなどがある.

向精神薬（こうせいしんやく） psychotropic drugs 【薬】 精神機能に影響を与える薬物のことをいう. これは精神治療薬（抗不安薬: メプロバメート, ジアゼパム, 抗精神病薬: クロルプロマジン, ハロペリドール, 抗うつ薬: イプロニアジド, ニアラミド, イミプラミン）と精神異常発現薬（多幸化薬: コカイン, モルヒネ, 幻覚発現薬: LSD-25, メスカリン）に大別される.

合成副腎皮質ホルモン（ごうせいふくじんひしつ——） synthetic adrenocortical hormone 【薬】 天然の副腎皮質ホルモンから誘導された人工・合成ホルモンで, 抗炎症, 抗リウマチ・抗アレルギー作用を強力にし, 糖質, タンパク質および脂肪代謝に対する作用を減弱させた製剤.

抗生物質（こうせいぶっしつ） antibiotics 【薬・微】 この名称は共生する微生物の一方が他方の発育, 繁殖を抑制する抗生現象に由来している. したがって, 抗生物質とは一方の微生物から出す微生物の発育を抑制する物質をいう. 現在は微生物のみならず, 悪性腫瘍細胞の増殖を抑制することにも用いられている.

抗生物質合剤（こうせいぶっしつごうざい） antibiotics mixture, dental 【薬】 歯科領域の根管消毒薬として根管内の各種の菌に有効性を発揮するように, 各種抗生物質を配合した根管消毒用抗生物質のことをいう. PBSC合剤があり, PはペニシリンGカリウム, Bはバシトラシン, Sはストレプトマイシン, Cはカプリル酸ナトリウムで, 広い範囲の抗菌性をもたせるように考案された合剤である.

抗生物質副作用（こうせいぶっしつふくさよう） side action induced by antibiotics 【薬】 抗生物質の長期投与により, それ自身による副作用の現れることをいう. ①腎障害: ポリミキシンB, アンホテリシン, ②肝障害: エリスロマイシン, ③難聴（第8脳神経障害）: ストレプトマイシン, ④血液障害（再生不良性貧血）: クロラムフェニコール, ⑤偽膜性大腸炎: クリンダマイシン, ⑥歯牙着色, 骨発育不全: テトラサイクリンなどがある. その他, 胃腸障害や過敏症を起こすものもある.

合成麻薬性鎮痛薬（ごうせいまやくせいちんつうやく） synthetic narcotic analgesics 【薬】 麻薬性鎮痛薬のモルヒネは多幸感, 耽溺性など精神的, 身体的依存性があり社会的影響が強いので, このような作用の少ない麻薬性の鎮痛薬が合成された. ペチジンおよびその誘導体, メサドン, レボルファノール, フェナゾシンなどがある.

光線過敏症（こうせんかびんしょう） light hypersensitivity; photodermatosis 【薬】 薬物過敏症（薬物アレルギー）. 光線の当たった部位のみに薬疹がでる.

口洗剤（こうせんざい） mouth washes 同洗口剤, 口腔洗浄剤 【薬】 歯科では含嗽剤を洗口剤ともいい, 含嗽・洗口剤ということもある. 含嗽剤は咽頭, 口腔粘膜の消炎, 消毒, 殺菌, 清掃をするのに用いる薬剤で洗口剤は咽頭を洗浄するというより, 口腔内を清掃するということを目的としている. おもに口腔の前部

には洗口剤を用い，後部には含嗽剤を用いる．①0.2～0.5％オキシドール，②臭化ドミフェン(オラドール)，③ポビドンヨード(イソジンガーグル)，④アズレン，⑤その他などがある．

酵素（こうそ） enzyme 【栄】 酵素は生体内の触媒であり，生体内で起こるさまざまの化学反応を可能にしている．タンパク質よりなり，一部のものは低分子の補助因子を必要とする．また，一般の触媒に比べて基質特異性が高いなどの特徴ある性質をもっている．

酵素異常（こうそいじょう） abnormal activity of enzyme 【栄】 酵素に異常があることが病気にかかりやすい因子となる．これにより物質代謝が円滑に行われなくなると，フェニールケトン尿症，糖尿病など種々の代謝疾患を生ずる．

構造活性相関（こうぞうかっせいそうかん） structure-activity relationship 【薬】 薬物の作用は化学構造および分子の立体配置と深く関係している．このような薬理作用と薬物の化学構造との関係のことをいう．アルコール，エーテルなど鎖式炭化水素は一般に中枢神経系抑制作用をもつものが多い．カフェイン，ストリキニーネなど芳香族炭化水素は一般に中枢神経系興奮作用をもつものが多いなど．

構造配列（こうぞうはいれつ） structural sequence →エキソン

酵素基質親和性（こうそきしつしんわせい） 【栄】 酵素反応が起きるためには酵素(E)は基質(S)と複合体(ES複合体)を形成する．この酵素と基質が結合するときの親和性を酵素基質親和性とよび，この酵素基質間のミカエリス定数の値が小さいほど親和性は高い．

梗塞（こうそく） infarct 【病】 終動脈が急に閉鎖したため，その末梢分布領域に起こる壊死である．貧血による貧血性(白色)梗塞と，出血をともなうことの多い出血性(赤色)梗塞がある．前者は脳，心，腎，脾に，後者は肝，肺に好発する．

酵素作用の特異性（こうそさようのとくいせい） specificity of enzyme 【栄】 基質と酵素の間にはカギとカギ穴の関係があり，ある特定の酵素はある特定の働きをもつ基質にしか作用しない．これを酵素の特異性あるいは基質特異性とよぶ．

硬組織（こうそしき） hard tissue 【組】 歯や骨などの石灰化した組織．これらの組織は有機基質の中にヒドロキシアパタイトが沈着したものである．ただし完成したエナメル質では有機質はきわめて少ない．角や爪なども硬組織に入れることもある．

硬組織溶解剤（こうそしきようかいざい） hard tissue（硬組織）【薬】 根管髄質が石灰化して根管拡大が困難なときに使用．EDTA（キレート剤）．

酵素の活性中心（こうそ――かっせいちゅうしん） active center of enzyme 【栄】 酵素の基質を結合し，触媒作用に直接関与している酵素分子の一部分．多くの場合活性中心は酵素分子のくぼみの部分に位置していて，その構造は分子全体の3次元的構造によって維持される．

酵素の至適pH（こうそ――してき――） optimum pH of enzyme 【栄】 酵素活性はあるpHで最大となり，それ以上あるいはそれ以下のpHでは低下する．この活性を最大にするpHを至適pHとよぶ．酵素はその働く環境に応じた至適pHをもっており，たとえば酸性の強い胃で働く酵素ペプシンは至適pHが1.5付近にある．

酵素のリン酸化（こうそ――さんか） phosphorylation of enzyme 【栄】 ある種の酵素はその構成アミノ酸であるセリンの水酸基をリン酸化されることによって活性化され，あるいは活性が低下するなどその活性調節の重要な機構の1つである．たとえばグリコーゲンフォスフォリラーゼはリン酸化されると活性化され，このリン酸化は細胞中のサイクリックAMPの濃度増加が引き金となって起こる．トレオニンやチロシン残基がリン酸化されることもある．

酵素反応（こうそはんのう） enzyme reaction 【栄】 酵素の触媒する化学反応で，生体内で起こる化学反応の大部分は酵素反応である．反応の活性化エネルギーを低下させて反応速度を速める．ただし一般の触媒とは異なり基質特異性が高いという特徴をもつ．

酵素誘導（こうそゆうどう） enzyme induction 【栄】 酵素が外部環境の変化に

よってその生成が促進されること．たとえば大腸菌のβ-ガラクトシダーゼは培地中に乳糖があるとその生成が促進される．この誘導はDNA上の調節遺伝子の関与によって行われている．

抗体（こうたい） antibody 〖同〗抗血清，免疫グロブリン 〖微〗抗体産生細胞（プラズマ細胞）によって産生され，体液中に存在する．構造は，ポリペプチドのH鎖とL鎖からなり，S, S結合している．抗原はポリペプチド鎖のN末端に結合する．免疫グロブリンIgG, IgM, IgA, IgD, IgEの5つがある．

後退運動（顎の）（こうたいうんどう〈がく—〉） retrusion 〖同〗引込め動作（顎の） 下顎を後退させる運動．この運動は両側の側頭筋の中腹と後腹が収縮して起こるが，咬筋，顎二腹筋，オトガイ舌骨筋などもこの運動に協力している．

抗体ASLO（こうたい——） anti-streptolysin O 〖微〗化膿性レンサ球菌（A群溶レン菌）の感染では，この菌の産生するストレプトリジンに対する抗体が産生される．この抗体を抗体ASLOとよぶ．この菌による疾患には，化膿性炎症，猩紅熱，産褥熱，病巣感染などがある．

後退咬合（こうたいこうごう） distocclusion 〖解〗下顎歯列弓が後方に移動した状態の咬合をいう．

抗体産生機構（こうたいさんせいきこう） antibody producing system 〖微〗抗体産生細胞は，マクロファージとリンパ球（T, B細胞）からなり，抗原処理したマクロファージはB細胞に情報を伝達し，B細胞はヘルパーT，サプレッサーT細胞の調節を受けながら形質細胞（プラズマ細胞）に成熟し抗体を産生することをいう．

好中球（こうちゅうきゅう） neutrophil 〖同〗中性好性白血球 〖病〗H・E染色で細胞体が薄紫に染まる．全白血球の半分以上を占め，毛細血管の内皮細胞間から血管外へ出て炎症巣へ遊走する．食作用があり異物などを貪食する．化膿性炎には多数現れ，脂肪変性を起こしたものが膿の主成分である膿球である．

口中錠（こうちゅうじょう） troches ➡トローチ剤

後天性免疫不全症候群（こうてんせいめんえきふぜんしょうこうぐん） acquired immunodeficiency syndrome 〖同〗エイズ（AIDS） 〖病〗1981年，アメリカを中心に大きな社会問題となった疾患で，同性愛者，麻薬常用者，血友病患者に多く発生．この病原体はヘルパーT細胞に親和性のウイルスで，現在，HTLV（human T lymphocyte virus），LAV（lymphoadenopathy associated virus），ARV（AIDS related virus）がある．病原体は精液，血液から感染し数か月～数年の潜伏期を経て，体重の減少，発熱，下痢，全身のリンパ腺の腫脹，カリニ肺炎やカンジダ症，白血症などが起こり，細胞性免疫機能が低下する．

後天免疫（こうてんめんえき） acquired immunity ➡獲得免疫

咬頭（こうとう） cusp 〖解〗臼歯の歯冠の一部が強く隆起したものをいう．咬頭は頰側と舌側とに位置しており，小臼歯では上顎が2咬頭，下顎が2～3咬頭であり，大臼歯では上顎が4咬頭，下顎は4～5咬頭である（P.46, 158図参照）．

喉頭（こうとう） larynx 〖解〗気管の上端に位置し，気道の一部をなすとともに声帯があり発声器でもある．前と外側は舌骨下筋群で覆われ，後ろは咽頭の喉頭部に接している．

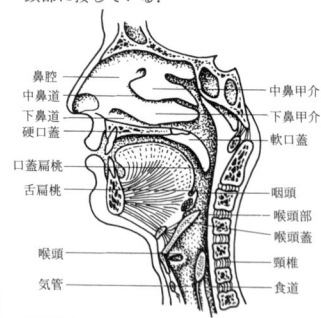

鼻腔　中鼻甲介
中鼻道
下鼻道　下鼻甲介
硬口蓋　軟口蓋
口蓋扁桃
舌扁桃　咽頭
　　　　喉頭部
　　　　喉頭蓋
喉頭　　頸椎
気管　　食道

咬頭嵌合位（こうとうかんごうい） intercuspal position ➡中心咬合位

後頭孔（こうとうこう） great occipital foramen 〖同〗大（後頭）孔 〖解〗後頭骨の

前方に2～3 cm径の大きな孔がある．これをいう．延髄から続く脊髄がここを通っている．舌下神経もここから出て舌に分布している．

後頭骨（こうとうこつ）　occipital bone　【解】頭蓋の後下部を形成する骨で，下部には大後頭孔が開口している．前方は蝶形骨体，側方は側頭骨の岩様部，上方は頭頂骨と縫合している．下部は第一頸椎との関節突起があり，突起の中を舌下神経管が通っている(p.234 図参照)．

後頭点（こうとうてん）　opisthocranion
➡オピストクラニオン点

後頭動脈（こうとうどうみゃく）　occipital artery　【解】外頸動脈の後側から分枝し，顎二腹筋後腹の内側を通って上方に走り，僧帽筋の付着部を貫いて皮下に現れる(p.38 図参照)．

喉頭軟骨（こうとうなんこつ）　cartilages of the larynx　【解】甲状軟骨(1個)，輪状軟骨(1個)，披裂軟骨(1対)，小角軟骨(1対)，喉頭蓋軟骨(1個)，およびくさび状軟骨(1対)の6種類の軟骨の総称．甲状軟骨は男性ではのど仏が突出してくる．

抗動脈硬化薬（こうどうみゃくこうかやく）【薬】高脂血症用薬，抗コレステロールを減少させる，末梢血管拡張薬が使用される．

口内温（こうないおん）　oral temperature
➡口腔温

後脳（こうのう）　hindbrain　【解】脳は前方から後方にかけて，前脳，中脳，および菱脳に分けることができる．菱脳はさらに橋，小脳および延髄に区分できる．菱脳のなかで，橋と小脳とを合わせて後脳という．

後鼻孔（こうびこう）　choanae　【解】鼻腔には，前後方向へ開口する気道がある．後方への交通路を後鼻孔という(P.235 図参照)．

抗ヒスタミン薬（こう――やく）　antihistamin drug　【薬】ヒスタミンが受容体(H_1，H_2)に結合するのを競合的に拮抗する．一般にH_1遮断薬をさす．

抗貧血薬（こうひんけつやく）　antianemic drugs　【薬】貧血状態を改善する薬物である．貧血とは赤血球数，血色素量の減少した状態をいう．これには，

①鉄欠乏性貧血：鉄剤，②悪性貧血(巨赤芽球性貧血)：VB_{12}，葉酸，③再生不良性貧血：糖質ステロイド，④溶血性貧血：免疫抑制剤などがある．

抗不安薬（こうふあんやく）　antianxiety drugs　同精神安定薬　【薬】精神治療薬のうちの精神抑制薬に属する．すなわち，精神抑制薬には催眠薬，精神抑制薬(抗精神病薬)，静穏薬(抗不安薬)がある．マイナートランキライザー(穏和精神安定薬)ともいう．不安，緊張症状などに対する神経症に対して抑制的に作用する．ジアゼパム，クロルジアゼポキシド，ニトラゼパム，メプロバメートなどがある．

抗不整脈薬（こうふせいみゃくやく）　antiarrhythmic drugs　【薬】心臓にある刺激伝導系の異常興奮または抑制によって起こる不規則な心拍のリズムを調整する薬物をいう．多くの薬物は有効不応期を延長することにより改善する．キニジン，プロカインアミド，リドカインなどがある．

抗プラスミン薬（こう――やく）　antiplasmins　同線溶系抑制薬　【薬】プラスミノーゲンがプラスミノーゲンアクチベーターの作用を受けてプラスミンに変わる．このプラスミノーゲンアクチベーターを阻害する薬物を抗プラスミン薬という．プラスミンの生成が抑制され，凝血(フィブリン)が溶解されにくくなると止血効果が現れる．ε-アミノカプロン酸，トラネキサム酸など．

興奮（こうふん）　excitation　【生】生体が刺激に対して反応し，生体独特の活動を示すこと．神経や筋の細胞での興奮は，活動電位を生じることを示す．

興奮期（こうふんき）　stage of excitement
➡発揚期

興奮収縮連関（こうふんしゅうしゅくれんかん）　excitation-contraction coupling　同E-Cカップリング　【生】筋の興奮(活動電位の発生)から，筋の収縮に至る全過程をいい，つぎの諸現象からなる．筋膜の活動電位→筋小胞体の電位変化→筋小胞体からのCa^{2+}放出→アクチンとミオシンフィラメントの滑走(筋収縮)．

興奮性細胞（こうふんせいさいぼう）　excitable cell　【生】刺激により活動電位

興奮伝導系（こうふんでんどうけい）impulse conducting system ➡刺激伝導系

興奮伝導の3原則（こうふんでんどうの——げんそく）three principles of conduction 【生】 神経線維（軸索）を興奮（活動電位）が伝わるときの原則．①両側性伝導：線維を刺激すると，興奮はその点から両方向へ伝わる．②絶縁性伝導：1本の線維の興奮は平行する他の線維へは伝わらない．③不減衰伝導：線維の直径が一定のとき，興奮の大きさと速度は変わらない．

興奮の伝達（こうふん——でんたつ）transmission of excitation 【生】 1つの細胞の興奮が他の細胞に伝わること．細胞から伝達物質が放出され，標的細胞膜の受容体に結合することによって起こる化学的伝達と，心筋細胞のように細胞間が密着し，膜電流によって起こる電気的伝達とがある．

興奮の伝導（こうふん——でんどう）conduction of excitation 【生】 細胞膜に沿って興奮（活動電位）が同一細胞内を伝わること．神経線維の伝導速度は，線維の直径が太いほど速い．有髄神経では跳躍伝導によるためにその速度は無髄神経のものより速い．

硬膜（こうまく）dura mater of brain 【解】 脳と脊髄の表面にある髄膜（硬膜，クモ膜，軟膜）の膜からもなり外側で骨に面している．2つの膜からなるが，脳では大部分が接着しているが，一部は静脈血を運ぶ静脈洞となっている．

厚膜胞子（こうまくほうし）chlamydospore 【微】 多くの真菌がこの胞子を形成する．胞子は厚い細胞壁を有し，熱，乾燥に強い抵抗性をもつ．環境に耐久性である．*Candida* 属で病原性を有するものは厚膜胞子を形成する．

咬耗（こうもう）attrition 【病・解】 咬合あるいは咀嚼時の摩擦によって，歯のエナメル質や象牙質が漸次消耗する．切端および咬合面，接触点に発現する．増齢的変化として生理的にもみられるが，不正咬合，歯ぎしりなど病的原因によって起こる．

膠様変性（こうようへんせい）colloid degeneration 【病】 タンパク質変性の1つ．甲状腺などの上皮細胞から分泌される膠様質（上皮性硝子質）が異常に多量に分泌されること．膠状甲状腺腫はもっとも典型的なものである．

後葉ホルモン（こうよう——）posterior lobe hormone ➡下垂体後葉ホルモン

抗利尿ホルモン（こうりにょう——）antidiuretic hormone 同ADH，バゾプレッシン 【生】 体液の浸透圧が上昇したときに下垂体後葉から分泌されるホルモン．腎臓の尿細管における水の再吸収を促進し，体外への水の排出を抑制する．

口輪筋（こうりんきん）① orbicularis oris 【解】 口裂を輪状に取り巻いている口唇の筋である．口を閉じたり，尖らせたりする働きをもち，顔面神経の枝が支配する（P.68 図参照）．

コエンザイムA coenzyme A 同補酵素A, CoA 【栄】 アセチル基や脂肪酸基の転移する反応ではたらく補酵素．たとえば解糖や脂肪酸分解で生じたアセチル基をアセチルCoAの形でクエン酸回路に運ぶ．ビタミンの一種であるパントテン酸をその構造の一部にもつ．アセチル基を結合させるSH基をもつので，HS-CoAのように書かれることがある．

コエンザイムQ coenzyme Q 同ユビキノン 【栄】 酸化還元補酵素の1つ．電子伝達系の一段階となり，フラボタンパクから電子を受け取りチトクロームにわたす役割をもつ．

コーホート法（——ほう）cohort study 【衛】 特定の要因に曝露される可能性のある人口集団について，現在の時点から将来に向かって追跡観察するもので，特定要因と特定疾病発現との関連を知るためには信頼性の高い方法である．

コール酸（——さん）cholic acid 【栄】 胆汁酸の1つ．分子中にステロイド骨格をもつ．強い表面活性剤（石けんのような作用をもつ）であるので，消化過程において脂質を水によくなじませ，消化酵素リパーゼの作用を受けやすくするのに役立つ．

コーンミール寒天培地（——かんてんばいち）cohnmil agar medium 【微】 *Candida albicans* の選択培地に使用され，この培地に培養すると，仮性菌糸，分芽性

子,厚膜胞子を形成する.これは *Candida albicans* の特徴でカンジダ症の診断に用いられる.

コカイン cocaine 【薬】 南米原産の植物 erythroxylon coca の葉中に含まれるアルカロイドである.局所麻酔作用があり,合成局所麻酔薬の化学構造上の端緒となった.エステル型の局所麻酔薬で血管収縮作用を有する.肝ミクロゾーム分画で分解される.交感神経興奮作用,中枢神経系興奮作用がある.

呼吸運動 (こきゅううんどう) respiratory movement 【生】 肺を拡張あるいは縮小させて肺胞内の空気を入れ換えする運動.胸郭や横隔膜を動かし胸郭部の容積を増減させることによって行われる.胸郭の運動による胸式呼吸と,横隔膜の運動による腹式呼吸とがある.

呼吸器 (こきゅうき) respiratory organ 外気から酸素を取り込み,体内で生じる炭酸ガスを外気に排出する器官.鼻腔,咽喉鼻部,咽頭,気管および肺が含まれる.実際にガス交換が行われるのは肺胞で,空気が肺胞に達するまでの部分を気道とよぶ.

呼吸器系 (こきゅうきけい) respiratory system 鼻腔,咽頭,喉頭,気管および気管支と肺を呼吸器系という.消化器系統から発生したもので,内胚葉上皮からできている.

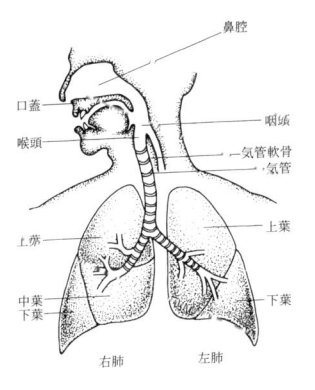

呼吸系 (こきゅうけい) respiratory system ➡電子伝達系

呼吸興奮薬 (こきゅうこうふんやく) respiratory stimulant 【薬】 呼吸の深さや頻度を増す薬物.中枢性,末梢性がある.麻酔薬・催眠薬中毒時に蘇生薬として使用される.

呼吸鎖 (こきゅうさ) respiratory chain ➡電子伝達系

呼吸商 (こきゅうしょう) respiratory quotient 同RQ 【栄】 呼吸において産生された二酸化炭素と消費された酸素の比.呼吸において糖質が酸化される場合には呼吸商は1.0となり,脂質が酸化される場合は約0.7,タンパク質が酸化される場合は約0.8となる.

呼吸上皮 (こきゅうじょうひ) respiratory epithelium 【組】 上皮の機能の上での分類.肺は肺胞の集合体であるが,この肺胞壁の内面を被覆する上皮細胞をいう.これには,きわめて薄い扁平な小型細胞と大型の立方細胞の2種類がある.上皮細胞下には密な毛細血管網があって,その間に少量の結合組織がある.

呼吸中枢 (こきゅうちゅうすう) respiratory center 【生】 延髄の外側網様体に存在し,吸息中枢と呼息中枢からなる.両中枢の間には密接な相互連絡があり,呼息と吸息の交代が生じる.

呼吸麻痺期 (こきゅうまひき) stage of respiratory paralysis ➡延髄麻痺期

呼吸抑制作用 (こきゅうよくせいさよう) respiratory depression 呼吸機能に関連する要因には呼吸中枢(延髄に存在する),頸動脈球,大動脈弓の化学受容器,呼吸筋,肺および気管支の平滑筋・粘膜,これらを支配する自律神経系などがある.これらの要因のどれか阻害されることにより呼吸が抑制されることをいう.

黒球寒暖計 (こくきゅうかんだんけい) globe thermometer 【衛】 輻射熱を測定するための器具であり,直径6インチ(3インチのものもある)の黒球中に棒状温度計を入れたものである.測定場所に15〜20分間放置して示度を読みとり,気温との差から実効輻射温度を求める.

国際歯科連盟方式 (こくさいしかれんめいほうしき) ➡FDIシステム

コクサッキーウイルス Coxsackie viruses

コクシ

【微】 コクサッキー地区で分離され，マウスに対する病変から汎発性筋炎のA群23と全身性痙攣のB群6と多彩な病像を示す．感染経路は飛沫，糞口感染で乳幼児，学童に多い．症状は手足口病，ヘルパンギーナ，麻痺，無菌性髄膜炎がある．

黒色腫 (こくしょくしゅ) melanoma 【病】 メラニン産生細胞に由来する良性腫瘍．色素性母斑(ほくろ)はこれに含まれる．

黒色肉腫 (こくしょくにくしゅ) melano-sarcoma ➡悪性黒色腫

国勢調査 (こくせいちょうさ) population census 【衛】 統計法により，5年ごと(10年ごとの大規模調査とその中間の5年目に簡易調査)に行われる全国民を対象とした人口調査である．国勢調査により人口の年齢構成，性比，婚姻関係，教育程度，就業状況などが明らかにされる．

黒舌症 (こくぜつしょう) ➡黒毛舌

黒素 (こくそ) melanin ➡メラニン

国民栄養調査 (こくみんえいようちょうさ) national nutrition survey 【衛】 国民の栄養摂取の状況を把握し，適切な対策を講じるために栄養改善法に基づいて実施される．3日間の食事の摂取状況を記録し，それより各栄養素の摂取量を計算する．また体重などの身体状況の調査も行われる．

黒毛舌 (こくもうぜつ) black hairy tongue ⓘ黒舌症 【病・薬】 糸状乳頭の著しい延長と，その黒褐色の着色をきたすまれな病変．舌背正中部に限局性に発現することが多い．壮年～老年男性に好発する．原因は複雑で，種々の原因による複合性症候群と考えられる．

固形外用薬 (こけいがいようやく) 【薬】 医薬品を適当な基剤(カカオ脂，ラノリン脂，マクロゴールなど)に均等に混和し，一定の形に形成して局所に適用する(例：坐薬，ロートタンニン坐薬，アスピリン坐薬，ソルコセリル膣坐薬)．

鼓形空隙 (こけいくうげき) embrasure ⓘ鼓形歯間空隙 【解】 隣接歯の接触点を中心とした鼓状の空隙をいう．この部に対合歯の咬頭が接触する(P.252図参照)．

固形剤 (こけいざい) solid 【薬】 医薬品にいろいろな加工を施して期待する効果を得るために調整した薬剤の最適な剤形の1つをいう．剤形はおもに固形剤(散剤，顆粒剤や細粒剤，カプセル剤，口腔錠，エキス剤，軟膏剤，硬膏剤，坐剤，パップ剤)と液体剤(チンキ剤，リモナーデ剤，シロップ剤，懸濁剤，乳剤，ローション剤，注射剤)とに分けられる．

鼓形歯間空隙 (こけいしかんくうげき) embrasure ➡鼓形空隙

糊剤 (こざい) paste 【薬】 パスタ剤ともいう．粉末と液剤を別々にしておき，使用時ペースト状に練和して用いることが多く，これは，①賦形剤(酸化亜鉛，水酸化カルシウムなど)，②防腐剤(ヨードホルム，チモール，パラホルムアルデヒド，チョウジ油，クレオソート，クレゾールなど)，③収斂剤(明ばん，タンニン酸，塩化亜鉛など)，④脱水剤(無水硫酸亜鉛，焼明ばんなど)，⑤X線不透視(蒼鉛化合物)，⑥練和剤(グリセリン，バルサムなど)が用いられる．

鼓索神経 (こさくしんけい) ⓛchorda tympani 【解】 顔面神経の一部の線維が舌神経と合流する．これを鼓索神経という．舌の前2/3に分布する味覚線維と，顎下神経節に入り，顎下腺と舌下腺に分布する副交感神経(分泌)が含まれる(P.129図参照)．

鼓室神経 (こしつしんけい) tympanic nerve 【解】 舌咽神経から起こり小錐体神経となり，耳神経節に入る神経．耳神経節からは耳下腺枝を出し，耳下腺の分泌を行う(副交感神経)．

50% 致死量 (——ちしりょう) median lethal dose ➡LD₅₀

50% 有効量 (——ゆうこうりょう) median effective dose ➡ED₅₀

個性正常咬合 (こせいせいじょうこうごう) indivisual normal occlusion 【病】 各個人によって異なった大きさの歯と顎骨との正常咬合で，人によって変異が認められる．このように人によって異なる正常咬合をいう．したがって，個性正常咬合は矯正治療の最終的な目的とされている．

枯草菌 (こそうきん) 【微】 *Bacillus subtilis* 自然界に分布し，病原性はない．

芽胞を形成し，芽胞の耐熱性を利用して，滅菌テストの指標にする．納豆を作る菌はこの菌の一種である．

個体差（こたいさ） individual difference 【薬】薬物の効果が個人個人により異なること．投薬記録は次回投薬の参考になる．良い薬物は効果に固体差のバラツキが少ない．

五炭糖リン酸経路（ごたんとう――さんけいろ） pentose phosphate pathway ➡ ペントース（リン酸）回路

骨炎（こつえん） ostitis 骨の炎症は実際には骨髄あるいは骨膜の炎症にともなって起こるもので，一般に骨髄炎あるいは骨炎の名称で代表されている．

骨格（こっかく） skeleton 【解】生物の体をささえており，筋肉をつけて内臓を保護し，運動をする器官を骨格という．人の骨は成人で約200個からなる．頭蓋骨を構成する骨，体幹を構成する骨，上肢・下肢を構成する骨がある．

骨格筋（こっかくきん） skeletal muscle 【解】骨に付着していて，骨を運動させるものをいう．横紋筋線維からなり，意志の力で働かすことができる（随意筋）．人では300種類の筋がある．咀嚼筋，舌筋，舌骨上筋，表情筋（皮筋）などがある．

骨格系（こっかくけい） skeletal system 【解】約200個の骨（器官）が連結して骨格系を構成している．骨格系統は頭蓋，脊柱および胸郭などの軸性骨格と，上肢骨や下肢骨からなる付属骨格とに大別することができる．骨格系はからだを支持するとともに内臓を保護している．

骨芽細胞（こつがさいぼう） osteoblast 【組】骨を形成する細胞．骨膜（密性結合組織）の表面で細胞の周りに最初，ゲル状の基質を分泌し，のちにヒドロキシアパタイトを沈着して骨ができる．その過程の中で細胞自身は基質の中に埋もれて骨細胞になる．

骨基質（こつきしつ） bone matrix 【組】骨の大部分を占める，いわゆる骨質の部分である．微細な膠原線維と線維間質からなる．間質には多量のヒドロキシアパタイトが沈着しているので硬い．膠原線維の周期的配列によって，内・外基礎層板，ハバース層板，介在層板がある．

骨Glaタンパク（こつ――） bone Gla protein 同グラタンパク，オステオカルシン 【栄】骨や象牙質などの硬組織にあるγ-カルボキシグルタミン酸をもつタンパク質．このタンパク質は，γ-カルボキシグルタミン酸を3文字法でGlaと表すので，骨グラタンパク質（BGP）とよばれる．このタンパク質はCa^{2+}やヒドロキシアパタイトに強い親和性を示すで，石灰化の過程で重要な働きをしていると考えられる．γ-カルボキシグルタミン酸の生成にはビタミンKを必要とする．

骨形成性エプーリス（こつけいせいえ――――） osteoplastic epulis 【病】増殖した線維性組織の中に骨組織の形成が認められる，エプーリスの1型．骨形成が炎症による場合（骨形成性線維性エプーリス）と腫瘍性の場合（線維骨腫性，骨腫性エプーリス）とがある．

骨原性肉腫（こつげんせいにくしゅ） osteogenic sarcoma 同骨肉腫 【病】骨形成組織に由来し，腫瘍組織が直接骨または骨を形成する肉腫．病理組織学的には多様な像を呈し，骨，類骨形成の明らかな部分のほか，線維肉腫～紡錘形細胞肉腫，粘液腫様部，巨細胞肉腫などから構成される．

骨硬化症（こつこうかしょう） osteosclerosis；myerosclerosis 【薬】症状：骨密度の増加，靱帯の石灰化，疼痛．原因：フッ素濃度8 ppm以上の飲料水の長期間の飲用．

骨細管（こつさいかん） bone canaliculi 同骨小管 【組】骨細胞が存在する骨小腔の縁から四方へ出ている微細な小管をいう．本細管は骨小腔からほぼ放射状に基質内を走行している．この中には，骨細胞からの長い細胞突起が入っていて，栄養を受ける方向に伸びていく．

骨細胞（こつさいぼう） osteocyte 【組】骨基質の中の小さなくぼみ（骨小腔）に存在する扁平楕円形の細胞で，骨基質形成に関与した骨芽細胞の変身である．本細胞はたくさんの細長い原形質突起をもち，骨小腔壁から出ている骨細管の各々に突出させている．

骨腫（こつしゅ） osteoma 【病】成熟した骨組織の増殖よりなる良性腫瘍．肉眼的には結節状～塊状で骨様硬度を示す．

コツシ

骨質が緻密に形成された硬性骨腫や海綿様の多孔性骨組織からなる海綿骨腫などがある.

骨小管（こつしょうかん） bone canaliculi ➡骨細管

骨小腔（こつしょうくう） bone lacuna 【組】 骨細胞を入れている骨質中の楕円状の小さなくぼみをいう．その周縁からは微細な小管である骨細管がたくさん四方に派生している.

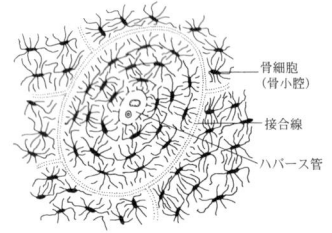

- 骨細胞（骨小腔）
- 接合線
- ハバース管

骨靭帯（こつじんたい） bone ligament 【組・解】 2個以上の骨間の連結を強固にする緻密な線維性結合組織の帯をいう．膠原線維束がほぼ平行配列しているので一定方向の張力に対しては非常に強い．腱と同じく，靭帯にも多くの弾性線維が含まれる.

骨髄（こつずい） bone marrow 【組】 骨の中心の髄腔や海綿質の骨梁間を満たす軟組織をいう．細網組織と造血細胞からなり，造血機能の盛んな骨髄は赤色を呈するが，増齢的に脂肪細胞が増えてくると黄色骨髄になる．髄とは中心の意味．骨髄，木髄（パルプ）.

骨髄腔（こつずいくう） medullary cavity 【解】 髄とは中心という意味で骨の中心部をいう．骨髄は造血作用を営む（赤色骨髄）が，年齢とともに脂肪組織が増加（黄色骨髄）する．扁平骨は比較的高齢になるまで造血能をもっている.

骨層板（こつそうばん） bone lamella 【組】 骨基質の中で，微細な膠原線維は束をなして3μmほどの薄板を形成している．これを骨層板とよぶ．ハバース層板（オステオン），内・外基礎層板，介在層板がある.

骨組織（こつそしき） bone tissue 【組】 身体を支える支持組織である．その外面は骨膜に包まれ，内部には骨髄がある．骨組織は緻密質と海綿質に区別され，両者とも骨細胞と骨基質からなり，前者には多量の無機塩類が沈着している．海綿質内には造血組織の骨髄がある.

骨粗鬆症（こつそしょうしょう） osteoporosis 〔同〕オステオポローシス 【病】 骨吸収により骨量が病的に減少する病態をいう．原因は老化，甲状腺機能亢進症，副甲状腺機能亢進症，カルシウム欠乏など種々ある.

骨単位（こつたんい） osteon ➡ハバース管

骨端軟骨（こったんなんこつ） epiphyseal-cartilage 〔同〕骨端線 【解】 長い骨の両端は関節軟骨である．若い人ではその少し内側にも軟骨がある．これを骨端軟骨という．この部で軟骨内骨化をして骨は長くなる．青年期を過ぎると骨端軟骨は骨に置き換わる．少年期にはあまり強い運動を長く続けると，この部を傷つけることがある.

骨内膜（こつないまく） endosteum 【組】 骨髄面は薄い扁平な細胞で覆われているが，これを骨（外）膜に対応して骨内膜という．ここの細胞は骨髄の細網細胞であり，一部のものは骨芽細胞に転化することがある．ハバース管腔も骨内膜で覆われている.

骨軟化症（こつなんかしょう） osteomalacia 骨の石灰化度が低下する病態をいう．骨粗鬆症とは異なり骨量はそれほど減少していないが，非石灰化領域が増大している．原因はビタミンD欠乏，ビタミンD活性化不良，リン欠乏などである.

骨肉腫（こつにくしゅ） osteosarcoma 〔同〕骨原性肉腫 【病】 骨原性肉腫と同義語として用いられることが多いが，とくに骨，類骨形成の著しいものについてよぶことがある.

骨盤（こつばん） pelvis 【解】 左右の寛骨，仙骨および尾骨によって形成された骨格部を骨盤という．前方は恥骨結合によって左右の寛骨が，後方は耳状面によって寛骨と仙骨が結合している．骨盤には男女差がある.

コッホ蒸気釜（――じょうきがま） Koch's

steam sterilizer 同平圧蒸気釜 【微】蒸気滅菌の一種で, 流通蒸気内(100℃)で培地の滅菌を行う. 高温に加熱または長時間の加熱によって変性を受けるような物質には間欠(歇)滅菌を行う.

骨膜(こつまく) periosteum 【解】骨の表面を包む結合組織. 外層の線維層と内層の骨形成層とからなる. 骨膜は骨質内に進入しているシャーピー線維によって骨と強く結合しており, 骨の新生や再生にあずかる. 血管や知覚神経に富んでいる.

骨膜炎(こつまくえん) periostitis 【病】ブドウ球菌, 連鎖球菌などの感染によって発現する, 骨皮質外骨膜の炎症. 近隣の病巣からの波及のほか, 血行性, リンパ行性に感染をうける. 歯科領域では, 根尖病巣が原因となることが多い.

固定疹(こていしん) fixed drug eruption 【薬】薬物過敏症(薬物アレルギー). 同じ部位に反復して薬疹が現れる.

コデイン codeine 【薬】アヘンの中に含まれる多数のアヘンアルカロイドのうちの1つ. 麻薬性鎮痛薬にぞくし, 鎮痛作用はモルヒネの1/10であるが, 鎮咳作用が強く, 鎮咳薬として用いられている.

コドン codon 【栄】アミノ酸1つに対応するmRNA上の塩基の3つ組をいう. ただし, UAGなどの終止コドンは対応するアミノ酸をもたない. 他の61のコドンがアミノ酸に対応しているが, 1つのアミノ酸に複数のコドンが対応することが多い.

ゴニオン gonion 同Go 【解】下顎体の下縁が下顎枝の後縁に移行するもっとも外側に突出している点をいう. すなわち, 下顎角の湾曲部の頂点をいう(P.69 図参照).

コハク酸(——さん) succinic acid 【栄】クエン酸回路の中間体である有機酸の1つ. α-ケトグルタル酸の脱炭酸によりサクシニルCoAを経て生成される.

コハク酸脱水素酵素(——さんだっすいそこうそ) succinate dehydrogenase 【栄】クエン酸回路の酵素の1つ. コハク酸を酸化してフマル酸とする. このとき補酵素としてはFADが用いられ, $FADH_2$ に生成される. ミトコンドリアの内膜に埋め込まれている.

コバラミン cobalamin ➡ビタミンB_{12}

コバルト cobalt 【組】体内の微量金属元素の1つ. ビタミンB_{12} の成分として重要である.

コピー動物(——どうぶつ) ➡クローン動物

コプラ copula 同結合節 【組】舌は第一~四鰓弓の中胚葉の筋肉の発育・隆起で作られる. 第二と第三鰓弓が結合したものがコブラ(結合部)である. 第一~四鰓弓に分布していた三叉・顔面・舌咽・迷走神経と後ろからの舌下神経の支配を舌は受けている.

コプリック斑(——はん) Koplik's spots 【微】麻疹ウイルスに感染後, カタル期の2~3病日に口腔粘膜に特有の斑点が出現する. 口頬に現れる帽針頭大の帯青白色の斑点でその周囲に充血した紅暈がみられる. 麻疹の診断で口腔に現れる特徴ある症状.

鼓膜張筋(こまくちょうきん) tensor muscle of the tympanic membrane 【解】耳管内を通りツチ骨に付着しており, ツチ骨柄を内方に引いて鼓膜を緊張させる. 下顎神経の枝が分布している.

ゴム腫(——しゅ) gumma 【病】後天性梅毒第3期に, 全身の臓器に発現する肉芽腫. 中央部は組織が凝固壊死に陥ったもので, 灰白色を呈し弾力があるためこの名前がある. その周囲はわずかに類上皮細胞層がみられ, 外層には形質細胞, リンパ球が浸潤している.

固有口腔(こゆうこうくう) oral cavity proper 【解】上下の歯列弓の内側をいう. 外側は口腔前庭と呼ばれている. 上壁は口蓋で, 下壁は舌が大部分を占める口腔底で形成されている. 後方は口峡によって咽頭に連絡する. 顎下腺, 舌下腺, 口蓋腺, 舌腺などがここに開口する(P.101 図参照).

固有歯槽骨(こゆうしそうこつ) alveolar bone proper 【組】歯根に面する歯槽窩壁の骨質をいう. これには線維骨と層板骨が区別される. 前者は歯根膜に接する層で, その中に歯根膜からのシャーピー線維束が入っている. ここのX線写真では白い歯槽硬線として見える.

固有唾液分泌(こゆうだえきぶんぴつ)

resting salivation ➡安静時唾液分泌

コラーゲン collagen 【栄】骨，皮膚，腱などの結合組織の主要なタンパク質．分子量約10万のα鎖とよばれるポリペプチド鎖が3本よりあわさって棒状の分子を形成している．コラーゲン分子は多数集合してコラーゲン線維を形成する．

コラーゲン線維（――せんい）➡膠原線維

コラーゲンの架橋結合（――かきょうけつごう） crosslinking of collagen 【栄】複数のコラーゲン分子の間，あるいはコラーゲン分子内のα鎖の間に形成される結合．これらの架橋結合によってコラーゲン線維が不溶化される．現在までに9種類が知られている．

コラーゲンの合成（――ごうせい） biosynthesis of collagen 【栄】コラーゲンはリボゾームで合成されてから，細胞外に分泌されて完成されたコラーゲン分子となるまでにさまざまな修飾を受ける．コラーゲンはまずα鎖より1.5倍長いプロの鎖として合成され，水酸化，グリコシル化を経て3本鎖のプロコラーゲンとなり，細胞外で切断を受けてコラーゲンになる．

コラーゲンの分解（――ぶんかい） degradation of collagen 【栄】コラーゲンはそのままでは通常のタンパク分解酵素によっては分解されにくい．コラゲナーゼによって特異的に切断されると3本鎖がほどけて一般のタンパク分解酵素によって分解されるようになる．このことは，乳歯の吸収，子宮の収縮など重要な生物現象に関与している．

コラゲナーゼ collagenase 【栄】コラーゲンを特異的に分解する酵素．動物のコラゲナーゼは，コラーゲン分子を3/4と1/4に切断する．

コラミン coramine ➡ニケタミド

孤立性骨嚢胞（こりつせいこつのうほう） solitary bone cyst ➡外傷性骨嚢胞

コリン作働性受容体（――さどうせいじゅようたい） cholinergic receptor ➡アセチルコリン受容体

コリン作動性神経（――さどうせいしんけい） cholinergic neuron 【生・栄】一般的に，自律神経のうちアセチルコリンを化学伝達物質として，その末端から分泌する神経のことをいう．交感・副交感神経の節前線維，副交感神経の節後線維はコリン作動性神経線維である．

コリン作動性薬（――さどうせいやく） cholinergic drugs 同アセチルコリン様薬，副交感神経刺激様作用薬 【薬】アセチルコリン様薬，副交感神経刺激様作用薬ともいう．コリン作動性神経の化学伝達物質であるアセチルコリンと同じような作用を示す物質のことをいう．アセチルコリン，ムスカリン，ピロカルピン，エゼリンなどがある．

ゴルジ装置（――そうち） Golgi apparatus 同ゴルジ体 【組】ゴルジによって発見された細胞小器官．核の近くにあり，細胞の種類と機能によって形態が著しく異なる．電顕的にはゴルジ空胞，小胞，層板からなる．粗面小胞体で合成された物質を集めて，濃縮し，分泌顆粒などとして放出する（P.124図参照）．

ゴルジ体（――たい） Golgi body ➡ゴルジ装置

コルチ器（――き）➡らせん器

コルチコイド corticoid ➡副腎皮質ホルモン

コルフ線維（――せんい） Korff's fiber 【組】象牙芽細胞の間を通り，縮れた糸のような形で象牙前質の中に入り込んでいるコラーゲン線維を発見者の名前にちなんでよんでいる．機能や性状については異説もあるが64 nmの周期のあるコラーゲン線維である．

コレカルシフェロール cholecalciferol 同ビタミンD_3 【栄】ビタミンDの一種．7-デヒドロコレステロールから皮膚において紫外線の作用で形成される．ビタミンD_3はさらに肝と腎で水酸化を受けて活性型ビタミンD_3となり，カルシウム代謝に関与する．

コレシストキニン cholecystokinin 同CCK, パンクレオザイミン, PZ 【生】十二指腸の粘膜細胞から内分泌されるホルモンで，胆嚢を収縮し，胆汁を十二指腸へ流出する作用がある．胆汁は脂肪の吸収に重要である．

コレステロール cholesterol 【栄】ステロイド骨格をもつ脂質の一種．細胞膜を構成する脂質の1つでもある．血中では一部が脂肪酸と結合してコレステロール

エステルとなっている．血液中の濃度が高くなると，動脈硬化を起こしやすくなるので，健康上の問題となっている．

コレステロール合成阻害薬（――ごうせいそがいやく）inhibitors of cholesterol biosynthesis【薬】脂質，とくにコレステロールの動脈壁への沈着により発症するアテローマ性動脈硬化症の治療に用いる薬物をいう．それにはクロフィブラートがあり，コレステロールの生合成過程のうち酢酸からメバロン酸（MVA）への過程を阻害する．

コレラ cholera【病・衛】コレラ菌の感染により起こる激しい下痢と嘔吐を主症状とする悪性の消化器系伝染病である．十分な水分の補給を行わないと脱水症により死亡することもある．感染者の糞，嘔吐物などから水を介して伝染する．

コレラ菌（――きん）Vibrio cholerae【微】本菌は経口感染後，小腸で増殖，コレラ毒素（外毒素）の作用で水様便を頻回に排出し，脱水症状やアシドーシス症状となる．患者の糞便や吐物にコレラ菌が混入するため伝染性が強い．発育至適 ph 7.8〜8.2，アルカリに抵抗性で酸に弱い

根管（こんかん）root canal　→歯根管

根管拡大・清掃剤（こんかんかくだい・せいそうざい）root canal enlarging and cleaning agents【歯】無機質溶解剤【薬】細菌により汚染し，腐敗物の存在している感染根管を機械的に感染部分を削除し，清掃する操作を容易にする薬剤のことをいう．また，抜髄後の根管を清掃拡大するときにも用いる．これには①石灰質溶解剤（フェノールスルホン酸，エデト酸 EDTA），②有機質溶解剤（次亜塩素酸ナトリウム：歯科用アンチホルミン），③根管洗浄剤（塩化ベンザルコニウム）などがある．

根管充填剤（こんかんじゅうてんざい）root canal filling materials【薬】感染根管や抜髄後の根管治療のため，根管を永続的に無菌的に保持するために，根管を封鎖して根尖部歯周組織への細菌の侵入を防ぐものをいう．薬理学的に分けると生物学的根管充填剤（水酸化カルシウム剤），防腐性根管充填剤（ヨードホルム糊剤，トリオジンクパスタなど），物理学的根管充填剤（ガッタパーチャポイント）などがある．

根管消毒剤（こんかんしょうどくざい）root canal disinfectants【薬】感染した根管を消毒し，根尖部の炎症を治療する薬剤のことをいう．感染根管や抜髄後の根管を根管拡大，清掃したあと貼薬し，根管内，象牙細管内に残留する病原微生物を殺滅し，根尖部歯周組織への感染を予防したり，すでにそこに感染が及んでいるときは感染源を除き，病巣の治癒を促進するものである．ホルムクレゾール，パラクロロフェノールカンフル，クロラムフェニコール液，PBSC 合剤，他にイオン導入法（ヨウ素ヨウ化亜鉛液，アンモニア銀液）などがある．

根管セメント質（こんかん――しつ）root canal cementum【病】根管壁の象牙質に添加される細胞性セメント質．歯髄の象牙芽細胞がセメント芽細胞に化生してできるという説があるが，根尖から肉芽が侵入増殖してセメント芽細胞に分化するという考えのほうが有力である．

根管息肉（こんかんそくにく）root canal polyp【病】歯根肉芽腫において，それが根尖から根管内に侵入増殖を示したもの，その母体となる歯根肉芽腫と同様に上皮の増殖をともなうものが，ともなわないものがある．根管壁へセメント質を添加することが多い．

根管中隔（こんかんちゅうかく）interradicular septum【病】2〜3根歯の 1 個の歯槽内の歯根間の薄い骨質の中隔をいう（P.44 図参照）．

根間突起（こんかんとっき）→エナメル突起

混合感染（こんごうかんせん）mixed infection【微】感染症において 2 種以上の病原体が 1 つの宿主に同時に働きかけ発症することをいう．宿主と微生物の間で，宿主は各々別々の疾病を起こすことがある．混合感染ではその症状が増悪する傾向がある．

混合腫瘍（こんごうしゅよう）mixed tumor【病】腫瘍の実質細胞が，2 種またはそれ以上の種類からなるもの．実質細胞が同一胚葉組織からなるもの，上皮性細胞と非上皮性細胞からなるもの，内，中，外の 3 胚葉由来の組織からなる

混合歯列弓（こんごうしれつきゅう）
mixed dental arch 【解】 乳歯と永久歯とが混在している歯列弓をいう．混合歯列弓は，通常6〜12歳頃まで認められる．

混合腺（こんごうせん） mixed gland 【組】 唾液は唾液腺の腺房部細胞から分泌される．腺房部細胞には消化酵素を含んだ唾液を分泌する漿液性細胞と，ムチンを含んだ唾液を分泌する粘液性細胞とがある．顎下腺，舌下腺にはこれら2種の細胞があり，混合腺とよばれる．

コンコブ形成（——けいせい） corn cob form 【微】 歯垢の形成過程で多くの口腔細菌が異種菌体凝集を起こすことをいう．この現象には，*Actinomyces* に *Veillonella* が付着する，また *Bacteroides* や *Fusobacterium* の線状菌に *Streptococcus sanguis* などの球菌が付着した状態をいう．

根尖（こんせん） root apex 圓根端 【解】 歯根の尖端部のことをいう．根尖の末端部には歯髄の入口である根尖孔が開口している．一般に根尖は遠心方向に曲がることが多い．

根尖(先)孔，分岐（こんせんこう，ぶんき） apical foramen, apical ramification 【解】 歯髄は根尖(先)の孔を通して血液や神経が入り込む．ここを根尖孔という．通常は1個の根に1つの孔があるが，ときには大河のデルタ地帯のようになって分かれていることがある．これを根尖分岐という．

根尖性歯周炎（こんせんせいししゅうえん） apical periodontitis 【病】 根尖部歯周組織の炎症．原因の多くは歯髄炎に継発した根尖孔からの細菌感染である．歯槽膿瘍，歯根肉芽腫，歯根嚢胞などがある．

根尖性セメント質異形成症（こんせんせい——しついけいせいしょう） periapical cemental dysplasia 【病】 セメント質腫の1型．中年女性の下顎前歯に好発し，しばしば多数歯を侵す．初期では根尖周囲が線維性組織に変わるため，X線透過像として認められるが，セメント質様硬組織の増生にともない不透過像に変化する．

混濁腫脹（こんだくしゅちょう） cloudy swelling 【病】 タンパク質変性の1つ．原形質が微細な顆粒の沈着のため混濁し，細胞が腫脹する．肝，心，腎などの実質性臓器に発現することが多い．

混濁層（こんだくそう） opaque zone ➡不透明層

根端（こんたん） root apex ➡根尖

昆虫(媒介)感染（こんちゅう〈ばいかい〉かんせん） insect infection 伝染病のうち，昆虫やダニなどを感染源としてヒトに伝染するものをいう．病原巣は，患者および動物の場合がある．これらの疾患には，発疹チフス，ツツガムシ病，日本脳炎，黄熱，ペスト，マラリアなどがある．

コンドロイチン硫酸（——りゅうさん） chondroitin sulfate 【栄】 グリコサミノグリカンの一種．グルクロン酸とN-アセチルガラクトサミン4または6-硫酸が交互にグリコシド結合している．プロテオグリカンの糖鎖部分となり，皮膚，軟骨，臍帯，角膜，腱などに含まれる．

根面う(齲)蝕（こんめん——しょく） root surface caries 【病】 歯肉退縮にともない露出した歯根や歯周ポケット内のセメント質から発生するう蝕．高齢者に多くみられる．

サ

サーベイランス surveillance 〔同〕監視 【衛】 麻疹, 風疹などの感染症と結核の発生状況を各地の指定された医療機関からの報告に基づいて把握し, 全国的な患者発生数, 流行状況などをまとめ, 適切な流行防止対策をたてようとするものである.

サイアミン thiamin ➡ビタミンB_1

催奇形性 (さいきけいせい) teratogenicity 【薬】 妊娠初期 (最終月経から妊娠 14 週まで) に母体に投与した薬物が, 胎児に対して障害を起こすこと. 催奇形性が高い薬物: 抗不安薬, 副腎皮質ホルモン剤, 抗生物質 (テトラサイクリン系, アミノグリコシド系など).

鰓弓 (さいきゅう) branchial arch 〔同〕内臓弓, 咽頭弓 【組】 ヒトなどは肺呼吸のため, 鰓は胎生初期だけにあって, 頭頸部領域の器官をつくる役に変わっている. 4 週目の初期胎児の頸部腹外側に 4 条の鰓溝が現れて, 鰓溝間が弓状に膨隆する. これを鰓弓という. 1 番目のものを顎骨弓とよび, 上顎骨, 下顎骨付近を形成する.

再吸収 (さいきゅうしゅう) reabsorption 【生】 腎臓の糸球体では水や低分子の物質はほとんど濾過され原尿となる. この原尿から水, Na^+, ブドウ糖など生体に必要な物質が尿細管を通過する間にふたたび血管内に吸収される.

細菌 (さいきん) bacteria 【微】 細菌は原則的に単細胞生物で固い細胞壁をもち, 植物系に属する. 形態は球菌, 桿菌, らせん菌の 3 つに分類され, 自己代謝により 2 分裂して増殖する. 病原細菌と非病原細菌がある.

細菌感染層 (さいきんかんせんそう) layer of bacterial infection 【病】 象牙質のう蝕病巣において, 細菌が象牙細管内へ侵入し増殖している部分. 慢性う蝕では漏斗状の, また急性う蝕では念珠状の拡張が多くみられ, 細管壁は破壊され基質の軟化崩壊が起こっている.

細菌性食中毒 (さいきんせいしょくちゅうどく) bacterial food poisoning 【微・衛】 細菌に汚染された食品を摂取したために起こる食中毒である. 食中毒の大部分が細菌性食中毒であり, 食品の生産, 加工, 販売, 調理などのいずれかの過程において, 細菌による汚染を受けたことが原因となる.

細菌の構造 (さいきん——こうぞう) bacterial structure 【微】 細菌に共通した構造と特殊な細菌だけがもつ構造がある. 共通な構造は外側から, 細胞壁, 細胞質膜 (メソゾームを含む), 細胞質 (リボゾームを含む), 核があり, 特殊な構造は莢膜, 粘液層, 鞭毛 (普通線毛, F 線毛) 芽胞がある.

細菌の発育増殖曲線 (さいきん——はついくぞうしょくきょくせん) growth curve of bacteria 【微】 細菌は適当な液体培地に接種し, 一定の環境におくと 2 分裂して増殖する. その培養時間と生菌数による増殖曲線は 4 つの時期に分けられる. ①誘導期 (準備期), ②対数増殖期, ③静止期, ④減少期 (下降期) がある.

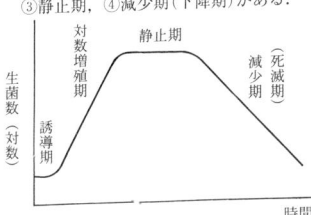

細菌の増殖曲線

サイクラミン酸 (——さん) cyclamic acid 〔同〕チクロ 【栄】 人工甘味料の 1 つ. 砂糖の 30 倍の甘味をもつ. 発癌性をもつとして, 米国, 日本などでは 1969 年から使用が禁止されている. しかし, この決定には政治的圧力が関与したのではないかとの疑問が出されている. 甘味料として使われている国も多い.

サイクリックAMP cyclic AMP 〔同〕3',5'-サイクリック AMP, Camp 【栄】 アデノシンのリボースの 3', 5' 位にリン酸が環状に結合したもの. 細胞膜のアデニルシクラーゼによって ATP から生成される. 種々のホルモンの細胞内での第 2 メッセンジャーとして働く.

3′,5′-サイクリック AMP 3′,5′-cyclic AMP ➡サイクリック AMP

サイクリック GMP cyclic GMP 〔同〕cGMP 【栄】グアノシンのリボースの 3′,5′ 位にリン酸が環状に結合したもの．視覚に関係することが推定されているが，そのほかの機能はあきらかでない．

剤形（ざいけい）dosage form 【薬】薬剤の化学的，物理的な加工方法のこと．錠剤，液剤など．薬剤の効果と関係し，錠剤よりも注射剤が迅速な効果が得られる．

鰓溝（さいこう）branchial groove 【組】4 週目の初期胎児の頸部腹外側に現れる 4 条の溝をいう．溝間の隆起を鰓弓とよぶが，鰓溝に対応する内側に内胚葉上皮の嚢状のへこみ（鰓嚢）がみられる．1 番目の鰓溝はやがて外耳道になるが，他のものは消失する．ヤツメウナギは鰓溝が目のうしろにあるように見える．

在郷軍人病（ざいごうぐんじんびょう）➡レジオネラ症

最高血中濃度（さいこうけっちゅうのうど）maximum blood concentration 【薬】C_{max} と略される．薬物投与後に血中の薬物濃度の最高値．薬物，剤形，個体差などにより吸収のされかたが異なる．T_{max}, AUC とともに生物学的利用能（バイオアベイラビリティー）を調べるのに重要．

最高血中濃度到達時間（さいこうけっちゅうのうどとうたつじかん）time at maximum blood concentration 【薬】T_{max} と略す．薬物投与後に血中の薬物濃度が最高値になるまでの所用時間．その後血中濃度が 1/2 になるまでの時間を生物学的半減期（$t_{1/2}$）という．

最小致死量（さいしょうちしりょう）minimum lethal dose 【薬】薬物の用量-反応関係において薬物投与により死亡する動物が出現しはじめる用量のことをいう．

最小中毒量（さいしょうちゅうどくりょう）minimum toxic dose 【薬】最大有効量を超える中毒を起こす量の最小量のこと．

最小発育阻止濃度（さいしょうはついくそしのうど）minimal inhibitory concentration 〔同〕MIC 【微】薬剤を倍数希釈した液体培地（固型培地）に，一定の菌量を接種して，菌の発育増殖を阻止した薬剤の最小濃度をいう．

臍静脈・動脈（さいじょうみゃく・どうみゃく）umbilical vein・artery 【解】胎盤から胎児に酸素や栄養素を運ぶ血管が臍静脈（動脈）で，門脈とは合流しているが，ほとんどの血液は静脈管を通って下大静脈から右心房に入る．逆に臍動脈は胎盤へ炭酸ガスと老廃物を運ぶ血管で中の血液は静脈血である．

最小有効量（さいしょうゆうこうりょう）minimum effective dose 〔同〕限量 【薬】薬物の用量-反応関係において治療に必要な作用をはじめて現す一定の量のことをいう．

再植（さいしょく）replantation 【病】遊離した組織をもとの場所に移植することである．たとえば外傷などにより脱落した歯をふたたび歯槽窩に戻す処置である．歯は，抜髄・根充・固定などの処置を必要とする．予後は種々の条件に左右され，術後に歯根は多少とも吸収され，著しい場合は脱落する．

再生（さいせい）regeneration 【病】欠損した細胞や組織が，残存している同一種類の細胞の増殖により補充されることである．生理的再生（完全再生）と病的再生（不完全再生）に分けられる．

再生経路（さいせいけいろ）salvage pathway ➡サルベージ経路

再生能力（さいせいのうりょく）ability of regeneration 【病】再生能力は被覆上皮・結合組織・骨組織・末梢神経で強く，横紋筋・平滑筋・一般の腺細胞では弱く，心筋・神経節細胞ではない．これらは構成細胞の分裂能力に左右され，まったく分裂しない細胞で構成されているものでは，再生は起きない．

再石灰化（さいせっかいか）recalcification 【病】う蝕によってうばわれた部分にカルシウム塩が再沈着する場合をいう．このカルシウム塩は脱灰によってできたものや，唾液中に由来するとあされ，エナメル質ばかりでなく，象牙質，セメント質にもみられる．

再石灰化層（さいせっかいかそう）zone of recalcification 【病・組】エナメル質

う蝕病巣では脱灰された歯質に再石灰化が起こり、病巣内には再石灰化層と脱灰層が存在する．エナメル質う蝕層の層分けは種々あるが、Gustafsonはこれを5層に分け、表層から第3層を再石灰層（他の分類では着色層ないし不透明層の浅層に相当する）とよんだ．サホライドを塗ると再石灰化が進む．

最大咬合圧（さいだいこうごうあつ） maximum occlusal pressure 【生】 上下顎の歯がもっとも強く咬合したときに咬合面の単位面積に加わる圧を指すが、測定が困難であるので全圧力をもって表現する．最大咬合圧は切歯から臼歯に向かうほど大きくなるが、大臼歯部では第一大臼歯がもっとも大きい．女子は男子に比べて10〜30％低い．

最大耐量（さいだいたいりょう） maxium tolerated dose ➡耐量

最大有効量（さいだいゆうこうりょう） maximum effective dose 同極量 【薬】 薬物の用量・反応関係において、薬物投与による中毒症状を現さない最大の量をいう．

催吐薬（さいとやく） emetics 【薬】 胃粘膜に対する局所刺激作用により、反射的に嘔吐中枢を刺激して嘔吐せしめる薬物をいう．トコンがある．嘔吐中枢を刺激する化学的な引金機構（CTZ）に作用して嘔吐を起こす中枢性のものもある．

催乳ホルモン（さいにゅう——） lactation hormone ➡プロラクチン

鰓嚢（さいのう） branchial pouch ➡咽頭嚢

再発（さいはつ） recurrence 【病】 治癒後に同一疾患が同一部位にふたたび発生することで、腫瘍の場合には外科的切除、化学療法、放射線療法などで治癒したように見えた後に発生してくる．再発は悪性腫瘍で多く、良性腫瘍では少ない．

再発性アフタ（さいはつせい——） recurrent aphtha 同再発性アフタ性口内炎、再発性アフタ性潰瘍、惰性再発性アフタ、慢性習慣性アフタ、アフタ性口内炎【病】 定期的もしくは不定期に、下・口唇・頬部などの口腔粘膜上に小潰瘍ができる疾患である．一般に有痛性で周囲に発赤を認め、表面は黄白色の偽膜に被覆さ

れた境界明瞭な類円形潰瘍が1〜数個できる．ストレスや内分泌変調が原因と考えられる．

再発性アンタ性潰瘍（さいはつせい——せいかいよう） recurrent aphthous ulcer ➡再発性アフタ

再発性アフタ性口内炎（さいはつせい——せいこうないえん） recurrent aphthous stomatitis ➡再発性アフタ

サイフェルト液（——えき） ➡複方ヨードグリセリン

再分布（薬物の）（さいぶんぷ〈やくぶつ——〉） redistribution 【薬】 脂溶性薬物の代表であるチオペンタール（中枢抑制薬）は、投与されると脂肪組織に急速に移行する．このため、血中濃度は急に低下する．しかし、反復して適用すると脂肪組織にどんどん蓄積し、蓄積したチオペンタールが脂肪組織から徐々に遊離するようになる．この遊離したチオペンタールが中枢神経系に作用する現象をいう．

細胞（さいぼう） cell 【組】 細胞質と核からなる生物体を構成する基本単位．単一細胞の生物体としてはアメーバなどが有名である．ヒトや多くの動物はきわめて多種多様な細胞集団から成り立っている．ヒトでは60兆の細胞から．

細胞核（さいぼうかく） cell nucleus 同核【組】 細胞の中にある円形または卵形の原形質塊をいう．核は二重の核膜に包まれ、その中に1個以上の核小体（RNAと核タンパク）、遺伝因子として重要な染色質（DNAと核タンパク）や核液などを有する．

細胞間基質（さいぼうかんきしつ） intercellular substance 同細胞間物質 【組】 上皮組織、支持組織において細胞自身が直接、間接に産生し、細胞同士を結合し、また間隙を埋める物質をいう．細胞間質が少なく細胞どうしが密接しているのが上皮組織、細胞間質が広くて固体のものが骨、液体のものが血液やリンパ液、ゲル状のものが結合組織である．

細胞間橋（さいぼうかんきょう） ➡デスモソーム

細胞間物質（さいぼうかんぶっしつ） intercellular substance ➡細胞間基質

細胞寄生性（さいぼうきせいせい） inter-

acellular parasites 〔菌〕生細胞寄生性【微】 細胞寄生菌には積極的に微生物が細胞内に侵入，増殖して細胞を破壊し，病原性を示す赤痢菌やサルモネラ（食中毒）と，食細胞に貪食されるが，殺菌されず増殖して病気を起こすブルセラ，チフス菌，結核菌がある．

細胞希薄層（さいぼうきはくそう） cellfree zone 〔菌〕ワイルの層 【組】 歯冠部歯髄にみられる．象牙芽細胞層の直下にあり，細胞はきわめて少ないが線維の多い層である．この層の下は細胞の分布が多く，細胞稠密層とよばれている．希薄層に神経線維が密集するラシュコフ神経叢がある（P.142図参照）．

細胞形質（さいぼうけいしつ） cytoplasm
→細胞質

細胞質（さいぼうしつ） cytoplasm 〔同〕細胞形質【微・組】 細胞は細胞体と核とからなり，細胞が生きていくのに必要で種々の重要物質のほかに多量の水を含んでいる．細胞質＋核＝原形質であるが，原形質＝細胞形質＝細胞質とすることも多い（P.124図参照）．

細胞質遺伝子（さいぼうしついでんし） cytogene 【微】 細菌本来の性質の決定は染色体DNAであるが，細菌時には染色体に加えて細胞質性（染色体外）を有することがある．これをプラスミドとよび，F因子，P因子，PF因子，腸管毒素因子，耐性因子などのプラスミドがある．

細胞質膜（さいぼうしつまく） cytoplasm membrane →細胞膜

細胞障害型（さいぼうしょうがいがた） cytotoxic 【病・微】 免疫応答による組織障害，すなわち過敏症（アレルギー）性反応は4型に分類される．その中のⅡ型を細胞障害型といい，おもに細胞が破壊される反応である．代表例としては，溶血性貧血，顆粒球減少症，新生児重症黄疸などがある．

細胞障害性T細胞（リンパ球）（さいぼうしょうがいせい——さいぼう〈——きゅう〉） →キラーT細胞

細胞障害反応（さいぼうしょうがいはんのう） cytotoxic reaction 【病・微】 細胞膜に対する抗体，あるいは細胞表面に付着した外来性抗原に対する抗体と補体とが細胞に働いて，細胞破壊を起こすことをいう．

細胞浸潤（さいぼうしんじゅん） cell infiltration 【病】 炎症の際には血漿や白血球が血管外に出る（すなわち滲出が起こる）．白血球が組織内に滲出（もしくは遊出という）している状態を細胞浸潤（炎症性細胞浸潤）といい，炎症のもっとも重要な組織学的所見である．

細胞性免疫（さいぼうせいめんえき） cellular immunity 【病・微】 感作Tリンパ球がふたたび同じ抗原に接触するとTリンパ球は抗原と反応し免疫反応が起こる．さらにマクロファージと接触し，タンパク性のマクロファージ活性因子によって細胞性免疫反応が起こる．

細胞性免疫反応（さいぼうせいめんえきはんのう） cellular immunity reaction 【病・微】 細胞性免疫はリンパ球やマクロファージなどの細胞の反応が主体である．そのおもな反応は，遅延型過敏症（ツベルクリン反応），移植拒否反応，感染防御反応（細胞寄生性細菌）などがある．

細胞セメント質（さいぼう——しつ） →第二セメント質

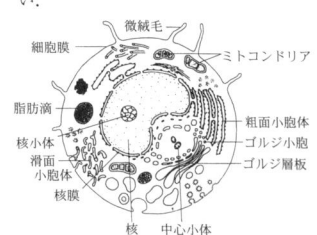

細胞内小器官（さいぼうないしょうきかん） cell organelles 〔同〕オルガネラ【組】 細胞の中にある，一定の形と機能（役目）をもっているもの．ミトコンドリア，ゴルジ装置，中心小体，粗（滑）面小胞体，リボゾーム，リソゾーム，細胞膜などは決まった形と機能をもっている．脂肪滴は小器官ではなく，核も小器官に入れない．

微絨毛
細胞膜
ミトコンドリア
脂肪滴
粗面小胞体
核小体
ゴルジ小胞
滑面小胞体
ゴルジ層板
核膜
核 中心小体

細胞内取り込み（作用）（さいぼうないとりこみ〈さよう〉） endocytosis →エンドサイトーシス

細胞の自己死（さいぼう——じこし） ➡ アポトージス

細胞分裂（さいぼうぶんれつ） cell division 【組】 細胞分裂は細胞体と細胞核の分裂を内容としているが，そのうち細胞核分裂の様式によって，無糸分裂，有糸分裂，成熟分裂の3型を区別している．それぞれまったく分裂の機序を異にしているので，それぞれを参照のこと．

細胞壁（さいぼうへき） cell wall 【微】 細菌細胞を包む強固な構造物で，内部の高い浸透圧を維持し，細菌の形態を保つ役割をもち，おもな成分はペプチドグルカンと多糖体からなる網目状の構造物である．

細胞壁合成阻害（さいぼうへきごうせいそがい） inhibition of cell wall biosynthesis 【薬・微】 細菌の細胞壁の基本構成成分であるペプチドグリカンがある種の抗生物質により細胞壁の合成が阻害されることをいう．壁はパンクして溶菌を起こし殺菌作用が現れる．ペニシリン系（ベンジルペニシリン，アンピシリン）セファロスポリン系（セファゾリン，セファレキシン）などにこの作用がある．

細胞変性効果（さいぼうへんせいこうか） 同CPE cytopathic effect 【微】 細胞を破壊する型のウイルスでは，ウイルス感染を起こした細胞集団がこわれていくのが光学顕微鏡で観察できる．ウイルス感染の有無の判定に起用される．

細胞膜（さいぼうまく） cell membrane 同細胞質膜，形質膜，原形質膜 【組・微】 生体の基本単位である細胞の内部の原形質を覆っている膜であり，タンパク質と脂質により構成され，半透過性をもち栄養素を摂取し，老廃物を細胞外に排出する．厚さは10 nm 以下である．

細胞膜障害（さいぼうまくしょうがい） disturbance of cell membrane 【薬・微】 細菌の細胞膜の構成成分に作用して細胞膜を障害し，細胞内の物質の漏出を起こすことをいう．これにより殺菌作用が現れる．ポリミキシン系（コリスチン，硫酸ポリミキシンB），ポリエン系（アムホテリシンB，ナイスタチン）などがある．また，フェノール類の殺菌作用も同様の機序による．

細胞膜破壊作用（さいぼうまくはかいさよう） degradation of cell membrane 【薬・微】 細胞膜の構成成分に障害的に作用して膜の浸透圧を増したり，破壊したりすることをいう．これにより殺菌作用を示す．フェノール，抗生物質（ポリミキシン系）などにこの作用がある．

細胞融合（さいぼうゆうごう） cell fusion 【微・組】 異なる性質をもつ細胞の細胞壁を溶解して，プロトプラストにして細胞を混合し，ポリエチレングリコールを加えて，細菌と細菌の融合を起こさせると，新しい性質をもつ細菌ができる．

細胞溶解反応（さいぼうようかいはんのう） cytolysis 【微】 細菌細胞や赤血球が抗原となり，それに対する抗体と結合し，さらにその結合物に補体が結合した結果，細胞が溶解する現象をいう．細菌の場合は溶菌反応，赤血球の場合は溶血反応がある．

催眠作用（さいみんさよう） hypnotic action 【薬】 中枢神経系の脳幹網様体の上行性賦活系の働きを抑制し，自然に近い睡眠を誘発する作用のことをいう．一方大脳皮質の過剰な興奮を抑制する作用を鎮静作用というが，薬物の用量により催眠作用へ移行する．

催眠薬（さいみんやく） hypnotic ➡ 熟眠薬，睡眠薬

細網線維（さいもうせんい） reticular fibers 【組】 銀染色で黒褐色に染まる細い線維で，それらは網様構造を示し，これによっていろいろな組織や臓器の支持に役立つ．電子顕微鏡によって幼若で細いコラーゲン線維であることが知られた．リンパ組織，リンパ節，骨髄，脾臓，肝臓などで著明な網工がみられる．

細網内皮系（さいもうないひけい） reticulo-endothelial system ➡ 網内系

細網肉腫（さいもうにくしゅ） reticulum cell sarcoma 【病】 網内系細胞すなわち細網細胞や細網球などを母細胞とする悪性非上皮性腫瘍で，リンパ性と骨髄性に大別される．その多くはリンパ組織に発生するリンパ性細網肉腫で，これは悪性リンパ腫の1つに数えられる．

細粒（さいりゅう） granules 【薬】 細かくしたものの75％以上の細粒の粒子径が105〜500 μm のものをいう．顆粒剤と散剤の中間の大きさである．調剤上取

り扱いやすく，使用頻度は増加しつつある．

細粒剤（さいりゅうざい） fine granules 同顆粒剤 【薬】 医薬品を細粒状に製造したもので，散剤のように飛散することはない．したがって，自動分包機の使用に適している．第9改正薬局方においてはじめて収載された剤型である．

サイレントピリオド silent period 同休止期 【生】 閉口筋の筋電図中で，閉口時にみられる短期間の休止期．

サイロキシン thyroxine → チロキシン

杯細胞（さかずきさいぼう） goblet cell 【組】 粘膜の円柱上皮細胞間にあるワイングラスのような形をした単細胞の粘液腺である．多数の粘液粒を含み開口分泌形の腺である．小腸や大腸などの消化管や気管に存在する．とくに大腸には多い．

作業性肥大（さぎょうせいひだい） work hypertrophy 機能的肥大 【病】 組織や臓器に持続的に機能的な負荷が加わることによって起こる肥大である．スポーツマンや労働者の骨格筋の肥大は生理的な例で，心弁膜症などでみられる心臓の肥大は病的な例である．

サクシニルコリン succinylcholine 同スキサメトニウム 【薬】 運動神経との接合部に作用する筋弛緩薬である．筋肉の収縮はアセチルコリンが終板で脱分極を起こすことにより生ずるが，このサクシニルコリン投与により脱分極が再分極せず，持続的脱分極が生じて筋が弛緩したままとなる．

サクシニル CoA succinyl CoA 同スクシニル CoA 【栄】 クエン酸回路中間体の1つ．α-ケトグルタル酸の脱炭酸によって生ずる．つぎの段階でコハク酸とCoAに解裂し，同時に GDP から GTP が生成される．

鎖骨（さこつ） clavicle 【解】 胸骨上部と肩甲骨の間を前内方から後外方へほぼ水平に位置している．ごくまれに鎖骨のない人があり（鎖骨頭蓋異常症），この場合には多数の歯が埋伏する．

鎖骨下静脈（さこつかじょうみゃく） subclavian vein 【解】 腋窩静脈の続きで，内頚静脈と合流して腕頭静脈となる（P.166図参照）．

坐剤（ざざい） suppositories 【薬】 日本薬局方により規定された剤型．肛門または膣に挿入する固形の外用剤で，体温または分泌液で徐々に溶けて作用する．挿入部位の消毒や感染除去などの局所作用を目的とする場合と，鎮痛など吸収作用を目的とする場合がある．

サッカリン saccharin 【栄】 人工甘味料の1つ．砂糖の400倍の甘味をもつ．カロリーはなく，非う蝕原性であり，糖尿病患者などの甘味料としても使用されている．ラットの実験で，膀胱癌を発生することがいわれている．

サッカロース saccharose → スクロース

殺菌剤（さっきんざい） bactericidal agents → 消毒薬

殺菌作用（さっきんさよう） germicidal action, bactericidal action 【薬】 薬物が病原微生物（あるいは病原性細菌）を殺滅する作用を殺菌作用といい，その発育を阻害ないし停止することに留る場合には静菌作用という．一般に化学療法薬は静菌的であり，局所的抗感染薬には殺菌的なものが多い．しかし，微生物の種類や使用条件により同一の薬物でも異なることがある．

殺菌消毒薬（さっきんしょうどくやく） 【薬・微】 学術用語にはない俗語である．一般に，消毒薬 disinfectants は，局所的抗感染薬のなかで，病原微生物（細菌，真菌，ウイルス，胞子）を死滅させる薬物に対して用いられ，防腐薬（病原微生物を死滅させないまでも，その発育を停止あるいは抑制する薬物）と区別して用いる．一方，殺菌薬は，消毒薬のなかで病原性細菌を対象とする薬物で，bactericides に対応する用語として用いるのが本法であるが，消毒薬とほぼ同義語として用い，germicides に対応する用語とする場合もある．

殺菌性抗生物質（さっきんせいこうせいぶっしつ） germicidal antibiotic 【薬】 β-ラクタム系抗生物質（ペニシリン系，セフェム系），アミノグリコシド系，ポリペプチド系，ポリエン系がある．抗生物質にはほかに静菌性抗生物質がある．

擦剤（さつざい） liniment → リニメント剤

砂糖（さとう） sucrose 同ショ糖 【栄】

グルコースとフルクトースによりなる二糖，スクロースを主成分とする甘味料．サトウキビ，あるいは甜菜(砂糖大根)よりつくられる．デキストラン，ミュータンなどの菌体外多糖の原料となり，う蝕の主たる原因の1つである．

サブユニット subunit 【栄】 ある種のタンパク質は複数のポリペプチド鎖より構成される．このとき個々のポリペプチド鎖をサブユニットという．たとえばヘモグロビン分子は α 鎖2個，β 鎖2個の4個のサブユニットより構成される．

サフラニン液 (――えき) safranine 【微】 サフラニン原液を蒸留水で5～10倍にうすめたもので，生物体の染色，単染色や，ナイセル染色の後染色に用いられる．

サブロー寒天培地 (――かんてんばいち) Sabouraud's glucose ager 【微】 真菌の選択培地(迎型培地)として一般に使用されている．培地は雑菌の発育を抑制するためにクロラムフェニコール，サイクロヘキシミドを添加して使用する．

サホライド® Saforide →フッ化ジアンミン

作用薬 (さようやく) agonist; agent 【薬】 アゴニスト．受容体に結合して情報を伝える薬物．

サルコイドーシス sarcoidosis 【同】類肉腫症 【病】 原因不明の肉芽腫性疾患で，特異性炎の1つである．肺門リンパ節に好発するが，口腔粘膜や唾液腺に生じることもある．組織学的には類上皮結節がみられ，結核に似ている．

サルファ剤 (――ざい) sulfonamides 【同】スルフォンアミド誘導体 【薬】 細菌の発育，増殖に必要な葉酸合成過程を阻害(代謝拮抗薬として作用)することにより殺菌作用を発現する．抗菌スペクトルは広く，グラム陽性球菌，グラム陰性球菌および一部の桿菌(大腸菌，赤痢菌など)に有効．スルファジアジン，スルフィキサゾール，スルファメトキサゾールなどがある．

サルブタモール salbutamol 【薬】 交感神経作動薬．β₁作用が強い(体全体の血管を拡張させる)．β₁作用が弱い(心臓への作用が弱い)．適応：気管支喘息の急性発作．

サルベージ経路 (――けいろ) salvage pathway 【同】再生経路 【栄】 ある生体物質を完全に分解せずに途中の段階で回収し，再利用する経路をいう．代表的な例にヌクレオチドの合成がある．DNAやRNAは塩基にまで分解されるが，その大部分はこれ以上分解を受けずにヌクレオチド5′－リン酸を生じ，再利用される．

サルモネラ Salmonella 【微】 腸内細菌のうちの1つの属．この属には腸チフス，パラチフスまた食中毒の原因菌を含んでいる．グラム陰性桿菌腸チフスの細菌学的検査方法には，患者血清と本菌との凝集反応を用いた Widal 反応がある．

酸化亜鉛 (さんかあえん) zinc oxide 【薬】 収斂薬，覆髄剤，歯髄失死剤，根管充填剤，歯周包帯剤に配合．水にほとんど溶けない．

酸化亜鉛ユージノールセメント (さんかあえん――) zinc oxide eugenol cement 【同】亜鉛華ユージノールセメント 【薬】 粉末は酸化亜鉛を主成分とし，硬化速度や操作性を調節する目的でロジン，ステアリン酸亜鉛などが加えられている．液はユージノールにオリーブ油などの植物油を加えたものである．酸化亜鉛とユージノールがキレート化合物を形成して硬化する．覆髄，仮封，仮着などのほか，一部の根管充填用糊剤や歯周包帯剤の成分として汎用される．

酸化還元酵素 (さんかかんげんこうそ) oxidoreductase 【薬】 生体物質の酸化還元を触媒する酵素の総称．酵素分類の大きな項目の1つ．生体は多数の有機物および無機物を酵素的に酸化還元して物質を代謝し，また必要なエネルギーを獲得する．200種類以上が知られている．この種の酵素には酵素番号(EC 番号)の最初の数字を1とするように国際的に決められている．

酸化還元電位 (さんかかんげんでんい) redox potential 【栄】 溶液の酸化力または還元力を表す値．この電位が高いほど酸化力があり，好気的であり，逆に低いほど還元力があり，嫌気的であることを示す．偏性嫌気性菌の発育する電位は-0.2V以下といわれている．

三角溝 (さんかくこう) triangular groove 【解】 小臼歯と大臼歯の三角隆線と辺縁

三角隆線(さんかくりゅうせん) triangular ridge ➡中心隆線

酸化剤(さんかざい) oxidant 【薬】消毒薬。オキシドール、過マンガン酸カリウムがある。発生期の酸素を生じ殺菌作用をあらわす。

酸化作用(薬物の)(さんかさよう〈やくぶつ〉) oxidative action 【薬】他の物質に酸化を起こさせる働きを酸化作用という。オキシドール、過ホウ酸ナトリウム、過マンガン酸カリウム、過酸化亜鉛、次亜塩素酸などの局所的抗感染薬に属する薬物は、強力な酸化作用によって、病原微生物に対する殺菌あるいは静菌作用を発現するだけでなく、漂白作用や脱臭作用をも発現する。

酸化セルロース(さんか———) oxycellulose; oxidized cellulose 【薬】外用止血薬。仮骨形成を遅らせるので骨折面や抜歯窩の止血には適さない。「吸収性ゼラチンスポンジ」参照。

酸化的リン酸化(さんかてき——さんか) oxidative phosphorylation 【栄】電子伝達系の酸化還元反応を利用して、ADPと無機リンからATPを合成する反応。真核生物ではミトコンドリア内膜で行われる。電子伝達系に電子が流れることにより生じる内膜内外の水素イオンの電気化学的ポテンシャル差を利用して、[H^+]-ATPaseによってATPが生成される。

3価鉄イオン(——かてつ———) ferric ion 同第二鉄イオン、Fe^{3+} 【栄】鉄イオンは食物中では圧倒的にFe^{3+}として存在するが、吸収時にFe^{2+}に還元され、すぐFe^{3+}に酸化される。フェリチン(鉄貯蔵タンパク)やトランスフェリン(鉄輸送タンパク)はFe^{3+}として結合している。しかし、はずれるときには還元されてFe^{2+}となる。

酸化薬(さんかやく) oxidizing agents 【薬】局所的抗感染薬のなかで、おもに酸化作用によって殺菌あるいは静菌作用を発現する薬物をいう。ただし、次亜塩素酸などのハロゲン化合物はふつう別に分類するので除外する。オキシドール、過ホウ酸ナトリウム、過マンガン酸カリウム、過酸化亜鉛などがある。

産業医(さんぎょうい) industrial physician 【衛】労働安全衛生法により、50人以上の労働者を使用する事業場での選任が義務づけられている。専門の立場から、健康診断、作業環境管理、作業管理、健康教育などの医学的専門知識を要すること、健康障害予防措置などを行う。月1回職場巡視を行うことになっている。

産業歯科医(さんぎょうしかい) industrial dentist 【衛】産業医に準ずれば、労働者の歯科に関する職業性疾病の発生を防ぎ、その健康管理を担当するものと考えられる。しかし、法令に産業歯科医という明確な定義はなく、混乱している言葉である。

産業歯科健診(さんぎょうしかけんしん) 【衛】労働安全衛生法において、歯科医師による健診が定められているのは、「塩酸、硝酸、硫酸、亜硫酸、フッ化水素、黄リンその他歯又はその支持組織に有害なもののガス、蒸気又は粉じんを発散する場所における業務」であり、それらが産業歯科健診と考えられる。

産業保健(さんぎょうほけん) industrial health 【衛】職業に従事する人々の心身の健康の保持、増進、疾病防止、健康に不利な条件からの保護、適正配置を行うのが産業保健の目的。具体的には、職場における作業環境管理、作業管理、健康管理を総合的に行う。

残気量(ざんきりょう) residual volume 【生】最大限に呼息してもなお肺の中に残る空気量を残気量といい、その量は約1000 m*l* である。

酸血症(さんけっしょう) acidosis ➡アシドージス

酸好性白血球(さんこうせいはっけっきゅう) eosinophilic leukocyte ➡好酸球

散剤(さんざい) powders 【薬】日本薬局方により規定される剤形。1種または2種以上の医薬品を均等に混和した粉末状の製剤。粒度は850 μm以下で、500 μm以上あるいは75 μm以下のものは、それぞれ全量の5%以下、10%以下と規定されている。

三叉神経(さんさしんけい) trigeminal

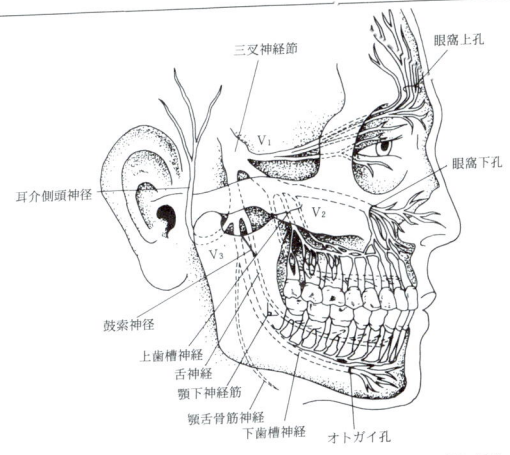

三叉神経節　眼窩上孔
眼窩下孔
耳介側頭神経
V₁
V₂
V₃
鼓索神経
上歯槽神経
舌神経
顎下神経筋
顎下筋神経
下歯槽神経
オトガイ孔

nerve〔解〕第5脳神経で，顔面の皮膚や鼻腔と口腔の粘膜ならびに歯髄に分布する知覚根と，咀嚼筋に分布する運動根とからなる．知覚根は三叉神経節を形成し，第ⅰ枝：眼神経，第2枝：上顎神経，第3枝：下顎神経に分かれる．叉とはまたの間に挟む意味．

三叉神経第3枝（さんさしんけいだい――し）third trigeminal nerve ➡下顎神経

三酸化ヒ素（さんさんか――そ）arsenic trioxide ➡亜ヒ酸

三酸化ヒ素パスタ（さんさんか――――）arsenic trioxide paste ➡亜ヒ酸パスク

酸産生菌（さんさんせいきん）acidogenic microorganism【微・栄】増殖する過程で菌体外に乳酸をはじめとする各種有機酸を放出する菌のこと．口腔内では連鎖球菌，アクチノミセス，乳酸桿菌などがいる．酸は歯のリン酸カルシウム結晶を溶かすのでう蝕の直接の原因と考えられている．

三重水素（さんじゅうすいそ）tritium ➡トリチウム

三重らせん構造（さんじゅう――こうぞう）triple helix 同トリプルヘリックス【栄】3本の鎖よりなるらせん構造．典型的なものはコラーゲンにみられるもので，3本よりのポリペプチドがらせん構造をしている．

酸蝕症（さんしょくしょう）acid erosion 同侵蝕症【病】化学的な原因による歯質の損傷で，その多くは化学肥料工場，蓄電池工場，メッキ工場などの酸を使用する職場で働く人にみられる職業病である．このような場合丁顎前歯部唇面に病変がみられることが多い．また酸性食品や胃液が原因になることもある．

3色食品群（――しょくしょくひんぐん）【栄】食品の栄養学的分類の1つである．毎日の食事の栄養素をバランスよく摂取する目安として，基礎食品を栄養機能のイメージに基づいて赤（肉・魚・乳製品），黄（穀物・油脂），緑（野菜・果物）の3色調に分類した食品群のことをいう．

酸性アミノ酸（さんせい――さん）acidic amino acid【栄】アミノ酸分子内に塩基性基であるアミノ基(-NH₂) 1個と酸性基であるカルボキシル基(-COOH) 2個を有するモノアミノジカルボン酸で，酸性の性質をもつ．アスパラギン酸やグルタミン酸が代表的なものである

酸性加糖培地（さんせいかとうばいち）【微】う蝕活動性試験の1つで，スナイダー試験に用いる培地．ブドウ糖を2%加え，pHを酸性にしたもの．耐酸性の菌のみが生育しそのとき放出された有機酸により酸性度がさらに高くなる．スナイダー試験ではこのpHの変化を調べる．

酸性抗炎症薬（さんせいこうえんしょうやく）acidic non-steroidal anti-inflammatory drugs 【薬】消炎酵素剤を含まない狭義の非ステロイド性抗炎症薬の一種で，一般にプロスタグランジン合成を阻害することによって，抗炎症作用，鎮痛作用，解熱作用，抗リウマチ作用を発現すると考えられている．塩基性抗炎症薬よりも持続性があり鎮痛効果も強く，慢性炎症やリウマチに有効であるが，副作用も比較的多いのが特徴である．サリチル酸誘導体，インドール誘導体，フェニール酢酸誘導体，アントラニール酸誘導体などがある．

酸性食品（さんせいしょくひん）acidic foods ➡アルカリ性食品

酸性非ステロイド性抗炎症薬（さんせいひ――せいこうえんしょうやく）acid nonsteroidal anti-inflammatory drug 【薬】解熱作用，鎮痛作用，抗炎症作用，抗リウマチ作用などをもつ．作用機序：炎症局所のプロスタグランジン生合成阻害．アスピリン，インドメタシン，ジクロフェナクナトリウム，ロキソプロフェナトリウム，メフェナム酸がある．「塩基性非ステロイド性抗炎症薬」参照．

酸性フッ素リン酸溶液（さんせい――そ――さんようえき）acidulated phosphate fluoride solution ➡リン酸酸性フッ化ナトリウム溶液

酸性ムコ多糖（さんせい――たとう）acid mucopolysaccharide ➡グリコサミノグリカン

三尖弁（さんせんべん）tricuspidal valve 〔同〕右房室弁【解】右心房と右心室との間にある右房室口にある弁で，3枚の弁膜からなっている．右心室の収縮により，血液が右心房に逆流するのを防いでいる．左房室口には二尖弁がある(P.174図参照)．

酸素（さんそ）oxygen 【衛】一部の微生物を除き，生物が生きていくために不可欠な元素であり，常時呼吸により体内に取り入れられている．空気中にはおよそ21%の酸素があり，呼吸によりその4～5%が消費される．

残像（ざんぞう）after-image 【生】光刺激が断たれたあとに残る明るさの感覚を残像という．光を与えた後にしばらく同質の感覚が続くものを陽性残像，その後，補色の感覚が生じるものを陰性残像という．

酸素解離曲線（ヘモグロビンの）（さんそかいりきょくせん）oxygen dissociation curve 【生】血液の酸素飽和度と酸素分圧の関係を示す曲線で，S字状カーブを示す．この関係により酸素と結合するヘモグロビンは酸素分圧が低下すると急速に酸素を放出することが分かる．

酸素ヘモグロビン（さんそ――）oxyhemoglobin 〔同〕HbO_2。オキシヘモグロビン 【栄】ヘム鉄（Fe^{2+}）に酸素（O_2）が可逆的に結合したもので，ヘモグロビン1分子あたりでは4分子のO_2を結合している．鮮紅色を呈する．ヘモグロビンは肺胞で吸気中のO_2と結合し酸素ヘモグロビンとなり，動脈血により運ばれ，O_2圧の低い組織でO_2を遊離する．

酸素飽和度（血液の）（さんそほうわど〈けつえき――〉）oxygen saturation 【生】血液中の酸素は赤血球内のヘモグロビンと結合し，酸素ヘモグロビンとなっている．血液の総ヘモグロビンの中の酸素ヘモグロビンを%で表現したものをいう．

残存上皮（ざんぞんじょうひ）➡マラッセの上皮遺残

残存嚢胞（ざんぞんのうほう）residual cyst ➡残留嚢胞

3大唾液腺（さんだいだえきせん）three large salivary glands ➡大唾液腺

三炭糖（さんたんとう）triose ➡トリオース

散瞳作用（さんどうさよう）mydriatic action 【薬】末梢性の散瞳は，瞳孔括約筋（副交感神経支配）の麻痺あるいは，瞳孔散大筋（交感神経支配）の痙攣によって起こる．前者の散瞳は，アトロピン，ホマトロピン，トロピカミドなどの副交感神経遮断薬により，また後者の散瞳は，アドレナリン，フェニレフリン，ヒ

酸敗（さんぱい） rancidity 【栄】油脂が貯蔵中に空気中の酸素と接触することにより加水分解や酸化を受けて酸化物を生じ，不快臭や不快味をもつようになることを酸敗という．酸素の除去や抗酸化剤（ビタミンEなど）の添加でこの過程を遅延させることができる．

三半規管（さんはんきかん） semicircular canals ➡半規管

残留囊胞（ざんりゅうのうほう） residual cyst 同残存囊胞【病】原因菌を抜去したときに，根尖にある歯根囊胞をそのまま取り残してしまうことがある．これを残留または残存囊胞という．ホフラート智歯周囊胞の場合にも起こり得る．

シ

次亜塩素酸ナトリウム（溶液）（じあえんそさん——〈ようえき〉） sodium hypochlorite (solution) 同アンチホルミン，ヒポクロリット，NaOCl【薬】次亜塩素酸ナトリウムの水溶液をアンチホルミンという．ヒポクロリットはその俗称である．次亜塩素酸ナトリウムの作用は，水と反応して生ずる次亜塩素酸とNaOHに基づく．次亜塩素酸はその強力な酸化作用によって，ほとんどすべての微生物に殺菌作用を示すほか，漂白作用や制臭作用を発現する．しかし，血液や膿汁などの有機物が共存するとその作用は著しく減退する．また，NaOHの弱アルカリは根管内の壊死組織を溶解（有機質溶解作用または組織溶解作用）するだけでなく，オキシドールを激しく発泡させる．根管清掃剤として歯科で汎用されるほか，一般にも消毒，漂白，制臭の目的で広く用いられている．

ジアシルグリセロール diacylglycerol 同ジグリセリド【栄】1分子のグリセロールが2分子の脂肪酸とエステル結合したもので，1,2-ジアシル型と1,3-ジアシル型がある．前者はグリセロ脂質の代謝中間体として生体内に広く分布する．

ジアゼパム diazepam【薬】ベンゾジアゼピン誘導体に属する穏和精神安定薬の一種．中枢（視床下部，中脳，大脳辺縁系）を抑制して，抗不安，睡眠誘導，筋弛緩，抗痙攣，食欲亢進などの作用を発現する．大量の長期連用で耐性や身体的依存が形成され，中止により禁断症状が発現する．併用により，アルコール，睡眠薬，抗うつ薬などの作用を増強する．

シアリダーゼ sialidase ➡ノイラミニダーゼ

シアル酸（——さん） sialic acid 同N-アセチルノイラミン酸【薬】ノイラミン（マンノサミンにピルビン酸が結合した物質）のアミノ基にアセチル基（CH₃CO—）が結合したものの総称．唾液中の糖タンパク質の糖側鎖の末端にシアル酸を含む．唾液中には遊離のシアル酸が存在する．

シアン化（合）物（——か〈ごう〉ぶつ） syanides 同青酸化合物【薬】殺虫剤，殺鼠剤として，また，冶金，電気メッキ，金属洗浄，各種化学工業などに広く用いられているがきわめて毒性が強い．ヒトの致死量はシアン化カリウム（青酸カリ，KCN）で0.15～0.3gとされている．毒性は呼吸酵素の阻害による．中毒の処置には亜硝酸ナトリウム，チオ硫酸ナトリウム，メトヘモグロビンなどの静注を行う．

CRPテスト C-reactive protein test【微】血清中には肺炎球菌の表面抗原C多糖体と特異的に沈降反応するC抗原反応性タンパク質（CRP）があり，肺炎をはじめ種々の菌感染症のときにCRPの濃度が上昇する．そこで血中濃度を測定することによりこれらの感染症の有無を知ろうとする細菌学的検査．

C₁ dental caries 1st degree ➡う（齲）蝕症1度

"C₁"化合物（——かごうぶつ） "C₁" compound【栄】蟻酸，ホルムアルデヒド，メタノールなど1個の炭素原子をもつ有機化合物．葉酸に水素4個が結合したテトラヒドロ葉酸と結合し，チミジル酸など生体の種々の生体物質の生成に用いられる．

cAMP cyclic AMP ➡サイクリック AMP
GH growth hormone ➡成長ホルモン
Gn gnathion ➡グナチオン
CMCP camphorated monochlorphenol ➡モノクロロフェノールカンフル
GMP guanosine 5'-monophosphate ➡グアニール酸
CLL chronic lymphatic leukemia ➡慢性リンパ性白血病
Go gonion ➡ゴニオン
CoA coenzyme A ➡コエンザイム A
COD chemical oxygen demand ➡化学的酸素要求量
GOT glutamate-oxalacetate transaminase ➡アスパラギン酸アミノトランスフェラーゼ 【栄】アミノ基転移酵素の一種で, L-アスパラギン酸+2-オキソグルタル酸⇌オキサロ酢酸+L-グルタミン酸の反応を触媒する. ピリドキサールリン酸などのB_6誘導体を補酵素とする. 本酵素の血中活性測定は, 肝炎, 心筋梗塞の診断に有用である.
C型肝炎 (──がたかんえん) hepatitis C virus (HCV) 【微】C型肝炎(血清肝炎)ウイルスは輸血による肝炎が大部分を占め, キャリアの存在, 慢性肝炎から肝硬変, 肝癌へ進展. この点は HBV と類似する. インターフェロンが有効である.
C_3 dental caries 3rd degree ➡う(齲)蝕症3度
C.C. camphophenique ➡歯科用フェノールカンフル
cGMP cyclic GMP ➡サイクリック GMP
CCK cholecystokinin ➡コレシストキニン
GCP Good Clinical Practice 【薬】医薬品臨床試験の基準.
CCP-ACP 同カゼインホスホペプチド, リカルデント® 【栄】牛乳などに含まれるタンパク質で, カゼインを部分的に加水分解して, リン酸を添加した物質. エナメル質の再石灰化を促進する作用がある. そのため, う蝕の発生を抑制する目的で, チューイングガムに添加されている.
CTP cytidine triphosphate 同シチジン三リン酸 【栄】シチジンのリボースの5'位の水酸基に3分子のリン酸が連続して結合しているヌクレオチドで, 分子中に2つの高エネルギーリン酸結合をもつ. リン脂質の生合成の際の中間生成物の生成に関与する.
CDP cytidine diphosphate 同シチジン二リン酸 【栄】シチジン(シトシン+リボース)のリボースの5'位の水酸基に2分子のリン酸が連続して結合しているヌクレオチドで, 末端のリン酸は高エネルギーリン酸結合である. ATP のリン酸を受け取り CTP(シチジン三リン酸)を生ずる.
GTP guanosine triphosphate 同グアノシン三リン酸 【栄】グアノシンのリボースの5'位の水酸基にリン酸分子が3個連続して結合したヌクレオチド. ATP と類似のエネルギーに富む化合物. タンパク質の合成に必要である.
GDP guanosine diphosphate 同グアノシン二リン酸 【栄】グアノシン(グアニン+リボース)のリボースの5'位の水酸基に2分子のリン酸がエステル結合したヌクレオチドの一種. 生体内では GMP (グアノシン一リン酸) が ATP からリン酸の供与を受け GDP を生成する.
CDP-ジアシルグリセロール cytidine diphosphate-diacyl glycerol 同シチジン二リン酸ジアシルグリセロール 【栄】ホスファチジン酸の3位のリン酸に CMP(シチジン一リン酸)が結合したもの. グリセロ脂質の一種のホスファチジルセリンやホスファチジルイノシトール, カルジオリピンの生合成の中間体である.
G点 (──てん) glabella ➡グラベラ
C_2 dental caries 2nd degree ➡う(齲)蝕症2度
CPE cytopathic effect ➡細胞変性効果
C-末端アミノ酸残基 (──まったん──さんざんき) C-terminal amino acid residue 同カルボキシル末端 【栄】タンパク質またはポリペプチドの末端にあり, 遊離のα-カルボキシル基をもつアミノ酸残基. 1本のペプチド鎖に1個の C-末端アミノ酸残基が存在する.
C_4 dental caries 4th degree ➡う(齲)蝕症4度
子音 (しいん) consonant 【生】呼気流

の通過が声道で妨げられることによって生じる音で，持続時間が短い．子音は声帯の振動をともなう有声音とそれをともなわない無声音とがある．子音は構音様式により破裂音，破擦音，摩擦音，鼻音，流音，半母音などに分類される．

死因順位（しいんじゅんい） order of death causes 【衛】 人口動態統計に基づき，各年度における死因順位が公表されている．悪性新生物，心疾患，脳血管疾患，肺炎および気管支炎，不慮の事故が上位死因となっている．

死因別乳児死亡（しいんべつにゅうじしぼう） infant mortality by cause of death 【衛】 生後1年未満の死亡を乳児死亡といい，乳児死亡はその地域の衛生水準の良否を示すものである．乳児死亡の原因は，出生時外傷，先天異常によるものが多く，そのほか不慮の事故，肺炎および気管支炎などである．

シェーグレン症候群（――しょうこうぐん） Sjögren's syndrome 同sicca syndrome 【病・微】 自己免疫疾患の1つと考えられている．唾液腺や涙腺などの外分泌腺に乾燥症状が現れたリウマチ様関節炎をともなうことが多い．

ジオプトリー diopter 眼の屈折力を表す単位．これは水晶体の屈折力を焦点距離（m）で測定し，その逆数で表す(D)．屈折力は年齢とともに減退する．

歯牙（しが） tooth, teeth ➡歯
歯芽（しが） tooth germ ➡歯胚
自家移植（じかいしょく） autotransplantation 【病】 移植片として自分の組織の一部を使う方法で，皮膚や粘膜または骨などで行われる．下顎骨の切除後に自分の腸骨の一部を移植することはその1例である．

紫外線（しがいせん） ultraviolet rays 【衛】 200～400 nm（ナノメーター）の波長の電磁波を紫外線といい，太陽光線のおよそ1％を占める．紫外線は化学線ともいわれ，皮膚におけるビタミンDの生成，殺菌作用，光化学作用などいくつかの作用をもつ．

紫外線消毒（しがいせんしょうどく） ultraviolet disinfection 【微】 病原微生物を殺すために紫外線を照射する．手術室の消毒，滅菌した手術用具の保存などのために殺菌灯をつけることがこれにあたる．日光消毒もこの1つ．

紫外線滅菌（しがいせんめっきん） ultraviolet sterilization 【微】 紫外線を照射することにより微生物のDNAに致死的変異を生じさせて菌を死滅させることである．紫外線の強さは光源からの距離の自乗に反比例するため，光源から離れたとき，また物のかげになったときには効果は期待できない．

歯牙エナメル上皮腫（しが――じょうひしゅ） odontoameloblastoma 【病】 良性の歯原性混合腫瘍の1つで，エナメル上皮腫の中に歯牙硬組織（エナメル質や象牙質など）が形成されているものである．エナメル上皮線維歯牙腫のような，歯乳頭に似た線維腫の部分がほとんどないのが特徴である．

視覚器（しかくき） visual organ 【解】光を感受する器官で，眼球および視神経と，眼球の運動や保護装置をなす眼瞼，結膜，涙器および眼窩などの副眼器とからなる．眼球は眼窩脂肪体によって包まれ眼窩の中にある（P.62 図参照）．

耳下腺（じかせん） parotid gland 【組】耳の下にある唾液腺中最大の腺で純漿液腺である．長い導管は咬筋の表面を通り，頬筋を貫いて上顎第二大臼歯の頬側の耳下腺乳頭に開口する．1日に300 mlの唾液を分泌する．

耳下腺神経叢（じかせんしんけいそう） parotid nerve plexus 【解】 顔面神経が耳下腺内で数枝に分かれた枝が互いに吻合した網状の神経叢である．この神経叢から出た枝は放射状に分枝し，すべての顔面筋の運動を行う．

耳下腺乳頭（じかせんにゅうとう） parotid papilla 【組】 耳下腺の開口部にできる粘膜のふくらみである．耳下腺導管の開口部は上顎第二大臼歯の頬側にあるので，この歯の頬側面には歯石が付着しやすい．

歯科専用医薬品（しかせんようやくひん） dental drug 【薬】 歯科用医薬品のうち医療用に用いるもの．特例販売品目に指定された「薬価基準第四部歯科用薬剤」に収載されているもの．

歯牙破折（しがはせつ） tooth fracture 同歯折 【病】 急激な外力によって起こる

外傷性歯牙破折と，正常な歯では起きないような弱い力で生じる病的歯牙破折がある．また破折線が歯髄に達しないものを単純歯牙破折，歯髄に及んだものを複雑歯牙破折，さらに破折片が遊離したものを完全破折，亀裂だけのものを不完全破折に分けることもある．

歯科用アンチホルミン（しかよう——）sodium hypochlorite for dental use ➡アンチホルミン（歯科用）

歯科用医薬品（しかよういやくひん）dental drug【薬】とくに歯科領域の適応性だけを有する医薬品で医療用と一般用がある．

歯科用円錐（しかようえんすい）dental cone ➡歯科用コーン剤

歯科用キシロカイン注射液（しかよう——ちゅうしゃえき）dental xylocaine injection 〔同〕塩酸リドカイン【薬】アミド型の局所麻酔薬でエステラーゼの分解を受けず，肝臓で酸化分解される．種々の血管収縮剤と併用でき，作用は速達，確実で組織に対する刺激作用もほとんどない．プロカインに比較し相対的毒性は少ない．化学的にはアミノアルキルアミドを有するフェナセチン系の薬物である．

歯科用合剤（しようごうざい）dental mixture【薬】単独では口腔内で為害作用をもつ薬でも数種の配合によって刺激や毒性が緩和され，配合薬物の長所も発揮できるようにした薬剤．象牙質に対する強い浸透性と殺菌作用，歯髄に対する鎮痛，鎮静効果を期待した合剤が多い．歯科用フェノールカンフル，キャンフォフェニック，ホルムクレゾールなど．

歯科用コーン剤（しかよう——ざい）dental cone 〔同〕歯科用円錐，デンタルコーン【薬】目的：二次感染予防，止血．抜歯窩に挿入する．円錐形，楕円形の錠剤．主成分：抗生物質，サルファ剤，止血剤．過敏症に注意．

歯科用次亜塩素酸ナトリウム液（しかようじあえんそさん——えき）sodium hypochlorite solution, dental ➡アンチホルミン（歯科用）

歯科用セメント剤（しかよう——ざい）dental cement【薬】一般に粉末と液からなる．粉末と液を混合練和することで化学変化を起こし，凝結硬化するのが通常である．これに薬理作用を期待させたものや，リン酸セメントおよびケイ酸セメントのように薬理効果を期待せずに，インレーやクラウンの合着，裏層，暫間充塡，仮封を目的としたものがある．

歯科用貼布剤（しかようちょうふざい）plasters for dental use【薬】目的：口内炎治療，手術創面の感染予防．抗生物質，副腎皮質ホルモン製剤をガーゼにしみ込ませ局所の貼付．

歯科用トリオジンクパスタ（しかよう——）triozinc paste, dental【薬】歯髄乾屍剤，根管充塡剤．トリオパスタは20%のパラホルムアルデヒドを含有するがトリオジンクパスタは5～10%しか含有しない．歯髄乾屍剤よりも根管充塡剤として用いるためである．パラホルムアルデヒドは，歯髄組織をミイラ化し，根管内を殺菌消毒する．さらに根尖部の骨性瘢痕化を促す．

歯科用軟膏（剤）（しかようなんこう〈ざい〉）ointment for dental use【薬】目的：歯周ポケットに注入し患部の消炎，鎮静，消毒効果．付着力よりも流動性のある軟膏．「口腔用軟膏」参照．

歯科用パスタ剤（しかよう——ざい）dental paste【薬】パスタ剤は粉末薬品を比較的多量に含む軟膏様の外用剤．軟膏剤と区別した独立した剤形であるが，両者の区別が困難なため，軟膏剤の一種として取り扱う．パラホルムパスタ，歯科用トリオジンクパスタなど．

歯科用パラホルムセメント（しかよう——）parafolm cement, dental【薬】間接覆髄剤として使用．徐々に発生するアルデヒドガスが，象牙芽細胞や歯髄細胞を適度に刺激して第二象牙質の形成を促進し，歯髄を保護する．窩洞象牙質の消毒も期待でき，パラホルムアルデヒドと酸化亜鉛が主体．

歯科用フェノールカンフル（しかよう——）phenol camphor, dental 〔同〕C.C.【薬】鎮ं痛および殺菌作用を有する．フェノールとカンフルの合剤．歯髄炎の鎮痛，う窩および根管の消毒に使用される．合剤はフェノールの欠点である腐蝕作用と組織刺激作用をほとんど消失させるばかりではなく，組織浸透性を促進する合理的なもの．

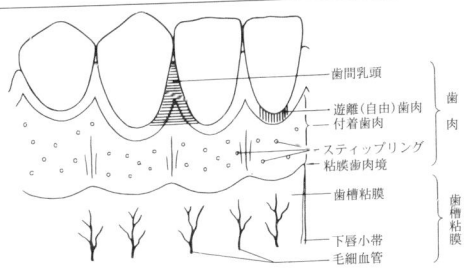

歯科用フェノールチモール(しかよう——)
phenol thymol, dental 【薬】 フェノール 50 g, チモール 33 g, メントール 17 g を含む消毒薬で, う窩や根管の消毒に用いる. 歯髄に対しては, 鎮痛効果を示す. 歯科用フェノールカンフルよりも殺菌, 鎮痛作用は強いが, 組織刺激性, 腐蝕作用は弱い.

歯科用ヨードグリセリン(しかよう——)
iodine glycerin, dental 【薬】 ヨウ素, ヨウ化カリウム, 硫酸亜鉛, グリセリン, 製精水の合剤である. グリセリンを加えることにより, ヨウ素の組織刺激性と腐蝕作用を抑えてある. 根管消毒のほかに, 歯周炎や口腔粘膜の消毒など広く用いられる.

歯冠(しかん) dental crown 【解】 エナメル質で覆われた部分を解剖歯冠といい, 歯肉から口腔へ露出した部分を臨床歯冠という.

耳管(じかん) auditory tube 〔同〕ユースタキー管 【解】 中耳の鼓室から咽頭へ開口している管. 開口部に咽頭扁桃があり, 幼児は炎症ではれやすい. これをアデノイドという. 外の気圧と中耳の気圧を同じにするのに役立つ.

歯間(しかんげき) interdental space 【解】 隣接歯の接触点から歯槽骨(縁)までの三角形状の空間をいう. 通常は歯肉間乳頭がこの部にある. 歯肉が退縮するとみられるようになり, 歯石が沈着する. 歯隙との違いに注意せよ.

歯間鼓形空隙(しかんこけいくうげき)
embrasure 【解】 歯列を咬合面から見ると, 接触点の頬側と舌側に広がった空間がある. 鼓(ツヅミ)に似ているので鼓形空隙という.

歯間乳頭(しかんにゅうとう) interdental papilla 【解】 隣接歯の歯間隙を満たしている歯肉をいう. 唇側と舌側の歯間乳頭の間はテント屋根状に細くなりコルとよばれている.

歯冠の厚さ(しかん——あつ——) thickness of crown 【解】 歯冠の唇(頬)舌径をいう.

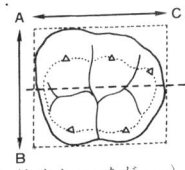

歯冠の長さ(しかん——なが——) length of crown 【解】 歯冠の咬頭(切端)か

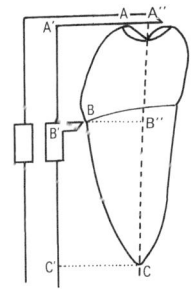

ら，頬側歯頸線までの距離を歯軸に投影したA"-B"の距離をいう．実際にはBのように加工したノギスでA'-B'の目盛を読む．故藤田恒太郎教授の提唱した基準が用いられている．

歯冠の幅（しかん――はば） width of crown 【解】 歯冠の近遠心径で，近遠心両隣接面の最大豊隆点を結ぶ距離(歯冠の厚さの図のA-C間)．

しきい値（――ち） threshold ➡閾値

色素性母斑（しきせいぼはん） pigmented nevus 【病】 メラニン色素(黒素)を産生する母斑細胞(melanocyte)が増殖したもので，一種の奇形(過誤腫)と考えられる．これには接合性母斑，真皮内母斑，複合性母斑がある．色素生母斑は皮膚にみられるが，まれに口蓋，口唇，頬粘膜，歯肉などの口腔粘膜に出現することもある．

色素沈着（しきそちんちゃく） pigmentation ➡色素変性

色素変性（しきそへんせい） pigmentation 類色素沈着 【病】 性病変の1つである変性の一種で，体内で作られた色素や体外から侵入した色素が組織や臓器に沈着する．メラニンの沈着やビリルビンの沈着(黄疸)は体内性(内生)色素の沈着で，炭粉の肺への沈着や水銀や歯科用金属よる歯肉の着色は外来生色素沈着である．

色素類（しきそるい） 【薬】 消毒薬．アクリノール，塩化メチルロザニリンなど．

ジギタリス digitalis 【薬】 キツネノテブクロの葉に含まれる配糖体である．強心薬として心拍数を減少，心臓の収縮力を増強，心拍動を規則的にする．また利尿作用をもつ．ジギタリスは毒性が強く，排泄に時間がかかるため，正確な薬用量の決定に注意が必要．うっ血性心不全の特効薬．

ジギトキシン digitoxin 【薬】 強心薬．強心配糖体．用途：うっ血性心不全など．ほかにジゴキシン．

糸球体嚢（しきゅうたいのう） Bowman's capsule 類ボーマン嚢 【組】 糸球体は毛細血管がぐるぐると塊に巻いたもの．そこで濾過された尿を集める袋をいう．袋内の尿は尿細管から腎盤→尿管→膀胱→尿道と排出される．腎小体(糸球体)＋尿細管＝ネフロン(腎単位)である．

糸球体濾過（しきゅうたいろか） glomerular filtration 腎臓で，血液が腎小体の糸球体を通過する間に，タンパク質を除くほとんどの血漿成分がボーマン嚢内に濾過されること．

歯ぎん（齦）（し――） gingiva ➡歯肉

死菌免疫（しきんめんえき） dead vaccine 【微】 抗原性を損なわないように加熱やホルマリンで菌を殺し，これを抗原として生体内に接種し免疫を得ること．体液性免疫は得られるが十分な細胞性免疫は得られず，感染症すべてに有効というわけではない．百日咳菌，コレラワクチン，インフルエンザワクチンなどがある．

死腔（しくう） dead space 【生・解】 肺でガス交換が行われるところは肺胞であって，鼻腔より小気管支に至る気道の空気はそのまま吐き出される．このようにガス交換に関係のない部分の容積を死腔といい，約150 mlである．

軸索（じくさく） axon 類神経突起 【組】 神経細胞の突起で，その長く突出した部分を神経線維という．シュワン鞘や髄鞘によって被覆されるかどうかによって，有髄神経線維と無髄神経線維に分けられる．被膜のある場合軸索はその中軸をなし，欠く場合は裸軸索という(自由終末)．索とは長いひものこと．

シグナルペプチド signal peptide 【栄】 分泌性タンパク質や膜内在性タンパク質は，合成される際に膜を通過するが，この際に必要な情報はタンパク質内にある．合成直後のN-末端側に存在する疎水性アミノ酸残基からなるシグナル配列がそれで，この部分をシグナルペプチドとよぶ．

シクランデレート cyclandelate 【薬】 末梢血管拡張薬(シクランデル酸)，バメタンなど)．抗動脈硬化症薬として使用．血管平滑筋に直接作用する．

ジグリセリド diglyceride ➡ジアシルグリセロール

シクロオキシゲナーゼ cyclooxygenase 【薬】 アラキドン酸からプロスタグランジンを生成する酵素．この酵素の活性がプロスタグランジンの生合成を規定する(律速酵素)．アスピリンやインドメタシンによって阻害を受ける．消炎作用はこ

のためといわれる.

ジクロフェナクナトリウム diclofenac sodium 【薬】 酸性非ステロイド性抗炎症薬.インドメタシンより強い解熱,鎮痛,抗炎症作用がある.副作用は軽度.広く使用されている.

シクロプロパン cyclopropane 同トリメチレン 【薬】 全身麻酔薬のなかの吸入麻酔薬.引火性のガス体で空気との混合で爆発性 導入・覚醒は速やか.麻酔作用はもっとも強いが,骨格筋弛緩は弱い.副交感神経緊張効果がみられ,心筋のアドレナリンに対する感受性が高くなるため,アドレナリンとの併用には注意を要する.

シクロホスファミド cyclophosphamide 【薬】 悪性腫瘍治療薬のアルキル化薬.適応:リンパ肉腫,白血病,骨髄腫など.副作用:脱毛.

歯頸線彎曲(度) (しけいせんわんきょく〈ど〉) curve of dental cervical line 【解】 エナメル質とセメント質との境界線である歯頸線は,唇頰側面と舌側面では歯根側に,隣接面では歯冠側に凸彎している.一般に隣接面の彎曲度を歯頸線彎曲度とよび,前歯で著明であるが,臼歯ではほぼ水平である.

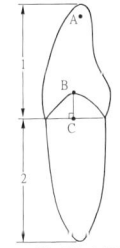

Aは接触点,B-C間の長さを歯頸線彎曲度という.歯冠の発生部位は切縁と歯頸線との直線距離(斜面)ではなく,歯軸上に投影したIの長さをいう.同様に歯根の長さは2である.

歯頸部う(齲)蝕 (しけいぶ——しょく) cervical caries 【病】 う蝕の発生部位による分類の1つで,エナメル・セメント境付近に発生したものである.これは歯肉溝ないし歯肉ポケットに歯垢がたまり

やすいので発生する.この部のう蝕は一般にセメント質側へ浅く拡大し,ときには歯頸部全周を取り巻くように広がることもある.

歯隙 (しげき) diastema, dental space 【解】 隣接する歯が接触することなく萌出している空間を歯隙という.上顎犬歯の近心や下顎犬歯の遠心にみられる空間をとくに霊長空隙という.これは牙(大きな犬歯)の位置を考えると,上顎犬歯の前に下顎犬歯が咬合するための空隙があると覚えるとよい.

刺激作用 (しげきさよう) irritant action 【薬】 薬物が特定の組織細胞や器官に作用するだけでなく,すべての細胞に非選択的に作用し,その代謝,成長,形態など一般的機能に変化を及ぼす場合をいう.強ければ程度によって炎症や組織壊死などの変化,弱ければ興奮を生ずる.

刺激性唾液分泌 (しげきせいだえきぶんぴつ) stimulating salivation ➡反射性唾液分泌

刺激象牙質 (しげきぞうげしつ) irritation dentin ➡補綴象牙質

刺激伝導系 (しげきでんどうけい) impulse conducting system 同興奮伝導系 【生】 律動的に拍動する心臓の自動能を支配する心臓内の特殊心筋束で,洞(房)結節,房室結節,ヒス束,プルキンエ線維から構成されている.洞結節で始まる律動的な興奮はこの系を伝わって心臓全体に到り,心房,心室が収縮する.

止血薬 (しけつやく) homostatics 同血液凝固(促進)薬 【薬】 止血薬は生理的止血作用を促進するために作られたものである.それを投与することにより,末梢血管が収縮し,その部の血管透過性を減少させるか,止血機構に必要な凝固因子を補給助長あるいは促進させる.この結果,止血作用を発現させる.

歯原性角化嚢胞 (しげんせいかくかのうほう) odontogenic keratocyst ➡歯原性角化嚢胞

歯原性角質嚢胞 (しげんせいかくしつのうほう) odontogenic keratocyst 同歯原性角化嚢胞 【病】 角化した扁平上皮で裏装された歯原性嚢胞である.種々の歯原性嚢胞で角化がみられる.その中で原始性嚢胞はもっとも頻度が高いので,これ

と歯原性角質細胞とを同義として扱うこともある．一般に歯原性角質細胞は他の歯原性嚢胞より大きくなり，再発もしやすい．

歯原性腫瘍（しげんせいしゅよう） odontogenic tumors 【病】 歯の発生や形成に関与する歯堤やエナメル器あるいは退縮エナメル上皮，残遺上皮などの上皮成分や歯乳頭，歯小嚢，歯根膜などの非上皮成分から発生する腫瘍である．代表的なものに，エナメル上皮腫，腺様歯原性腫瘍，歯原性線維腫，セメント質腫，歯牙腫などがある．

歯原性石灰化上皮腫（しげんせいせっかいかじょうひしゅ） calcifying epithelial odontogenic tumor 同ピンボー腫 【病】 歯胚の上皮や退縮エナメル上皮などから発生する歯原性良性上皮性腫瘍である．未萌出歯や埋伏歯に関連していることが多く，下顎大臼歯部に好発する．組織学的には，病巣内に石灰化物やアミロイド様の物質がみられるのが特徴である．

歯原性嚢胞（しげんせいのうほう） odontogenic cysts 【病】 エナメル器や退縮エナメル上皮，残遺上皮などの歯原上皮に関係したり，歯牙の病変に関係して発生する嚢胞である．原始性嚢胞，含歯性嚢胞，石灰化歯原性嚢胞などのように歯の形成に関連して生じるもや，歯根嚢胞，ホフラート智歯周囲嚢胞などのように炎症によって発生するものがある．

歯垢（しこう） dental plaque 同プラーク，歯苔 【衛・微】 歯の表面に付着したおもに微生物からなる塊．1 g あたり約 10^{11} 個の微生物を含み，約 75％ を占める残りは歯肉溝滲出液と食物残渣からなる．これを長期間放置しておくと歯周疾患を起こすといわれている．形成初期にはグラム陽性球菌の割合が多く，成熟するにつれグラム陰性桿菌の割合が増え，また偏性嫌気性菌も増える．

視紅（しこう） visual purple 同ロドプシン 【栄】 脊椎動物網膜の桿細胞に含まれる光受容タンパク質．分子量約 4 万．ビタミン A の1つの型である 11-cis・レチナールを含む．光の照射と熱反応によりレチナールの異性化とタンパク質オプシンの構造変化が起こり，吸収極大波長の異なる中間体を形成する．これが，視覚の機構となる．

嗜好飲料類（しこういんりょうるい） 【栄】 栄養食品ではないが香味や刺激を得るための飲み物である．酒，茶，コーヒー，ココア，コーラなどがある．

歯垢指数（しこうしすう） debris index 通常 OHI（Oral Hygiene Index）という．口腔の清掃状態を評価する指数．歯面の歯垢と歯石の沈着状態を評価し，診査区分数で除して各指数を求める．歯垢，歯石指数の和が OHI．

歯垢染色剤（しこうせんしょくざい） disclosing solution ➡プラーク染色液

ジゴキシン digoxin 【薬】 強心薬．強心配糖体．適応：うっ血性心不全など．ほかにジギトキシン．

自己受容反射（じこじゅようはんしゃ） proprioceptive reflex 【生】 筋を急激に伸張すること，筋に含まれる筋紡錘が興奮し，この興奮が求心性神経，反射中枢，遠心性神経を経て筋に戻り，筋が収縮する反射．このように，刺激の受容器が effect 器である筋内にあるときに起こる．膝蓋腱反射，下顎張反射など．

篩骨（しこつ） ethmoid bone 【解】 鼻腔の上壁と眼窩の内側壁を構成する骨．嗅神経が通過する多数の小孔のある篩（ふるい）板，鼻中隔の上部をなし正中平の垂直板および篩骨蜂巣の 3 部からなる．（P.236 図参照）．

篩骨洞（しこつどう） ethmoidal sinus 同篩骨蜂巣 【解】 鼻腔の外側の上部と，眼窩の内側壁を構成する篩骨の両側部にある骨洞をいう．副鼻腔の1つで中鼻道に開口する．

篩骨蜂巣（しこつほうそう） ethmoidal sinus ➡篩骨洞

自己免疫（じこめんえき） autoimmunization 【病・免】 生体が自分自身の構成成分を抗原として抗体を産生する現象である．自己免疫についての詳細は不明であるが，ある種の条件下でこの現象が生じ，膠原病などの自己免疫疾患の成立にかかわると考えられる．

自己免疫疾患（じこめんえきしっかん） autoimmune disease 【免】 自己成分に対する抗体や感作リンパ球が生じたため組織が破壊される疾患のこと．甲状腺タンパク質に対して免疫が生じる橋本病，

精子に対して免疫の生じる無精子病，シェーグレン症候群などが知られている．

歯根（しこん） root of teeth 【解】 解剖学的にはセメント質で覆われた部分（解剖歯頸）を，臨床的には歯肉に覆われた部分をいう．前歯は単根であるが，大臼歯は大多数が複根である．歯根は歯根膜を介して歯槽に入り込んでいる．

歯根安定期（しこんあんていき）【解】 乳歯の歯根完成から生理的歯根吸収の開始までの期間．乳中切歯ではおおよそ2～4歳（約2年間），乳側切歯では2～5歳（約3年間），乳犬歯と乳臼歯では3～8歳（約5年間）である．

歯根管（しこんかん） root canal 〔同〕根管【解】 歯根部の細長い管状の歯髄腔をいう．歯根管は歯根の外形に近似した形をしており，髄室とは根管口で境され，先端は根尖孔で外に通じている．側枝，2根管，根尖分岐などがある．

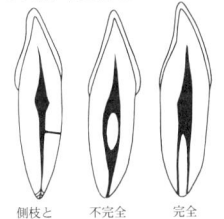

側枝と / 不完全 / 完全
根半分岐 / 2根管

歯根吸収（しこんきゅうしゅう） resorption of dental root 【解】 歯根は生理的にも，病的にも吸収を受ける．乳歯が代生歯の圧で吸収を受ける場合，強い外傷による場合，埋伏歯や囊胞，根尖性歯周炎などによる場合がある．

歯根徴（しこんちょう） root trait (symbol) 【解】 歯を唇側や頬側から観察すると，切縁または咬合縁と歯根の長軸との角度は，近心側では鈍角で，遠心側では鋭角である．すなわち，歯根は遠心側に傾斜している（右段上図参照）．

歯根肉芽腫（しこんにくげしゅ） radicular granuloma 【病】 慢性根尖性歯周炎の1つである．慢性歯槽膿瘍の治癒型と考えられ，膿の部分が肉芽組織に置換されている．この増殖した肉芽組織内に

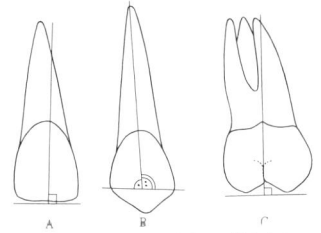

歯根徴．A, C：切縁の中央より垂線を立てたところ，B：歯軸と切縁との交角を示す．3歯とも左側が遠心であることがわかる．

は，上皮をともなうものと，ともなわないものがある．

歯根囊胞（しこんのうほう） radicular cyst 【病】 慢性根尖性歯周炎の1つで，多くは上皮性歯肉芽腫から，また一部は慢性上皮性歯槽膿瘍から生じる．囊胞壁は肉芽組織からなり，上皮が裏装している．この上皮はマラッセの残存上皮，口腔粘膜上皮，上顎洞粘膜上皮に由来し，主として重層扁平上皮であるが，まれに線毛上皮のことがある．

歯根膜（しこんまく） periodontal membrane, periodontal ligament 【組】 歯根のセメント質と歯槽骨との間に介在する組織で，その中に含まれる膠原線維が両組織に進入するので，歯を歯槽骨に結合するとともに，咬合圧の緩衝に役立つ．またセメント質の栄養補給と歯槽骨の形成に関与する．炎症により歯根膜が壊死すると象牙質，歯髄は生きていても動揺し抜け落ちるようになる．

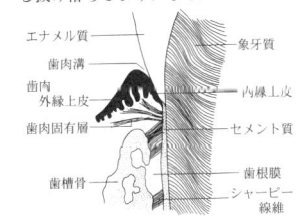

エナメル質 / 象牙質
歯肉溝 / 内縁上皮
外縁上皮
歯肉固有層 / セメント質
歯根膜
歯槽骨 / シャーピー線維

歯根膜感覚（しこんまくかんかく） sensation of periodontal membrane 【生】 咀

咀嚼運動や咬合の際，歯が歯槽窩内で動揺すると歯根膜が刺激されて生じる感覚．触覚，圧覚および痛覚を生じ，その感度は非常に鋭敏である．

歯根膜咬筋反射（しこんまくこうきんはんしゃ） periodontal masseteric reflex ⑩歯根膜咀嚼筋反射 【生】 咀嚼時，歯に加わる力が変動すると，歯根膜の感覚受容器を介して，閉口筋(咬筋)の興奮性が変化する反射．咀嚼力の調節に役立っている．

歯根膜咀嚼筋反射（しこんまくそしゃくきんはんしゃ） periodontal jaw-muscle reflex ➡歯根膜咬筋反射

死産（しざん） stillbirth 【衛】 妊娠満12週(4か月)以後の死児の出産を死産という(人口動態統計)．死産には自然死産と人工死産があり，原因は必ずしも明らかではないが，母体あるいは胎児に何らかの異常があることによる．自然死産は徐々に減少している．

歯式（ししき） dental formula 【解】 ある動物がどの歯種の歯を何本もっているかを，簡単に示した式を歯式という．
ヒトの永久歯の歯式は
I 2/2 C 1/1 P 2/2 M 3/3 = 32 で，
乳歯列では i 2/2 c 1/1 m 2/2 = 20 である．

歯軸（しじく） tooth axis 【解】 歯のほぼ中央を通る線を歯軸という．これは歯の長軸とほぼ一致する．歯は近心半と遠心半とが対称的でなく，歯根は湾曲していることが多いが，一般に唇頬側面と隣接面とからみた二等分線を歯軸としている．

支持細胞（味蕾）（しじさいぼう〈みらい〉） sustentacular cells in taste bud 【組】 味蕾を形成する細胞のうち，幅の広い紡錘形で，細胞形質が明るく，その核は大きな卵円形で明調なものを指している．しかしこの種の細胞をも味細胞とみなす考えもある．基底細胞→支持細胞→味細胞と分化する．

脂質（ししつ） lipid, fat 【栄】 水に難溶で有機溶媒に溶けやすい"あぶら"状の生体物質である．単純脂質，複合脂質および誘導脂質に大別される．動物体内では貯蔵物質あるいは細胞構成物質として存在し，種々の生理的機能をもつ．

脂質二分子層（ししつにぶんしそう） 【栄】 生体膜の構成成分であるリン脂質分子は水の中では分子の水をはじきやすい非極性部同士を対面させているが，水になじみやすい極性部分はつねに水と接するように2層に並ぶ．これにより2分子層の中央部は疎水性となり両表面は親水性の膜となる．

脂質流動化説（ししつりゅうどうかせつ） lipid fluidization theory 【薬】 全身麻酔薬は，作用部位である脳細胞膜の脂質の流動化，ゲル相から流相への相の変換を起こし，その結果Naの細胞内への流入低下が起こり，膜興奮を抑えるとする説．これにより中枢神経系の抑制が生ずる．A. G. Lee により提称された．

止瀉薬（ししゃやく） antidiarrheal drugs ⑩止痢薬 【薬】 下痢を止める薬を止瀉薬という．下痢は細菌感染，中毒，消化不良，神経性そのほかの要因による腸粘膜の炎症や運動亢進などによって起こる．そのため，副交感神経系が使われてきたが，副作用のため吸着剤，収斂剤が使われている．

歯周炎（ししゅうえん） periodontitis 【病】 歯周炎とは歯周組織の炎症という意味で，広義には根尖性と辺縁性の両者を表すが，一般的には辺縁性歯周炎を示す．これは歯肉に限局する歯肉炎とさらに進んで歯根膜や歯槽骨にまで波及した狭義の辺縁性歯周炎に分けられる．

歯周外傷症（ししゅうがいしょうしょう） occlusal trauma ➡咬合性外傷

歯周疾患（ししゅうしっかん） periodontal diseases ⑩歯周病 根尖歯周組織の病変を除く辺縁歯周組織に起きた病変を指す．歯周疾患には歯肉炎や辺縁性歯周炎などの炎症性疾患や慢性剥離性歯肉炎(歯肉症)や若年性歯周炎(歯周症)などの特殊なもの，歯肉増殖症や咬合性外傷などがある．

歯周症（ししゅうしょう） periodontosis ⑩若年性歯周炎 【病】 本症は歯周組織の急激な破壊をきたす非炎症性の退行性病変として初発するが，すぐに炎症が併発する特殊な疾患である．最近では若年性歯周炎とよばれることが多い．

歯周組織（ししゅうそしき） periodontal tissue ⑩歯の支持組織 【組】 セメン

ト質, 歯根膜, 歯槽骨, 歯肉の総称で, そのいずれもが発生学上歯小囊に由来する. これらによって歯が顎骨に結合される. これらが炎症で死滅するとむし歯でなくても歯は脱落する.

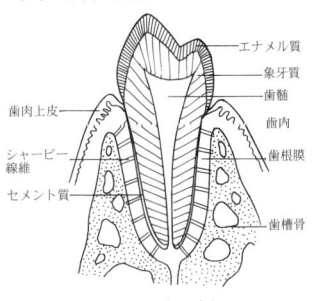

（図：歯の断面図。エナメル質、象牙質、歯髄、歯肉上皮、歯肉、シャーピー線維、歯根膜、セメント質、歯槽骨）

歯周嚢胞（ししゅうのうほう） lateral periodontal cyst 【病】 炎症が原因で歯根の側方部に発生する歯原性嚢胞である. 原因には辺縁性歯周炎と根管側枝から炎症が波及してできる場合がある. ホフラート智歯周嚢胞は, 下顎智歯の遠心側に発生する歯周嚢胞の1つである.

歯周病（ししゅうびょう） periodontal diseases ➡歯周疾患

歯周包帯剤（ししゅうほうたいざい） surgical pack, dental 【薬】 創面被覆剤. 歯周疾患の外科的処置の後, 創面を外来刺激から保護し局所を安静に保ち, 術後の出血や感染を防いで, 創傷の治癒を促す目的で用いられる. 患者は術後の食事が容易になり, 痛みや不快感も少なくなる. ユージノールが主体.

歯周ポケット（ししゅう——） periodontal pocket 同真性ポケット 【病】 歯肉溝がわずかに深くなった（ポケット底がセメント質に達しない）のが歯肉ポケットで, さらに病的に深くなった（ポケット底がセメント質に達した）ものが歯周ポケットである. これはさらにポケット底の位置で, 骨縁上ポケットと骨縁下ポケットに分けられる.

視床（ししょう） thalamus 【解】 間脳にある卵形の灰白質で1対ある. 眼球に似ているので, 視覚の中枢と考えられて名付けられた. 視覚・痛覚・味覚などほとんどすべての感覚伝導路が集まり, ニューロンを変えて, それぞれの中枢にふり分け伝えている.

視床下部（ししょうかぶ） hypothalamus 【解】 視床の底部にあって自律神経系の機能を司る最高中枢である. 多くの核（神経細胞）が密集し, これらは大脳皮質や他の神経, また内分泌器官である下垂体とも連絡している. その働きは体温調節, 情緒表現, 水分代謝, 食欲, 睡眠の調節などである.

糸状乳頭（しじょうにゅうとう） filiform papillae 【組】 舌背で舌体から舌尖にかけて密生する0.5～3 mm の円錐状の突起で, その先端を覆う上皮層が厚い. 表面の細胞は変性して次第に剝脱するが, ある種の疾患でそれが遅れ, 舌苔形成の原因になる. 角化していて味蕾はない.

茸状乳頭（じじょうにゅうとう） papillae fungiformers ➡きのこ状乳頭

歯小嚢（ししょうのう） dental follicle 同歯嚢 【組】 歯の発生の過程で, エナメル器と歯乳頭を包むようにして形成されるもので, 間葉に由来する. これからセメント質, 歯根膜, 歯槽骨および歯肉の固有層という層を支持する組織が形成される（P.162図参照）.

歯小皮（ししょうひ） ➡エナメル小皮

矢状縫合（しじょうほうごう） sagittal suture 【解】 左右の頭頂骨間の縫合で, 頭蓋冠の正中線上を前後に走っている. このように矢が真正面からとんで来るような方向を矢状方向という. 前頭方向（面）, 水平方向（面）とともに重要な方向用語となる.

矢状面(正中面)（しじょうめん〈せいちゅうめん〉） sagittal plane 【解】 生物体をまん中から左右に二等分に分ける断面を正中面という. 正中面に平行な面を矢状面という. 矢が真正面から突き進む方向の意味である.

視神経（ししんけい） optic nerve 【解】 第2脳神経. 網膜での視覚を脳に伝える（知覚性）. 視覚中枢→視索→視神経交叉→視神経管から眼球に入る. 視神経円板には視細胞がないので, マリオットの盲斑を生ずる（P.257図参照）.

視神経管(ししんけいかん) optic canal 【解】 蝶形骨の小翼の基部の間を前方方に貫いて，眼窩の後端に開口している管をいう．これは視神経と眼動脈の通路となっている(P.236 図参照).

視神経交叉(ししんけいこうさ) optic chiasm 【解】 左右の視神経は，神経線維を半分ずつ交叉している．これを視神経交叉という．視野の内側半分からくる神経線維は交叉するが，外側半分からの神経線維は交叉せずに同側の中枢に向かう(P.257 図参照).

耳神経節(じしんけいせつ) otic ganglion 【解】 下顎神経の内側に接しており，副交感性の耳下腺分泌を含み，耳下腺の唾液を多量に分泌させる．

歯髄(しずい) dental pulp 【組】 歯髄腔を満たす結合組織で，最表層に象牙芽細胞が配列する．歯胚の歯乳頭に由来し，象牙質を形成する．象牙質を作るので歯髄は年々小さくなっていく組織である．

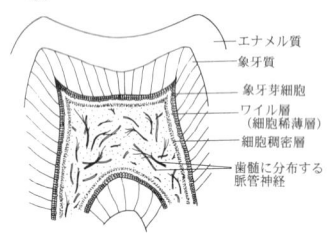

- エナメル質
- 象牙質
- 象牙芽細胞
- ワイル層(細胞稀薄層)
- 細胞稠密層
- 歯髄に分布する脈管神経

歯髄萎縮(しずいいしゅく) pulp atrophy 【病】 歯髄の場合，他の組織と異なり萎縮しても歯髄自体の容積は変化しない．そのため冠部歯髄では歯髄固有組織は網様構造を示し，象牙芽細胞層は櫛状となる(網様萎縮)．しかし根部歯髄ではこれらの細胞が萎縮すると同時に膠原線維が増加する(単純萎縮).

歯髄壊死(しずいえし) pulp necrosis 【病】 種々の原因で歯髄炎が起きて放置されたり，脱臼などで歯髄の血流がたたれると歯髄組織は生活力を失う．これを歯髄壊死という．一般的には融解壊死であるが失活剤などによる特殊な場合には凝固壊死を起こす．

歯髄壊疽(しずいえそ) pulp gangrene 【病】 急性化膿性歯髄炎や慢性潰瘍性歯髄炎が進行するにつれて，歯髄組織の一部は壊死する．この壊死組織に腐敗菌の感染が起こると壊疽性歯髄炎になり，やがて歯髄全部が壊疽に陥る．これが歯髄壊疽である．これは湿性壊疽に属する．また放置されるとやがて根尖性歯周炎へと移行する．

歯髄炎(しずいえん) pulpitis 【病】 多くはう蝕するいち細菌によって，ときには化学的ないし物理的原因で起こる歯髄の炎症である．これには急性漿液性歯髄炎，急性化膿性歯髄炎，慢性潰瘍性歯髄炎，慢性増殖性歯髄炎，壊疽性歯髄炎などがある．

歯髄感覚(しずいかんかく) sensation of dental pulp 【生】 歯髄の感覚は痛覚のみで，その受容器は歯髄中の自由神経終末である．歯髄は硬組織によって囲まれているから，何かの病変で歯髄腔中にガスや滲出液がたまると内圧が高まり，歯痛が起こる．

歯髄乾屍剤(しずいかんしざい) pulp mummifying agents 【薬】 歯根歯髄をミイラ化する目的に使われる薬剤である．一般的には亜ヒ酸パスタで除活した歯根歯髄に貼付して，これを乾屍状態にし，そのまま防腐的に保存する除活断髄法に用いられる．抜髄の完全性を期するのが困難なためよく用いられる．

歯髄腔(しずいくう) pulp cavity 【解】 象牙質内の歯髄を容れた場所をいう．歯冠部を髄室といい，髄室の咬合面に対する壁を髄室蓋，下壁を髄室床という．また，切縁結節と咬頭に対応した突出部を髄角という．歯根部は根管という．

歯髄結石(しずいけっせき) pulp stone ➡象牙質瘤

歯髄細胞(しずいさいぼう) pulp cell 【組】 歯髄内の線維芽細胞をいう．紡錘形や星形を呈し，その突起は互いに結合している．内エナメル上皮と接していた細胞は象牙芽細胞に分化する．象牙質が形成されると歯髄細胞の数は少なくなり，歯髄腔も小さくなる．

歯髄失活剤(しずいしっかつざい) pulp devitalizing agents ⦅同⦆歯髄除去剤 【薬】 歯髄の除去療法を行う際に，歯髄の生活

機能を奪い知覚をなくすために用いられる薬剤．局所麻酔剤の使用が危険と思われる患者に有用な手段である．亜ヒ酸あるいはパラホルム製剤などがある．

歯髄充血（しずいじゅうけつ） pulp hypermia 【病】 歯髄中の血管中に過量の血液が充満した状態をいう．歯髄では動・静脈の区別が困難なため，静脈血流のうっ滞（うっ血）も歯髄充血とよぶ．原因には歯質の削除，温熱，殺菌などの局所的原因から全身状態の変化など多くの要因がある．

歯髄除去剤（しずいじょきょざい） pulp devitalizing agents ➡歯髄失活剤

歯髄息肉（しずいそくにく） pulp polyp ➡歯髄ポリープ

歯髄覆髄剤（しずいふくずいざい） pulp capping materials ➡覆髄剤

歯髄覆罩剤（しずいふくとうざい） pulp capping preparations ➡覆髄剤

歯髄変性（しずいへんせい） pulp degeneration 【病】 歯髄組織中に種々の物質が出現することである．これには空胞変性，硝子様変性，類澱粉変性などのタンパク質変性や脂肪変性，石灰変性さらに血鉄素や類血素などの色素変性がある．

歯髄保護剤（しずいほござい） pulp capping materials ➡覆髄剤

歯髄ポリープ（しずい——） pulp polyp 同歯髄息肉 【病】 慢性増殖性歯髄炎にみられる歯髄からの肉芽組織の増殖である．すなわち，慢性潰瘍性歯髄炎の潰瘍部から肉芽組織が活発に増殖しフ窩からキノコ状（茸状）に盛り上がる．このような変化は，幼小児や若年者などの生活力が豊かな歯髄に多くみられ，盛り上がった肉芽の表面が上皮で被覆されていることもある．臨床的には，出血しやすいが痛みはない．

シスチン cystine 【栄】 最初に発見（1810）されたアミノ酸で，タンパク質を構成する含硫アミノ酸の１つ．システインが酸化されて２分子結合したもの．毛髪，羊毛，角のようなタンパク質に多く含まれる．

システイン cysteine 【栄】 タンパク質を構成する含硫アミノ酸の１つ．空気により酸化されてシスチンとなりやすい．システインの SH 基はしばしば酵素の活性中心を構成する．ニトロプロシッドナトリウムで赤色を呈する．

ジスルフィド結合（——けつごう） disulfide bond 【栄】 ２つの SH 基が酸化されることによって生じる結合．タンパク質に含有されるジスルフィド結合は，２つのシステインが酸化されてできたシスチン残基中に存在するもので，タンパク質の立体構造の形成に重要な役割をもつ．

死生（しせい） necrobiosis ➡壊墜死

歯性上顎洞炎（しせいじょうがくどうえん） odontogenic maxillary sinusitis 【病】 歯に起因した炎症，すなわち根尖性歯周炎や辺縁性歯周炎，抜歯創の感染などが上顎洞に波及して起こった上顎洞炎である．上顎洞底と近接している上顎大・小臼歯が原因となることが多い．

歯石（しせき） dental calculus 【病・組】 歯垢に唾液中の無機物質が沈着した石灰化物である．したがって大唾液腺開口部（耳下腺：上顎第一大臼歯頰面，顎下腺・舌下腺：下顎前歯舌面）に沈着しやすい．これは広義の唾石ともいわれ，歯肉縁上歯石，血清石・膿石などとよばれる歯肉縁下歯石がある．歯周疾患のおもな局所的原因となる．

歯石除去補助剤（しせきじょきょほじょざい） scaling adjunct preparation 【薬】 歯石除去の補助として歯石溶解作用をもつ．歯科用モルホニンは，歯石除去にも用いる．エデト酸ナトリウムのキレートによる脱灰作用と，セトリミドによる殺菌性と浸透性をもたせた合剤．

歯石の成分（しせき——せいぶん） components of the dental calculus 【病・組】 歯石は 70％以上が無機質で，残りは水分やタンパク質などの有機質である．無機成分の約 80％以上はリン酸カルシウム結晶からなる．リン酸カルシウムはヒドロキシアパタイトが多い．また硬さは無機質の量で変化する．

歯石溶解剤（しせきようかいざい） solvent for dental calculus 【薬】 歯石除去には，一般に手用スケーラーを用いるが，ときには歯石溶解剤を用いてあらかじめある程度溶解しておいて器械的歯石除去を容易にする（歯石除去補助剤参照）．モルホニンは根管拡大で用いることが多

歯折（しせつ） tooth fracture ➡歯牙破折

脂腺（しせん） sebaceous gland 【解】皮膚に脂肪を分泌している腺．多くは毛根に付いているが，毛と関係のない独立脂腺もある．口唇，鼻翼，頬，小陰唇，亀頭などにある．細胞全体が死滅して分泌物となるホロクリン腺である．

自然毒による食中毒（しぜんどく――しょくちゅうどく） food poisoning from natural poison 【衛】毒キノコ，フグなどによる食中毒であり，発生数は比較的少ない．フグ毒（テトロドトキシン）による食中毒では呼吸麻痺から死亡することもあるので要注意．アサリやジャガイモの芽などが原因となることもある．

自然免疫（しぜんめんえき） natural immunity ➡先天免疫

歯槽（しそう） dental socket 【解】上顎骨と下顎骨で歯根を容れている陥凹部をいう．歯槽は歯根の形と一致している．歯槽の自由縁を歯槽縁，隣接した歯槽間の隔壁を槽間中隔，歯根間の隔壁を根間中隔という(P.44図参照)．槽とは入れものの意味で，歯槽，浴槽など)

歯槽縁線維群（しそうえんせんいぐん） fiber-group in alveolar crest 【組】歯槽突起の側壁（歯槽縁）から起こり，斜上方に放散して歯頸部セメント質に入る歯根膜内の膠原線維束をいう．その線維は太く，強靭である．

歯槽孔（しそうこう） alveolar foramen 【解】上顎骨の後面の上顎結節には2～3個の歯槽孔が開口している．歯槽孔は上顎洞の側壁を通る歯槽管に通じており，後上歯槽神経や後上歯槽動脈の入口の小孔である(P.129図参照)．

歯槽骨（しそうこつ） alveolar bone 【組】上・下顎骨体から突出する部分を歯槽突起と称し，ここに薄い骨板からなる槽間中隔によって，歯の数だけの歯根を容れる腔をなす形が形成される．その歯槽壁をなす部分を歯槽骨というが，独立した骨の名称ではない．歯が抜けると歯内炎で吸収される（上図参照）．

歯槽骨骨炎（しそうこつこつえん） alveolar ostitis 【病】歯が植立している部分の骨すなわち歯槽骨に限局した炎症である．根尖性歯周炎や辺縁性歯周炎などの炎症から波及して生じ，さらに進展すると顎骨骨膜炎，顎骨骨髄炎になる．

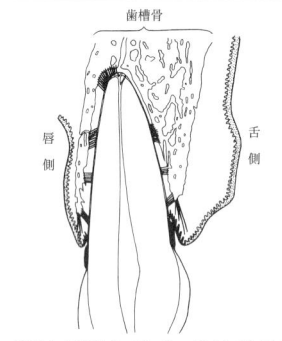

歯槽骨の吸収（しそうこつ――きゅうしゅう） resorption of the alveolar bone 【病】歯槽骨の吸収は歯周炎などの炎症性疾患をはじめとして，咬合性外傷，歯の移動，歯内部に起こった悪性腫瘍など多くの場合にみられる．生理的吸収と同様に，炎症部や歯根に圧迫されている部分に破骨細胞が出現して吸収される．

歯槽突起（しそうとっき） alveolar process 【解】上顎骨体から下方へ堤防状に突出した部分で，左右が合すると半長円形の歯槽弓となる．歯槽突起の外側面には歯槽に一致した歯槽隆起がある．

歯槽粘膜（しそうねんまく） alveolar mucous membrane 【組】歯槽突起を覆う薄い粘膜で，その粘膜下組織が骨膜とゆるく結合するために，粘膜に移動性がある．上皮が薄い上に角化せず粘膜下組織内の豊富な血管が透過して，粘膜は淡紅色を呈する．

歯槽膿漏症（しそうのうろうしょう） alveolar pyorrhea 【病】慢性辺縁性化膿性歯周炎の臨床的旧称である．すなわち歯周ポケットから排膿（"うみ"が出る）することに由来している．原因として歯垢，機械的刺激，全身的代謝疾患，糖尿病，内分泌障害などがある．

歯槽部（しそうぶ） alveolar part 【解】下顎骨体部の上縁を歯槽部という．歯槽を容れる歯槽が16個あり，歯弓を形

成している．歯槽部の外面には歯槽に一致した歯槽隆起がある．歯槽部は切歯部で著明である．歯が抜け落ちると歯槽部や歯槽突起は退化消失する．

歯槽隆起（しそうりゅうき） alveolar tubercle【解】上顎骨の歯槽突起および下顎骨の歯槽部の外面にある歯根部のふくらみをいう．上下顎とも前歯部で著明である（P.44図参照）．

持続性催眠薬（じぞくせいさいみんやく）continuous hypnotics【薬】持続睡眠をもたらすものとして，バルビツール酸誘導体のうち長時間作用型のフェノバルビタール，バルビタール，メホバルビタールが用いられる．

歯苔（したい） dental plaque ➡歯垢

歯帯（したい） cingulum【解】歯冠部頸部を帯状に取り巻くふくらみ．乳臼歯ではとくに著明であり，前歯の基底結節や臼歯結節は歯帯の一部である．

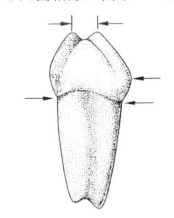

シタラビン cytarabine【薬】悪性腫瘍治療薬の代謝拮抗薬．ピリミジン代謝拮抗薬，適応：急性骨髄性白血病．ほかに5-フルオロウラシルがある．

シチジル酸（——さん） cytidylic acid【栄】シトシン，D-リボース，リン酸各1分子からなるヌクレオチドの総称．リン酸のリボースへの結合部位の相違により，3種の異性体が存在する．亜硝酸を作用させるとウリジル酸に変わる．

シチジン cytidine【栄】ピリミジンリボヌクレオシドの1つで，ピリミジン塩基のシトシンとD-リボースが結合したもの．RNAの構成成分で，生体内では5'-ヌクレオチダーゼの作用によりシチジル酸より生成する．

シチジン三リン酸（——さん——さん）cytidine triphosphate ➡CTP

シチジン二リン酸（——に——さん） cytidine diphosphate ➡CDP

シチジン二リン酸ジアシルグルセロール（——に——さん——） cytidine diphosphate-diacyl glycerol ➡CDP-ジアシルグリセロール

市町村の保健活動（しちょうそん——ほけんかつどう）【衛】定期予防接種，結核住民検診，老人検診などの対人保健サービスと清掃事業，水道事業などの生活環境の改善を行っている．現在，その中心となる市町村保健センターが整備されてきている．

市町村保健センター（しちょうそんほけん——）【衛】地域保健法によって，市町村がその設置を行うことができると定められている．住民に対し，健康相談，保健指導，健康診査，そのほか地域保健に関し必要な事業を行うことを目的とした施設．

悉皆調査（しっかいちょうさ） complete survey ➡全数調査

sicca syndrome ➡シェーグレン症候群

シックテスト Schick test【微】ジフテリアに感染したかどうかを知る細菌学的検査法．ジフテリア菌から分離した毒素を皮内注射すると未感染者では毒素の作用のため発赤を生じ，感染者では抗体により毒が中和されて発赤を生じない．

実験病理学（じっけんびょうりがく） experimental pathology【病】動物を使用して種々の病的現象を解明しようとするのが実験病理学である．たとえば新薬などでは，人に用いる前にかならず動物で試さなければならない．

実質性角膜炎（じっしつせいかくまくえん） interstitial keratitis 同角膜実質炎【病】眼球の外側の前方部1/5～1/6を覆う角膜の実質部，ここに実質炎を起こる炎症である．これは先天性梅毒患者にみられるハッチンソンの三徴候の1つで，両側性に発生する．

実質性器官（じっしつせいきかん）【組】肝臓・脾臓・肺・腎臓・精巣・卵巣・下垂体・腺などのように器官の内部は細胞で満たされている器官．表面は結合組織の被膜によって包まれている．

湿性壊疽（しっせいえそ） wet gangrene, moist gangrene【病】壊死組織に二次

的変化が起こると壊疽といい，この中で腐敗菌の感染で二次的変化が生じた場合を湿性壊疽という．壊死組織は融解して悪臭を放つ．ガス壊疽菌などの感染で気体が発生した場合には，ガス壊疽という．

質的異常（しつてきいじょう） qualitative abnormality 【病】 変性の起こり方の1つで，生体内に正常時に存在しない異常な物質が出現することである．その例にはアミロイド(類澱粉)の沈着，肺の炭粉沈着，歯肉の歯科用金属の沈着などがある．

湿熱滅菌（しつねつめっきん） moist heat sterilization 【微】 水とともに加熱し微生物を死滅させることをいう．熱だけを作用させる場合に比べタンパク質が変性しやすく，その結果滅菌の効果が高い．間欠蒸気滅菌，高圧蒸気滅菌などの方法がある．

シッフ塩基（――えんき） Shiff base 【栄】 第1級アミン(R^1N-H_2)はアルデヒド(R^2CHO)あるいはケトン(R^3COR^1)と縮合し$R^1N=CHR^2$あるいは$R^1N=CR^3R^1$)という構造の化合物を生成する．これらの化合物をシッフ塩基と総称する．

湿布剤（しっぷざい） fomentation 【薬】 目的：消炎，収斂，消毒．医薬品を水溶液として，ガーゼなどに浸して使用．俗に「貼り薬」といわれるパップ剤は該当しない．

歯堤（してい） dental lamina 【組】 胎生6週頃になると，口腔粘膜上皮(外胚葉性)の基底細胞が将来の歯列弓の部位に相当して増殖を始め，それらはさらに成長しながら深部に侵入していく．その形が全体としてアーチ形の堤防に似ているので，歯堤と称する．

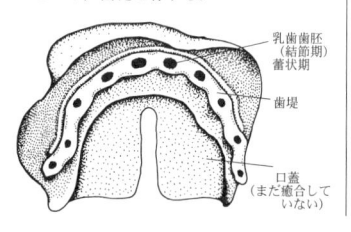

指定医薬品（していいやくひん） subscription drug 【薬】 表示：外包装に「指」．内容：保存，取り扱いに注意を要する．薬理作用が激しく，薬剤師でなければ取り扱うことができない．厚生労働大臣が指定する．

自動能（心臓の）（じどうのう〈しんぞう――〉） automaticity 【生】 心臓は他の臓器と異なり体外に取り出しても律動的な拍動をつづける．この能力をいう．通常では洞(房)結節の細胞がペースメーカー(歩調取り)となって刺激伝導系(特殊心筋)を介して心臓全体に興奮を伝導している．

児童福祉法（じどうふくしほう） the child welfare act 【衛】 児童が心身ともに健やかに生まれ，育成され，同じように生活を保障され，愛護されることを目的として，各種の児童福祉施設（助産施設，乳児院，母子生活支援施設，保育所，養護施設など），児童福祉審議会，そのほか福祉，医療の給付，生活支援などについて定めている．

自動免疫（じどうめんえき） active aquired immunity 【免】 予防接種や病気による抗原刺激ののち個体内で抗体や感作リンパ球を作り免疫状態になることをいう．これに対し他の個体や生物から抗体や感作リンパ球を得ることを受動免疫という．

シトクローム cytochrome ➡チトクローム

シトクロームオキシダーゼ cytochrome oxidase ➡チトクロームオキシダーゼ

シトクロームc cytochrome c ➡チトクロームc

歯内歯（しないし） ⓁDens in dente 【病】 陥入歯，重積歯 歯の形の異常の中で，歯冠の一部がエナメル質をともなって，深く歯髄腔内に入り込んだものである．上顎側切歯にみられることが多く，深い小窩があるため蝕になりやすい．

歯内療法薬（しないりょうほうやく） endodontic agents 【薬】 う蝕の発生から進行にともなった症状のそれぞれの変化，および最終的に根管充塡に至る1つの流れの過程で使用される歯内治療に必要な薬．それには，う窩消毒薬，歯髄鎮静薬，覆髄剤，歯髄失活剤，歯髄乾屍剤，

乳歯歯胚
(結節期)
蕾状期

歯堤

口蓋
(まだ癒合して
いない)

根管治療薬，根管充填剤がある．
シナプス synapse 同神経接合部 【組】 すべての神経系はニューロン（神経細胞）から構成されている．このニューロンの終末部が他のニューロンに接している部分をシナプスという．シナプス間隙を興奮が伝わるのを伝達といい，伝達物質を介して行われる．
歯肉（しにく） gingiva 同歯ぎん 【組】 歯槽突起の先端部と，歯頸部から歯冠にかけての小部分を覆う口腔粘膜．歯肉は粘膜下組織を欠くので，粘膜固有層が骨膜と固く結合していて，移動性に乏しい（付着歯肉）．付着歯肉と遊離歯肉とがある．

図の説明：エナメル質，歯肉縁，遊離歯肉，遊離歯肉溝，スティップリング，粘膜歯肉境，歯槽粘膜，点は輪走線維，内縁上皮，付着上皮，象牙質，セメント質，歯槽骨，歯根膜（外縁上皮）

歯肉炎（しにくえん） gingivitis 【病】 辺縁性歯周炎の初期で，炎症が歯肉に限局しており，歯根膜や歯槽骨に変化はない．原因は歯垢，歯石のほか種々の局所的原因や全身的原因がある．組織学的には歯肉の慢性炎症や付着上皮の剥離・側方増殖および深行増殖がある．
歯肉縁（しにくえん） gingival margin 【組】 遊離歯肉の頂部をいう．内縁上皮と外縁上皮との境界部でもある．

歯肉縁下う（齲）蝕（しにくえんか——しょく） subgingival caries 【病】 歯肉縁下部に発生するう蝕である．正常な歯周組織をもつ歯では，この部分うう蝕はできにくいが，歯周炎などで仮性ないし真性ポケットが深くなると歯垢なども沈着しやすくなり，う蝕が発生する．
歯肉縁下歯石（しにくえんかしせき） subgingival calculus 同歯肉下歯石 【病】 歯肉縁下に沈着した歯石で，歯周ポケット内に存在する．この歯石は血液や膿汁が混じると暗褐色になり血石・血清石・膿石などとよばれることもある．その歯石は硬く，歯面に強く付着している．
歯肉縁上歯石（しにくえんじょうしせき） supragingival calculus 同歯肉上歯石 【病】 歯肉縁より歯冠側上方に沈着した歯石である．下顎前歯部舌面や上顎大臼歯部頬面などの大唾液腺開口部付近に沈着しやすい．この歯石は一般に灰白色ないし灰黄色で，比較的柔らかいので除去
歯肉下歯石（しにくかしせき） subgingival calculus →歯肉縁下歯石
歯肉溝（しにくこう） gingival sulcus 同歯肉嚢 【組】 エナメル質と歯肉の内縁上皮との間の1 mmくらいの狭い間隙で，その歯面には歯石が沈着しやすい．そのために，歯肉の炎症を起こして内縁上皮とセメント質との結合が破壊されて，漸次深くなっていく．深くなった場合を歯肉嚢という（左図参照）．
歯肉コル（しにく——） col of gingiva 【組】 接触点から低位の歯間隙を満たしている歯肉である．この部分は接触点によって保護されているので角化がない．コルとは峰と峰との間の鞍（稜線）の意味．
歯肉腫（しにくしゅ） epulis →エプーリス
歯肉症（しにくしょう） gingivosis →慢性剝離性歯肉炎
歯肉上歯石（しにくじょうしせき） supragingival calculus →歯肉縁上歯石
歯肉上皮（しにくじょうひ） gingival epithelium 【組】 内縁上皮と外縁上皮からできている．左の図で点々のある部分．健康な歯肉では0.1〜0.2 mmのスティップリングが点状に凹んでいる．刺激

の多い外縁上皮は固有層との間に上皮突起と乳頭とで結合しているが，正常の内縁上皮では直線である．

歯肉線維腫症（しにくせんいしゅしょう） gingival fibromatosis 同遺伝性歯肉過形成症，特発性歯肉過形成症，歯肉象皮病 【病】 歯肉が広範に増大を示す疾患で，膠原線維の増生からなる一種の発育異常である．これは遺伝性に発症することが知られているが，原因不明なもの，すなわち特発性のものもある．また他の組織の異常を合併することもある．

歯肉増殖病（しにくぞうしょくびょう） gingival hyperplasia 【病】 歯肉の肥大や増殖の総称名で，種々な原因による炎症性のものと非炎症性のものがある．前者には，ビタミンC欠乏，ホルモン失調，白血病があり，後者には，遺伝性の歯肉線維腫症，フェニトイン歯肉増殖症（抗痙攣剤であるフェニトインの副作用による）などがあるが，原因不明のものもある．

歯肉象皮病（しにくぞうひびょう） gingival elephantiasis ➡歯肉線維腫症

歯肉嚢（しにくのう） gingival crevice ➡歯肉溝

歯肉の深行増殖（しにく――しんこうぞうしょく）【病・組】 歯肉炎が進行して内縁上皮下の炎症が強くなると付着上皮は歯面からはがれてしまう．これがポケット形成のはじまりで，付着上皮は側方増殖するだけでなく，セメント質に沿って根尖方向へ増殖していく．

歯肉の側方増殖（しにく――そくほうぞうしょく）【病・組】 歯肉の内縁上皮は，正常では上皮突起をもたず平滑である．内縁上皮下に軽度の炎症があると上皮は軽度の変性を受ける．同時に基底細胞は増殖し上皮突起を形成するようになる．これを側方増殖という．

歯肉肥大（肥厚）（しにくひだい〈ひこう〉） gingival hyperplasia；gingival overgrowth 【薬】 抗痙攣薬（フェニトイン，バルプロ酸ナトリウム），免疫抑制薬（サイクロスポリンA），カルシウム拮抗薬（ニフェジピン，ニカルジピンなど）の連用により起こる．

歯肉ポケット（しにく――） gingival pocket 同仮性ポケット 【病】 歯肉溝が病的に深くなるとポケットといい，歯肉炎でみられるようなポケット底がセメント質まで達しない浅いものを歯肉ポケットとよぶ．さらに深くなると歯周ポケットとなる．歯肉が腫脹して相対的に歯肉溝が深くなることが多いので，仮性ポケットともいう．

歯乳頭（しにゅうとう） dental papilla 【組】 歯胚エナメル器の深部にある中胚葉の細胞群．発育が進むと内エナメル上皮に接する細胞は象牙芽細胞になって，象牙質を形成する．のちに歯乳頭は歯髄と名を変える（P.260図参照）．

歯嚢（しのう） tooth sac ➡歯小嚢

歯嚢性嚢胞（しのうせいのうほう） follicular dental cyst ➡濾胞性歯(牙)嚢胞

歯胚（しはい） tooth germ 同歯芽 【組】 歯の原基で①エナメル器と②歯乳頭，③歯嚢を総称したものである（P.159,254図参照）．

紫斑（しはん） purpura 【病】 真皮や皮下組織に生じた出血で，その大きさにより点状出血斑（直径1～5 mm），斑状出血斑（1～5 cm）などといわれる．色調は赤～紫青色で，経時的に退色する．血小板や血管の障害などによる出血性素因でみられる．

篩板（しばん） cribriform plate 【解】 篩（ふるい）骨の水平位をなす薄い骨板で，前頭骨と接している．篩板には嗅神経が通過する多数の小孔があり，正中部には，鶏冠が頭蓋腔に向かって突出している（P.236図参照）．

ジヒドロキシアセトンリン酸（――さん） dihydroxyacetone phosphate ➡ケトン体

1α,25-ジヒドロキシコレカルシフェロール 1α,25-dihydroxycholecalciferol ➡活性型ビタミンD

ジピリダモール dipyridamole 【薬】 狭心症予防，心筋梗塞再発防止に使用する薬物．

ジフェニールヒダトイン歯肉増殖症（――しにくぞうしょく） ➡フェニトイン歯肉増殖症

ジフェニールヒダントイン diphenylhydantoin sodium 同ダイランチン，フェニトイン 【薬】 てんかんの治療薬として広く用いられる抗痙攣薬である．長時間にわたり連続服用した場合にその副作

用としてしばしば歯肉の増殖, 多毛症, 性の早熟などがみられることが多い. 日本薬局方ではフェニトインとして掲載.

ジブカイン dibucaine 【薬】 リドカインに類似したアミド型合成局所麻酔薬. 効力, 毒性とも強い. 歯科用途：表面麻酔薬, 根管治療薬に配合.

しぶき感染（――かんせん） droplet infection 同飛沫感染【微】 くしゃみや咳により飛沫から感染することをいう. しぶき感染の場合数メートル以上離れれば菌は到達しない. 飛沫が空中で乾燥したものをしぶき咳といい, これによる感染をしぶき感染と区別して空気感染とよぶ.

嗜癖（しへき） addiction 同耽溺【薬】ある種の薬物を連用したために生ずる状態で, 多幸感が顕著であり, その薬物に対する欲求が強烈な場合をいう. その使用を中止すると精神的あるいは身体的混乱を生じる. 嗜癖を生じる薬物は, 同時に耐性を生じるが（モルヒネ）, 嗜癖のみで耐性を生じない薬物もある（コカイン）. 嗜癖を生じている患者が急に薬物の使用を止めると, 激しい精神的, 身体的な病的症状を現して苦しむ（禁断症状）. 習慣との区別が不可能であるため, 嗜癖と習慣を含めて薬物依存という.

脂肪（しぼう） fat ➡中性脂肪

脂肪細胞（しぼうさいぼう） fat (adipose) cell 【組】中性脂肪を充満した細胞で, 本来の細胞形質は三日月状を呈し, 細胞の一側に偏在する. 扁平な核がその中にある.

脂肪酸（しぼうさん） fatty acid 【栄】RCOOHで表される（Rは炭化水素鎖）一群のカルボン酸で, 油脂, ろう, その他の脂肪の構成分をなす. 天然のものはほとんどが偶数炭素からなる直鎖状である. 生体内でエネルギー源となり, 酸化されて炭酸ガスと水になる. このナトリウム塩が石けんである.

脂肪腫（しぼうしゅ） lipoma 【病】脂肪組織を母組織とする良性非上皮性腫瘍で, 分葉状に増生した成熟した脂肪組織からなる. 口腔領域では頬粘膜に多く, 舌, 口腔底, 口唇, 口蓋などに発生する.

脂肪組織（しぼうそしき） fat (adipose) tissue 【組】脂肪細胞を主とした組織で, 少量の粗性結合組織によって, いくつかの細胞集団である脂肪小葉に分けられる. 脂肪組織はヒトの体重の約10％を占める. 他の種類の細胞がほとんどみられないと脂肪という.

脂肪肉腫（しぼうにくしゅ） liposarcoma 【病】脂肪組織から発生する悪性非上皮性腫瘍で, 脂肪顆粒を持つ未分化な細胞の増生からなることが多い. 口腔領域にも発生するが, きわめてまれな腫瘍である.

脂肪粘液腫（しぼうねんえきしゅ） lipomyxoma 【病】非上皮性混合腫瘍の1つで, 脂肪腫と粘液腫の2種類の腫瘍細胞からなる.

脂肪変性（しぼうへんせい） fatty degeneration 【病】脂質や類脂質などの脂肪物質が異常な量または異常な場所に出現するものである. 肝の脂肪変性は異常な量の出現で, 動脈硬化症の内膜へのコレステロールの沈着は異常な場所への出現の例である.

死亡率（しぼうりつ） death rate 【衛】年間の死亡数を人口で除して求められる. 粗死亡率と年齢構成を考慮した訂正死亡率があり, 地域の健康水準を示す1つの指標である. また, 原因別, 年齢別死亡率を求めることもある.

歯磨剤（しまざい） dentifrice 同歯ミガキ粉（剤）【薬】歯磨剤の機能は, 歯冠や歯肉縁上の露出歯根面をブラッシングすることにより, 歯ブラシが触れる面の清掃と研磨を補助することである. 歯磨剤には石けんや合成洗剤の泡沫剤, 湿潤剤, 粘着剤や香料などが含まれている.

死滅期（しめつき） death phase ➡下降期

歯面徴（しめんちょう） surface trait (symbol) 【解】歯の近心側と, 遠心側とを決定するための目印の1つ. これはCohenがミュールライターの3徴候につけ加えたもので, 歯の隣接面は近心面の方が遠心面より大きいことをいう.

ジモルホラミン dimorpholamine 同テラプチック【薬】白色～淡黄色の結晶性の粉末, 塊または粘性の液で, アミン臭があり, 味は苦い. 有機溶媒に溶けやす

シャーピー線維（――せんい） Sharpey's fiber　歯根膜を貫いて一端はセメント質内に，他端は歯槽骨内に埋もれる膠原線維で，歯根と歯槽骨との結合に役立っている．一般に幾本か集まって歯ブラシ様の束をなすが，根の部位によって一定の走向を取り，歯に加わる咀嚼圧の緩衝をなしている(P.139 図参照).

斜顔面裂（しゃがんめんれつ） oblique facial cleft　回モリアン裂【病】顔裂の一種で，上顎突起と外側鼻突起の癒合不全によって発生する．

弱毒ワクチン（じゃくどく――） attenuated vaccine　【微】毒性の弱い変異株の生菌やウイルスを抗原として用いる予防接種のこと．死菌ワクチンでは十分な免疫が得られない場合に用いる．BCGワクチン，痘苗，ポリオ生ワクチン，はしかワクチンなどがある．

若年性歯周炎（じゃくねんせいししゅうえん） juvenile periodontitis　回歯周症【病】思春期や青春期などの若年者にみられる急激な歯根膜や歯槽骨の破壊性病変である．一般に女性に多く，上下顎第一大臼歯部と前歯部に最初に，かつ重篤に病変が出現し，しだいに全顎に波及することが多い．炎症はさほど強くない．原因は不明であるが，グラム陰性桿菌が注目されている．

遮光した容器（しゃこう――ようき） light-resistant container　【薬】日本薬局方で規定される容器．光の透過性を防ぐ容器．茶褐色瓶，遮光性の外包装など．

斜切痕（しゃせっこん） linguogingival fissure　【解】上顎切歯とくに側切歯に多くみられる．辺縁隆線と基底結節の境目の所に出現する深い溝のことで，辺縁隆線に対して一般に斜めに走っている．

斜走隆線（しゃそうりゅうせん） oblique ridge　回対角隆線【解】上顎大臼歯の咬合面にみられ，近心舌側三角隆線と遠心頬側三角隆線が連合してできた隆線．この隆線が存在すると中央溝は浅くなるか，分断されることがある(P.158 図参照).

遮断抗体（しゃだんこうたい） blocking antibody　【微】アトピー性アレルギー反応はIgE抗体と抗原が特異的に結合することにより開始される．前もってIgG抗体を作り，IgE抗体と抗原を奪い合わせるとIgE抗体との結合が阻止される．この抗体のことを遮断抗体とよび，この方法を脱感作療法とよぶ．

煮沸消毒（しゃふつしょうどく） boiling water sterilization　【微】沸騰したお湯の中に15分間浸して病原微生物を殺すこと．鉗子，ピンセット，ガラス製注射器などの手術用具の消毒に用いる．シンメルブッシュ煮沸消毒器がよく用いられる．

煮沸滅菌器（しゃふつめっきんき） boiling sterilizer　➡シンメルブッシュの煮沸消毒器

シャベル型切歯（――がたせっし） shovel-shaped incisor　【解】辺縁隆線がよく発達して，深い舌side窩をもつ切歯．黄色人種は白人や黒人に比べてこの形態の歯が多い．さらに中央唇面降線の発達が近心および遠心唇面隆線に比べて悪い場合，ダブルシャベル型切歯という．

臭化ドミフェン（しゅうか――） domiphen bromide　【薬】第4級アンモニウム化合物であり，他の逆性石けんと同様の作用と利点をもつ．ブドウ球菌，連鎖球菌，肺炎菌などのグラム陽性菌，またグラム陰性菌にも殺菌作用をもつ．無刺激性で口腔，咽頭の殺菌，感染予防に用いる．抗生物質耐性菌や白色カンジダに対しても有効．一般にトローチや含嗽液として用いる．

習慣性（薬物の）（しゅうかんせい〈やくぶつ――〉） habituation　【薬】薬物の連用の結果，その薬物に対する欲求が起こるが，欲求をおさえることができ，使用を中止しても禁断症状は起こさない状態．薬物に対するある程度の精神的依存はあるが，身体的依存はない．用量を増加しようとする傾向もない(嗜癖の項参照)．

習慣性医薬品（しゅうかんせいいやくひん） habit-forming drug　【薬】精神的依存性の高い医薬品で，厚生労働大臣が指定する．

重金属塩類（じゅうきんぞくえんるい）【薬】腐蝕薬．作用機序：タンパク質と

結合して凝固変性させる．歯科用途：象牙質過敏症の治療，口腔粘膜疾患など．硝酸銀，塩化亜鉛溶液がある．

重金属化合物（じゅうきんぞくかごうぶつ）heavy metal compounds 【薬】比重5以上の金属をとくに重金属というが，殺菌作用を有する重金属はとくに比重が大きい．水銀化合物（昇汞など）は効力の順に，銀化合物（硝酸銀）は新生児の淋菌性眼炎予防，口腔内アフタ，象牙質知覚過敏症に用いられる．亜鉛化合物には硫酸亜鉛，塩化亜鉛，酸化亜鉛がある．

重金属収斂薬（じゅうきんぞくしゅうれんやく）metallic astringent 【薬】重金属塩は腐蝕作用や収斂作用がある．水に溶けにくいものには収斂作用がある．

充血（じゅうけつ）hyperemia 〔同〕動脈性充血，能動的充血 【病】組織や臓器の局所的な流入動脈血液の増加である．充血は動脈性充血（能動的充血）と静脈性充血（受動的充血）すなわちうっ血に分けられる．一般に単に充血というと動脈性充血を指す．

集合性歯牙腫（しゅうごうせいしがしゅ）compound odontoma 【病】歯牙腫の I 型で，形成された硬組織は多数の歯牙様硬組織の集塊である．一般に上顎前歯部に好発する．組織学的にも歯牙様硬組織は中央部に歯髄を含み，エナメル質，象牙質，セメント質が比較的規則正しく配列している．

シュウ酸（──さん）oxalic acid 【栄】(COOH)₂．植物界に広くみられる．人尿中にも少量含まれ，そのCa塩は尿道結石の主成分となることもある．酸化が進んだ物質なので特殊な微生物以外はあまり利用しない．

周産期死亡（しゅうさんきしぼう）perinatal death 妊娠満28週以降の死産と生後1週未満の早期新生児死亡をあわせたものを周産期死亡という．周産期死亡は母体の健康状態が強く反映されることから，母子保健および地域の健康水準の指標となる．

自由終末（じゆうしゅうまつ）free nerve ending 〔同〕自由神経終末

自由神経終末（じゆうしんけいしゅうまつ）free nerve ending 〔同〕自由終末 【組】神経が木の枝のように分かれて細くなる末端部．広く全身の皮膚や口腔粘膜，また，筋，腱，関節などにもあり，痛覚の受容器である．近年は温覚，冷覚の受容器ともされている．

重積歯（じゅうせきし）invaginated tooth ➡歯内歯

縦走筋（じゅうそうきん）longitudinal muscle 【解】消化器，泌尿器系などの中空器官の管壁の一般構造は，粘膜，筋層，漿膜からなる．この筋層は平滑筋よりなり，走行の違いにより2～3層に区別する．縦走筋は2層の場合は外層，3層の場合は内層と外層にある．

重層上皮（じゅうそうじょうひ）stratified epithelium 【組】基底膜上に上皮細胞が2層以上積み重なっているもので，重層扁平上皮，重層立方上皮，重層円柱上皮，移行上皮などに区別される．移行上皮を除き，他のものはいずれも基底膜に接するのは，最深層の基底細胞だけである．

重層扁平上皮（じゅうそうへんぺいじょうひ）stratified squamous epithelium 【組】表層だけが扁平またはそれに近い形の細胞となり，深部になるにつれて高さを増し，基底膜に接するものは立方形ないし円柱状である．中間層の細胞は細胞間橋で互いに強く結合される．口腔粘膜上皮や皮膚など刺激の多い部はこの上皮である．

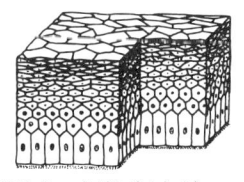

集団検診（しゅうだんけんしん）mass examination 【衛】集団の健康状態の観察，疾病の早期発見などを目的として，集団に対して何らかの試験，検査を行うことである．集団検診の結果が，スクリーニングに応用されることもある．

重炭酸塩（じゅうたんさんえん）bicarbonate 〔同〕炭酸水素塩 【栄】炭酸(H₂CO₃)からプロトン1個が解離したイオン(HCO₃⁻)の塩(MHCO₃)を重炭酸塩とい

う．唾液の緩衝能にもっとも大きく寄与する．このナトリウム塩がいわゆる重曹で，歯磨きに入れるとう蝕予防に効果があるかどうか議論されている．一般に加熱により二酸化炭素と水を失って炭酸塩となる．

12歳臼歯（──さいきゅうし）　➡第二大臼歯

十二指腸（じゅうにしちょう）　duodenum　【解】胃の幽門に続く指12本くらいの小腸．腹膜の後ろにあるので，腸間膜はない．十二指腸腺と十二指腸乳頭があり，大膵管，総胆管が開口する．胃から送られた一部消化された食物に腸液と膵液と胆汁が混和される体である（P.156 参照）．

周波条（しゅうはじょう）　perikymata　【組】犬歯や切歯の唇側歯頚線に平行してみられる2～3本の溝．強調されたレチウス線条がエナメル質の表面に現れた所である．

終末部（しゅうまつぶ）　terminal portion　腺房　【組】腺の末端で腺体とも称し，分泌物を分泌する細胞からできている．細胞に囲まれた中央の分泌物のたまる所を腔と称し，導管の始めの介在部，線条部と続く．

就眠薬（しゅうみんやく）　sleeping drugs　同入眠薬　【薬】催眠薬のうち，作用の発現が速く持続時間は短い．寝つきの悪い場合に，生理的な睡眠を誘発するために用いられるもの．バルビタール酸系：ヘキソバルビタール，非バルビタール酸系：ブロムワレリル尿素など．

集落（しゅうらく）　colony　【微】1個の微生物が他の菌を含まない所で増殖し，肉眼で確認できるようにした菌塊．菌の種類や変異の有無によりこの形態の大きさが異なる場合が多く，菌の分類に利用されている．

重量パーセント（じゅうりょう──）　percentage by weight　同重量法 g/100 g　【薬】ある物質の全質量中で，目的の物が占める質量をパーセントで示したもの．含量の表し方の一種．また，濃度を表すのに用いることもあり，%(w/w), wtなどの記号が付記される．たとえば，「ジギトキシン散には0.01%のジギトキシンが含まれる」という場合には，その散薬100 g の中に 0.01 g（10 mg）のジギトキシンが含まれていること．

重量法 g/100 g（じゅうりょうほう）　g/w rate　➡重量パーセント

重量/容量パーセント（じゅうりょう/ようりょう──）　同グラムデシリットル法 g/100 ml　weight/volume percent　【薬】溶液100 ml 中の溶質の g 数をパーセントで表したもの．たとえば，5%ブドウ糖液とは，溶液 100 ml の中に溶質としてブドウ糖が 5 g 含まれていることを示す．g/dl（%w/v），g/dl＝%×比重

収斂作用（しゅうれんさよう）　astringent action　【薬】収斂作用は組織タンパクと反応して凝固沈殿を起こすが，腐蝕薬のようには強力で，破壊的でない．組織局所を緻密緊縮化したり，創面でタンパクと結合被膜を作り創面を保護，滲出液を吸収して消炎，止血，鎮痛，防腐などの諸作用を発現するにいたる．

収斂止血剤（しゅうれんしけつざい）　astringent homostatics　【薬】局所性の止血薬で，塩化第二鉄 $FeCl_3$ やタンニン酸などの収斂薬を用いる（収斂薬を参照）．

収斂薬（しゅうれんやく）　astringents　【薬】収斂作用をもつ薬物．毛細血管壁の透過性を減少させたり，被膜を形成して局所を保護し，鎮痛効果を示す．消化管では分泌を抑制し，抗炎症，細菌発育の抑制などある．すなわち，抗炎症，鎮痛，止血，防腐などの作用を示す．タンニン酸，明ばん，次硝酸ビスマスなどがこれに属す．

宿主（しゅくしゅ）　host, recipient　移植の操作において，移植片を受け取る側の個体を移植主（宿主）という．

宿主寄生体関係（しゅくしゅきせいたいかんけい）　host parasite relationship　【微】宿主に微生物のような寄生体が侵入した場合，お互いに競い合ったり補い合ったり，一方的に侵入または排除されたりする．特定の宿主と微生物の間のこのような相互反応をいう．

宿主の感受性（しゅくしゅ──かんじゅせい）　sensibility of host　【微・衛】疾病に対する抵抗力には個人差があり，病原体が体内に侵入しても，必ずしも全員が発病するわけではない．この疾病に対する抵抗力を，宿主の感受性ともいい，

先天的な要因，免疫，栄養や疲労の状態などが関係すると考えられる．

縮瞳作用（しゅくどうさよう） miotic action 【薬】 瞳孔を収縮させる作用．縮瞳は瞳孔括約筋の収縮（副交感神経興奮）と瞳孔散大筋の弛緩（交感神経抑制）のいずれかで起こる．縮瞳薬としては主として副交感刺激薬の抗コリンエステラーゼ薬を用いる．他にモルヒネでも起こる．

熟眠薬（じゅくみんやく） deep sleeping drugs 同催眠薬 【薬】 催眠薬のうち，睡眠の深度を深くするもので，夜間しばしば目のさめる不眠症の場合に用いられる．バルビツール酸系：アモバルビタール，ベンゾジアゼピン系：フルラゼパム，ニトラゼパム他．

シュクロース sucrose ➡スクロース

種差（しゅさ） species difference 【薬】 薬物の効果や毒性が動物の種類により異なること．人種によっても差がある．

主作用（しゅさよう） main action 【薬】 疾患の治療や予防などの使用目的と合致する薬の作用．したがって治療の目的によって１つの作用が主作用とも副作用ともなる．

手術適応期（しゅじゅつてきおうき） surgical stage ➡外科麻酔期

樹状突起（じゅじょうとっき） dendrite 【組】 神経細胞の突起で１～数本ある．名のように樹の枝分かれのような観を呈する．この突起と隣接する神経細胞の神経突起の接合によって興奮が順次伝えられる．すなわち樹状突起は隣からの興奮を受け入れて，軸索突起に伝える（P.171図参照）．

酒精（しゅせい） alcohol ➡アルコール類

受精（じゅせい） fertilization 【組】 卵子内に精子が進入することをいい，通常卵管膨大部で起こり卵割（分裂）が始まる．胚盤胞の頃子宮内膜に着床する．この頃から内胚葉と外胚葉の細胞が二列に並ぶ（二層性胚盤）．その中間に中胚葉の細胞が入り込み三層性胚盤となる．

酒精剤（しゅせいざい） spirit 【薬】 揮発性医薬品をエタノールまたはエタノールと水の混液で溶かした液状の製剤．ヨードチンキは「製剤総則」では酒精剤だが「日本薬局方」ではチンキ剤に規定される．

出血（しゅっけつ） hemorrhage, bleeding 【病】 血液の全成分が血管および心臓の外へ出ることである．正常な血管では動脈瘤または血管の損傷によって起こるか動脈瘤や血圧の上昇，炎症や腫瘍などでも血管壁が破損する．これらを破綻性出血という．また血管壁に損傷がなくても充血などによって内皮細胞間が拡大して，そこから出血する場合がある．これを漏出性出血という．

出血時間（しゅっけつじかん） bleeding time 【生】 耳朶などに小さな傷をつけたときに出る血液を 30 秒ごとに濾紙で吸い取り，止血するまでの時間を出血時間という．正常では１～３分である．これは毛細血管壁の性質や血液の凝固能力などによって決まる．

出血性炎（しゅっけつせいえん） hemorrhagic inflammation 【病】 滲出性炎の１つで，滲出物中に多くの赤血球が含まれている炎症である．その例としてはインフルエンザ性肺炎，炭疽，ペスト，発疹チフスなどがある．

出血性梗塞（しゅっけつせいこうそく） hemorrhagic infract 同赤色梗塞 【病】 梗塞の１つで，壊死部は出血をともなって肉眼的に赤くみえる．肺や肝などのように動脈の二重支配を受けている臓器に起こる．

出血性骨嚢胞（しゅっけつせいこつのうほう） hemorrhagic bone cyst ➡外傷性骨嚢胞

出血性素因（しゅっけつせいそいん） hemmorrhagic diathesis 同出血性素質 【病】 血管壁や血小板，血液凝固因子の異常によって出血しやすかったり，止血しにくい状態を出血性素因という．血管異常には壊血病，血小板異常には血小板減少性紫斑病，凝固因子異常には血友病などがある．また悪性貧血や白血病などに際しても出血性素因が出現する．

出血性素質（しゅっけつせいそしつ） hemmorrhagic diathesis ➡出血性素因

出血の種類（しゅっけつ――しゅるい） 【病】 血管の種類では動脈性出血，静脈性出血，毛細血管性（実質性）出血がある．体表外に出るものを外出血，組織・臓器内や体腔内に出た場合は内出血とい

シュツ

う．外出血はその部位によって喀血，吐血，下血，血尿，鼻出血などに分けられる．また内出血で凝血塊を作ると，血腫といわれる．

術後性頬部囊胞（じゅつごせいきょうぶのうほう）postoperative buccal cyst ➡術後性上顎囊胞

術後性耳下腺炎（じゅつごせいじかせんえん）postoperative parotitis ➡急性化膿性唾液腺炎

術後性上顎囊胞（じゅつごせいじょうがくのうほう）postoperative maxillary cyst 同術後性頬部囊胞【病】 上顎洞炎の根治手術後に生じる囊胞である．通常は術後数年ないし10数年を経過後に発見される．一般に囊胞は洞内にあり，大きくなると頬部の腫脹が出現する．囊胞上皮の多くは多列線毛上皮であるが，扁平上皮のこともある．

出産予定日の求め方（しゅっさんよていびーもとーかた） 最終月経が始まった日から数える．たとえば1月1日からの月経が最後であったとすると，
1月－3＝10月，1日＋7＝8日で10月8日が出産予定日となる．

出生（しゅっせい）birth【衛】 胎児が産道を通り母体外へ出ること，新生児の誕生を出生という．出生は，胎児にとっても母体にとっても，ある程度のリスクをともなうことから，妊娠期における十分な母体の管理が必要である．

出生歯（しゅっせいし）natal tooth【病】先天歯の1つで，出生時にすでに萌出している場合を出生歯という．多くは下顎乳中切歯部に萌出する．一般に歯根はほとんど未完成である．またこれは過剰歯のこともある．

出生率（しゅっせいりつ）birth rate【衛】年間の出生数を人口で除して求めるもので，人口1,000人に対する出生数を表す．出生率は人口の年齢構成または社会環境により影響される．

受動的萌出（じゅどうてきほうしゅつ）passive eruption【組】 歯冠の一部が口腔内に露出することを萌出とよび，萌出は対向歯と咬合するまで継続する．萌出は歯自体が口腔内に移動することを能動的萌出とよび，歯肉の退縮によって口腔内に露出することを受動的萌出とよんで

いる（P.256図参照）．

受動免疫（じゅどうめんえき）passive immunity【微・衛】 他の生物や個体から抗体や感作リンパ球を体内に取り入れることにより得られる免疫のこと．抗毒素血清やリンパ球の移植などの場合をいう．すでに毒による作用が現れている場合抗毒素血清を加えてもその作用を中和できない．

受動輸送（じゅどうゆそう）passive transport【生】 細胞内外の濃度差などにより物質が細胞膜を通り移動すること．この輸送には代謝エネルギーを必要としない．能動輸送の対語．

授乳婦の鉄所要量（じゅにゅうふ――てつしょようりょう）【栄】 授乳している母親では鉄欠乏が起こりやすく，乳児の貧血に強く影響する．したがって母体の基本的鉄損失量のほかに，母乳への鉄の分泌量と分娩時の鉄損失の補償を考慮して1日の鉄の所要量を非授乳時より多い20 mgと定めている．

腫瘍（しゅよう）tumor【病】 腫瘍とは，生体の細胞が何らかの原因によって本来の生物学的性格を変え，非可逆的かつ自律的に過剰増殖したものをいう．肉芽組織の増生や奇形の一種である過誤腫などとは区別されるべきものである．

受信主体（じゅしんしゅたい） 人間の思想や感情を相手に伝えるときに，聞き手あるいは読み手に相当する立場にある人を受信主体という．

受容体（じゅようたい）receptor 同レセプター【生・微】 一般的に細胞膜や細胞内に存在し，外因性，内因性の物質や物理的刺激などを認識して応答するタンパク質．受容体は酵素の基質に対する活性中心のような構造をもち，特定の物質と結合する．ホルモン受容体，光受容体（ロドプシン）などがある．

腫瘍の肉眼的所見（しゅよう――にくがんてきしょけん）【病】 上皮性または表在性の腫瘍の場合は，比較的特徴的で乳頭状，ポリープ状，茸状，疣状などで，これらは良性の場合が多い．他に樹枝状，噴火口状などを示す．色は原則的に灰白色で，血液の赤色，脂肪の黄色，メラニン色素の黒色などを呈す．硬さも腫瘍の性状を反映する．

腫瘍の発生(しゅよう——はっせい)【病】
腫瘍は機械的刺激や化学物質,ウイルスなど多くの原因が知られているが,それらがどのように腫瘍を発生させるのか不明な点が多い.遺伝子の突然変異説は有力な説で,種々の因子がDNAに変異を起こすと考えられている.

腫瘍の分類(しゅよう——ぶんるい)【病】
一般的には腫瘍の生物学的および臨床的性状(良性か悪性か)と発生母組織(上皮性か非上皮性か)とを合わせて分類される.さらにそれぞれの組織ないし臓器類似性から細分類がなされている.

腫瘍免疫(しゅようめんえき) tumoral immunity【病】腫瘍細胞に対して免疫応答が働くことを腫瘍免疫という.これは腫瘍細胞が正常細胞とわずかに違う特異抗原があるためと考えられる.しかし実験的にいくつかの現象を証明する証拠はあるが,いまだに不明な点が多い.

シュレーゲル条(——じょう) Schreger's bands ➡ハンター・シュレーゲルの条紋

シュワン細胞(——さいぼう) Schwann's cells【組】軸索のまわりを包む扁平な細胞で鞘細胞ともいう.軸索(神経線維)の保護栄養などを司る.シュワン細胞の細胞膜が何重にも取り巻いているのがミエリン鞘である.

シュワン鞘(——しょう) Schwann's sheath【組】神経細胞の突起である軸索の周囲を「さや」のように取り巻き,扁平な細胞で構成されていった.鞘は無髄神経で,髄鞘(ミエリン鞘)ができると有髄神経となる(P.171図参照).鞘とは物を包むさやの意味.例:小柱鞘.

馴化作用(じゅんかさよう) acclimatized action【薬】比較的長時間にわたる有害環境暴露の結果,徐々に生体に適応現象が形成するような作用.たとえ,クロールプロマジン投与の動物が鎮静,傾眠状態になり,筋力が十分維持されているにもかかわらず,反応性が低下し,周囲に無関心を示す.また,攻撃的行動が減弱して狂暴な動物も扱いやすくなる.このような作用をいう.

循環虚脱(じゅんかんきょだつ) circulatory collapse 有効循環血液量の著明な減少状態を指す.ショックは,循環虚脱の代表的な例で,ショック時にみられる皮膚の蒼白および冷汗は,循環血液量減少と末梢血管抵抗減少の結果,頸部や四肢などの表在性静脈が虚脱するため.

循環障害(じゅんかんしょうがい) disturbances of circulation 体液の中で血液とリンパ液は系統的に全身を循環して生命活動に関与している.この体液の循環の種々な障害を循環障害といい,浮腫やショックなどの全身の障害と,出血,充血,うっ血,虚血などの局所の障害がある.

純粋培養(じゅんすいばいよう) pure culture ➡純培養

順応(感覚の)(じゅんのう〈かんかく——〉) adaptation【生】感覚は刺激が持続するにしたがいに低下する.これを順応という.順応の速さは感覚の種類によって異なり,順応の速いものには触覚や嗅覚,遅いものに痛覚や筋紡錘の感覚がある.

純培養(じゅんばいよう) pure culture 回純粋培養【微】特定の菌株の菌だけ他の菌が混入しないように増菌させること.2種類以上の菌種を含んでいたりその疑いがある材料の場合分離培養を行い単一の集落を得て,これを増菌する.

準備期(じゅんびき) lag phase 回誘導期【微】細菌の増殖曲線を4つの段階に分けたときの最初の時期のこと.誘導期ともいい,細菌が新しい培地に接種されたのち新しい栄養条件下で増殖を開始するまでの準備期間.

盾鱗(じゅんりん) placoid scale ➡皮歯

昇圧薬(しょうあつやく) vasopressors ➡血管収縮薬

漿液性炎(しょうえきせいえん) serous inflammation【病】滲出性炎の1型で,滲出物が漿液性の液状成分を主体とする.この滲出液は濾出液よりもタンパク質濃度が高く,血清と似ている.この液が組織間隙に貯留することを炎症性水腫という.漿液性炎の多くは,急性炎症の初期に現れる.

漿液性滲出(しょうえきせいしんしゅつ) serous exudation 滲出とは血管の透過性亢進により液状成分や細胞成分が血管外に出ることである.炎症やそのほかの原因で透過性が亢進すると,タンパク質を

多く含み，線維素や細胞成分をほとんど含まない漿液性の液状成分が滲出する．

漿液腺（しょうえきせん） serous gland 【組】消化酵素を含む透明な水様のさらさらした分泌物を出す腺．耳下腺が代表的なものである．タンパク質を多く含みタンパク腺 albuminous gland ともよばれる．

小円形潰瘍（しょうえんがたかいよう） minor round ulcer 小円形の潰瘍を主徴とする口腔領域の疾患には再発性アフタ性口内炎がある．アフタは有痛性で，周囲は赤い小円形潰瘍である．これはベーチェット症候群の3徴候の1つでもある．またヘルペスでも類似の症状がある．

消炎解熱鎮痛薬（しょうえんげねつちんつうやく） anti-inflammatory antipyretic analgesic agents ➡解（下）熱性鎮痛薬

小窩（しょうか） pit 【解】歯冠の溝が合流する部位にできる深い陥凹．通常咬合面にできるが，頬側面溝が深く歯頸までのびる場合は歯帯と溝の会合点で頬側面小窩ができる．近心小窩，遠心小窩など．

消化（しょうか） digestion 【生】体内に取り入れた食物を分解して食物中の栄養素を吸収しやすくすること．消化は，消化管運動や，各種消化液，腸内細菌などの作用によって行われる．

消化管（しょうかかん） digestive tract 【解】消化器系のうち，食道，胃，小腸，大腸を指す．消化管は中腔性臓器で消化管腔を取り巻く管壁は粘膜，粘膜下組

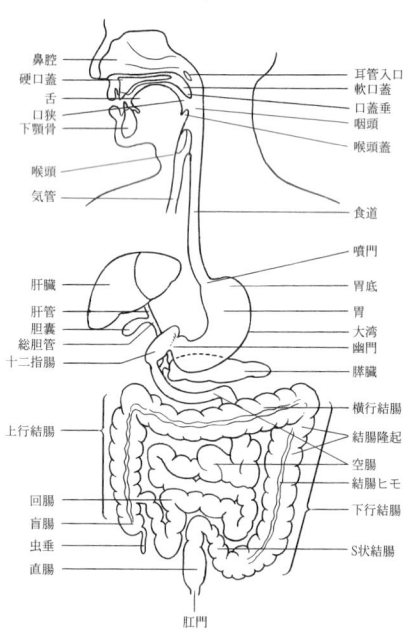

鼻腔
硬口蓋
舌
口狭
下顎骨
喉頭
気管
耳管入口
軟口蓋
口蓋垂
咽頭
喉頭蓋
食道
噴門
肝臓
肝管
胆嚢
総胆管
十二指腸
胃底
胃
大湾
幽門
膵臓
上行結腸
回腸
盲腸
虫垂
直腸
横行結腸
結腸隆起
空腸
結腸ヒモ
下行結腸
S状結腸
肛門

消化器系（しょうかきけい） digestive system 【解】口腔，咽頭，食道，胃，小腸，大腸，肛門とそれに付属する歯，舌，唾液腺，肝臓，胆囊，膵臓などの消化器官の総称．上皮部分は内胚葉からできている（前頁図参照）．

消化器系伝染病（しょうかきけいでんせんびょう） digestive infectious disease 【衛】腹痛や下痢などを起こし，おもに消化器系を障害する伝染病をいい，コレラ，赤痢，腸チフスなどである．消化器系伝染病は，汚染された飲食物を介して経口感染することが多く，環境衛生の改善により予防することができる．

上顎（じょうがく） upper jaw 【解】上顎骨，口蓋骨を基盤とする部位の総称．狭義には，上の歯列弓およびそれらの周囲組織をいう．

上顎結節（じょうがくけっせつ） maxillary tuberosity 【解】上顎骨の後面（側面下方）の隆起をいう．この結節の表面には歯槽孔という2～3個の小孔があり，上顎神経の後上歯槽枝と後上歯槽動脈が入り大臼歯歯根部に向かう（P.52 図参照）．

上顎犬歯（じょうがくけんし） maxillary canine 【解】口角部に位置する尖頭をもった歯．全歯群の中でもっとも長い根をもち，歯冠は隣接歯よりも高く歯列上に突出している．第一小臼歯よりもおくれて萌出するので，八重歯となったり，埋伏することが多い．う蝕になりにくく，寿命の長い歯である．

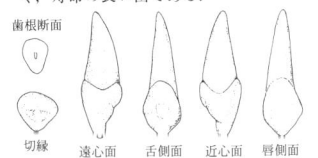

歯根断面

切縁　遠心面　舌側面　近心面　唇側面

上顎骨（じょうがくこつ） maxilla 【解】顔面頭蓋の中央を占める1対の骨で口腔上壁，眼窩下壁および鼻腔の外側壁と下壁の大部分を形成する．上顎骨にはその内部に上顎洞をもつ本体と前頭突起，歯槽突起，口蓋突起，頬骨突起の4つの突起がある（P.235 図参照）．

上顎骨口蓋突起（じょうがくこつこうがい

とっき） palatine process of maxilla 【解】上顎骨体内側面から水平に突出する骨板．両側の突起と口蓋骨水平板と連結して骨口蓋を作る．上面は鼻腔の床となる．切歯管は鼻口蓋神経，口蓋溝は大口蓋神経の通路となる（P.235 図参照）．

上顎骨の突起（じょうがくこつ――とっき） process of maxilla 【解】前頭骨や鼻骨，涙骨に接する前頭突起，外側方の頬骨と連絡する短い頬骨突起，下方に突出する堤防状の歯槽突起，内側方に突出する棚状の口蓋突起の4つの突起がある．

上顎神経（じょうがくしんけい） maxillar nerve 【解】三叉神経の第2枝．上顔部の皮膚，口蓋および上顎部の粘膜，歯根膜，歯髄の知覚を司る．翼口蓋神経，頬骨神経，上歯槽神経を分枝し，眼窩下孔から出て上顔部に分布する（三叉神経痛の圧痛点）．翼口蓋神経節が翼口蓋窩の中で内側に密接する（P.129 図参照）．

上顎正中囊胞（じょうがくせいちゅうのうほう） median maxillary cyst 【病】顎裂性囊胞の1型で，左右の上顎突起の口蓋突起癒合部すなわち上顎骨の正中線上に発生する．前方にできたものを上顎歯槽囊胞といい，後方のものを正中口蓋囊胞という．裏装上皮は重層扁平上皮で，線毛上皮のこともある．

上顎前突（じょうがくぜんとつ） maxillary protrusion 【解】上顎前歯が下顎前歯よりも強く前方に出ている咬合状態．これは単に上顎前歯が唇側に，下顎前歯が舌側に傾斜や転位をして生じるばかりでなく，上顎骨が異常に大きい場合や下顎骨が異常に小さいときにも生じる．

上顎側切歯（じょうがくそくせっし） maxillary lateral incisor 【解】中切歯に似るが，やや小さく，とくに遠心半分の発達が悪い．舌側面には盲孔や斜切痕が出現する．全歯群の中で智歯について退化傾向が著しく，円錐歯，栓状歯か出

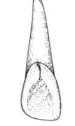

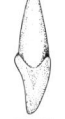

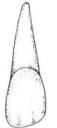

歯根断面

切縁　遠心面　舌側面　近心面　唇側面

シヨウ

現し，また欠如することもある．8歳頃萌出する．

上顎体（じょうがくたい） epignathus 【病】 上顎体は奇形の一種で，1個の受精卵から双生児のように2個の個体が発生する二重体である．上顎体は二重体の一方が発育不良で，良好に発育したほうの口腔付近に付着している寄生体であり，種々の組織のかたまりである．

上顎第一小臼歯（じょうがくだいいちしょうきゅうし） maxillary first premolar 【解】 歯冠は頬側と舌側の2咬頭で，歯根も頬舌の2根に分かれることが多い．単根であっても2根管をもつことが多い．しばしば近心辺縁隆線には介在結節がある．隅角徴，歯根徴，湾曲徴は他の歯と逆になっていることが多い．11歳頃に犬歯より早く萌出する．

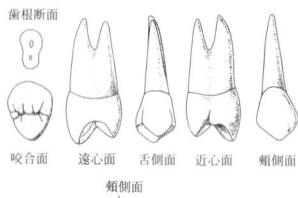

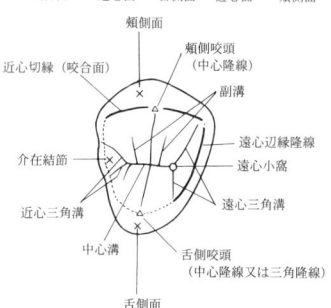

歯根断面 咬合面 遠心面 舌側面 近心面 頬側面

上顎左側第一小臼歯咬合面の名称

近心切縁（咬合面）
頬側面
頬側咬頭（中心隆線）
副溝
近心辺縁隆線
介在結節
遠心小窩
遠心三角溝
近心三角溝
中心溝
舌側咬頭（中心隆線又は三角隆線）
舌側面

上顎第一大臼歯（じょうがくだいいちだいきゅうし） maxillary first molar 【解】 上顎大臼歯群の基本型を示し，上顎大臼歯群中もっとも大きい．歯冠は4咬頭で咬合面からみると外形はひし形である．歯根は3根で頬側に2根，舌側に1根ある．第二乳臼歯の遠心に，6歳頃萌出する．発生学的には乳歯列に属する．大臼歯は加生歯ともよばれる．

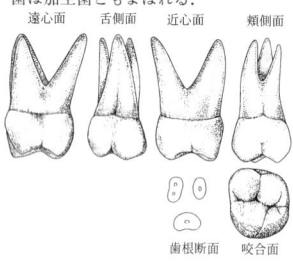

遠心面 舌側面 近心面 頬側面

歯根断面 咬合面

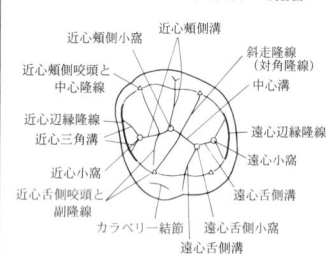

上顎左側第一大臼歯咬合面各部の名称

近心頬側小窩
近心頬側溝
斜走隆線（対角隆線）
近心頬側咬頭と中心隆線
中心溝
近心辺縁隆線
遠心辺縁隆線
近心三角溝
遠心小窩
近心小窩
遠心頬側溝
近心舌側咬頭と副隆線
遠心舌側小窩
カラベリー結節
遠心舌側溝

上顎第一乳臼歯（じょうがくだいいちにゅうきゅうし） primary maxillary first molar 【解】 歯冠は2咬頭，頬側面の近心歯頸部に臼歯結節が発達し，咬合面からみると五角形にみえる．歯根は3根で頬側2根，舌側1根である．1歳6か月頃萌出し，8歳頃から歯根吸収が始ま

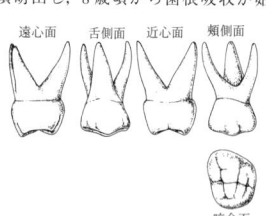

遠心面 舌側面 近心面 頬側面

咬合面

上顎第三大臼歯（じょうがくだいさんだいきゅうし） maxillary third molar 【解】退化傾向が進み，4咬頭3根の基本形から3咬頭2根，2咬頭1根まで，大きさおよび形態に変異が多い．また中心結節，エナメル滴，臼旁結節や過剰根なども多くみられる．18歳以後に萌出するが，欠如することも半数くらいある．

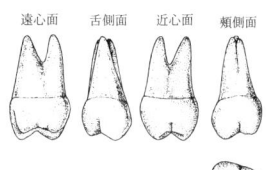

遠心面　舌側面　近心面　頰側面

咬合面

上顎第二小臼歯（じょうがくだいにしょうきゅうし） maxillary second premolar 【解】第一小臼歯によく似るが，やや小さく，近心隅角が鈍円化し，全体的に丸味をおびる．舌側咬頭は発達し，頰側咬頭とほぼ同じ高さになる．歯根は大部分が単根．12歳頃萌出するが，欠如する場合もある．

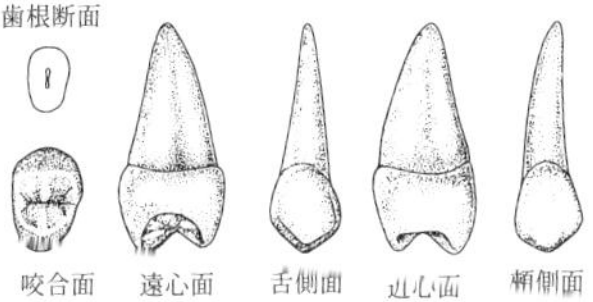

歯根断面

咬合面　遠心面　舌側面　近心面　頰側面

上顎第二大臼歯（じょうがくだいにだいきゅうし） maxillary second molar 【解】上顎第一大臼歯に似ているがやや小さい．とくに近遠心径が小さくなり遠心舌側咬頭がなく三咬頭の場合がある．全体的に丸味をおびる．12歳頃萌出する．

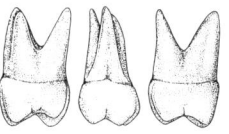

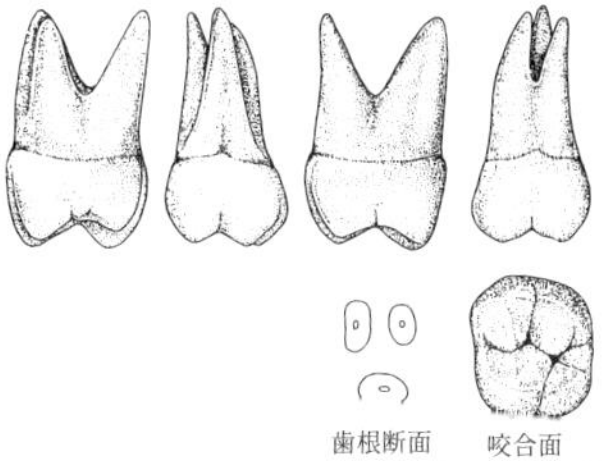

遠心面　舌側面　近心面　頰側面

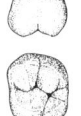

歯根断面　咬合面

上顎第二乳臼歯（じょうがくだいににゅうきゅうし） primary maxillary second molar 【解】4咬頭3根で，代生歯である上顎第二小臼歯とは似たところがまったくない．逆に遠心に萌出する上顎第一大臼歯によく似ている．2歳6か月までには萌出し，歯根の完成は3歳．8歳頃から歯根の吸収が始まり，11歳頃には脱落する．

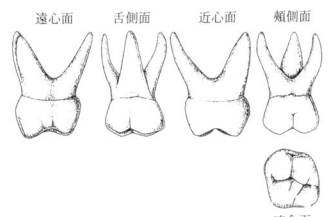

遠心面　舌側面　近心面　頰側面

咬合面

上顎中切歯（じょうがくちゅうせっし） maxillary central incisor 【解】上顎歯列弓の正中線の両側にあって，切歯群のうちでもっとも大きい．歯冠は大工道具の

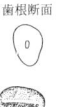

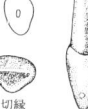

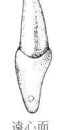

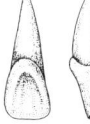

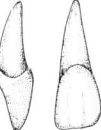

歯根断面

切縁

遠心面　舌側面　近心面　唇側面

シヨウ

ノミ状で,切縁には3個の切縁結節があり,舌側面の中央部には舌側面窩,基底部には基底結節がある.歯根は1根.7歳頃に萌出する.

上顎洞(じょうがくどう) maxillary sinus 【解】 上顎骨中央部の空洞で,副鼻腔の中でもっとも大きい(約15 cc).半月裂孔を経て中鼻道に開く.上顎洞は上顎骨の発育とともに大きくなる.機能は,①吸気を温め,湿気を与える,②重さを軽くする,③音の共鳴作用,④咀嚼力が脳に響かないようにしていると考えられる.

上顎洞裂孔(じょうがくどうれっこう) semilunar hiatus ⇒半月裂孔 【解】 上顎洞の入口で,狭くて長い半月裂孔となって中鼻道に開いている.したがって上顎洞の蓄膿は自然排出することが困難である.

上顎突起(じょうがくとっき) maxillary process 【組】 顔面を形成する突起で第一鰓弓(顎骨弓)の背側部(上方)を上顎突起とよぶ.またその腹側(下方)を下顎突起とよぶ.上顎突起から人中(じんちゅう)以外の上唇と頬ができる.

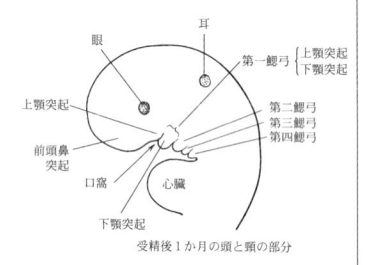

受精後1か月の頭と頸の部分

上顎乳側切歯(じょうがくにゅうそくせっし) primary maxillary lateral incisor 【解】 上顎乳中切歯の遠心にあり,乳中切歯に似るが,より細ями形も小さい.隅角徴,歯根徴,湾曲徴は乳中切歯より著明である.10か月頃萌出し,2歳で歯根が完成し,5歳頃から歯根の吸収が始まり,7歳頃脱落する.

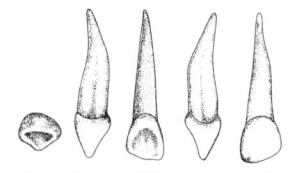

切縁 遠心面 舌側面 近心面 唇側面

松果体(しょうかたい) pineal body 【解】 松カサのような形をしているのでこの名がある.間脳の上部にある内分泌器官.メラトニンを分泌する.メラトニンは幼児に多く,高齢では少なくなる.睡眠ホルモンともよばれる.体内リズム(時差ボケ)等にも関係している.

小窩裂溝う(齲)蝕(しょうかれっこうしょく) pit and fissure caries ➡咬合面う(齲)蝕

上眼窩裂(じょうがんかれつ) superior orbital fissure 【解】 蝶形骨の大翼の前縁と小翼の間にある眼窩へ通じる横長の細長い隙間.眼筋の運動を支配する動眼神経,滑車神経,外転神経および眼神経(三叉神経第1枝),上眼静脈の通路である(P.235図参照).

上眼瞼挙筋(じょうがんけんきょきん) upper levator palpebra 【解】 眼筋の1つで動眼神経の支配を受ける.眼窩上壁から上眼瞼の皮膚および瞼板につく.上眼瞼を挙上する.

上眼静脈(じょうがんじょうみゃく) upper ophthalmic vein 【解】 眼角静脈と交通して内眼角に始まる静脈で,眼窩上壁を眼動脈と伴行し,眼窩内の血液を集め,上眼窩裂を通って蝶形骨体上面の両側にある海綿静脈洞につづく.顔面の中心部の静脈血は脳内に入るのでバイ菌が入らないよう注意が必要(P.246図参照).

笑気(しょうき) nitrous oxide ➡亜酸化窒素

使用期限(しようきげん) expiration date for use 【薬】 薬事法による.3年以内に変化しやすい医薬品が対象となる.使用の期限の目安で,期限切れ医薬品の使用は使用者の判断による.「有効期間」参照.

笑気-酸素鎮静（しょうき-さんそちんせい） nitrous oxide-oxygen sedation 【薬】 歯科治療において，15〜30％の笑気を酸素とともに吸入させ，有意識下で患者の不安，恐怖を取り除き，痛みの感覚を和らげる吸入鎮静法のことで，外来処置がスムーズなため近年盛んに行われるようになった．

笑筋（しょうきん） risorius muscle 【解】 表情筋の1つ．口裂周囲の筋で咬筋筋膜より起こり，広頚筋斜面部よりさらに浅層を水平に前走し，口角の皮膚に停止する．作用は口角を外方に引きエクボを作る．顔面神経の支配を受ける（P.68図参照）．

昇汞（しょうこう） mercuric chloride 同塩化第二水銀 【薬】 Koch（1881年）により用いられた防腐薬で，濃い液はタンパクを凝固し，腐蝕作用を現す．凝固タンパクは綿のようで，組織にふたたび溶け，さらに深部のタンパクと結合するため，防腐作用は強い．

上行咽頭動脈（じょうこういんとうどうみゃく） ascending pharyngeal artery 【解】 外頚動脈の起始部付近の内壁より起こる．内頚動脈の内側で咽頭側壁を上行し，頭蓋底に達する．途中分岐し咽頭（咽頭枝），鼓室（下鼓室動脈），脳硬膜（後硬膜動脈）に分布する．

小口蓋孔（しょうこうがいこう） lesser palatine foramina 【解】 口蓋骨の大口蓋孔の後方に開口する1〜2個の小孔で，小口蓋神経・動脈の出口．小口蓋管を経て大口蓋管につながる（P.235図参照）．

症候群（しょうこうぐん） syndrome 【病】 単一症状ではなく，いくつかの症状の集合から病状が構成されている疾患である．

上甲状腺動脈（じょうこうじょうせんどうみゃく） superior thyroid artery 【解】 内頚動脈，外頚動脈分岐部の外頚動脈前壁より起こる最初の枝．胸鎖乳突筋前縁に覆われ，特有の弓状弯曲を描き，頚動脈三角内を下行する．ついで喉頭側壁および喉頭筋および上皮小体に分布する（P.38図参照）．

上行性歯髄炎（じょうこうせいしずいえん） ascending pulpitis 同上昇性歯髄炎

【病】 根尖孔や根管側枝から，化膿性炎症が波及して生じた歯髄炎である．炎症はまず根部歯髄に起こり，冠部歯髄へと拡大していく．原因には頚部骨髄炎，辺縁性歯周炎，隣在歯の根尖性歯周炎などがある．

上行性網様体賦活系（じょうこうせいもうようたいふかつけい） ascending reticulo-activating system 同網内賦活系 【生】 脳幹網様体を経由する感覚経路で，大脳皮質に対して常時インパルスを送って賦活している大きい．大脳皮質全域を覚醒させる役割をもつほか，疼痛にともなう不安や不快の原始的情動などに関与する経路と考えられている．バルビタールに感受性をもつ．

上行大動脈（じょうこうだいどうみゃく） ascending aorta 【解】 体循環系の本幹である大動脈の一部で，左心室の大動脈口より始まり大動脈弓につづく．起始部からすぐに左・右冠状動脈が出ている（P.174図参照）．

猩紅熱（しょうこうねつ） scarlet fever 【微】 A群レンサ球菌の上気道の感染症．発赤毒による赤い発疹と扁頭炎が生じる．患者に抗毒素を注射すると発疹が消退し，これをSchultz-Charlton消退現象とよぶ．毒素を注射し発赤の生じ方で感受性を判定するのがDick試験である．

錠剤（じょうざい） tablets 【薬】 医薬品（そのままか結合剤を加えたもの）を一定の形状に圧縮し成形したもの．メリット：服用，携帯，調剤，保存がしやすく，安定性に優れる．

娘細胞（じょうさいぼう） daughter cells 【微・組】 細胞は分裂により増殖する．この際1個の細胞が細胞分裂により2個の細胞に分かれるときは分裂前の細胞を母細胞とよび，分裂によって生ずる細胞を娘細胞とよぶ．

硝酸イソソルビド（しょうさん――） isosorbide dinitrate 【薬】 狭心症治療薬の1つ．剤形：舌下錠．効果：全身の末梢血管を拡張し心臓の負担を軽減する．ほかにニトログリセリンがある．

硝酸銀（しょうさんぎん） silver nitrate；$AgNO_3$ 【薬】 硝酸銀は容易に銀イオンを遊離し，強い防腐作用を呈する．歯科

シヨウ

では，防腐，腐蝕，収斂，う蝕進行阻止，さらに感染根管，軟化象牙質，窩洞内などの消毒．口内炎防止，またアフタ，辺縁性歯肉炎盲嚢不良肉芽の腐蝕，象牙質知覚過敏の腐蝕剤などとして用いられる．

硝酸銀溶液（しょうさんぎんようえき）silver nitrate solution【薬】う蝕の好発部位などに塗布し還元剤を塗布すると，歯に還元剤が吸着したりタンパク化銀を形成する．結果として外来性タンパク質を阻止する．また銀自体もわずかに殺菌作用を有する．う蝕発生予防として用いる．

上肢（じょうし）upper limb【解】肩から末端までをいう．上肢はさらに上肢，上腕，前腕，手に区分される．また上腕，前腕，手を総称して自由上肢といい，上肢帯で体幹と結合する．

硝子化（しょうしか）hyaline degradation 同硝子変性【病】細胞間物質が何らかの病的原因で，肉眼的に半透明で無構造な硝子様物質に変化することをいう．細胞に生じた病的変化ではないため厳密には変性とよばない．硝子様物質にはタンパク質をはじめ多くの種類が予想されているが同定されていない．

硝子質変性（しょうししつへんせい）hyaline degeneration ➡硝子様変性

硝子体（しょうしたい）vitreous body【解】眼球の水晶体と網膜との間を満たす無色透明，無構造の水ガラス様の物質で，薄く透明な硝子体膜に包まれている．眼球容積の4/5を占める（P.62 図参照）．ここに異物ができると飛蚊症．

上肢帯（じょうしたい）【解】自由上肢骨を体幹の骨に連結する帯の役目をする骨で鎖骨と肩甲骨からなる．上肢帯は胸鎖関節および肋鎖靱帯で，胸骨および第一肋骨に連結する．上肢帯も上肢の一部である．

硝子滴変性（しょうしてきへんせい）hyaline droplet degeneration【病】タンパク質変性の一種で，細胞質に混濁腫脹の場合より大きい，細胞粒状のタンパク質が出現する．腎の尿細管の上皮細胞や肝細胞などでみられる．

硝子軟骨（しょうしなんこつ）hyaline cartilige【組】代表的な軟骨で乳白色を呈し，軟骨細胞と基質より成り立ってい

る．関節軟骨，気道軟骨，長い骨の骨端軟骨にみられる．骨端軟骨が増殖することにより長骨は長さを増す．

硝子変性（しょうしへんせい）hyaline degeneration ➡硝子化

上縦舌筋（しょうじゅうぜっきん）superior longitudinal muscle of tongue【解】内舌筋の1つで，舌背の粘膜下にあり，起始は舌根で停止は舌尖である．舌を背側にまげる働きがある．舌下神経の支配を受ける．

小循環（しょうじゅんかん）lesser circulation ➡肺循環

鐘状期（しょうじょうき）bell stage【組】歯冠形成期ともよばれ歯冠の概形が形成された時期の歯胚期で，エナメル器は外エナメル上皮，エナメル髄，中間層，内エナメル上皮の各細胞層に区別されている．

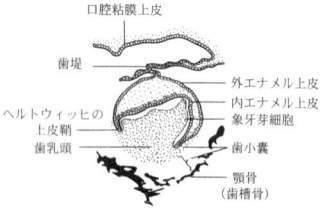

口腔粘膜上皮
歯堤
外エナメル上皮
内エナメル上皮
ヘルトウィッヒの象牙芽細胞
上皮鞘
歯乳頭
歯小嚢
顎骨（歯槽骨）

上昇性歯髄炎（じょうしょうせいしずいえん）ascending pulpitis ➡上行性歯髄炎

鐘状石灰化（しょうじょうせっかいか）globular calcification【組】板状石灰化している所の近くに石灰化中心ができると，球状石灰化していた部分が板状石灰化と接近・融合して釣り鐘状となった部分をいう．球状石灰化は次第に融合して球間象牙質や球間網を作る．

茸状乳頭（じょうじょうにゅうとう）papillae fungiformes ➡きのこ状乳頭

硝子様変性（しょうしようへんせい）hyaline degeneration 同硝子質変性【病】タンパク質変性の一種で，結合組織内に硝子質が出現する．この硝子質は結合組織性硝子質とよばれるタンパク質で，上皮性硝子質（膠様質）と区別される．

上唇挙筋（じょうしんきょきん）levator muscle of upper lip【解】口裂周囲にあ

る表情筋の1つ．口角の上方の浅層にあり，上顎骨体前面から起こり，上唇および鼻唇溝の皮膚につく．上唇，鼻翼を引き上げ，鼻唇溝を深くする．顔面神経の支配を受ける(P.68 図参照)．

上唇小帯（じょうしんしょうたい） frenulum of upper lip 〖解〗上唇小帯 【解】上顎正中線において縦走する口唇粘膜のヒダで，粘膜歯肉境より起こり，歯肉頬移行部を経て，上・口唇内面の粘膜へ達する．この小帯は歯牙交換時や正中離開の場合には，歯槽頂を越えて切歯乳頭と連絡する(P.101 図参照)．

上唇裂（じょうしんれつ） cleft of the upper lip 【病】 比較的多くみられる唇裂の奇形の1つで，先天的に上唇に破裂をみるものをいう．多くは球状突起と上顎突起の癒合不全により生ずる側方唇裂で，片側性のものが圧倒的に多い．まれに左右の球状突起の癒合不全による正中上唇裂がある．また顎骨，口蓋の破裂をともなうものもある．

浄水（じょうすい） water purification 【衛】 源水を浄水場において処理し，衛生上飲用可能な水とすることが浄水である．一般的には，沈殿，濾過により水中に含まれている有害物を除き，最後に消毒のために塩素を添加する．

小錐体神経（しょうすいたいしんけい） lesser petrosal nerve 【解】 舌咽神経の枝(鼓室神経)から分れ出た神経で，耳神経節を経て下顎に入り，その分泌を司る(副交感神経)．

上水道（じょうすいどう） water supply 【衛】 伝染病予防と有害物質による健康障害を防止し，住民に衛生的な飲料水を供給するための施設である．上水道の機構は，取水(集水)，導水，浄水処理，配水および給水よりなる．下水道に対応した言葉で，普通は「水道」でよい．

脂溶性ビタミン（しようせい――） 【栄】 脂肪に溶けやすい性質をもつビタミンで，ビタミン A，D，E，K などがこれに属する．

脂溶性薬物（しようせいやくぶつ） lipid-soluble drugs 【薬】 脂肪に溶けにくい薬は毛細血管壁を通過しにくい．また，生体膜の通過もよくない．脂肪に溶けやすい薬は自由に毛細血管壁を通過する．

皮下脂肪に蓄積し，薬の貯蔵庫の役割を果たす．代表薬物はチオペンタールなどである．

常染色体（じょうせんしょくたい） autosomal chromosome 【病・組】 染色体の中で，性染色体以外のものを常染色体という．ヒトの場合，23対・46個の染色体のうち，22対・44個が常染色体である．

常染色体優性遺伝病（じょうせんしょくたいゆうせいいでんびょう） autosomal dominant genetic disease 【病・組】 常染色体上の遺伝子の異常が優性に遺伝する疾患である．口腔領域では Crouson 症候群，Peutz-Jegher 症候群，Osler 病(遺伝性出血性末梢血管拡張症)などがある．

常染色体劣性遺伝病（じょうせんしょくたいれっせいいでんびょう） autosomal recessive genetic disease 【病・組】 常染色体上の遺伝子の異常が劣性遺伝する疾患である．その多くは酵素の欠如や不足をきたすもので，酵素の遺伝子の突然変異と考えられる．たとえばフェニールケトン尿症などである．

小泉門（しょうせんもん） small fontanell 【解】 新生児，幼児の頭蓋冠において骨化が完了していない頭蓋泉門の1つ．矢状縫合，人字縫合の間にあり，生後3〜6か月で閉鎖する．形状は三角形で分娩の途中で出産中の児頭の位置を知る目安となる．

上大静脈（じょうだいじょうみゃく） upper superior vena cava 【解】 上半身の血液を集める静脈で，左右の腕頭静脈が合してはじまり，上行大動脈の右側を下行して右心房に注ぐ．途中奇静脈を第三胸椎の高さで受け入れる．

小唾液腺（しょうだえきせん） minor salivary glands 【組】 口腔内の粘膜下組織に腺体をもつ小腺で口唇腺，頬腺，口蓋腺，舌腺などがある．

静注（じょうちゅう） intravenous injection ➡静脈内注射

小柱間質（しょうちゅうかんしつ） interprismatic substance 【組】 エナメル質は多数のエナメル小柱が集合して構成され，小柱と小柱との間にある約1μmの薄い部分，石灰化の状態は小柱と同じである．(次頁図参照)

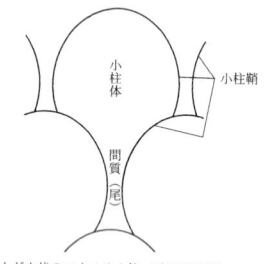

カギ穴状のエナメル小柱（電子顕微鏡）

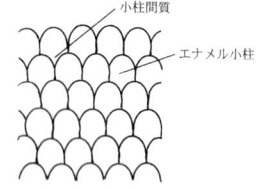

魚のうろこ状のエナメル小柱（光学顕微鏡）
小柱の尾は見えない．

小腸（しょうちょう） small intestine 【解】幽門から盲腸部までの約6〜7 mの細長い消化管．その付属腺として肝臓と膵臓がある．腸間膜を欠く十二指腸と，腸間膜小腸（空腸・回腸）に区別される（P.156図参照）．

少糖類（しょうとうるい） oligosaccharide 同オリゴ糖，オリゴサッカライド 【栄】単糖が少数グリコシド結合した二〜六糖類をいう．二糖類がもっとも多く，スクロース（砂糖）はその代表的なものである．乳に含まれるラクトース，代謝産物ではデンプンのアミラーゼによる消化産物であるマルトース（麦芽糖）などがある．食品業界では，二糖類を除き，三糖類以上をオリゴ糖とよんでいる．

消毒（しょうどく） disinfection 【薬】病原微生物を殺滅するか増殖を阻止すること．殺菌作用と静菌作用がある．

消毒剤（しょうどくざい） disinfectant 【薬】消毒液．有害な病原微生物を死滅か減弱させ，感染能力を失わせる液状の外用薬．

消毒薬（しょうどくやく） disinfectants 同殺菌剤 【薬・微】病原微生物を殺すことを目的とした化学薬品．目的に応じてフェノール，70％アルコール，逆性石けん，クロルヘキシジンなどが用いられている．

消毒用エタノール（しょうどくよう——） disinfectant ethanol 【薬】消毒用エタノールは純エチルアルコールをほぼ77〜81 v/v％含む．主として皮膚に適応する．また，注射針，注射筒の洗浄消毒に常用されるが，芽胞に対する効力はない．防腐，殺菌力は約70％の濃度での効力が強い．

小児死亡（しょうにしぼう） 【医】小児（幼児，学童期，1〜14歳）の死亡原因の多くは不慮の事故（自動車事故，溺死など）である．また，1〜4歳児における先天異常を除けば，そのほかの死因では悪性新生物が多く，小児期でも悪性新生物が重視されている．

小児薬用量（しょうにやくようりょう） pediatric dosage 【薬】小児の薬用量は成人の薬用量を基準として決められているが，中枢抑制薬に対する高感受性，強心薬に対する低感受性のように成人と異なるため注意．算出方式は多いが，小児の特殊性，疾患の軽重，体質を考慮のうえ，Youngの式，Augsbergerの式，Clarkの式，von Harnachの換算表で小児薬用量は算定される．

小脳（しょうのう） cerebellum 【解】小脳は大脳の後方にあり，皮質と髄質よりなる．その機能は運動を統合，調節する．たとえば，字を書く，体のバランスを保ち姿勢を正すなどの調節をする．

上鼻甲介（じょうびこうかい） superior concha 【解】鼻腔の外側壁より突出する篩骨の骨片の1つで，下に上鼻道を作る．下鼻甲介だけは独立した1個の骨である．

上皮細胞（じょうひさいぼう） epithelial cell 【組】上皮組織を構成する細胞で形態によって扁平上皮，円柱上皮，立方上皮の各細胞に分類される．さらに単層と重層があり，移行上皮や線毛上皮などがある．細胞間質が少ないことが上皮細胞の特徴．

上皮小体（じょうひしょうたい） parathyroid gland ⑩副甲状腺 【解】甲状腺の後ろに接して存在する米粒大の内分泌器で，上下に2対ずつある．パラトルモンという血中カルシウム濃度を上昇させるホルモンを分泌する．分泌されると骨の吸収が盛んになる．カルシトニンの作用と反対．第三および第四鰓嚢から生ずる．

上皮小体ホルモン（じょうひしょうたい――）parathormone ⑩副甲状腺ホルモン，PTH，パラソルモン 【生・組】上皮小体から分泌されるホルモン．その作用は活性型ビタミンD_3の合成を促進し，腸管からカルシウムの吸収を促進すること，および，骨吸収を促進することにより血中カルシウム濃度を高める．

上皮真珠（じょうひしんじゅ）epithelial pearl 【組】歯垠をつくる上皮細胞群が，ときに角化し新生児の口腔粘膜に白または褐色の隆起としてみられるもの．上皮真珠は自然に脱落消失する．

上皮性硝子質（じょうひせいしょうししつ）epithelial hyaline 【病】結合組織性硝子質に対して，甲状腺などの上皮細胞から分泌される類膠質（膠様質，コロイド）を上皮性硝子質とよぶ．これも各種のタンパク質で硝子様を呈する．類膠質が異常に蓄積したものが膠様変性である．

上皮組織（じょうひそしき）epithelial tissue 【組】身体の外表面や体腔あるいは中空性器官の内面を覆う組織．形から扁平上皮，立方上皮，円柱上皮に分けられ，それぞれに単層と重層があり，さらに移行上皮がある．機能的には保護上皮，腺上皮，感覚上皮などに分けられている．細胞間質が少なく，細胞が多いのが特徴．

上皮組織の化生（じょうひそしき――かせい）metaplasia of the epithelium 【病】気„ „„„„„„„ „„„„„„„„„„„„„„„„„ „„„„。„„„„„„„„„„„„„„„„„„„„„„„„„„„„„„„„„„„„„„„ 上顎洞粘膜の多列線毛円柱上皮や唾液腺導管上皮が重層扁平上皮に化生することがある．

上皮内癌（じょうひないがん）carcinoma in situ 【病】上皮内に限局している癌腫である．上皮のほぼ全層に異型性の強い細胞（すなわち癌細胞）がみられる状態で，基底膜を超えた浸潤増殖のない初期癌である．

上皮付着（じょうひふちゃく）epithelial attachment ➡付着上皮

上皮様細胞（じょうひようさいぼう）epithelioid cell ➡類上皮細胞

錠付散剤（じょうふさんざい）【薬】わが国特有のもので，錠剤と散剤が配合された処方．

小胞体（しょうほうたい）endoplasmic reticulum 【組】細胞内小器官の1つで，管状あるいは胞状構造をなしリボゾームの付いている粗面小胞体とそれのない滑面小胞体に分けられ，粗面小胞体はタンパク質の合成を行いゴルジ装置に送る．滑面小胞体はステロイド，コレステロール，グリコーゲンなどの合成代謝や無機イオンの移動に関与する (P.124図参照)．

漿膜（しょうまく）serous membrane 【組】食道，胃，腸などの消化管において，腹腔内に露出している部分の表層を覆っている疎性結合組織．腹膜（大網，腸間膜），胸膜，心膜がある．中胚葉からできており，中皮ともいう．

静脈（じょうみゃく）vein 【解】各部の組織，器官から血液を心臓のほうに送り返す血管．動脈ではその血流がつねにほぼ一様で脈拍を認めない．動脈に並行して走るのが普通であるが，皮膚表面には独立した静脈が多く，静脈注射に利用されている（次頁図参照）．

静脈内注射（じょうみゃくないちゅうしゃ）intravenous injection ⑩静注，i.v. 【薬】薬液を直接，静脈内に注射すること．薬剤は静脈に即吸収のため速やかに全身に作用する．内服，皮下や筋肉内投与ができないときや，薬液量が多いとき，または，速やかな効果を期待する場合に行う．薬物の全身適用のために用いられる．

静脈弁（じょうみゃくべん）venous valve 【解】静脈のところどころにある内膜のヒダからできたポケット状の弁．ふつう2枚からなり，その凹面を心臓のほうに向け，血液が末梢に向かって逆流するのを防いでいる．弁は手足の静脈にもっとも多く，頭頚部には少ない．

静脈麻酔薬（じょうみゃくますいやく）intravenous anesthetics 【薬】静脈注射によって行う麻酔薬で，興奮期を経過せ

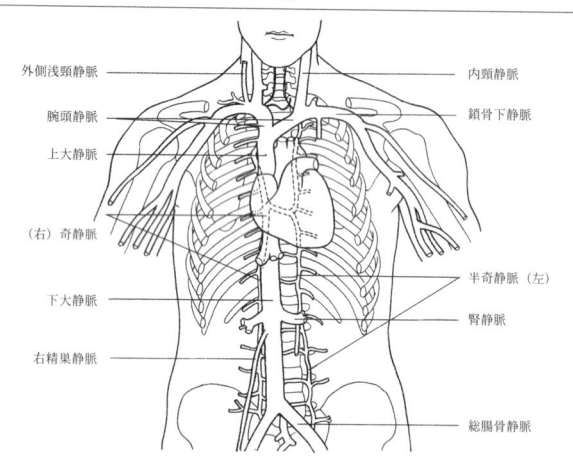

外側浅頸静脈
腕頭静脈
上大静脈
(右)奇静脈
下大静脈
右精巣静脈
内頸静脈
鎖骨下静脈
半奇静脈(左)
腎静脈
総腸骨静脈

ず，速やかに意識を消失させることができる．しかし，麻酔深度の調節が困難なため，使用量と注射速度に要注意．チオペンタールが用いられる．ほかにケタミンなど．障害者歯科では安全のために用いている．

消耗性色素（しょうもうせいしきそ） wear and tear pigment ➡リポフスチン

生薬（しょうやく） crude drugs 【薬】動・植物（草根木皮）の部分ないし全部あるいは分泌物などを採集し，必要に応じて精選し，乾燥，裁切，粉砕などの操作を加えたものをいう．アヘン，センブリ，肝油，ダイオウなどがある．

常用量（じょうようりょう） ordinary dose ⑩薬用量【薬】治療に用いるために決められている成人用量のことで，薬用量ともいう．薬物は少量であると何ら効力を示さず，一定量に達して初めて薬効を現すが，その基準となる薬物の用量である．

小湾（しょうわん） lesser curvature 【解】胃の上縁．前壁と後壁が移行する弓状の縁で，肝門と胃および十二指腸上部の間に張る小網の付着線となる．臨床的には胃角とよぶことが多い（P.156図参照）．

上腕（じょうわん） brachium 【解】肩関節と肘関節の間の部分．肩関節で上肢帯と肘関節で前腕と関節を作る．その中軸をなす骨を上腕骨という．

上腕骨（じょうわんこつ） humerus 【解】上腕の中軸をなす骨で，典型的な長管状骨で上肢の骨のうちでもっとも長くて重い．上端は半球状にふくらみ上内側を向き，上腕骨頭として肩甲骨と肩関節を作る．下端は前後に扁平で，尺骨および橈骨に接し，肘関節を作る．

初回通過効果（しょかいつうかこうか） first-pass effect 【薬】消化管（胃～直腸上部）で吸収された薬物が門脈を経由して肝臓で代謝を受けること．初回通過効果を受けにくい薬物ほど循環血中濃度が高くなる．

初期硬結（しょきこうけつ） initial sclerosis 【病】梅毒に感染した際に，最初に現れる症状で，平均3週間の潜伏期を経過した後，病原体の侵入した局所の皮内に，硬い浸潤巣として触知される．好発部位は外陰部であるが，ときに口腔粘膜に生ずることもある．

触圧覚（しょくあっかく） touch or pressure sensation 【生】皮膚に弱い圧（触刺激）を与えたときに起こる感覚を触覚，皮膚が歪むほど圧したときの感覚を圧覚というが，両者の区別は困難である．しかし，皮膚は圧覚しか反応が無い，次第に会話領域に及ぶ．

職業性歯科疾患（しょくぎょうせいしかしっかん） occupational dental disease 【衛】職業に従事することにより生ずる歯科疾患であり，適切な管理により予防可能である．酸職場における歯の酸蝕症，菓子製造業における菓子屋う蝕，ガラス吹工の歯の摩耗症などが知られている．

職業性難聴（しょくぎょうせいなんちょう） occupational deafness 同騒音性難聴 【衛】騒音に長期間曝露することによって，慢性に進行する内耳性難聴の1つ．難聴は高音域（4,000ヘルツ前後）より始まり，次第に会話領域に及ぶ．

食菌（しょくきん） phagocytosis 同食菌作用 【微】食細胞が食作用により微生物を細胞内に取り込むこと，食細胞にはマクロファージ（血中では単球とよばれている）と多形核白血球（血中では好中球とよばれている）がある．

食菌作用（しょくきんさよう） phagocytosis ➡食菌

食作用（しょくさよう） phagocytosis 【生・微】細胞が細胞外より細菌，タンパク質や脂質のように大きな分子の物質を取り入れるとき，細胞は物質を包み込んで細胞内に取り込む．これを食作用といい，その物質が液体の場合を飲作用という．アメーバや白血球の食作用がよく知られている．

食事計画（しょくじけいかく） 【栄】従来の食事の改善を，より適切に効果的に促進するために栄養素の量や質，食品および食事の形態や分量，摂食法を対象者の食事習慣や嗜好傾向を考慮して計画すること．

食事（餌）性過血糖（しょくじ〈じ〉せいかけっとう） alimentary hyperglycemia ➡食事（餌）性高血糖

食事（餌）性高血糖（しょくじ〈じ〉せいこうけっとう） alimentary hyperglycemia 同食事（餌）性過血糖 食事によりブドウ糖が多量に吸収され，血液中のブドウ糖濃度（血糖値）が一時的に上昇する現象．

食事調査（しょくじちょうさ） 【栄】個人の栄養状態や食習慣あるいは栄養指導後の実践効果を把握するために日常の食物消費，栄養摂取の仕方や食事内容を細かに調べることをいう．

食事歴（しょくじれき） 【栄】栄養教育や生活指導を実施する際に，指導対象者の現在までの食生活の推移を調査した記録．

食生活指導（しょくせいかつしどう） 【栄】自由な食生活から制約された食生活を実施するために，対象者のおかれた生活状況や生活環境をよく把握して，実践的に優れていると思われる食生活を的確に指導すること．

食中毒（しょくちゅうどく） food poisoning 【衛】食品が有害な細菌や物質に汚染され，それを摂取することにより生ずる中毒をいう．食中毒の大部分が細菌性食中毒であり，そのほかフグや毒キノコなどの自然毒，まれに化学物質による食中毒もある．

食道（しょくどう） esophagus 【解】脊柱の前，気管の後ろを下る咽頭から胃までの長い筋肉の管で，嚥下する食物の通路をいう．起始部，気管分岐部，横隔膜貫通部の3か所の狭窄部は，嚥下した異物が停滞しやすい．食道壁の粘膜は重層扁平上皮で食道腺が散在する（P.156図参照）．

食肉タンパク質（しょくにく——しつ） 【栄】食用に供されている牛・豚・羊・馬・鶏や魚類などが含有するタンパク質のことで，これらは生物価の高い最良のタンパク質である．

食品衛生（しょくひんえいせい） food sanitation 【衛】食品の安全性を確保し，食中毒の発生を防止すること．法的には，食品の製造，加工，調理，販売における衛生的な取り扱いとそれに関する指導・監視などについて食品衛生法により定められている．

食品の添加物（しょくひん——てんかぶつ） food additives 【衛】食品の加工もしくは保存のために食品の製造過程で使用されるもので，化学合成品と天然品がある．化学合成品の使用は，厚生労働大臣

シヨク

の許可が必要であり, 防腐剤, 人工着色料, 合成調味料などがある.

食品の取扱い3原則(しょくひん――とりあつかい――げんそく) ①手指, 器具容器などを清潔にして, 食品を衛生的に取り扱う. ②細菌の増殖を阻止するために, 低温保存や冷蔵する. ③できるだけ加熱調理して, 調理後はすみやかに処理する.

植物アルカロイド(しょくぶつ――)【薬】悪性腫瘍治療薬. ビンクリスチン, ビンブラスチンなどがある. 作用機序:細胞分裂阻害. 適応:白血病, 悪性リンパ腫, 小児癌瘍. 副作用:骨髄障害, 神経障害.

植物塩基(しょくぶつえんき) alkaloids →アルカロイド

植物機能(しょくぶつきのう) vegetative function【生】生体が生きている状態を保つために必要な基本的な機能のうち循環, 呼吸, 消化, 排泄などの機能をいう. 動物機能の対語.

植物状態(しょくぶつじょうたい) vegetative state 大脳皮質の機能(思考・運動)は失われるが, 呼吸・循環・消化等の生命維持に必要な脳幹が生きている状態をいう. 人間の尊厳性のために, 植物人間と言ってはならない. すなわち①意志を伝えることができない, ②言葉を伝えることができない, ③自力では動くことができない, ④目による認識ができない, ⑤食事を取ることができない, ⑥糞尿の失禁などの動物的機能がなくなり, 消化, 循環, 呼吸機能などのみが残った状態をいう. 脳死とは生死による差がある.

植物性揮発油合剤(しょくぶつせいきはつゆごうざい) botanical volatile oil products【薬】象牙質消毒薬として用いられ, なかでもチョウジ油が広く使用されている. 主成分はユージノールで, 殺菌力は, フェノールより強く, 鎮痛, 消炎作用がある. 臨床にはユージノール, チモールなどとの合剤として用いる. そのほか, ユーカリ油, ハッカ油がある.

植物性収斂薬(しょくぶつせいしゅうれんやく)【薬】タンニン酸. 粘膜や創傷面のタンパク質と結合して収斂作用を現す. 現在はほとんど使用されない.

植物性油脂食品(しょくぶつせいゆしょくひん)【栄】大豆, コーン, サフラワーやゴマなどから抽出加工された油脂で, リノール酸やオレイン酸のような不飽和脂肪酸を多く含有するために常温で液状である. 血清コレステロール低下や動脈硬化の予防に効果を有するものがある.

食物残渣(しょくもつざんさ) food debris 口腔内に停滞した摂取食品の一部は細菌の酵素作用により溶かされ洗浄されるが, 一部は歯や粘膜の表面に残留する. 唾液の流れや, 舌, 頬, 口唇の機械的作用が, 食物残渣の除去に影響を及ぼしている.

食物線維(しょくもつせんい)【栄】動物体にはなく植物体特有のものでセルロース, ペクチンなどをいう. 野菜や果物類に多く含まれるがヒトでは消化されない. 食物として摂取することは便通を整えること, コレステロールの吸収を阻害すること, 大腸癌の発生を予防することなど健康を保つための多くのよい効果がある.

食用酵母(しょくようこうぼ)【栄】食用化された酵母の代表的なものにビール酵母, パン酵母があり, タンパク質, リボ核酸にし, ビタミン類(B_1, B_2, ナイアシン)も多い. 最近, タンパク質を多量に含むトルラ属酵母が食用化されている.

食用色素赤色3号(しょくようしきそせきしょく――ごう) →エリスロシン

助酵素(じょこうそ) →補酵素

鋤骨(じょこつ) vomer【解】鼻中隔の後下半部を構成する, すき形(農器具)の骨. 上縁は篩骨垂直板に, 前部は鼻中隔軟骨に接する. 後下縁は後鼻孔の開口部を左右に分ける(P.235 図参照).

女性生殖器(じょせいせいしょくき) female reproductive organ【解】卵巣, 卵管, 子宮, 膣の内生殖器と大陰唇, 小陰唇, 陰核の外陰部からなる. 卵巣は卵子を作り, 子宮は卵管から送られてきた受精卵が着床し, 胎児となり分娩まで育てる器官で, 膣は交接器および産道として働く(次頁図参照).

女性ホルモン(じょせい――) female sex hormone【生・組】卵巣内の卵胞から分泌される卵胞ホルモンと, 排卵後形成

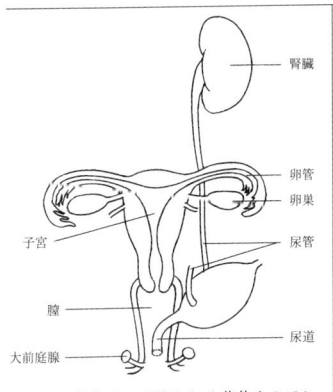

(図の注釈：腎臓、卵管、卵巣、子宮、尿管、膣、尿道、大前庭腺)

される黄体から分泌される黄体ホルモンとがある．前者は女性性器の発育促進，二次性徴の発現を促進し，後者は妊娠準備状態を形成し，妊娠を継続させる作用がある．

ショック shock 【生・病】 血圧低下，皮膚蒼白，冷汗，周囲への無関心などを特徴とする症候群で，本質的には，血管の容積と血液量の著しい不均衡による末梢循環障害，心駆血量の減少による全身組織の酸素欠乏状態である．

ショック体位（——たいい） shock position ➡トレンデレンブルグ体位

ショ(蔗)糖（——とう） cane sugar ➡スクロース

処方（しょほう） prescription 【薬】 医師，歯科医師が患者の疾病に対して交付する医薬品の意見で，実際の薬物投与計画書 医薬品の配合法，食餌療法の内容など．

処方箋（しょほうせん） prescription 圖Rp 【薬】 医師，歯科医師が患者に薬物を交付するとき，下記を具備した処方を記載する．これを処方箋という．医師法，歯科医師法に従って，①患者の氏名，年齢，性別，②処方：薬品名，分量，③調剤法と用法，④発行年月日，⑤使用期間，⑥医師の住所，氏名，捺印が義務づけられている．

処方薬（しょほうやく） prescription drugs ➡調剤薬

自律神経系（じりつしんけいけい） autonomic nervous system 【解】 自律神経は消化，呼吸，循環，内分泌，生殖などを行う器官を支配しその機能を調節する．交感神経と副交感神経の2種があって，通常1つの器官に両方が分布しており，これを二重支配という．これがその機能を促進すると，他方は抑制する．

自律神経作用薬（じりつしんけいさようやく） autonomic stimulating drugs 圓自律神経刺激様薬 【薬】 自律神経系刺激と類似作用を有する薬物．アドレナリン作動薬とコリン作動薬があり，前者はアドレナリンとノルアドレナリンが代表薬．血管収縮作用，強心作用をもつ．一方後者は，アセチルコリン，ピロカルピン，フィゾスチグミンが代表薬である．自律神経シナプスにおける作用薬．

自律神経遮断薬（じりつしんけいしゃだんやく） autonomic blocking drugs 【薬】 自律神経の興奮を遮断する薬物をいう．交感神経末端を特異的に遮断する抗アドレナリン薬（α および β 遮断薬）が，副交感神経を特異的に遮断する薬物（ムスカリン作用遮断薬およびニコチン作用遮断薬）の抗コリン薬がある．

自律神経節遮断薬（じりつしんけいせつしゃだんやく） ganglionic blocking agents 【薬】 自律神経系の衝撃伝達を神経節で遮断する薬物．伝達遮断作用は交感・副交感の両神経節に及ぶが，ヘキサメソニウム（C_6）のように交感神経節を優先的に遮断するものでは血管拡張作用が強く現れ，臨床的に降圧剤として用いる．

自律神経中枢（じりつしんけいちゅうすう） center of autonomic nervous system 【解】 交感神経の中枢は胸髄から腰髄までの側柱(角)内にある細胞である．作用は戦闘的，攻撃的である．副交感神経の中枢は脳幹(間脳，中脳，橋，延髄)と仙髄内にある．作用は安静，休眠状態．

止痢薬（しりやく） antidiarrheal drugs ➡止瀉薬

視力（しりょく） visual acuity 【生】 視覚の分解能のことで，どの程度接近した2点を区別できるかという空間の位置を見分ける能力を視力という．2点を2点

シルバーポイント silver point ㊥銀ポイント 【薬】 根管充填用に作られた約25 mmの銀製の円錐状ポイント．銀粉糊剤と併用して，銀イオンのもつ極(超)微量作用により根管内細菌を殺菌し，緊密に密閉するのに適する．臨床応用は，感染根管，根尖に病巣を有する歯の根管充填に使用する．

歯列弓（しれつきゅう）dental arch 【解】 歯は上・下顎骨に半楕円形に配列している．これを歯列弓という．乳歯列弓，永久歯列弓，混合歯列弓があり，帯円形，放物線形，U字・V字形などをしている．

シロップ剤（――ざい）syrup 【薬】 糖類の濃厚液，またはこれに医薬品を入れたもので，単シロップ・セネガシロップなどがある．用時溶解または懸濁して用いるものにドライシロップがある．たとえば，スルフイソミジンドライシロップなどである．

新医薬品（しんいやくひん）new drug 【薬】 すでに承認された医薬品と有効成分，用量，効果などが異なる医薬品のこと．

腎盂（じんう）renal pelvis ➡腎盤

心音（しんおん）heart sound 【生】 胸壁上に聴診器をあてて聴音するとき，心臓拍動にともなう弁膜の開閉や血流の状態によって生じる伴奏性雑音を心音という．収縮期の低くて長い第1音と，弛緩期の高くて短い第2音とを区別できる．

心外膜（しんがいまく）pericardium 【組】 心臓の外側に存在する漿膜．二重になっており，間は心臓腔である．

唇顎口蓋裂（しんがくこうがいれつ）㊦cheilognathopalatoschisis ㊥狼咽 【病】 口唇裂，顎裂および口蓋裂を合併した高度の奇形である．上口唇から歯槽突起，硬口蓋，軟口蓋を経て口蓋垂に及ぶ破裂があり，著しい機能障害をともなう．片側性と両側性とがある．

真核細胞（しんかくさいぼう）eukaryotic cell ➡真核生物

真核生物（しんかくせいぶつ）eukaryote ㊥真核細胞 【微】 真核細胞からなる生物のこと．真核細胞は核膜で区別された核と，ミトコンドリア，ゴルジ体などの細胞内小器官を有する．一方これより下等な原核細胞にはこれらがない．

唇顎裂（しんがくれつ）㊦cheilognathoschisis 【病】 口唇裂と，顎裂の合併した裂奇形で，上口唇および顎骨歯槽突起部の癒合不全があるものである．片側性と両側性とがあり，片側性の場合は左側に多いといわれている．

シンギュラム cingulum ➡基底結節

心筋（しんきん）heart muscle 【解】 心臓壁を構成する厚い筋肉で心筋細胞と間質よりなり，平滑筋と骨格筋の中間の な構造をしており，横紋筋であるが不随意筋である．核は1個

真菌（しんきん）Eumycetes 【微】 カビ類のこと．藻菌類，子嚢菌類，担子菌類，不完全菌類に分類される．口腔内には真菌症（鵞口瘡）の原因菌のカンジダ・アルビカンスが知られている．抗生物質は一般的に効果がなく菌交代現象のときにしばしば日和見感染を起こす．

心筋梗塞（しんきんこうそく）myocardial infarction 【病】 心筋への血液の供給が急激に途絶することにより惹起される心筋の壊死をいう．多くの場合，左室壁冠動脈あるいはその分枝の硬化症，血栓や塞栓などによる循環障害によるもので，中年以降の男性に多い．

真菌症（しんきんしょう）mycosis 【病・微】 カビ類による病変で，皮膚真菌症と内臓真菌症とに分けられる．その発生には白血病，癌などの重症疾患の存在，これに対する抗癌剤，免疫抑制剤の投与に基づく免疫能低下による感染感受性の増大，さらには抗生物質投与による菌交代現象が要因となる日和見感染症として起こることが多い．

心筋抑制薬（しんきんよくせいやく）cardiac inhibitants ㊥不整脈治療薬 【薬】 心筋の異常興奮を抑制することにより不整脈に用いる薬物をいう．代表薬として，キニジン，プロカインアミドがある．

神経核（しんけいかく）nucleus, nuclei 【解】 脳や伝導路で神経元（ニューロン）が接続するところを核という．この場所は神経細胞が集合しているので灰白質の塊となっている．運動神経の起始核と感覚性の終止核（知覚核）とがある．

神経管(しんけいかん) neural tube 【組】胎児4週頃に胚子の背側正中部の外胚葉が凹んで外皮によって囲まれた管をつくる，これを神経管とよぶ．ここから脳と脊髄ができる．したがって両者は外胚葉である．

神経筋接合部(しんけいきんせつごうぶ) neuro-muscular junction 運動神経線維の終末が，骨格筋に接続する部位．シナプスの一種で，伝達物質はアセチルコリンである．この部位のシナプス後膜をとくに終板という．

神経筋単位(しんけいきんたんい) neuromuscular unit 〔同〕運動単位 1本の運動神経とそれに支配される骨格筋線維群．

神経系(しんけいけい) nervous system 【解】神経系は中枢神経系と末梢神経系とに分けられる．末梢神経系は脳脊髄神経系と自律神経系とに分けられる．自律神経系に交感神経系と副交感神経系とがある．

神経膠細胞(しんけいこうさいぼう) glial cell 【組】 神経線維を支持する細胞で，中枢神経系では星状膠細胞ほかと，末梢神経系ではシュワン細胞などがある．多くは中枢で使用される．

神経膠腫(しんけいこうしゅ) glioma 【病】 神経膠細胞から発生する腫瘍で，脳あるいは脊髄に発生する．種々のタイプに分類されているが，良性型では，膠腫の20〜30%を占めている星状膠細胞腫が代表的なものである．多型膠芽腫は悪性の膠腫で，発生率は高く膠腫の30〜40%を占めている．増殖が速く予後は一般に不良である．

神経遮断性麻酔(しんけいしゃだんせいますい) neurolept analgesia ➡NLA

神経腫(しんけいしゅ) neuroma 【病】 広義には，神経組織に由来する腫瘍を意味しているが，一般には狭義に，神経細胞に由来する腫瘍を指す場合が多い．良性の神経細胞腫と悪性の神経芽細胞腫に分けることができる．いずれも口腔領域に発生することはきわめてまれである．

神経鞘腫(しんけいしょうしゅ) neurilemoma 【病】 末梢神経のシュワン細胞から発生する腫瘍で，組織学的には束状型(Antoni A型)と網状型(Antoni B型)に分けられる．束状型では腫瘍細胞の核が柵状に並列し，観兵式配列を示す．網状型では細胞間の水腫のため，細胞の配列は疎である．

神経性ショック(しんけいせい——) neurogenic shock 〔同〕デンタルショック 自律神経系の調節不全，迷走神経緊張によって，心拍抑制，末梢血管拡張の結果起こる．原因として疼痛，恐怖による精神的ストレス，迷走神経の物理的刺激がある．蒼白，湿った皮膚，冷感，意識の低下などの症状が特徴．

神経線維(細胞)(しんけいせん〈さいぼう〉) nerve fiber, nerve cells 【組】 神経細胞体と軸索とを神経元(ニューロン neuron)とよんでいる．神経細胞は大きな細胞で周囲に多数の突起を出している．そのうち1本の長い突起を神経突起(軸索突起)とよび，長いものは仙髄から足まで1mに及ぶ．

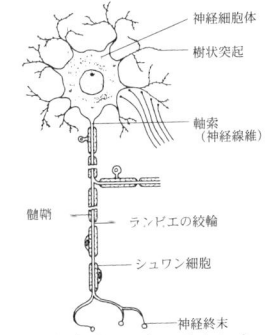

神経細胞体
樹状突起
軸索(神経線維)
髄鞘
ランビエの絞輪
シュワン細胞
神経終末

神経線維腫(しんけいせんいしゅ) neurofibroma 【病】 末梢神経のシュワン細胞および神経鞘の間葉系細胞に由来する良性腫瘍で，組織学的には軟性線維腫に類似しているが，膠原線維には乏しく，末梢神経の全成分を含んでいる．

神経叢(しんけいそう) nerve plexus 【解】 多くの神経線維が合わされたり，離れたりして複雑に群がって分布している状態を神経叢という．叢とは草むらの意味である．おもなものは脊髄神経の頸

神経叢, 腕神経叢, 腰神経叢, 仙骨神経叢. 自律神経の心臓神経叢, 腹腔神経叢, 骨盤神経叢などがある.

神経組織（しんけいそしき） nervous tissue【組】4大組織の1つ. 多数の樹状突起と1本の長い軸索をもち, 刺激を遠くの地点に伝える役目をもった細胞の集まり. 脳, 脊髄, 神経節［脳神経, 脊髄神経, 自律神経（交感神経, 副交感神経）］にある.

神経単位（しんけいたんい） neuron ➡ ニューロン

神経堤（しんけいてい） neural crest【組】三層性胚盤が発育し, 神経溝が神経管となるとき中胚葉の中へ遺入する外胚葉性の細胞集団. 将来末梢神経系をはじめ副腎髄質などに分化する.

神経伝達物質（しんけいでんたつぶっしつ） neurotransmitters ➡化学伝達物質

神経毒（しんけいどく） neurotoxin【衛】細菌の産生する外毒素のうち, おもに神経系に障害をあらわすものをいう. ボツリヌス菌, 破傷風菌などが神経毒を産生する. また神経系に影響を及ぼす薬剤, 化学物質（有機溶剤など）をも含めて神経毒とすることもある.

神経突起（しんけいとっき） neurite ➡ 軸索

神経分泌（しんけいぶんぴつ） neurosecretion【生】視床下部の神経細胞で産生されたホルモンは, 神経線維を通って, 下垂体葉に送られ, そこに終わる神経線維終末から放出される. このように神経細胞がホルモンやアミンを産生分泌することを神経分泌という.

神経脈管隙（しんけいみゃくかんげき）➡脈管神経隙

人口（じんこう） population【衛】国あるいは地域に住む人数をいうが, 衛生に限らず, 社会, 経済におけるもっとも基本的な指標である. 出生・死亡による人口の変動, 年齢構成, 婚姻の状況などは, その地域（国）の健康を考える上で大切な資料となる.

人口静態統計（じんこうせいたいとうけい） census statistic【衛】人口は出生や死亡などによりつねに変動している. このため, ある特定の日時における人口の状態を調査したのが, 人口静態統計であり, 国勢調査がこれにあたる. 人口数, 人口の年齢構成, 性比などが明らかにされる.

進行性病変（しんこうせいびょうへん） progressive changes【病】細胞, 組織の機能亢進に基づく病変である. 病的状態における細胞の肥大や増生, 組織の欠損に対する再生や修復などがある.

腎梗塞（じんこうそく） renal infarction【病】機能的終末動脈の閉塞による支配下組織の限局性の壊死を梗塞といい, 腎梗塞は大部分が塞栓症による動脈の急激な閉鎖によるもので, 貧血性梗塞である.

唇溝堤（しんこうてい） vestibular laina【組】歯堤の外側に歯堤よりやや遅れて発生する上皮陥入部で, この部が広く開いて口腔前庭が形成される.

人口動態統計（じんこうどうたいとうけい） vital statistics【衛】年間の出生, 死亡, 婚姻, 離婚, 死産について, 戸籍法などにより届出されたものを, 厚生労働省がまとめたのが人口動態統計である. 人口動態統計は, 保健衛生や文化水準の指標となる.

人口の老齢化（じんこう――ろうれいか）【衛】通常, 65歳以上を老年人口といい, 全人口に占める老年人口の割合から, 人口の老齢化が判断される. 人口の老齢化により, 医療費, 年金などの社会保障と福祉対策が重要な課題となってくる.

人工(的)変異（じんこう〈てき〉へんい） artifitial mutation【微】人工的に変異を生じさせること. 遺伝子操作により遺伝子に変異させることを指す. 変異原を加え変異率を高める方法は誘導変異とよばれ区別される.

腎細胞癌（じんさいぼうがん） renal cell carcinoma 同グラヴィッツ腫【病】腎尿細管上皮に由来する悪性腫瘍で, 60歳をピークに比較的高齢者に多く, 男性に好発する. 組織学的に副腎皮質に類似した構造を示し, 明るい泡沫状の多角形の細胞よりなる癌胞巣とその間に介在する毛細血管からなっている.

新産線（しんさんせん） neonatal line【病・組】乳歯のエナメル質にみられる並行条で, とくに1本だけ明確にみられ

る石灰化の悪い線である．出生の時期に形成された栄養の悪い部分．なお新産線に相当するものは象牙質にも存在するが見えにくい．

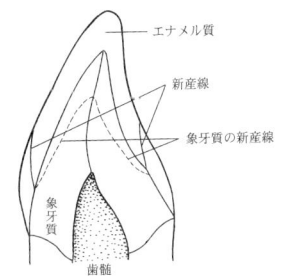

```
                エナメル質
                新産線
                象牙質の新産線
象牙質
歯髄
乳犬歯の新産線
```

心室（しんしつ） ventricle of heart 【解】 心臓の表面の冠状溝より下方を心室という．心室は心室中隔によって左・右心室に分けられる．左心室の筋質は右心室に比べて約3倍厚い．左心室からは大動脈が，右心室からは肺動脈が出る（次頁図参照）．

心疾患（しんしっかん） heart disease 通常，心疾患に含まれるのは慢性リウマチ性心疾患，心筋梗塞や狭心症のような虚血性心疾患，心不全であり，高血圧性のものは含めない．心疾患による死亡は，わが国の死亡原因の上位を占める．

人字縫合（じんじほうごう） lambdoid suture 同 ラムダ縫合 【解】 左右頭頂骨と後頭骨との間の縫合をいう．新生児は人字縫合と矢状縫合の会合部に小泉門がある．

侵襲性（しんしゅうせい） invasiveness 【微】 病原微生物が宿主の組織に侵入していく程度のこと．病原性は侵襲性と毒性からなっている．微生物の産生する加水分解酵素類による組織破壊性と食作用に対する抵抗性の和．

滲出細胞（しんしゅつさいぼう） exudate cells ➡滲出性細胞

滲出性炎（しんしゅつせいえん） exudative inflammation 【病】 炎症の中で滲出性機転の著しいものをいう．滲出性炎は血管からの滲出物の性状により，漿液性炎，線維素性炎，化膿性炎，出血性炎，カタル性炎，壊疽性炎に分類されている．これらの各型は，合併して起こったり，炎症の経過中に他の型に変わることもある．

浸潤性発育（しんじゅんせいはついく） infiltrative growth 【病】 悪性腫瘍を特徴づける増殖様式で，腫瘍細胞群が周囲組織の比較的抵抗の弱い部分，すなわち組織間隙，リンパ管および血管とその周囲，神経鞘などの間隙に沿って増殖し，その間隙を広げ，さらに増殖する．腫瘍の形態は不規則，不定となり，周囲との境界は不明瞭となる．

浸潤麻酔（しんじゅんますい） infiltration anesthesia 【薬】 局所麻酔薬の適用方法の1つである．おもに手術局所の皮内または皮下に注射して知覚神経末端に直接作用させ，知覚を鈍麻または消失させる方法をいう．歯科では歯肉内に応用し無痛下で処置をする目的をもつ．

腎小体（じんしょうたい） renal corpuscles 同 マルピギー小体 【組】 腎臓の皮質に存在する 0.1～0.2 mm 球形の小体で内部は毛細血管が塊状をしている糸球体と濾過した尿を集める糸球体嚢よりなる．腎小体は左右で200万存在する．

腎上体（じんじょうたい） suprarenal body ➡副腎

侵蝕症（しんしょくしょう） erosion of tooth ➡酸蝕症

腎錐体（じんすいたい） renal pyramid 【組】 腎臓は腎皮質と腎髄質とに区別される．腎髄質は10個くらいの錐体形をなし腎盤に向かって突出する腎錐体によって構成されている．腎錐体の先端を腎乳頭とよぶ（P.175左図参照）．

新生歯（しんせいし） neonatal teeth 【病】 乳歯が早期に萌出するいわゆる先天歯（congenital teeth）のうち，出生後30日以内に萌出してくるものを新生歯という．通常1歯か2歯で，ほとんど下顎乳中切歯部に萌出してくる．萌出時に根の形成はないが，時間とともに根のörmもすすみ，正常に近い形態を示すようになる．ときには形成不全をともなっていることもある．

新生児歯肉嚢胞（しんせいじしにくのうほ

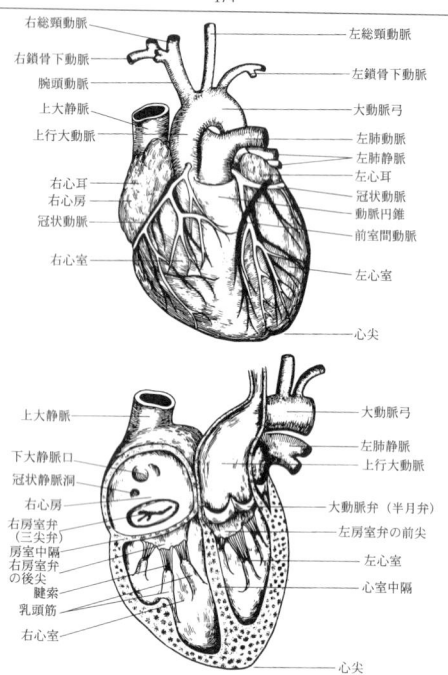

う） gingival cyst of new-born infants 【病】 新生児の歯槽堤上粘膜に生ずる囊胞で，上顎にみられることが多い．径1〜3 mm 程度の白色調を呈する隆起として認められ，一般に多発性であるが，ときには単発する．普通，幼児の成長にともなって消失するか，粘膜の表面に破れて剝がれ落ちる．

新生児死亡率（しんせいじしぼうりつ） neonatal mortality 【衛】 出生 1,000 に対する新生児死亡の割合．生後 1 週未満の死亡を早期新生児死亡，生後 4 週（28日）未満の死亡を新生児死亡という．早期新生児死亡は先天的要因によることが多く，新生児期以降には細菌感染，不慮の事故などの後天的要因によるものが多くなる．

真性ポケット（しんせい——） true pocket ➡歯周ポケット

心臓（しんぞう） heart 【解】 特殊な筋肉（横紋はあるが不随意筋）からできており，右心房，右心室，左心房，左心室に分かれる．心臓には自動性があり，植物状態でも拍動を続ける．しかし冠状動脈がつまったりして，酸素不足になると激痛とともに急に停止することがある（心筋梗塞・心臓死）．心臓移植のため脳死を死とする国が多くなってきた．

腎臓（じんぞう） kidney 【解】 腹膜の後方にあり対をなす充実性器官で，血液

中の不要物を濾過し尿として排出する．内部は皮質(腎小体250万個)と髄質(尿細管)に分かれている．腎小体とこれに続く尿細管とをネフロン(腎単位)という．この疾患をネフローゼという．

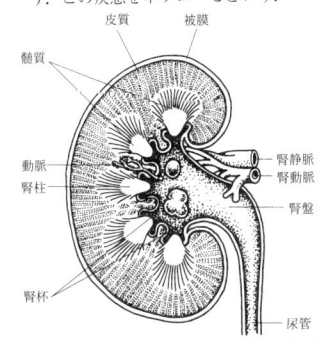

心臓支配神経（しんぞうしはいしんけい）cardio-regulating nerve 【解】心臓は，迷走神経(副交感神経)と頚胸部からの交感神経により二重に支配されている．迷走神経は，洞房・房室結節に多く分布して心臓の活動を抑制し，交感神経は心室，心房全体に分布して心臓の活動を促進する．

唇側（しんそく）labial 【解】口びる側を意味する．歯の唇側面は，口腔前庭側で，口唇粘膜および頬粘膜に面している部をいう．

唇側面溝（しんそくめんこう）labial groove 【解】唇側面溝は歯冠の唇側面にある．唇面隆線と唇面隆線との間にある浅い溝で，近心唇側面溝と遠心唇側面溝がある．

靱帯（じんたい）band, ligament 【解】ヒモ状の密性結合組織で，筋と骨の間を結んでいる．関節包の周囲やときには関節内にあって関節包を強化し，関節の過度の運動を阻止する役目もある．

人体各部の方向（じんたいかくぶ——ほうこう）directions of the body 【解】矢状：人体を前後に貫く方向(矢が正面から体を貫く方向)．正中：矢状面のうち人体をちょうど左右に分ける面を正中面

という．ほかに前頭，水平，内側と外側，前側と後側，などがある．

靱帯結合（じんたいけつごう）syndesmosis 【解】靱帯によって骨と骨が結合された不動性結合．歯と歯槽骨とも一種の靱帯結合であるが，とくに丁植という．

人体体部（じんたいたいぶ）regions of the body ➡人体の部位

身体的依存（しんたいてきいぞん）physical dependence 【薬】薬物の血中濃度が低下すると身体の痛み，不安など不快な症状が現れる状態．

身体的依存性（しんたいてきいぞんせい）physical dependence 同肉体的依存性 【薬】麻薬のような薬物の連用により生ずる強烈な薬物摂取欲求(嗜癖)．すなわち精神依存(習癖)と異なり身体の機能そのものまで薬物の存在なしには正常に営めなくなった状態をいう．使用を中断すると禁断症状を生ずる．

人体の部位（じんたい——ぶい）regions of the body 同人体体部 【解】人体は体幹と体肢(上肢，下肢)に大別される．体幹は，頭，頸(首)，胸，腹の各部に分かれる．頭はさらに顔面部と頭蓋部に分けられる．

人体病理学（じんたいびょうりがく）human pathology 【病】病理学のうちで，人体に発生する病気や奇形について研究するもので，病気や奇形の原因を究明し，病変の成り立ちを明らかにして，その結果生じた形態学的変化や機能的障害の実態を解明する学問である．

腎単位（じんたんい）nephron 【解】①腎小体(細い静脈血管が絡まった糸球体とそこから濾過された原尿を集めるボーマン嚢)と②尿細管，③集合管をいう．腎尿・尿管に尿を送る．

人中（じんちゅう）philtrum 【解】ヒトの上唇の正中にある浅い溝．発生学的

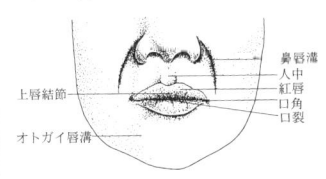

には中鼻突起からできる．口唇裂は人中の右側か左側に片寄って発生する．

伸張反射（しんちょうはんしゃ） stretch reflex 同伸展反射【生】伸筋の収縮により関節が展開する脊髄反射．この反射の発現は自己受容反射と同じで，同義語のように使われることがある．重力に逆らって姿勢を保つのに重要．

心電図（しんでんず） electrocardiogram 同ECG【生】からだは電気的伝導体であるので，体表面に電極をあてて心臓の活動電位を導出することができる．この心臓より小さな電気的変化を増幅して記録したものを心電図という．

伸展反射（しんてんはんしゃ） extension reflex ➡伸張反射

浸透圧（しんとうあつ） osmotic pressure【生】溶媒は通すが，溶質は通さない半透膜を固定し，その一方に溶媒を，他方に溶液をおくと，溶媒の一部が溶液中に移動して溶液側の液面が上昇する．この溶媒の移動を防ぐに必要な圧力を浸透圧という．浸透圧は溶質中の粒子（分子）の数に比例し，その単位は，一般に Osm（オスモル）/kg H_2O で示す．ヒトの体液（血漿）の浸透圧は約 300 mOsm/kg H_2O であり，0.9％食塩水のそれとほぼ等しい．

浸透圧界面活性作用（しんとうあつかいめんかっせいさよう） surface-active action【薬】細胞膜の表面張力が低下し，薬物の膜面における濃度に影響し，また，膜の性状，たとえば，透過性変化により，細胞機能に影響を与える物理化学的作用をいう．

シンナー thinner【薬】有機溶媒として使われる．依存性を形成しやすい物質で，吸入により酩酊状態をきたす．

心内膜（しんないまく） endocardium【組】心臓の内壁を構成する膜で，内皮と内皮下層よりなり，心房で厚く心室では薄くなっている．

心内膜炎（しんないまくえん） endocarditis【微】心内膜の炎症で，心内膜のどの部位から発生したかによって弁膜心内膜炎，室壁心内膜炎，乳頭心内膜炎などに分けられる．リウマチ性心内膜炎，細菌性心内膜炎などがあるが，とくにリウマチ性心内膜炎は，青少年に好発し，心機能に重要な障害を与えることが多い．

腎乳頭（じんにゅうとう） renal papilla【解】腎臓の実質から腎杯に向かって突出する数個の乳頭状のもので，先端には孔が開いている．ネフロン（腎小体と尿細管）を通ってきた尿はこの孔から腎杯に入る．

侵入門戸（しんにゅうもんこ） portal of entry【微】病原微生物が一定の組織から侵入したときだけしか病原性を発揮しない．この病原微生物特有の侵入部位のことをいう．たとえば腸チフス菌は消化器系から感染するが皮膚からは感染せず，病原レンサ球菌はこの逆である．

腎杯（じんはい） renal calyces【解】腎乳頭を包む杯状の嚢で，腎盤の突出部である．腎杯は集まって腎盤を形成する（P.175 左図参照）．

じん肺（症）（じんぱい〈しょう〉） pneumoconiosis【衛】粉じんを吸収することにより肺に生じる線維増殖を主とした疾病であり，職業病である．肺胞が線維となってしまうため，重度では呼吸障害を起こす．治療法はなく，職場の環境管理を十分に行い，予防することが大切である．

心拍動（しんはくどう） heart beat【生】左右の心房・心室は収縮と弛緩が同じ期で活動を繰り返している．この心臓の周期的活動をも心拍動という．

腎盤（じんばん） renal pelvis 同腎盂【解】腎臓から出る尿を受けるようにロート状をした部分をいう．これに続く細くなった所が尿管である（P.175 左図参照）．

真皮（しんぴ） dermis【組】表皮の深部に分布する 1〜2 mm の強靭な結合組織で，眼瞼などでは薄く，手掌，足底ではきわめて厚い層をなしている．さらに深部は皮下組織（疎性）である．革製品（カバン，靴など）は牛馬などの真皮である．

深部感覚（しんぶかんかく） deep sensation【生】体の位置や運動の状態を知ることができる感覚で，筋，腱，筋膜，骨膜，関節，靭帯など皮膚と内臓の中間領域が刺激されて起こる．運動覚と深部痛覚がある．

心房（しんぼう） atrium of heart【解】心臓の表面の冠状溝より上方の内部を心房という．心房中隔によって左・右心房

を分ける．左心房には左・右肺静脈が開口し，右心房には上・下大静脈，冠状静脈洞が開口する(P.174図参照)．

心房中隔（しんぼうちゅうかく） interatrial septum 【解】心房を左右に分ける壁で，その右房側に卵円窩がある．これは胎生期の卵円孔の閉じたものである．ごくまれに閉じない人ができる(P.174図参照)．

シンメルブッシュの煮沸消毒器（――しゃふつしょうどくき） Schimmelbusch's boiling sterilizer 回煮沸滅菌器【微】煮沸滅菌は注射器，メス，ハサミ，ゴム管類の滅菌に用いるが，煮沸が5～6分，温度が100℃を越えないため，短時間では厳密な滅菌にはならない．

腎門（じんもん） hilum of kidney 【解】腎臓の内側面中央のややくぼんだ部を腎門という．腎門からは腎動脈，腎静脈，尿管が出入りする(P.175左図参照)．

親和性（薬物の）（しんわせい〈やくぶつ――〉） affinity 【薬】薬物の作用は，薬物と特定の受容体との相互作用で決まる．相互作用は薬物がどれくらい特定の受容体と結合しているか，その結合能力に依存する．これを親和性という．通常，薬物の解離定数が関係する．

ス

随意筋（ずいいきん） voluntary muscle 【解】意志の力で動かせる筋をいう．骨格筋（横紋筋）はすべて随意筋である．しかし心筋は横紋はあるが随意筋ではない．随意筋の運動は平滑筋よりも一般に速やかである．

膵液（すいえき） pancreatic juice 【組】膵臓から分泌される消化液で，タンパク質，脂肪，糖質の分解酵素を含む．分泌は迷走神経およびホルモンによって調節されていて，1日約1ℓが分泌される．高濃度のHCO$_3^-$を含むアルカリ性分泌液である．

髄液（ずいえき） cerebrospinal fluid(CSF) 回脳脊髄液【解】脳および脊髄の表面を浸す体液である．中枢神経系への薬物の侵入経路は脳毛細血管とCSFを介する2つの経路がある．CSFへの薬物分布の可否は中枢神経系疾患治療に重要な意味をもつ．脂溶性で非解離性の薬物が分布しやすい．ある種の薬物は取り込まれない．

水解小体（すいかいしょうたい） lysosome ➡リソゾーム

髄角（ずいかく） pulp horn ➡髄室

水癌（すいがん） cancrumoris ➡壊疽性口内炎

水銀縁（すいぎんえん） mercury line 【病】慢性の水銀中毒の際に，歯肉に現れる灰黒色の着色で，歯肉縁を花綵状にふちどる．歯肉の炎症部位の毛細血管内皮細胞やマクロファージにとり込まれた水銀が，不潔な口腔内に発生した硫化水素により，硫化水銀に変化し，黒褐色の顆粒として沈着したものである．

水系伝染病（すいけいでんせんびょう） water-brone infectious disease 【衛】浄水処理の過程で器機の故障などにより，処理が不十分で汚染された飲料水を供給してしまったために起こる伝染病である．おもに消化器系の伝染病であり，多数の患者が発生するものの，症状は軽度であることが多い．

水酸化カルシウム製剤（すいさんか――せいざい） calcium hydroxide preparations 【薬】覆髄剤，断髄剤，根管充填剤として使用．第二象牙質の形成を期待できるが抗菌作用が低いため，抗菌性を有する薬剤と配合して使用される．カルビタール（水酸化カルシウム78.5 g，ヨードホルム20 g，スルファチアゾール1.4 g，グラノフラシン0.1 g，テーカイン液0.5 g，グラノシン液0.02 g，水100 mℓ）など．

水酸化カルシウムパスタ（すいさんか―― calcium hydroxide paste 【薬】直接覆髄や生活歯髄切断の際に，歯髄に貼付し，滅菌蒸留水などで練和し糊状にしたものをいう．また，生物学的根管充填剤として，パラクロロフェノールカンフルなどで練和したものを使用することがある．

水酸基（すいさんき） hydroxyl group 回ヒドロキシル基【栄】一価の基，-OH．これをもつ化合物は，無機化合物では金属水酸化物およびオキソ酸，有機化合物ではアルコール，フェノールなど

スイシ

髄室（ずいしつ） pulp chamber 【解】歯冠部の歯腔部を髄室という. 髄室から角のように突出している部分を髄角という. 歯根部の歯髄は根管.

髄質（ずいしつ） medulla 【解】充実性の器官（腎臓，副腎，卵巣，大脳など）で，表層部と深部とで構造が異なる場合には，皮質と髄質とに分ける．髄とは中心部を意味している．

水質汚濁（すいしつおだく） water pollution 【衛】産業排水または家庭下水が多量に流入することにより，河川，湖沼，海域などの水質が低下し，その地域での水利用に支障をきたしたり，有害物の混入により何らかの健康障害を生じうるような状態をいう．

水腫（すいしゅ） edema ➡浮腫

髄鞘（ずいしょう） myelin sheath ➡ミエリン鞘

水晶体（すいしょうたい） lens 【解】眼房と硝子体の間にある，直径約 1 cm の凸レンズである．その周辺は毛様体小帯がついていて水晶体の厚さの増減によって遠近の調節を行う．水晶体が白濁するのが白内障（P.62 図参照）．

水素イオン（H^+）（すいそ——） 【栄】水素原子から電子が 1 個とれた陽イオンを指すが，実際に水中では，水 1 分子と結合したヒドロニウムイオン（H_3O^+）として存在する．エナメル質を溶かし，う蝕の直接の原因となる．

水素イオン濃度（すいそ——のうど） hydrogen ion concentration ➡pH

膵臓（すいぞう） pancreas 【解】胃の後ろで後腹壁にある腹膜後器官で，長さ約 15 cm，幅約 5 cm，厚さ約 2 cm である．膵臓は消化腺として膵液を分泌するほかにインスリンとグルカゴンを分泌する内分泌腺でもある．内分泌部をランゲルハンス島とよぶ．インスリンは血糖値を下げる唯一のホルモンである（P.156 図参照）．

膵臓ホルモン（すいぞう——） pancreas hormones 【生・組】膵臓実質内部にはランゲルハンス島とよばれる特殊な細胞群が存在する．その細胞群には α，β，γ，δ などの細胞が存在し，α 細胞からは血糖を増加させるグルカゴンを，また β 細胞からは血糖を低下させるインスリンを内分泌している．これらが膵臓ホルモンであり，おもに血糖値を調節している．

水素指数（すいそしすう） hydrogen exponent ➡pH

錐体外路（すいたいがいろ） extrapyramidal tract 【生・解】大脳皮質や脳幹部より末梢骨格筋に至る運動神経経路のうち，無意識的に行われる運動に関係する経路をいう．意識的な運動を司る錐体路と協同して複雑な運動ができる．

錐体路（すいたいろ） pyramidal tract 【生・解】意識的な運動を司る神経経路をいう．その経路は大脳皮質運動領から出て内包を通り，多くは延髄錐体で交叉したのち脊髄を下行し，反対側の運動ニューロンに至る．運動野を発したインパルスが直接運動ニューロンを支配して筋を動かす．

垂直感染（すいちょくかんせん） vertical infection ⦅同⦆胎盤感染 【微】母体が伝染病に罹患しているとき，子宮内の胎児に胎盤を介して感染することがある（先天性梅毒）．また体内感染のみならず，産道，母乳を介して親から子にウイルス感染がある場合をいう．

垂直性骨吸収（すいちょくせいこつきゅうしゅう） vertical bone resorption 【病】辺縁性歯周炎にみられる骨吸収の 1 型で，1〜2 歯に限局して歯槽骨が歯根面に沿って根尖方向に吸収されているので，欠損底部は周囲の骨に対してつねに根尖側に位置している．ほとんどの場合，骨縁下ポケットをともなっている．

垂直舌筋（すいちょくぜっきん） vertical linguae 【解】舌の実質を作る内舌筋の 1 つ．舌背から下面に垂直に走る（P.191 図参照）．

膵島（すいとう） Langerhans' islands ➡ランゲルハンス島

水痘・帯状疱疹ウイルス（すいとう・たいじょうほうしん——） varicella-zoster virus ⦅同⦆水痘・帯状ヘルペスウイルス 【病・微】「水痘」は気道粘膜より侵入し，増殖して皮膚に至り水疱を形成し，発疹部位の組織像は単純ヘルペスに似る．「帯状疱疹」は知覚神経に沿う水疱形成に加え，神経節のニューロンの破

壊, 出血, 小型円形細胞浸潤を起こす.

水平 (すいへい) horizontal 【解】 ヒトが直立したとき, 水面と平行な方向を水平(面)という. ヒトの場合は横断と同じ.

水平性骨吸収 (すいへいせいこつきゅうしゅう) horizontal bone resorption 【病】 辺縁性歯周炎に際してみられるもっとも一般的な骨吸収の型で, 歯槽骨が数歯にわたってほぼ均一にその高さを減じ, 骨の辺縁部はほぼ歯根面と垂直になっている.

髄膜炎菌 (ずいまくえんきん) Neisseria meningitidis 【微】 淋菌に似たグラム陰性双球菌で, CO_2培養下でよく発育する. 流行性髄膜炎の病原体で飛沫感染により生体に侵入し, リンパ管を経て血中に入り菌血症を起こす. 症状は皮膚に出血性発疹, 頭痛, 嘔吐, 意識混濁などで, 小児に発症しやすい.

睡眠時代謝 (すいみんじたいしゃ) 中等度ならびに深睡眠相では呼吸脈拍数の減少, 血中CO_2分圧の上昇, 筋肉活動の低下による細胞内酸化の減少, 腺分泌の低下などがみられる. 脳の酸素消費量は覚醒時と同様であるが, 一般に基礎代謝の90％程度に低下している.

睡眠薬 (すいみんやく) hypnotics 【同】催眠薬 【薬】 中枢神経系の目覚め機構を抑制して睡眠を誘発させる薬物. 作用機序は上行性脳幹網様体から大脳皮質の覚醒刺激(目覚め機構)の抑制による. これにはバルビタール酸誘導体がある. 一方, 最近では睡眠へ余分な刺激がいかないよう, 視床下部・大脳辺縁系を抑制するニトラゼパムのような抗不安薬が繁用されている.

水溶性ビタミン (すいようせい——) (water) soluble vitamin 【栄】 ビタミンは溶解性に基づいて水溶性ビタミンと脂溶性ビタミンに大別される. 水に易溶なビタミンでB_1, B_2, B_6, B_{12}, ナイアシン, 葉酸, パントテン酸, C, などがある. これが不足すると各ビタミン特有の欠乏症が現れる.

数的萎縮 (すうてきいしゅく) numerical atrophy 【病】 ひとたび正常の大きさに発育した臓器や組織が, その容積を減ずる萎縮のうち, 臓器を構成している実質細胞の数が減少することによって起こる容積の縮小をいう.

数的肥大 (すうてきひだい) numerical hypertrophy 【同】増生 【病】 臓器組織がその固有の形や構造を失わずに, 容積を増大する肥大のうち, 臓器組織を構成している細胞の数の増加による容積の増大をいう.

スーパーオキシドアニオン superoxide anion 【微・栄】 酸素分子にさらに1個の電子が入ったもの($\cdot O_2^-$). 通常の酸素に比べ著しく化学反応を示しやすい. 細胞膜の不飽和脂肪酸を酸化するので, 細胞にとって毒性が高い. いわゆる, 活性酸素の1つ.

皺眉筋 (すうびきん) corrugator supercilii muscle 【解】 眼裂周囲の皮筋の1つ. 内眼角から起こり, 眼輪筋の間を通り眉窩上縁内央の眉の皮下に停止する. 眉毛を下内方に引き, 前頭部の皮膚に縦の皺をよせる. 顔面神経の支配を受ける.

スキサメトニウム suxamethonium ➡サクシニルコリン

スクシニル CoA succinyl CoA ➡サクシニル CoA

スクリーニング screening 【同】ふるい分け 【衛】 集団を対象とした健康管理において, 何らかの試験, 検査などを行い, その結果をもとに対象者をふるい分けることをいう. スクリーニングにより, 対象者に適した指導や処置を行うことが可能となる.

スクロース sucrose 【同】ショ(蔗)糖, シュクロース, サッカロース 【栄】 α-D-グルコースの1位とβ-D-フルクトースの2位の還元性の水酸基同士が結合した非還元性の二糖で砂糖の主成分. 水に溶けやすい. 甘味はD-グルコースの約2倍. 工業的にはサトウキビ, テンサイより生産される.

スコポラミン scopolamine 【薬】 ベラドンナ, チョウセンアサガオ(ナス科)などに含まれるアルカロイド. 副交感神経の化学伝物質(アセチルコリン)と受容体に競合拮抗して副交感神経刺激効果を遮断する. 中枢神経作用はアトロピンとは異なり鎮静, 抑制的. 歯科臨床では麻酔前投与薬として繁用される.

スチーブンス・ジョンソン症候群 (——

しょうこうぐん） Stevens-Johnson syndrome 【薬】 薬物過敏症（薬物アレルギー）．発熱をともない，皮膚，粘膜，眼に現れる重症の薬疹．

ステアリン酸（――さん） stearic acid 【栄】 $CH_3(CH_2)_{16}COOH$．炭素数18の飽和直鎖脂肪酸，融点69.6℃．天然飽和脂肪酸として存在し，とくに牛脂，人脂やカカオバターに多い．パルミトイルCoAを基質とし，小胞体やミトコンドリアの酵素により生成される．

スティップリング stippling, stipple 【組】 健康な付着歯肉の表面にみられる0.1～0.2 mm程度の凹みをいう．日では0.1 mmは見分けにくいが，歯肉を乾燥させると見やすくなる．歯肉炎になるとなくなる．スティプルともいう．

ステビア stevia ➡ステビオサイド

ステビオサイド stevioside 同ステビア 【栄】 南米パラグアイ原産の植物の葉や茎に含まれ，砂糖の300倍も甘い物質である．ステロイドに糖が結合した化学構造をもつ．わが国では甘味料としてガム，テーブルシュガーなど種々の食品に使用されている．

ステファンカーブ Stephan's curve 同ステファン曲線 【栄】 グルコース，フルクトース，スクロースなどで洗口すると歯垢中のpHは数分間の中に急速に臨界pH以下に低下するが，そのpHの変動を曲線で表したもの．この実験を最初に行った Stephan,R.M.(1944) の名をとった．この現象は歯垢内の細菌の糖の発酵による．

ステファン曲線（――きょくせん） Stephan's curve ➡ステファンカーブ

ステロイド性抗炎症薬（――せいこうえんしょうやく） steroidal anti-inflammatory agents 【薬】 抗炎症薬のもっとも重要な位置を占める．抗アレルギー，免疫抑制作用をもち，血液疾患や皮膚疾患治療薬として用いられる．副腎皮質ホルモンの糖質コルチコイドでハイドロコーチゾン，プレドニゾロンなどがある．劇的な効果を期待するが，連用による副腎皮質機能低下のため強い副作用がある．

ステロイドホルモン steroid hormone 【生・組】 化学構造上ステロイド核（シクロペンタノパーヒドロフェナントレン核）をもつホルモンで，コレステリンから生合成される．副腎皮質ホルモンや性ホルモンが含まれる．

ストリキニーネ strychnine ➡ストリキニン

ストリキニン strychnine 同ストリキニーネ 【薬】 ホミカ（マチン科）の種子から得られるアルカロイド．中枢神経興奮薬に分類される．おもに脊髄に働き，抑制回路の抑制によりニューロンの興奮レベルを増加させる．その結果，知覚刺激により反射性強直性の後弓反射の痙攣を起こす．中枢神経興奮薬に分類されるがほとんど使われない．

ストレス stress 【解】 周囲の環境から受けるいろいろな有害因子と，それによって生じる防御反応の両方をいう．

ストレプトコッカス・サングイニス *Streptococcus sanguinis* 【微】 亜急性の細菌性心内膜炎の原因菌の1つである．本菌は歯面に付着できるレンサ球菌で，スクロース存在下で可溶性のデキストランを産生し，動物にう蝕原性を示すことが知られている．

ストレプトコッカス・ミュータンス *Streptococcus mutans* 同ミュータンス菌，ミュータンスレンサ菌 【微】 レンサ球菌の一種で，プラークなどに存在するう蝕発生と深い関係のある細菌．単に酸産生菌であるのみならず，産生された酸の拡散と唾液による希釈洗浄作用とに対する遮蔽効果を示す不溶性のムタンを産生し，酸蓄積効果を示す．DNA組成や血清学的に異なるいくつかのグループのレンサ球菌を総称していることが多いが，狭義の *S. mutans* は血清学的分類のc, e, f群のことを示す．

ストレプトマイシン streptomycin 【薬】 アミノ配糖体系抗生物質の1つである．作用は殺菌性であり，とくに結核菌，グラム陰性桿菌に対して強い抗菌作用を示す．作用機序は細菌のタンパク質合成を阻害することによる．耐性菌が生じやすく，また，聴神経障害，腎毒性をきたしやすい．

G-ストロファンチン G-strophantin, ouabain 同ウアバイン 【薬】 ストロファンツス（キョウチクトウ科）のアルカロイドで，強心配糖体の1つである．心

臓の収縮力増大，刺激伝導系抑制などジギタリスの作用に類似する．ジギタリスより作用は強く，速効的であり，蓄積作用がない．

スナイダーテスト Snyder test （ｳ）（齲）蝕活動性試験【微】唾液中の耐酸性菌が発育して酸を産生する強さを測定する試験，う蝕活動性試験ともいう．この試験は，Snyder 培地に混合唾液を培養し，唾液中の耐酸性菌が糖を分解して酸を産生する量を標示薬の色(青→黄)の変化で判定する．

スパイク電位 （――でんい） spike potential ➡活動電位

スピーの曲線 （――きょくせん） Spee' curve ⊕前後的歯牙湾曲，代償曲線【解】歯列を側方から観察したとき，各々の歯の頬側咬頭頂を結んだ線は，もっとも後の臼歯から第一小臼歯まで軽く下方に凸湾する．この曲線の最低点は第一大臼歯の近心咬頭で，曲線の後方への延長は下顎関節頭の前面を通る．

スフィンゴ脂質 （――ししつ） sphingolipid 【栄】長鎖アミノアルコールのスフィンゴシンと脂肪酸の酸アミド結合した物質の総称で，スフィンゴリン脂質（スフィンゴミエリン，スフィンゴシン）とスフィンゴ糖脂質（セレブロシド，ガングリオシド）よりなる．膜，とくに脳神経組織に多く存在する．

スフィンゴミエリン sphingomyelin 【栄】スフィンゴリン脂質やリン脂質の一種．セラミドのC_1の水酸基にリン酸コリンが結合したもので，脳組織の膜に多いが，他の組織にも広く分布している．ヒトの赤血球膜には，ホスファチジルコリンと等量に存在する．

スフィンゴリン脂質 （――ししつ） sphingophospholipid 【栄】スフィンゴ脂質の一種でリンを有するもの，代表的なものにスフィンゴミエリンがある．脳，肺，脾臓などに多く分布している．

スライディングセオリー sliding theory ➡滑走起

ズルチン dulcin【栄】砂糖の不足した戦後に広く使用された人工甘味料．ショ糖の約250倍の甘味がある．犬の LD は経口投与で 1.0 g/kg 体重であり，動物実験で毒性が認められたので使用が禁止されている．

スルピリン sulpyrine 【薬】ピリン系解熱鎮痛薬．緊急時，注射により使用．

スルファフラゾール sulfafrazole,sulfisoxazole ⊕スルフィソキサゾール【薬】サルファ剤の1つで，薬理作用はパラアミノ安息香酸と競合的に拮抗し，葉酸生合成を阻害して細菌の増殖を阻止する（静菌作用）．グラム陽性・陰性菌に抗菌力を有する．スルファミン系化合物のうちでも副作用が少ない．

スルフィソキサゾール sulfisoxazole ➡スルファフラゾール

スルフォンアミド誘導体 （――ゆうどうたい） sulfonamides ➡サルファ剤

スルフヒドリル基 sulfhydryl group ➡チオール基

スルホンアミド類 （――るい） sulfonamide 【薬】サルファ剤．グラム陽性・陰性球菌，大腸菌，赤痢菌の静菌，作用機序：細菌発育の必須代謝物質（PABA）と競合拮抗して葉酸合成阻害する．歯科領域で，デンタルコーンとしてや覆髄剤，根管消毒剤に配合され使用される．

スレオニン threonine ➡トレオニン

セ

正円孔 （せいえんこう） Ⓛ foramen rotundum【解】蝶形骨大翼にある孔で，三叉神経の第2枝上顎神経が通る．まん丸いので正円という (P.236 図参照)．

静穏作用 （せいおんさよう） ataractic action 【薬】麻酔，催眠を起こさずず正常な精神機能を乱すことなく，感情の亢進をおさえ，精神不安を除き緊張状態を緩和する作用をいう．この作用は脳幹と大脳辺縁系の抑制による．臨床的には抗不安薬および抗精神病薬にこの作用がある．

静穏薬 （せいおんやく） ataractics ➡マイナートランキライザー

生化学 （せいかがく） biochemistry ⊕生物化学【栄】化学的の手段により生命現象を解明する学問．すなわち生物体がどんな物質から成り立つか，それらの物質がいかに生成され分解されるか，またこれらの物質が生体中でどのような機能

を営んでいるかを究明する化学の1分野である.

生化学的薬理学(せいかがくてきやくりがく)　biochemical pharmacology　【薬】薬物と生体との相互作用の様式を,主として生化学的研究方法や生化学的思考方法により,分子レベルで解明しようとする学問領域である.したがって,薬物の代謝や生体内代謝系への薬物の働きを追求する.

生活活動指数(せいかつかつどうしすう)　【栄】1日の生活活動に必要なエネルギー作業量を示す指標が生活活動指数で,基礎代謝量に対する割合で表されている.成人では「普通の労作」で0.5,「軽い労作」で0.35,「やや思い労作」で0.75,「重い労作」で1.00である.

生活時間調査記録(せいかつじかんちょうさきろく)　同生活時間表　【栄】1日の生活活動に消費する労作代謝量を知るために,覚醒時間帯の1日の行動を労作と作業時間別に分単位で細かに調査・記録し,それに基づいて作製する表のことをいう.

生活時間表(せいかつじかんひょう)　➡生活時間調査記録

生活習慣病(せいかつしゅうかんびょう)　life style disease　生活習慣が深く関与する疾病,糖尿病,脳卒中,心臓病,癌,歯周疾患などがある.生活習慣の改善による疾病の一次予防を推進するために導入された疾病概念.

生活反応層(せいかつはんのうそう)　zone of vital reaction　象牙質のう蝕円錐の組織像にみられるもので,象牙細管内に刺激に対する生活反応としての顆粒状の石灰沈着がみられ,研磨標本では混濁している.急性う蝕では明らかではないが,慢性う蝕では明瞭である.

生活保護法(せいかつほごほう)　national assistance act　【衛】生活に困窮するすべての国民に対して,その困窮の程度に応じて必要な保護を行い,最低限度の生活を保障し,その自立を助長することを目的とした法律.憲法第25条(すべての国民は,健康で文化的な最低限度の生活を営む権利を有する)に基づく.

制癌剤(せいがんざい)　carcinostatic substance　➡抗腫瘍薬

静菌効果(せいきんこうか)　bacteriostatic effect　【薬】細菌の発育を阻止する効果で,増殖の抑制因子を除去すると増殖を再開する.マクロライド系抗生物質,サルファ剤がこの効果をもつ.これに対してペニシリン,セファロスポリン系抗生物質などは殺菌作用を示す.低濃度の消毒剤は静菌的である.

静菌作用(せいきんさよう)　bacteriostatic action　【微】細菌の増殖を抑える力をいう.また細菌の発育の可逆的阻止を特徴とする作用で,細菌の増殖を抑える物質を除くか,希釈すると細菌は増殖できることをいう.

静菌性抗生物質(せいきんせいこうせいぶっしつ)　bacteriostatic antibiotic　【薬】テトラサイクリン系,クロラムフェニコール,マクロライド系,リンコマイシン系がある.「殺菌性抗生物質」参照.

生菌免疫(せいきんめんえき)　live immunity　【微】種々の方法で微生物の毒力を失わせ,免疫原性のみを残した弱毒変異株で,これを免疫すると抗体産生のみならず細胞性感染防御免疫を付与することができる.BCG,ポリオ,麻疹,風疹,黄熱,おたふくかぜワクチンがある.

生検(せいけん)　biopsy　【病】患者生体の一部の試験的切除組織,あるいは治療的に切除した組織・臓器について,病理学的に精査してその病気の本態を解明しようとするものである.疾患の早期発見,診断や治療方針の確立などと臨床的意義は大きい.

生合成(せいごうせい)　biosynthesis　同生産　【栄】生物体の生理的過程において行われる同化の物質の合成.通常ATPが生合成のエネルギー源として用いられるが,タンパク質の合成ではGTP,糖質の合成ではUTPが用いられることがある.脂肪酸やステロイドなどの生合成には還元剤としてNADPHが用いられる.

性差(せいさ)　sexual difference　【薬】薬物の効果や毒性が動物の性により異なること.ヒトは大差がないが,雌のほうが感受性が強い.とくに妊娠中は感受性が高まっているので注意する.

製剤(せいざい)　pharmaceutical preparation　【薬】医薬品を使用に便利なように配

生細胞寄生性(せいさいぼうきせいせい) intracellular parasite ➡細胞寄生性

青酸化合物(せいさんかごうぶつ) cyanide compound ➡シアン化(合)物

制酸薬(せいさんやく) antacids 【薬】過剰に分泌される胃酸を持続的に中和し,それによってペプシン活性を低下させ,消化性潰瘍の攻撃因子を弱める目的で用いられる.制酸薬はアルカリ性無機塩類であって,炭酸水素ナトリウム,アルミニウム塩,マグネシウム塩がある.

静止期(せいしき) stationary phase 回定常期【微】細菌の増殖曲線で対数増殖期後,細菌数の増加にともなって,栄養素濃度の低下,代謝産物の濃度の上昇により細菌は飢餓または中毒状態に陥る.この過程で死滅菌数と増殖菌数が一致する時期をいう.

清拭剤(せいしきざい) detergent 【薬】皮膚に付着した医薬品,血液などを拭き取り,清浄するための液状の外用剤.

静止性骨嚢胞(せいしせいこつのうほう) static bone cyst 回特発性骨空洞【病】X線的に下顎骨大臼歯部に径約 1〜3 cm の楕円形あるいは類円形の嚢胞様透過像として認められる.現在ではこの部に陥没する唾液腺などの軟組織の肥大あるいは迷入による舌側骨皮質の限局性欠損と考えられている.

静止電位(せいしでんい) resting potential 回静止膜電位【生】細胞は細胞膜を境にして一定の電位差がある.これを膜電位といい,静止状態における膜電位を静止電位という.細胞内部は外部に対して $50〜90$ mV 負になっている.おもに細胞内外の K^+ の濃度差によって生じる.

静止膜電位(せいしまくでんい) resting potential ➡静止電位

性周期(せいしゅうき) sexual cycle 【生】女性の生殖と関係する現象の変化が一定の周期をもって反復することをいう.4 週間前後の比較的規則的な間隔で,3〜5 日間持続する性器出血をみる.月経周期ということが多い.

制臭作用(せいしゅうさよう) deodorant action 【薬】腐蝕薬の薬理作用の1つ.腐敗臭の原因である有機物質と反応して制臭作用を現す.

成熟分裂(せいじゅくぶんれつ) meiosis 回減数分裂,還元分裂【組】生殖細胞の成熟過程で2回行われる.1回目は対をなす染色体の半分ずつが細胞の両極に分かれ,それぞれ2分した細胞の核を形成するため,その細胞の染色体数は半減している.2回目はそれらの細胞の通常の分裂である.

正常咬合(せいじょうこうごう) normal occulusion 【解】口を閉じて軽く上下の歯を接触させたとき,すべての歯が正しく接触している状態の咬合をいう.接触しないときも含む.とくに異常がない場合の咬合.多少の異常があっても機能とくに異常がない場合を機能正常咬合ということもある.

精上皮腫(せいじょうひしゅ) seminoma 【病】睾丸に発生する悪性腫瘍の1つで,胚細胞性腫瘍の中でもっとも多く発生するが,悪性度は比較的低く,大きくなっても大体原形を保っていることが多い.睾丸の停留がその発生に深く関係していると考えられている.放射線感受性が高く,予後は一般に良好である.

生殖器系(せいしょくきけい) reproductive organ system 【解】男性生殖器系と女性生殖器系がある.子孫維持のため新個体を生じる機能を営む器官系である (P.169, 216 図参照).

精神安定剤(せいしんあんていざい) tranquilizer, ataractic 回トランキライザー【薬】トランキライザーとは麻酔,催眠を起こさずが正常な精神機能を下げることなく,感情の亢進をおさえ,精神不安を除き緊張状態を緩和する薬物を総称していう.マイナートランキライザーとして,ジアゼパム,メプロバメート,メジャートランキライザーとして,クロルプロマジンがある.作用は大脳辺縁系および視床の抑制である.

精神性発汗(せいしんせいはっかん) mental sweating 【生】精神的緊張や興奮が原因である発汗で,腋窩,手掌,足底の汗腺に生じる.手掌や足底では,精神作用が働いている状態ではいつも微量な発汗が起こっていて皮膚の乾燥を防

精神鎮静法（せいしんちんせいほう） psychosedative method 【薬】 歯科治療が患者に与える不安、緊張そして恐怖はしばしば重症の偶発症を引き起こす。この予防のため、歯科治療に先立って、不安、緊張をうまくコントロールする方法をいう。薬物では笑気鎮静法、抗不安薬投与などがある。

精神的依存（せいしんてきいぞん） psychic dependence ⇒薬物習慣性【薬】 おもに中枢神経系に作用する薬物は、その連用によって依存性を生じて使用の中断が困難となる。このとき単に使用の継続を熱望するのみで、使用中止による禁断症状を起こさない場合をいう。習慣にこの傾向がある。

精神的外傷（せいしんてきがいしょう）
⇒トラウマ

精神賦活薬（せいしんふかつやく） psychoanaleptics 【薬】 抑うつされた中枢機能（大脳皮質、脳幹網様体）を亢進させて精神作業や行動量を増加させ、病的な抑うつ状態を改善させる薬物をいう。覚醒アミン（覚醒剤）、カフェイン、イミプラミン（抗うつ薬）などがある。

精神保健（せいしんほけん） mental health 【衛・組】 精神の健康を保持増進し、さらに精神的疾患を予防することを目的とする。精神障害者の予防・治療、社会復帰のみではなく、ヒトが社会生活に正しく適応できるように、育児や教育、職場などを含めた広い範囲が対象となる。

成人保健（せいじんほけん） adult health 【衛・組】 加齢にともない健康水準が低下していく年代層の健康問題への対応が成人保健である。加齢、老化の影響を遅延あるいは少なくさせ、疾病を予防し、健康を保持、増進するよう努めること。

生成（せいせい） biosynthesis ⇒生合成

性染色体（せいせんしょくたい） sex chromosomes 【生・組】 染色体の中で、とくに性決定に関与する遺伝子を担っているもので、現在XY型、XO型、ZW型、ZO型などが知られている。ヒトの場合はXY型で、女性はXX、男性はXYの2個からなっている。

生鮮標本観察法（せいせんひょうほんかんさつほう） perishable specimen observation ⇒懸滴標本【微】 スピロヘータや原虫の検査に用いられる簡単な方法として、被検材料をのせガラス上にとり、カバーガラスをのせワセリンで周囲をシールして鏡検する。運動の状態の観察、位相差顕微鏡により細菌の構造、運動が観察できる。

精巣（せいそう） testicle ⇒睾丸【解】 精子と男性ホルモンを生産する、ウメの実大の実質器官で陰嚢中に1対ある。内部は小葉に分かれ、小葉内に多数の精細管が集合している。各精細管壁には精上皮があり、これから精祖細胞→精娘細胞→精子が形成される。

声帯（せいたい） vocal cord 【解】 喉頭蓋の下方、喉頭の入口の所に1対の声帯ヒダ（声帯）がある。声帯の中央の狭いすき間を声門といい、呼気が通過すると声帯を振動させ声を出す（P.110図参照）。

生体恒常性（せいたいこうじょうせい） homeostasis ⇒ホメオスタシス

生体内運命（せいたいないうんめい） biodegradable; bioerosible（生体分解性）【薬】 薬物が投与されてから吸収、分布、代謝され、排泄されるまでのこと。

正中口蓋縫合（せいちゅうこうがいほうごう） interpalatine suture 【解】 左右上顎骨の口蓋突起が骨口蓋の正中部で縫合していることをいう。ときにこの部が口蓋隆起としてふくらんでいる人がいる（P.235図参照）。

正中歯（せいちゅうし） Ⓛ mesiodens 【病・解】 上顎切歯部の正中線上に現れる過剰歯で、歯列上に萌出すると上顎中切歯の正中離開をきたす。歯の形態は萎縮性のことが多く、歯冠は円錐状で、根も短い。

正中唇裂（せいちゅうしんれつ） median lip cleft 【病・組】 口唇の正中部に生じた先天性破裂で、上唇では左右の球状突起の癒合不全、下唇では左右の下顎突起の癒合不全によって生ずる。唇裂の多くは上唇の側方唇裂で正中唇裂は上下唇ともにきわめてまれである。

正中離開（せいちゅうりかい） midine diastema 【病・解】 左右中切歯間に空隙のある状態をいう。一般に上顎に多く、上唇小帯の過剰発育、正中歯の存在、

正中菱形舌炎（せいちゅうりょうけいぜつえん） ➡正中菱形舌結節

正中菱形舌結節（せいちゅうりょうけいぜつけっせつ）　同正中菱形舌炎　【病】舌盲孔の前方に生ずる幅1cm程度の菱形の隆起で，糸状乳頭を欠くので赤く見え平滑である．胎生期の不対結節の残存によって生ずると考えられる舌の先天性奇形である．

成長ホルモン（せいちょう――）　growth hormone　同GH　【生・組】下垂体の前葉から分泌されるホルモンの1つで，成長や体の発育を促進する．下垂体機能が亢進すると成長ホルモンが分泌過剰となり巨人症，末端肥大症となる．逆に機能低下が成長期に生じると下垂体性小人症となる．

制吐薬（せいとやく）　antiemetics　同鎮吐薬　【薬】嘔吐を鎮める薬物をいい，薬物中毒や消化管刺激による反射性嘔吐，手術後や乗り物酔いの嘔吐や妊娠悪阻などに用いる．クロルプロマジン（CTZの抑制），アミノ安息香酸エチル（粘膜感受性低下），アトロピン（反射性抑制）などがある．CTZは嘔吐に対する引き金機構．

性病（せいびょう）　venereal diseases　【病・微】性行為により直接感染する疾病であり，梅毒，淋病，軟性下疳，鼠径リンパ肉芽腫をいう．最近は性行為感染症という言葉も用いられ，クラミジア性尿道炎，AIDS（先天性免疫不全症候群）なども注目されている．

生物価（せいぶつか）　biological value　同BV　【栄】体内に吸収されたタンパク質が体内に保留された割合を示す．生物価(%)＝体内に保留された窒素量／吸収された窒素量×100．窒素摂取量，糞便中窒素量，尿中窒素量を調べることにより求められる．この値の高いタンパク質は良質タンパク質で，卵や牛乳のタンパク質に代表される．

生物化学（せいぶつかがく）　biological chemistry　➡生化学

生物化学的酸素要求量（せいぶつかてきさんそようきゅうりょう）　biochemical oxygen demand　同BOD　【衛】水質汚濁に関する指標であり，水中の有機物を微生物が好気的に分解するのに要する酸素量である．水中の有機物の量が多ければ（汚染が大であれば），分解に要する酸素量も多くなり，BODの値も大きくなる．

生物学的半減期（せいぶつがくてきはんげんき）　biological half-life　【薬】生体の臓器組織または血中に摂取された薬物が，生体内の処理によりしだいに排泄されてその残量が1/2量になるまでに要する時間をいう．腎臓に疾患があり排泄に障害があると，半減期は延長する．治療上重要なパラメーターである．

生物学的覆髄剤（せいぶつがくてきふくずいざい）　biological pulp capping materials　同積極的覆髄剤　【薬】覆髄剤の薬理学的分類の1つで，作用の主体が第二象牙質の形成を積極的に促進させる覆髄剤をいう．水酸化カルシウムパスタ，パラホルムセメントなどがある．これに対比して防腐性覆髄剤がある．また，臨床的分類として覆髄剤を直接と間接覆髄剤に分けている．

生物学的利用能（せいぶつがくてきりようのう）　bioavailability　同バイオアベイラビリティー　【薬】投与した薬物が血中に入る速度や量のこと．最高血中濃度，最高血中濃度到達時間，血中濃度曲線下面積を指標として調べる．目的：投与方法などにより，薬物の吸収の程度に差が生じるので，有効な薬物治療に役立てるため．

性ホルモン（せい――）　sex hormone　【生・組】男性ホルモンであるテストステロンと，女性ホルモンである卵胞ホルモン（エストロゲン），黄体ホルモン（プロゲステロン）があり，生殖および性徴に関与する．

声門（せいもん）　glottis　【解】気管の入口に前後に張っている1対の声帯ヒダがある．その中央の狭いすき間を声門という．声門を呼気が通るとき声帯の振動によって声が出る．

精油類（せいゆるい）　essential oil　➡揮発油類

生理学的拮抗（せいりがくてきこうこう）

セイリ

physiological antagonism　→機能的拮抗

生理的安静位（せいてきあんせいい）physiological rest position　→下顎安静位

生理的萎縮（せいりてきいしゅく）physiological atrophy【病】年齢の増加にともなって萎縮することである．そのうち思春期以後の胸腺，扁桃腺などのように早期に現れるものをとくに退縮という．また老齢に達して現れる心臓，卵巣，子宮など多くの萎縮を老人性萎縮という．

生理的再生（せいりてきさいせい）physiological regeneration　同完全再生【病】病的な組織の欠損や剝離あるいは破壊などで失われた組織が，再生により，形態的にも機能的にも以前と同様に修復されたとき，これを生理的再生あるいは完全再生という．

生理(的)食塩水（せいり〈てき〉しょくえんすい）physiological salt solution【生】ヒトの細胞外液である組織液や血液の浸透圧は，おもに食塩（NaCl）によって一定に保たれている．その濃度は0.9％であり，0.9％の食塩水を生理的食塩水といい，輸液，補液の目的で用い，また，各種注射剤の基剤に用いる．

正リン酸（せい――さん）orthophosphoric acid　→リン酸

セービンワクチン　sabin vaccine　同生ワクチン【微】ポリオ生ワクチンとして使用され，3か月より18か月の間に6週以上の間隔をおいて2回経口投与する．この生ワクチンは血中抗体のみならず局所分泌抗体が産生され自然感染のウイルスの増殖も阻止する作用がある．

世界保健機関(機構)（せかいほけんきかん〈きこう〉）World Health Organization　同WHO【衛】国際連合の一部局として世界保健機構がある．1948年に設置．世界を6ブロックに分け，それぞれに地方事務局がおかれ，具体的な活動が行われている．国際間の感染症対策（検疫），保健統計の収集，刊行，国際薬局法の制定，薬品モニタリング，医学研究情報の整備など多くの機能を有する．

セカンドメッセンジャー　second messenger　→第二メッセンジャー

赤外線（せきがいせん）infrared rays【衛】波長750 nm（ナノメーター）〜1 mm程度の範囲の電磁波を赤外線といい，太陽光線のおよそ50％を占める．熱線ともいわれ，大気を暖める．また組織透過性が強く，皮下組織まで達して皮膚温を上昇させる．

赤芽球（せきがきゅう）erythroblast　→赤芽細胞

赤芽細胞（せきがさいぼう）erythroblast　同赤芽球【組】赤血球の母細胞であり，骨髄中で前赤芽球より分化したものである．正常血液中には出現せず，各種貧血，白血病または悪性腫瘍の骨髄内転移などの場合に血液性に現れる．

赤筋（せききん）red muscle【解】筋形質が多く，筋原線維が少ない筋はミオグロビン（筋肉色素）を多く含み赤色をしているので赤筋という．赤筋は収縮速度が遅く疲労しにくい．魚肉の赤いものは赤筋であるが，ヒトでは純粋な赤筋や白筋は存在しない．

赤筋線維（せききんせんい）red muscle fibers【組】肉眼上赤く見える筋線維．小径のものが多く糸粒体に富み，酸化系の酵素を含む．持続的な運動をする筋肉に多い．

赤色梗塞（せきしょくこうそく）red infarct　→出血性梗塞

赤色骨髄（せきしょくこつずい）red bone marrow【組】長骨や扁平骨の海綿骨内にみられる造血組織．各段階の造血細胞を含み，完成した血球のみが血管に入り血流となる．

赤唇縁（せきしんえん）→紅唇

脊髄（せきずい）spinal cord【解】脊柱管の中に保護されている中枢神経．上方に脳の延髄に連なり，下は脊髄円錐として終わる．頸髄，胸髄，腰髄，仙髄，尾髄に区分される．灰白質の前柱には前根細胞（運動性），後柱には後根細胞（知覚性）がある．白質は神経線維の集まりで，下行性，上行性の神経伝導路をなしている．

脊髄興奮作用（せきずいこうふんさよう）spinal cord stimulating action【薬】間代性（てんかん様）痙攣を起こすことなく強直性痙攣のみを生ずる作用をいい，痙攣量以下でも脊髄反射興奮レベルを亢進し，外来の刺激で痙攣を起こす．臨床的には用いられないが，基本毒物として重要なストリキニンがその代表薬で，この

脊髄神経（せきずいしんけい） spinal nerve 【解】脊髄の両側から出て末梢に分布する 31 対の木椎神経をいう。前根は運動性神経で後根は知覚性神経である。両根はすぐ合して 1 本になり椎間孔を出て前枝，後枝に分かれる。前枝と後枝は運動線維，感覚線維をもつ。

脊髄神経系（せきずいしんけいけい） spinal nervous system 【解】脊髄神経の前枝は主として体肢と体幹の前面の骨格筋と皮膚に分布し，後枝は背部の骨格筋と皮膚に分布する。体表に分布している知覚神経は皮膚分節（デルストーム）として神経麻痺の診断にも使われる（P.275 図参照）。

脊髄麻酔（せきずいますい） spinal anesthesia 同腰椎麻酔【薬】局所麻酔薬の投与法の 1 つであり，脊髄のクモ膜下腔に薬液を注入する方法である。知覚神経の脊髄根部に薬液を作用させて，支配下の領域を麻痺させる。腹部や下肢の手術に応用される。腰椎から注射されることが多いので，腰椎麻酔ともいう。薬物の比重と体位を考慮すれば，麻酔部を選択できる。

石炭酸（せきたんさん） phenol 同フェノール【薬】石炭酸は菌体タンパクと結合し，凝固沈澱を起こし，同時に酵素を破壊して殺菌作用を現す。消毒薬としてすぐれ 3～5％ 容量を用いる。高濃度では腐蝕作用をもつ。また消毒薬の殺菌力の基準となる。う窩消毒，歯髄鎮静，根管消毒など用途が広い。

石炭酸係数（せきたんさんけいすう） phenol coefficient, phenol index 同フェノール係数【薬】石炭酸の殺菌力は安定しており，すべての消毒薬の殺菌力の基準となっている。たとえば，ある消毒薬の石炭酸係数が 3 であるとすると，その殺菌力は石炭酸の 3 倍強いことを示す。フェノール係数の算出は，テスト菌に対し 10 分間で死滅させるのに要する被検薬の希釈倍数／フェノール希釈倍数で表す。

脊柱（せきちゅう） spinal column 【解】体幹の支柱をなす骨formed で背骨ともいう。椎骨が 7・12・5・5・4 個上下に連結して形成されており，中に脊髄を入れている。

脊柱管（せきちゅうかん） vertebral canal 【解】椎骨の椎孔が上下に連なりできた管。上は大後頭孔を経て頭蓋腔に通じ，下方は仙骨裂孔を経て外に開く。内部には髄膜に包まれた脊髄をいれている。

赤沈値（せきちんち） erythrocyte sedimentation rate ➡赤血球沈降速度

脊椎腔内注射（せきついくうないちゅうしゃ） intraspinal injection 【薬】クモ膜下腔内に薬物を投与する方法である。クモ膜下腔には薬物が移行しにくく，局所作用を目的として用いられる。脊髄麻酔があり，虫垂摘出時に右下腹部の局所麻酔を目的に用いるなどがその例である（脊髄麻酔参照）。

赤痢（せきり） dysentery 【病・微】赤痢には細菌性赤痢とアメーバ赤痢があるが，わが国でみられるのは細菌性赤痢である。赤痢菌は患者や保菌者の糞便中に排泄され，ハエやゴキブリを介して飲食物に混入し，経口感染する。発熱，下痢，腹痛などの症状を示す。

セクレチン secretin 【生】十二指腸粘膜に分布するセクレチン産生細胞がおもに酸刺激により分泌する消化管ホルモン。血液を介して膵臓に至り，HCO_3^- を多量に含む膵液を分泌する。また，胆汁の分泌も促進される。

舌（ぜつ） tongue 【解】舌は多数の横紋筋からなり，味覚，咀嚼，嚥下，発声などの作用を行う器官。舌背には多数の舌乳頭（糸状乳頭，茸状乳頭，茸状乳頭，

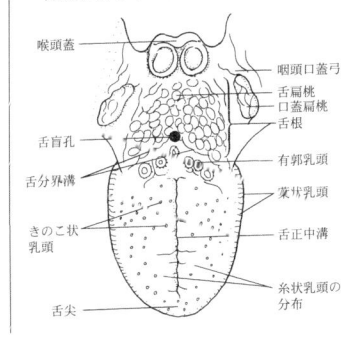

（喉頭蓋，咽頭口蓋弓，舌扁桃，口蓋扁桃，舌根，盲孔，舌分界溝，葉状乳頭，きのこ状乳頭，舌正中溝，糸状乳頭の分布，舌尖）

有郭乳頭）がある．舌乳頭の上皮中には味蕾があり味覚作用を行う．また舌根部には舌扁桃がある．舌の知覚は三叉神経，運動は舌下神経，味覚は顔面神経と舌咽神経．

舌咽神経（ぜついんしんけい） glossopharyngeal nerve 【解】 運動神経線維と知覚神経線維の混合性の神経で，延髄から出て頸静脈孔を通って舌の後ろ1/3に分布し知覚と味覚を司る．運動枝は咽頭壁の筋に分布する．舌咽神経は耳下腺に分布する副交感神経も含んでいる．

切縁（せつえん） incisal margin 【解】 切歯の歯冠先端を切縁という．犬歯は尖頭により近心切縁と遠心切縁とに分けられる（P.157図参照）．

舌炎（ぜつえん） glositis 舌に発生した炎症性疾患の総称で，その種類はきわめて多い．カタル性，潰瘍性，アフタ性，疱疹性，カンジタ症，ハンター舌炎（悪性貧血性舌炎），地図状舌，毛舌症などがある．

切縁結節（せつえんけっせつ） incisal tubercle 【解】 切歯の切端部に3つの小さな突出部がみられる．これをいう．咬耗により摩耗するので6〜7歳の子供をみるとよい．

切縁咬合（せつえんこうごう） edge to edge bite ➡鉗子咬合

石灰化（せっかいか） calcification （同）ミネラリゼーション 【栄・組】 上皮細胞や結合組織細胞で，カルシウムが細胞間に沈着し，硬化する過程．骨，歯，歯石などで起こり，おもにリン酸カルシウム，ヒドロキシアパタイトの形態をとる．貝などの無脊椎動物では炭酸カルシウムの形態をとる．

石灰化亢進層（せっかいかこうしんそう） zone of hypercalcification ➡透明層

石灰化原性嚢胞（せっかいかしげんせいのうほう） calcifying odontogenic cyst 【病】 歯原性の嚢胞で埋伏歯の歯冠部に発生することが多い．嚢胞壁に，核がぬけて明るくなったいわゆる幽霊細胞（ghost cell）上皮が出現することと，その近くの石灰化が特徴である．また嚢胞壁に歯牙腫をともなうことがある．

石灰化不全（エナメル質の）（せっかいかふぜん〈——しつ——〉） hypocalcification (of enamel) 【栄】 エナメル質の石灰化による成熟過程の障害および，無機質含有量の低下がみられる．臨床的にはエナメル質表面に不透明またはチョーク様の色調としてしばしば観察される．一般に全身的，局所的または遺伝的原因によって発症する．全身的な例として斑状エナメル質がある．

石灰沈着（せっかいちんちゃく） calcium deposition （同）石灰変性 【病】 石灰塩の沈着は生理的には歯および骨の硬組織内に認められるが，それ以外の細胞・組織内にみられることがある．これを石灰沈着または石灰変性という．歯髄，動脈硬化果，古い結核病巣などにみられる．

石灰変性（せっかいへんせい） calcium degeneration ➡石灰沈着

舌下錠（ぜっかじょう） sublingual tablet 【薬】 舌下部に挿入して口腔粘膜から吸収させる錠剤．消化液による分解や初回通過効果がなく吸収される．狭心症治療薬ニトログリセリンの舌下錠は古くから用いられている．

舌下小丘（ぜっかしょうきゅう） sublingual caruncles 【解】 口腔底の粘膜で舌小帯の左右にある1対の粘膜隆起である．ここには顎下腺と舌下腺の導管が開口している．

舌下神経（ぜっかしんけい） hypoglossal nerve 【解】 脳神経第12番目の神経で，延髄から出て大後頭孔と舌下神経管を通り舌筋を支配し舌の運動を行う（P.257図参照）．

舌下腺（ぜっかせん） sublingual gland 【解】 舌小帯の左右の小丘に開口する大舌下腺と，舌下ヒダに開口する小舌下腺とからなるが，ふつうは大舌下腺をさす．粘液と漿液からなる混合腺である．1日に70 mlの唾液を分泌．

舌下腺窩（ぜっかせんか） sublingual pit 【解】 下顎骨体の内面で，顎舌骨筋線の前上方にある浅いくぼみ．このくぼみに舌下腺がある．認めにくいことも多い．

舌下動脈（ぜっかどうみゃく） sublingual artery 【解】 舌動脈の枝で，舌下腺と下顎の口腔粘膜に分布する．

舌下ヒダ（ぜっか——） sublingual plica 【解】 舌下小丘の右と左に続いている隆起部で，内部には顎下腺の導管が通って

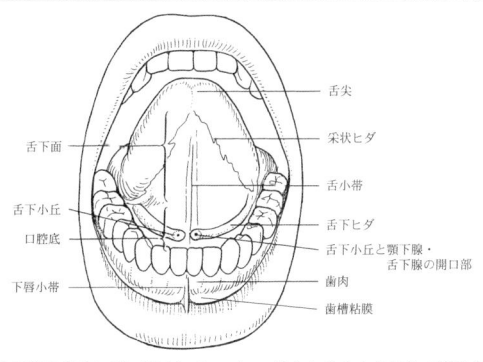

図ラベル: 舌尖、采状ヒダ、舌下面、舌小帯、舌下小丘、舌下ヒダ、口腔底、舌下小丘と顎下腺・舌下腺の開口部、下唇小帯、歯肉、歯槽粘膜

おり，小舌下腺は舌下ヒダに開口しているものが多い．

舌下部（ぜっかぶ） floor of oral cavity 同口腔底粘膜　【組】 口腔底で舌下面と下歯槽骨の間．舌下面との間に舌下ヒダ（小舌下腺の開口部），舌下小丘（顎下腺，舌下腺の開口部）がある．

舌下面（ぜっかめん） inferior surface of tongue 同舌腹　【組】 糸状乳頭はなく平滑で上皮は薄く，角化していない．したがって血管がすけて見える．中央に舌小帯がある．粘膜下組織は脂肪組織，筋組織，腺が存在している．

積極的覆髄剤（せっきょくてきふくずいざい）　active pulp capping materials ➡生物学的覆髄剤

舌筋（ぜっきん） lingual muscles　【解】 外部の骨から舌内に入る3つの外舌筋と，舌の中のみにある4内舌筋とがある．舌下神経の支配を受けて舌の形を変えたり，前に出したり舌の運動を行う．

赤血球（せっけっきゅう） erythrocyte　【組】 赤血球は血液の血球成分のほとんどを占める．直径7〜8μmの無核の細胞で，ヘモグロビンを含んでいてO_2やCO_2の運搬を行う．成人女子で350万〜500万/mm³ある．60kgの男子では25兆個となる．

赤血球沈降速度（せっけっきゅうちんこうそくど） erythrocyte sedimentation rate 同赤沈値，血沈値　【生】 血液にクエン酸ナトリウムを加えて凝固を防ぎ，細いガラス管にこれを吸い上げて放置したとき，血液の細胞成分が沈降する速度をいう．正常値は男子で1時間に2〜6 mm，女子で3〜8 mmとされている．

舌腱膜（ぜっけんまく） lingual aponeurosis　【組】 舌筋群と舌粘膜上皮との間にある強靱な線維性の結合組織を舌腱膜という．舌中隔に続いている（P.191図参照）．

接合（せつごう） conjugation　【微】 細菌の性質の決定は染色体DNAであるが，プラスミド（細胞質因子）によって細菌から細菌への細胞接触（接合）で自己伝達するものがあり，2つの細菌の遺伝子の混合された染色体が子孫に伝わる現象をいう．

接合上皮（せつごうじょうひ） junctional epithelium ➡付着上皮

節後線維（せつごせんい） postganglionic fiber　【組】 自律神経系における神経節より末梢の神経線維をいう．一般的に，1.5μ以下の細い無髄線維である．

舌骨（ぜっこつ） hyoid bone　【解】 甲状軟骨の上方にある下顎骨によく似た骨で舌骨体，小角，大角がある．舌骨は舌骨上方の舌骨上筋群と，舌骨下方の舌骨下筋群の，付着部となる（次頁図）．

舌骨下筋（ぜっこつかきん） infrahyoid muscle　【解】 舌骨の下方にある左右の胸骨舌骨筋，肩甲舌骨筋，胸骨甲状筋，

甲状舌骨筋群．支配神経は頚神経ワナ．

舌骨上筋（ぜっこつじょうきん） suprahy-oid muscle 【解】 舌骨の上方（口腔底）の顎二腹筋前腹，茎突舌骨筋，顎舌骨筋，オトガイ舌骨筋の4対がある．舌骨が下に引かれているとき下顎を下方に引き開口運動に働く（P.40 図参照）．

舌骨舌筋（ぜっこつぜっきん） hypoglossus muscle 外舌筋の1つで，起始は舌骨体と舌骨大角．停止は舌の外側から内部に入る．作用は舌を後下方に引く．ここで甲状舌骨筋が停止し，舌骨舌筋が起始する．支配神経は舌下神経（P.40 図参照）．

舌骨体（ぜっこつたい） body of hyoid bone 【解】 舌骨の中央部をいう．舌骨舌筋，茎突舌骨筋，オトガイ舌骨筋，胸骨舌骨筋などの起始および停止となる．

舌骨大角（ぜっこつだいかく） greater hone of hyoid 【解】 舌骨体から後方にのびる突起．ここで甲状舌骨筋が停止し，舌骨舌筋が起始する．

切歯窩（せっしか） incisal fossa ➡切歯乳頭

切歯管（せっしかん） incisal canal ➡切歯乳頭

切歯結節（せっしけっせつ） incisal cusp 【解】 上顎切歯の舌面に突出した隆起がみられた場合をいう．

切歯孔(管)（せっしこう〈かん〉） incisive foramen 【解】 上顎骨の前部中切歯の後方にある．ここから上顎神経の鼻口蓋神経が出て口蓋前部の粘膜に分布する．

切歯枝（せっしし） incisive ramus 【解】 切歯の根尖孔付近より，歯髄内と歯周組織に分布する枝．小さい枝なので，動脈，神経などとよばずに歯枝（動脈）または上下歯枝（神経）という（P.52 図参照）．

切歯乳頭（せっしにゅうとう） incisive papilla 【解】 左右の上顎中切歯のすぐ後ろに口蓋粘膜の突起がみられる．これを切歯乳頭という．この深部の骨には鼻腔から鼻口蓋神経(V₂の枝)や血管が通る切歯管があり，この出口の部は少し凹んでいるので切歯窩という（P.101 図参照）．

摂取時間(食品の)（せっしゅじかん〈しょくひん——〉） 【栄】 食品のう蝕誘発性を決定する重要な因子の1つで，ある食べ物を口の中に入れてから食べ終わるまでの時間．アイスクリームなどではこの時間が短いが，キャラメルなどでは長く，唾液中の糖濃度が長い時間高く保たれ，う蝕誘発性は高くなる．

舌小帯（ぜっしょうたい） frenulum 【解】 舌を上にあげると，舌下面の中央と口腔底粘膜との間にみられるヒダ．舌小帯の両側には舌下小丘がある．ここには顎下腺と舌下腺が開口している．舌小帯が異常の場合は舌運動が障害を受ける（発音など）．

舌小胞（ぜっしょうほう） lingual follicles 【解】 舌根部の粘膜には小さなふくらみが多数認められる．これを舌小胞という．この中は，リンパ小節の集団がある．舌小胞の集合した部を舌扁桃という

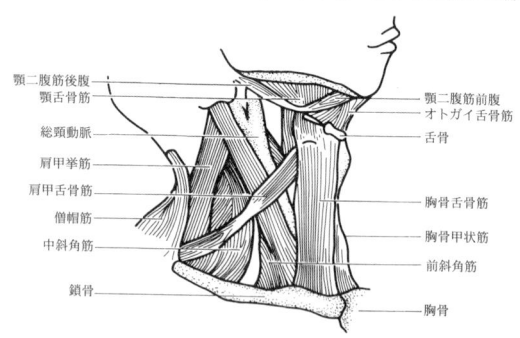

顎二腹筋後腹
顎舌骨筋
総頚動脈
肩甲挙筋
肩甲舌骨筋
僧帽筋
中斜角筋
鎖骨

顎二腹筋前腹
オトガイ舌骨筋
舌骨
胸骨舌骨筋
胸骨甲状筋
前斜角筋
胸骨

(P.187図参照).

舌静脈(ぜつじょうみゃく) lingual vein【解】舌に分布するすべての静脈(舌深静脈,舌背静脈,舌下静脈)を集めて内頭静脈に注ぐ静脈である(P.246図参照).

接触感染(せっしょくかんせん) contact infection 【微】感染源に直接または間接に接触することによって感染する.①直接接触:ヒトとの接吻,性交による性病,呼吸器病の感染.②間接接触:病原体に汚染された器物,衣類による感染,トラコーマ,痘瘡がある.

接触性転移(せっしょくせいてんい) contact metastasis 【病】接触によって転移することである.たとえば上唇癌が下唇に転移することがある.

摂食中枢(せっしょくちゅうすう) feeding center 【同】空腹中枢 視床下部の外側にあり,食物摂取を起こさせる中枢.動物のこの部を破壊すると食欲をなくし,摂食行動を起こさない.逆に内側部には飽食中枢があり,この部分の破壊は多食行動を起こす.

接触点(せっしょくてん) contact point 【解】隣接する歯は1点で接触している.これを接触点という.これは歯に加わる咬合圧を分散させ,歯の前方移動を防ぎ,歯肉コルを保護し,歯間隙の清掃に役立っている.

切歯路(せっしろ) incisal path 【生】顎運動時に下顎切歯が移動する経路.

舌神経(ぜつしんけい) lingual nerve 【解】下顎神経の枝.舌に分布して舌の前方2/3の知覚を司る.舌神経に顔面神経の味覚線維も含んでいる(鼓索神経).これは舌前方2/3の味覚を司る(P.129図参照).

舌深動脈(ぜっしんどうみゃく) deep lingual artery 【解】舌動脈は舌背枝と舌下腺枝を分岐したのち,舌深動脈となる.舌の下面を舌尖まで前走し,多数の枝を舌背と舌下面に送り,緻密な血管網を構成する(P.191図参照).

舌腺(ぜつせん) lingual glands 【組】舌にみられる小唾液腺.舌尖部筋組織内にあるものを舌尖腺(漿液性),舌の外側で葉状乳頭付近にあるものを外側舌腺(漿液性),舌根部有郭乳頭付近のものを

後舌腺(粘膜性)という.

節前線維(せつぜんせんい) preganglionic fiber 【組】自律神経系における神経節より中枢にある神経線維をいう.この神経は細い有髄神経(B線維)または無髄神経(C線維)である.

舌側(ぜっそく) lingual side 【同】舌面側 【解】歯に特有な方向用語で,固有口腔に面する側,すなわち舌に面した側をいう.歯面では舌面側という.上顎歯では口蓋側ともいう.反対側は唇側または頬側である(次頁図参照).

舌側咬頭(ぜっそくこうとう) lingual cusp 【組】臼歯の歯冠で,舌側にみられる咬頭.1ないし2つの舌側咬頭がある.切歯や犬歯の基底結節が発達し,咬頭化したものである.一般に頬側咬頭よりも発育が悪いことが多いが,上顎第一大臼歯は別である(P.158図参照).

節足動物〈媒介〉感染(せっそくどうぶつ〈ばいかい〉かんせん) Arthropod infection 【微】伝播体(ノミ,カ,ゴキブリ)を介して病原体が運ばれ,咬傷,刺傷から感染する.ネズミのペスト菌はノミによって,日本脳炎はカによって,また病原体を含む汚染物に接触したハエ,ゴキブリなどからの感染がある.

舌側面(ぜっそくめん) lingual surface ➡舌側

切端咬合(せったんこうごう) edge to edge bite ➡鉗子咬合

接着斑(せっちゃくはん) ➡デスモソーム

舌中隔(ぜっちゅうかく) lingual septum 【解】舌の正中面で前後方向に走る結合組織の線維群をいう.舌の粘膜下組織が強靭な結合組織線維の腱膜となり,舌の内部に入り込んで,左右の舌筋を分けている.舌中隔に一致して舌背には舌正中溝がみられる.

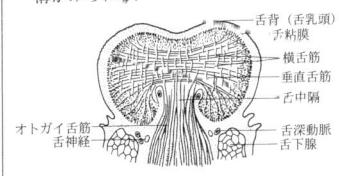

舌背(舌乳頭)
舌粘膜
横舌筋
垂直舌筋
舌中隔
オトガイ舌筋
舌神経
舌深動脈
舌下腺

セット

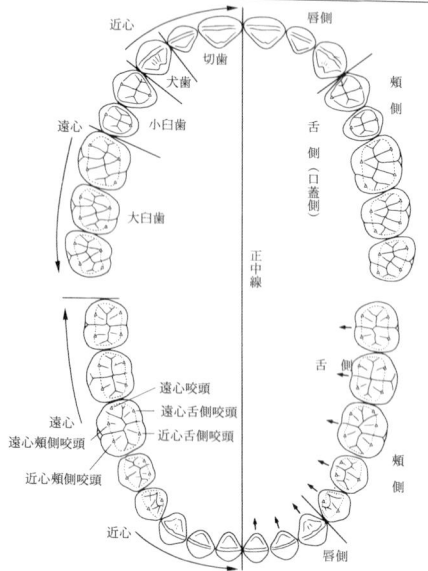

[図: 歯列の各部位名称 — 近心, 切歯, 唇側, 犬歯, 頬側, 小臼歯, 舌側（口蓋側）, 遠心, 大臼歯, 正中線, 遠心咬頭, 遠心舌側咬頭, 近心舌側咬頭, 遠心頬側咬頭, 近心頬側咬頭, 舌側, 頬側, 唇側]

舌動脈（ぜつどうみゃく） lingual artery 【解】外頸動脈が舌骨の高さで出す枝である．舌骨上枝・舌背枝・舌下動脈・舌深動脈などの枝がある．舌とその付近（舌骨上筋，舌下腺，口腔粘膜，歯肉など）に分布する（P.52図参照）．

舌乳頭（ぜつにゅうとう） lingual papilla 【解】舌の前2/3部分の舌背の粘膜表面にみられる小突起．その形により糸状乳頭，茸状乳頭，有郭乳頭，葉状乳頭，の4種類がある．糸状乳頭は味蕾がなく角化しているが，他の乳頭には，粘膜上皮中に，味蕾という味覚受容器が存在する（P.187図参照）．

舌背（ぜっぱい） dorsal tongue 【解】舌の上面をいう．正中線上に舌正中溝がある．分界溝により前方2/3の舌体と後方1/3の舌根とに分けられる．舌体部には舌乳頭，舌根部では舌扁桃がみられる（P.187図参照）．

舌背粘膜（ぜっぱいねんまく） dorsal lingual mucosa 【組】舌背の前2/3（舌体）は，円錐状の角化した糸状乳頭に覆われている．味蕾を含む茸状乳頭が散在性にみられる．舌背の後部1/3は舌根とよばれ，リンパ組織が多い．舌体と舌根の間の分界溝の前に V 字状に分布する有郭乳頭がみられる．この後方から甲状腺は陥入を始め，甲状軟骨の部で発達する．陥入部は舌盲孔となる（P.187図参照）．

舌腹（ぜっぷく） ➡舌下面

舌分界溝（ぜつぶんかいこう） terminal sulcus of the tongue 【解】舌を前2/3の舌体と後1/3の舌根とに分ける境界溝．舌背粘膜上を V 字形に走る溝で，最後部に甲状舌管の残遺物である舌盲孔が存在する．分界溝のすぐ前に一列に並ぶ有郭乳頭がみられる（P.187図参照）．

舌扁桃（ぜつへんとう） lingual tonsil 【解】舌根の粘膜下にみられる舌小胞の

集団を舌扁桃といい，口蓋扁桃や咽頭扁桃などとともに口峡周辺のリンパ咽頭輪（ワルダイエルの輪）を構成する．舌小胞はリンパ小節の集まりで，楕円形の小隆起をしている(P.187 図参照)．

舌面窩（ぜつめんか） lingual fossa 【解】前歯の舌側面にある凹面で，近・遠心の辺縁隆線と基底結節とで囲まれている．下顎歯では舌面窩は浅いが，上顎歯では深い．

セネガ senega 【薬】去痰薬．反射性に気管の分泌物を増加させる．

セファゾリン cefazolin 【薬】セファロスポリン(セフェム)系抗生物質の1つである．抗菌スペクトルは，グラム陽性・陰性菌の広範囲で，作用は殺菌的であり，大腸菌，肺炎桿菌に抗菌力が強い．作用機序は，細菌の細胞壁合成阻害による．

セファレキシン cefalexin 【薬】セファロスポリン(セフェム)系抗生物質の1つで半合成薬である．大部分のグラム陽性・陰性菌に殺菌的に作用する．緑膿菌にはほとんど効果がない．その作用機序は細菌の細胞壁合成阻害による．

セファロスポリン系抗生物質（——けいこうせいぶっしつ） cephalosporins /セフェム系抗生物質 【薬】グラム陽性・陰性菌，スピロヘータなどに強力な殺菌作用を現す抗生物質．殺菌は，ペニシリンと同様に細菌の細胞壁合成阻害による．溶菌作用によるがペニシリンより抗菌スペクトルは広い．毒性が低く，副作用も少ない．セファレキシン，セファロチンなどがある．ペニシリン系抗生物質とともにβ-ラクタム系抗生物質に属する．

セフェム系抗生物質（——けいこうせいぶっしつ） cephem antibiotics ➡セファロスポリン系抗生物質

セボフルラン【薬】吸入麻酔薬．揮発性．引火性なし．麻酔の導入，覚醒は速やか．副作用はハロタンより軽い．

セメント細胞（——さいぼう） cementocyte 【組】セメント芽細胞によって，セメント質基質が形成される．このセメント芽細胞がセメント小腔内に埋入されたものをセメント細胞といい，第二セメント質にみられる(上図参照)．

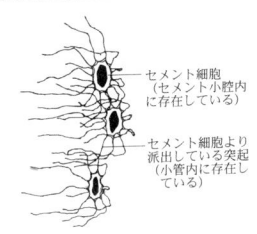

セメント細胞（セメント小腔内に存在している）
セメント細胞より派出している突起（小管内に存在している）

セメント質（——しつ） cementum 【組】歯根部象牙質を包む硬組織である．セメント質からはシャーピー線維が歯根膜，歯槽骨へ伸びて歯を顎骨に固定する．第一セメント質(無細胞セメント質)と第二セメント質(有細胞セメント質)がある．歯周炎でセメント質や歯根膜，歯槽骨が死ぬと象牙質，歯髄が生きていても歯は抜ける．

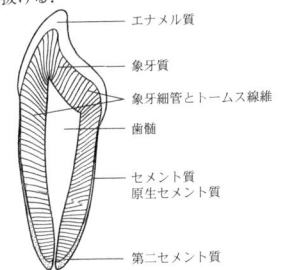

エナメル質
象牙質
象牙細管とトームス線維
歯髄
セメント質 原生セメント質
第二セメント質

セメント質う(齲)蝕（——しつ——しょく） cementum caries 【病】セメント質のう蝕をいう．歯周組織の退縮や歯周ポケットによりセメント質の表面からう蝕が始まりシャーピー線維に沿って進行する．しかしときには象牙質う蝕の波及による場合もある．

セメント質形成線維種（——しつけいせいせんいしゅ） cementifying fibroma 【病】セメント質腫の1型で，線維腫性組織中に種々の大きさの塊状セメント質様石灰化物が散存する．若い人あるいは中年者にみられ，下顎の臼歯部に多い．増大すると顎骨の膨隆がみられる．

セメント質腫（――しつしゅ）cementoma【病】 セメント質の形成増殖を特徴とする中胚葉性歯原性腫瘍で，良性セメント芽細胞腫，セメント質形成線維腫，巨大型セメント質腫，根尖性セメント質異形成症の各型がある．

セメント質肥大（――しつひだい）cementum hyperplasia【病】 細胞性セメント質の増生である．原因には咬合機能の喪失，外傷性咬合，慢性根尖性歯周炎，埋伏歯などである．セメント質の腫瘍性増殖したセメント質腫と区別する必要がある．

セメント質瘤（――しつりゅう）cementicle ⑲セメント粒【病】 歯根膜中に形成される球状の石灰化物で，構造が正常なセメント質に似た真性と似ていない偽性に分けられ，また存在する位置からは遊離性，付（壁）着性，介在性などに分類されている．

セメント小腔（――しょうくう）cementum lacuna(e)【組】 ヒトの第二セメント質内に散在性に認められる．セメント細胞を入れる腔間である．第二セメント質は形成が早いため，セメント芽細胞が取り残されたために生じる．セメント小腔よりセメント小管が歯根膜に向かうように伸びている．

セメント粒（――りゅう）cementicle → セメント質瘤

セラチア Serratia【微】 赤色色素（prodigiosin）を産生する腸管常在菌である．水中などに存在する腐生菌で，ヒトや動物の皮膚や粘膜に常在し，菌交代症によって異常増殖して呼吸器系感染症，尿路感染症の原因菌となり，日和見感染の起因菌として注目されるようになった．

ゼラチン gelatin【栄】 コラーゲンが熱で変性し，その三重らせん構造がこわれたもの．工業的には動物の骨や皮膚などを煮出して製造し，白色粉末または透明な薄片で，濃厚な水溶液は温かいうちは液状（ゾル）であるが，冷やすと固体状（ゲル）になる．

セラミド ceramide【栄】 4-スフィンゲニン（スフィンゴシン）のアミノ基にパルミチン酸などの脂肪酸が結合したもので，コリンなどが結合してスフィンゴミエリンなどのリン脂質を作る．また，ガラクトースなどの糖が結合して糖脂質（たとえばセレブロシド）となる．

セリン serine【栄】 タンパク質を構成する水酸基をもつアミノ酸の1つで，側鎖が-CH₂-OH．略号は Ser（または S）．酵素タンパク質のセリン側鎖がリン酸化され，酵素活性が変化することは，ホルモンの作用発現など，種々の生物活動の発現に重要な役割をしている．象牙質のリンタンパク質であるホスホホリンの主要アミノ酸の1つで，ここではリン酸化されている．

セリンプロテアーゼ serine protease【栄】 トリプシン，キモトリプシン，トロンビンのようなタンパク分解酵素で，活性中心にセリン残基をもつものの総称．神経毒のジイソプロピルフルオロリン酸（DIPF）はこのセリン残基と不可逆的に結合して酵素を不活性化する．

セルロース cellulose ⑲繊維素【栄】 植物の主成分であり，デンプンと同様にグルコースの重合体である．セルロースのミセルは強固なためデンプンとは異なり水と煮沸しても崩れない．グルコースが α-1,4 結合をしたものがデンプン（アミロース）であり β-1,4 結合をしたものがセルロースである．

セルロプラスミン ceruloplasmin ⑲タンパク，フェロキシダーゼ I【栄】 哺乳動物の血漿中に存在し，銅の貯蔵および輸送に関与する糖タンパク．4つのサブユニット（$\alpha_2\ \beta_2$）からなり，8原子の銅と結合している．in vitro でアミノキシダーゼ活性を示し，肝硬変，肝炎などで上昇し，ウィルソン病で低下する．

セレニウム selenium → セレン

セレブロシド cerebroside【栄】 セラミドにガラクトースが結合したもので代表的な糖脂質．セレブロシドは分子内の脂肪酸によって，ケラシン，セレブロン，ネルボンなどと区別され，ラットの脳のセレブロシドの構成脂肪酸は主としてステアリン酸である．

セレン selenium ⑲セレニウム グルタチオンペルオキシダーゼの成分として，また，生体膜の安定に寄与しており，ビタミン E と協同的に作用する抗酸化剤でもある．食物中に 5～15 μg 以上存

すると毒性を示す.

セロトニン serotonin 〔同〕5-ヒドロキシトリプタミン (5-HT) 【薬】腸のクロマフィン細胞, 血小板, 視床下部, 脳底神経節などに存在する一種の局所ホルモン (オータコイド) である. 内臓的な血管平滑筋を収縮させ, 胃分泌を抑制する. また, 中枢神経系では化学伝達物質の1つとして働いている. いずれも, 周期的な日差変動にかかわりをもつといわれる.

腺 (せん) gland 【組】液体やホルモンを分泌する細胞や器官. 導管を介して, または直接に管腔や外部に分泌物を放出する外分泌腺と組織液を介して, もしくは直接血管内に分泌する内分泌腺に区分される. 扁桃腺は形は腺に似ているが, 分泌しないので扁桃といわねばならない.

線維芽細胞 (せんいがさいぼう) fibroblast 【組】結合組織の主要な細胞で, 紡錘形を示しコラーゲンや弾性線維の前駆物質や基質成分を合成する. その機能の盛んなときは, 豊富な細胞小胞体, ゴルジ装置, ミトコンドリアをともなうが, 機能停止期はこれらの細胞小器官は少なくなり, 線維細胞とよばれる.

線維脂肪腫 (せんいしぼうしゅ) fibrolipoma 【病】脂肪腫の中に線維腫が混在する (混合腫瘍) ものを言う. 口腔では, 頬粘膜, 口唇等に発生する.

線維腫 (せんいしゅ) fibroma 【病】良性非上皮性腫瘍で結合組織から発生する. 線維と膠原細胞からなり, 線維が多く硬い硬性線維腫と少なくて軟らかい軟性線維腫がある. 一般には硬性線維腫が多く, あらゆる年齢に発生する. 口腔では歯肉, 舌, 口蓋, 頬粘膜, 口唇などにみられる.

線維腫性エプーリス (せんいしゅせい――) 〔L〕 epulis fibromatosa 【病】歯肉の上に生ずる線維腫で, 線維性組織の増殖によって生ずる腫瘍性のエプーリスである. 線維腫性エプーリスとの鑑別が困難な場合があるが, 線維腫は, 線維性エプーリスに比し, 線維の増殖が規則的で, 血管が少ない.

線維状タンパク質 (せんいじょう――しつ) fibrous protein 【栄】長いペプチド鎖がたがいに種々な結合で横につながり, 安定で水に溶けにくい構造をとっている一群のタンパク質で, 主として組織の支持と構造に関係している. コラーゲン, エラスチン, ケラチン, 絹のフィブロインなどがこれに属する.

線維性エプーリス (せんいせい――) 〔L〕 epulis fibrosa 【病】線維の形成を主とするエプーリスである. 肉芽腫性エプーリスの古くなったもので, 炎症性細胞浸潤が少なくなり, 肉芽組織の線維化が起こって瘢痕化したものである. エプーリスではこの型のものがもっとも多い.

線維素 (せんいそ) fibrin ➡フィブリン

線維素原 (せんいそげん) fibrinogen ➡フィブリノーゲン

線維素性炎 (せんいそせいえん) fibrinous inflammation 【病】滲出性炎の1型で, 滲出液中に多くの線維素原を含有している場合, 滲出後にその組織の表面や組織中で線維素が析出する. このような滲出性炎をいう. 壊死組織と線維素がかたまったものを痂皮という.

線維軟骨 (せんいなんこつ) fibrocartilage 【解】多くの膠原線維を含む軟骨組織の一種である. 圧迫や牽引に抵抗が強く, 人体では椎間円板, 恥骨間円板などにみられる.

線維肉腫 (せんいにくしゅ) fibrosarcoma 【病】線維組織由来の悪性腫瘍である. 肉腫組織の一部にはまったく未熟な肉腫細胞のみ増殖しているところがあると同時に, 他方では腫瘍細胞はある程度分化していて膠原線維が形成され線維組織由来であることがわかる肉腫である.

線角 (せんかく) line angle 【解】面と面とのなす線状の角を線角という. たとえば唇面と近心面との移行部. 臨床ではあまり使用されない.

全か無の法則 (ぜん――む――ほうそく) all-or-none law 【生】単一の神経や筋線維が刺激により興奮を起こすとき, 閾値以上の刺激であればその刺激の強さとは無関係に一定の興奮を起こし, 以下の刺激であればまったく興奮を起こさないという法則.

腺癌 (せんがん) adenocarcinoma 【病】腺上皮から発生する癌である. 癌細胞は大体が円柱状で不規則な管腔を囲むが,

腺腫と比べると異型が強い．胃，大腸，乳腺などに発生する．口腔ではおもに耳下腺，顎下腺にみられる．中年以降に多い．

潜函病（せんかんびょう）caisson disease ⑩潜水夫病【病】潜水，潜函工法による土木工事などの高圧環境から普通の気圧に戻るとき起こる種々の障害で，原因は気圧の急減少によって血液中に溶けていた窒素が遊離し窒素ガス化するため起こるガス塞栓症である．予防にはできるだけゆっくり減圧する．

前癌病変（ぜんがんびょうへん）precancerous lesions【病】癌に前駆して現れる病変であるが，前癌病変のすべてが癌に進展するわけではない．つまりそれ自身癌ではないが臨床的に癌化の頻度の高い病変の総称である．口腔領域では白板症，紅斑症（紅色肥厚症），乳頭腫，梅毒性潰瘍などがある．

栓球（せんきゅう）thrombocytes ➡血小板

腺筋腫（せんきんしゅ）adenomyoma【病】平滑筋腫の中に腺腫が混在する比較的複雑な混合腫瘍をいう．

腺腔（せんくう）glandular space【組】外分泌腺は上皮細胞が結合組織内に管状に陥没することにより形成される．腺腔は分泌物を運ぶ管であり，分泌細胞で囲まれる終末部と，導管上皮で包まれる導管部よりなる．

先駆菌層（せんくきんそう）Ⓖ Zone der Pionierpilze【病】Furrer は象牙質う蝕巣を表層から深層にかけて6層に分けた（軟化層，脱灰層，混濁層，混濁層，透明層，生活反応層）．第三層の先駆菌層は，象牙細管内にごくわずかな細菌がみられるにすぎず，象牙質基質の変化も少ない層である．

浅頸筋（せんけいきん）superficial cervical muscle【解】広頸筋と前頸筋とをいう．頸部の皮下に広がる左右1対の薄膜状の皮筋である．胸部上方で起始し，下顎骨下縁を越えて顔面下部に達す．顔面神経で支配され，頸部の皮膚を引き上げ，顔の表情にも関与する（P.68 図参照）．

前頸筋（ぜんけいきん）anterior cervical muscle【解】下顎骨と舌骨との間にある筋の総称である．舌骨上筋と舌骨下筋とに分けられ，開口，嚥下，発声に関与する（P.190 図参照）．

前後（ぜんご）antero-posterior【解】人体の立体方向を示す用語で，直立した位置で腹の側を前といい，背中の側を後という．身体の2つの部分の相対的関係を示す場合などに用いられる．

洗口剤（せんこうざい）mouth washes ➡口洗剤

洗口用フッ化ナトリウム製剤（せんこうようーかーせいざい）rinsing of sodium fluoride preparations【薬】う蝕予防を目的とする洗口剤．10 ml 前後を30〜60秒間歯面にいきわたらせるように洗口する．洗口後は30分間，飲食させない．洗口回数が多いほど予防効果が高い．製剤には，ミラノール（フッ化ナトリウム 11 g，マンニトール 43.6 g，マクロゴール 6000 43.6 g）2 g を200 ml の水に溶解して用いる．

仙骨（せんこつ）sacrum ⑩仙椎【解】5個の仙椎の癒合により形成される．脊柱では最大で，逆三角形状の骨である．仙骨の前面は凹面で骨盤腔に向かい，上方は腰椎，下方で尾骨と連結する．仙骨の形状には男女で差異がある．

前後的歯牙湾曲（ぜんごてきしがわんきょく）永久歯の歯列弓を横から見ると，切端や咬頭頂を線で結んでみると，曲線をしていることが分かる．この曲線をいう．ウィルソン湾曲（側方歯牙湾曲）を参照．

潜在的病原性（せんざいてきびょうげんせい）➡病原性

腺腫（せんしゅ）adenoma【病】唾液腺，乳腺，甲状腺などの腺上皮から発生した良性上皮性腫瘍で，腺組織に類似した構造をなす．腺管構造は認められるが腺房，排泄管などの区別はない．唾液腺由来のものでは多形性腺腫がもっとも多い．

洗浄剤（せんじょうざい）irrigating agents【薬】消毒洗浄剤であり，アクリノール 0.1〜0.2% 液が盲囊内の消毒洗浄に繁用される（歯周療法）．抜歯窩洗浄には過酸化水素の 1.5% が用いられる．1.4% イソジンも繁用される．

栓状歯（せんじょうし）peg-shaped tooth

➡円錐歯

前上歯槽枝（ぜんじょうしそうし） anterior superior alveolar branch 【解】三叉神経の第2枝．上顎神経の枝である眼窩下神経から分枝し，前歯部に分布する．前・中上歯槽枝と後上歯槽枝を合わせて上歯槽神経といい，互いに分枝交通し，上顎の歯や歯肉に分布する（P.129図参照）．

腺上皮（せんじょうひ） glandular epithelium 【組】分泌細胞によって構成される上皮．杯細胞のような単細胞，胃粘膜細胞のように腺腔を形成することなく，広い表面をもつ．顎下腺や耳下腺のように上皮下層の結合組織内で管状，囊状に広がる上皮外腺などがある．

線条部（せんじょうぶ） striated portion 【組】耳下腺，顎下腺の分泌部と導管の間にある多数のバーコード線状に見える部分．電顕で見ると線条の間にミトコンドリアがある．この部は水分やミネラルの再吸収部といわれている．

染色質（せんしょくしつ）➡クロマチン

染色体（せんしょくたい） chromosome 【組】細胞核に存在する染色糸（遺伝子が含まれている）は細胞分裂時には太く短くなって染色体とよばれる．数，形，大きさは生物の種により異なる．ヒトでは46個ある．そのうち44個(22対)は常染色体で，2個はX,Yの性染色体である．XYをもつと男，XXは女．まれにXXYなどがあることがある．

染色体遺伝子（せんしょくたいいでんし） chromosomal genetic element 【微】細菌の発育，増殖に関与し，その細菌の本来の性質を伝達する遺伝子である．細菌では染色体DNAは1個で，すべての細菌がもっている．

全身作用（ぜんしんさよう） systemic action 同吸収作用 【薬】薬物が適用部位から吸収され，血液中に移行し，全身に運ばれて各器官に分布し，作用を現すこと．薬物の作用が及ぶ範囲からみた表現方法で，全身作用して局所作用があるただし，遠達作用と異なる．

全身性止血薬（ぜんしんせいしけつやく） hemostatics 【薬】出血を阻止する薬剤を止血薬といい，適用方法により全身的に作用させるものと局所的に作用させる

ものに大別できる．この前者をいい，代表薬にビタミンK，トロンボプラスチン（凝固促進），ε-アミノカプロン酸（抗線溶系抗プラスミン薬），ビタミンC（毛細血管強化薬）などがある．

全身適用（ぜんしんてきよう） systemic administration 【薬】投与された薬物が血行中に入り，全身性に作用することを目的とする薬物適用法．静脈注射，筋肉内注射，内服などがこの投与法である．これに対して，ある限局した部位のみに作用することを目的とする適用法を局所適用という．

全身麻酔【薬】（ぜんしんますい〈やく〉） general anesthetics 【薬】中枢機能を可逆的に抑制し，知覚の消失，意識の消失，同時に反射の抑制・筋弛緩により手術を容易にし，不動化をもたらす薬物の総称をいう．①吸入麻酔薬（エーテル，笑気，ハロタン），②静脈麻酔（チオペンタールなど），とくに笑気は歯科臨床外来で鎮静法として用いている．

潜水夫病（せんすいふびょう） diver's disease ➡潜涵病

全数調査（ぜんすうちょうさ） complete survey 同悉皆調査 【公】統計調査において，対象となる人や事象のすべてを調べることをいう．対象が少数の場合には，実施可能であるが，対象が多数になると費用や人手などが多く必要になることから，標本調査を行うことが多い．

栓塞症（せんそくしょう） embolism ➡塞栓症

浅側頭動脈（せんそくとうどうみゃく） superficial temporal artery 【解】外頸動脈の終わりの1つで，顔面横動脈，耳下腺枝，中側頭動脈，頬骨眼窩動脈，前頭枝，頭頂枝に分かれて，主として側頭部に分布する．外耳道の前で脈動を触れることができる（P.52参照）．

腺体（せんたい） ➡腺房

選択作用（せんたくさよう） selective action 【薬】生体に吸収された薬物が特定の臓器にのみに効果を現す場合をいい，一般作用と対比した作用である．ジギタリスの心臓に対する作用などがその例である．

選択性（薬物の）（せんたくせい〈やくぶつ——〉） selectivity 【薬】ある薬物

の効果が特定の機能(または組織)に対してきわめて少量ではつかりした変化をもたらすときに,選択性をもつという.ジギタリスおよびツボクラリンがこの好例である.

選択毒性(せんたくどくせい) selective toxicity 【薬】 生体組織に対して毒性が少なく,病原微生物に対して選択的に毒性を発揮すること.

選択培地(せんたくばいち) selective medium 【微】 細菌を増殖させる人工培地に,その細菌の特殊な性質(栄養,pHなど)を利用して,その細菌を選び出す培地をいう.腸内細菌の中でも大腸菌は乳糖を分解して酸を産生するが,チフス菌,赤痢菌は分解しないので,培地に乳糖とpH指示薬を加えて選択する.

仙椎(せんつい) sacral vertebra ➡仙骨

前庭感覚(ぜんていかんかく) vestibular sensation 圖平衡感覚 【生・組】 身体の直進や回転運動の速度変化および重力変化を感ずる感覚.前庭器官で受容され,運動や姿勢を反射的に調節している.

前庭器(ぜんていき) vestibular organ 圖迷路 【解】 身体の直進や回転運動などの速度変化を感知する器官.内耳に存在し,3つの半規管と卵形囊,球形囊からなっている.半規管は回転の受容器として,卵形囊,球形囊は直進加速度は重力の受容器として働く.

先天異常(せんてんいじょう) congenital malformations 【病】 遺伝的因子(特定の遺伝子または染色体異常)あるいは胎生期の異常環境によって起こる形態的・機能的異常で,出産時にすでに発現していることが多い.

先天歯(せんてんし) congenital tooth 【病】 出生時あるいは生後1か月以内に萌出する歯で,前者を出産歯,後者を新生歯という.下顎乳中切歯に多いが過剰歯の場合もある.1歯のこともあるが2歯以上のこともある.Riga-Fede病,歯牙周囲炎を併発したり,母親の乳頭を傷つけることも多い.

先天性エプーリス(せんてんせい――) congenital epulis 【病】 新生児にみられるきわめてまれなエプーリスで,女児の上顎歯槽部歯肉に好発し,組織学的には顆粒状の原形質を有する大きな細胞(顆粒細胞)からなることが多い良性のエプーリスである.

先天性代謝異常(せんてんせいたいしゃじょう) inborn errors of metabolism 遺伝変異によって,ある酵素が合成されなかったり,合成されても活性がなかったりすると,生体内の代謝過程に異常が起こり,中間体の蓄積や排泄が行われる.フェニルケトン尿症などがその例であり治療困難なものが多い.

先天(性)梅毒(せんてん(せい)ばいどく) congenital syphilis 【病・微】 胎盤感染により起こる.重症だと胎児は流産・死産なるか生後まもなく死亡する.生存した場合,早期に発症する新生児梅毒,2年以後に発症する晩発性梅毒がある.後者にはハッチンソン歯,実質性角膜炎,内耳性聾の3徴候がみられる.

先天免疫(せんてんめんえき) innate immunity 圖自然免疫 【微】 ある感染症に生来かからない場合をいう.感染症によって,ある動物はかかるが別の動物はかからないものがある.この感染症にかからない動物は生まれながらにして抵抗力をもっていることをいう.

前頭(ぜんとう) forehead, frontal 【解】 矢状面に直行するすべての面を前頭面という.その方向を前頭方向という.一般に前頭は前頭骨付近をいう(P.235図参照).

蠕動運動(ぜんどううんどう) peristalsis 【生】 食道,胃,小腸,大腸などにおいて,一部の筋が収縮してくびれができ,このくびれが口側から尾側へ向かう運動をいう.逆方向に起こることもあり,これを逆蠕動という.食物を送る働きをする.

前頭蓋窩(ぜんとうがいか) anterior cranial fossa 【解】 頭蓋腔の内面底部の前方部で,大脳前頭葉を入れている.前頭骨,蝶形骨,篩骨で構成される.骨壁が薄く,孔が多いので頭蓋底骨折が起こりやすい(P.236図参照).

前頭筋(ぜんとうきん) frontal belly 【解】 頭頂の帽状腱膜から前方に進み眉と眉間(みけん)の皮膚に付く.顔面神経に支配され,額(ひたい)に横シワを作る(P.68図参照).

前頭骨(ぜんとうこつ) frontal bone 【解】頭蓋前面と眼窩上壁を構成する頭蓋骨の1つ。前頭鱗はひたいを形成し、内部に前頭洞がある。誕生時には2個であるが、生後2年で癒合する。頭頂骨との間に大泉門(おどてこ)がある(P.235図参照)。

前頭洞(ぜんとうどう) frontal sinus 【解】前頭骨の内部にある左右1対の空洞で、副鼻腔の1つである。鼻腔の中鼻道に開口する。

前頭突起(ぜんとうとっき) frontal process ⟹前頭隆起 【組】胎生4週目頃、前頭部における間葉性細胞の増殖により形成される突起。

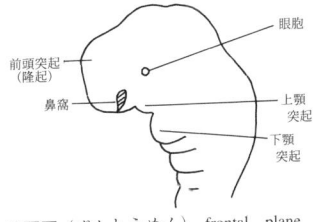

(図: 眼胞、前頭突起(隆起)、鼻窩、上顎突起、下顎突起)

前頭面(ぜんとうめん) frontal plane 【解】身体の断面を表す用語で、矢状面に直角な垂直面をいう。身体を前後的に分ける断面で、身体の長軸に平行な縦断面である。水平面、矢状面、前頭面はお互いに直交する。

前頭葉(ぜんとうよう) frontal lobe 【解】大脳半球を構成する4つの大脳葉の1つで、約40%の大きさを占め、ほぼ前頭蓋窩を満たしている。連合野が発達し、意志、思考、感情、知性、創造などの精神活動を司る。随意運動や言語の発声などの中枢がある。

前頭隆起(ぜんとうりゅうき) frontal prominence ⟹前頭突起

前鼻棘(ぜんびきょく) anterior nasal spine ⟹ナゾスピナーレ、ANS点 【解】鼻腔の梨状口の下縁の正中部で、上顎骨の一部が鼻腔に向かって鋭く突出した部分。ANS点として顔面頭蓋の計測やセファロ分析に用いられる(P.69図参照)。

潜伏感染(せんぷくかんせん) latent infection ⟹不顕性感染

潜伏期(間)(せんぷくき⟨かん⟩) latent period 【微】微生物が生体内に侵入し感染成立後、微生物が増殖して、生体側の抵抗力より大きくなり、なんらかの症状が現れ、発病するまでの期間をいう。感染から発症までの期間をいう。

腺房(せんぼう) terminal portion of glandular body ⟹腺体、終末部 【組】分泌物を作る細胞の集まっている所で、汗腺のような管状腺と、終末部が膨らんでいる胞状腺(唾液腺)とがある。

前方運動(顎の)(ぜんぽううんどう⟨がく――⟩) protrusion ⟹突出し動作(顎の) 【生】下顎が前方へ向かう運動。両側の外側翼突筋が同時に収縮するとともに、口を開けないという閉口筋群の協力によって起こる。

全無歯症(ぜんむししょう) complete anodontia ⟹完全無歯症 【病】先天的なすべての歯の欠如で、きわめてまれである。乳歯と永久歯の全欠如、全乳歯のみの欠如、全永久歯の欠如とがある。原因は、外胚葉異形成症、内分泌障害、遺伝などによる歯の原基の無形成や高度の発育障害が考えられる。

線毛(せんもう) pili 【微】普通線毛と性線毛があり、前者の線毛は細菌の粘膜および細胞への粘着に関係があり、性線毛はF線毛といわれ、遺伝子の授入に関係し、F線毛によってF線毛のない細菌と接合して、プラスミドを他の細菌に移すもの。

線毛上皮(せんもうじょうひ) ciliary epithelium 【組】上皮の自由面に運動できる多くの線毛をもっている上皮。呼吸器の鼻腔、副鼻腔、気管や卵管、精管、子宮などの上皮細胞にみられる。一方向に動いて表面にあるものを運送する。

泉門(せんもん) fontanelle 【解】頭蓋冠は新生児ではまだ骨化が完成せず、3個の骨が接する間隙が結合組織でふさがれている。この部分を泉門といい、大泉門、小泉門、前側頭泉門、後側頭泉門がある。生後2年間に閉鎖され縫合が完成する。

腺様エナメル上皮腫(せんよう――じょうひしゅ) adenomatoid ameloblastoma ⟹腺様歯原性腫瘍

線溶系抑制薬(せんようけいよくせいやく)

antifibrinolytics ➡抗プラスミン薬
腺様歯原性腫瘍（せんようしげんせいしゅよう） adenomatoid odontogenic tumor ⓡ腺様エナメル上皮腫 【病】 歯原性良性上皮性腫瘍の1つである．10歳代の女性に多く，上顎前歯部に好発し，発育は緩慢である．組織は，実質内に腺管状構造がみられ，立方形ないし円柱状細胞で囲まれている．また腫瘍組織内に小石灰化巣を認める．

腺様嚢胞癌（せんようのうほうがん） adenoid cystic carcinoma 【病】 唾液腺出来の悪性上皮性腫瘍である．40歳以上の女性に多く口蓋に好発する．発育は緩慢であるが，浸潤性に増殖する．実質はクロマチンに富む小形の細胞が胞巣を形成し，多嚢胞性で篩状構造を示す．

前葉ホルモン（ぜんよう―） anterior lobe hormone ➡下垂体前葉ホルモン

腺リンパ腫（せん――しゅ） adenolymphoma ➡乳頭状嚢腺リンパ腫

前腕（ぜんわん） forearm 【解】 上肢で上腕に続く部分すなわち肘関節から手首の関節までの部分をいう．前腕の骨格は尺骨と橈骨が形成し，前腕筋は12の伸筋と8つの屈筋からなる．

ソ

ソイステロール 【薬】 大豆油不けん化物．高脂血症用薬．消化管からのコレステロールの吸収を阻害する．動脈硬化症の予防と治療に使用．

素因（そいん） disposition ⓡ内因 【病】 病気の原因には，外来性の外因と，個体が先天性または後天性に有する内因とがある．この内因は素因と遺伝に分けられる．素因は病気にかかりやすい状態のことで，好罹病性と換言することができる．

蒼鉛縁（そうえんえん） bismuth line 【病】 蒼鉛は各種の疾患の治療に使用される重金属類の1つであるが，中毒や血管神経中枢麻痺を起こす．口腔では硫化蒼鉛が沈着して歯肉縁に灰青色や黒色の線状着色を起こし蒼鉛縁になる．

騒音（そうおん） noise 【衛】 聞く人にとって不快な音を騒音という．騒音の発生源は，工場，自動車，航空機などであるが，カラオケやピアノなどによる近隣騒音も問題となる．公害に関する苦情でもっとも件数の多いのが騒音である．

騒音性難聴（そうおんせいなんちょう） ➡職業性難聴

相加作用（そうかさよう） addition 【薬】 2つ以上の薬物を適用するとき，単独の使用時より薬理効果が増加した場合を協力作用というが，このとき増加した効果が，別々に投与した薬効の総和として現れるときをいう．一般に同一作用点をもつ薬物の併用で現れる．

増感作用（ぞうかんさよう） sensitization 【薬】 単独で何の作用もない薬物が他の薬物の作用を増強することがある．この作用をいう．薬物の相互作用で相乗作用の1つといえる．薬物のみならず放射線照射により，ある物質の作用が増強することも増感作用である．

槽間中隔（そうかんちゅうかく） interalveolar septum 【解】 上顎骨と下顎骨には，歯根を入れる歯槽という穴がみられ，1つの歯の歯槽と隣接歯の歯槽との間の骨壁を槽間中隔という（P.44図参照）．

臓器移植（ぞうきいしょく） transplantation of organ 【組】 心臓移植のためには拍動している心臓が望ましい．一般に心臓死の前に大脳皮質の活動（動物機能）が停止し植物状態となり，最後に脳幹の機能が停止（脳死）すると必ず心臓は停止する．しかし人工ペースメーカなどを使用すれば拍動を続けることができるようになった．臓器移植のため日本も脳死を認めるようになり，臓器（とくに心臓）移植の成功例が多くなってきた．

臓器感覚（ぞうきかんかく） visceral sensation ➡内臓感覚

総頸動脈（そうけいどうみゃく） common carotid artery 【解】 頭頸部に分布する動脈の本幹である．右総頸動脈は腕頭動脈から，左総頸動脈は大動脈弓から起こる．内頸動脈と外頸動脈に分岐する．頸動脈三角で体表から拍動を触れることができる．（P.38図参照）

象牙芽細胞（ぞうげがさいぼう） odontoblast 【組】 歯乳頭の間葉細胞が分化したもので，歯髄最表層部に1列に配列

している．旺盛な象牙質形成期では細胞の丈も長く，核は基底部に位置し，ゴルジ装置，粗面小胞体，ミトコンドリアに富み，象牙質の基質形成にあずかる．形成後では細胞は小さくなり，細胞小器官も乏しくなる．

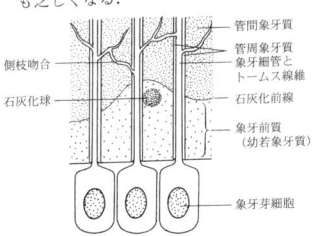

（図：象牙細管の構造）
- 側枝吻合
- 石灰化球
- 管間象牙質
- 管周象牙質
- 象牙細管とトームス線維
- 石灰化前線
- 象牙前質（幼若象牙質）
- 象牙芽細胞

象牙細管（ぞうげさいかん）　dentinal tubule　【組】　象牙質は象牙芽細胞の突起を入れる細管を有している．この細管は歯髄腔を中心として放射状に伸び，軽くS字状を示しながら象牙質の表面に向かっている．歯髄の近くでは太く，分布密度も高いが，象牙質の辺縁部に近づくにつれて，細管は細くなり密度も疎になる（P.201 図参照）

象牙質（ぞうげしつ）　dentin　【組】　歯の主体をなす硬組織で，象牙芽細胞によって形成される．内部に歯髄があり，歯冠部はエナメル質，歯根部はセメント質に接している．内部には多数の象牙細管をもち，不透明で，モース硬度は4～5°であり，無機質は約75％である．

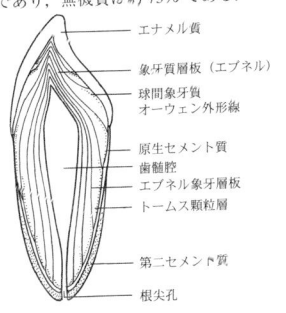

（図：歯の構造）
- エナメル質
- 象牙質層板（エブネル）
- 球間象牙質　オーウェン外形線
- 原生セメント質
- 歯髄腔
- エブネル象牙層板
- トームス顆粒層
- 第二セメント質
- 根尖孔

象牙質う（齲）蝕（ぞうげしつ―しょく）　dentin caries　【病】　病巣は底を表層に尖端を歯髄側に向けた円錐状を呈し（う蝕円錐），表層から崩壊層，細菌感染層，脱灰層，透明層，不透明層がある．細菌感染層には，象牙細管の拡張，裂隙，溶解原巣がみられる．

象牙質感覚（ぞうげしつかんかく）　dentinal sensation　【生】　象牙質に存在する感覚をいい，痛みのみである．原因は神経終末が直接刺激されて痛みを起こすだけでなく，象牙細管内の液が種々の刺激により移動し，この機械的刺激が歯髄に伝えられ，痛みを起こすと考えられている．これを動水力学説という．

象牙質腫（ぞうげしつしゅ）　dentinoma　【病】　若い人の下顎臼歯部に生じる．結合組織と象牙質からなり，歯原性上皮を有するものと有しないものがある．象牙質形成量は種々，構造は不規則，石灰化は悪い．正常な象牙芽細胞はみられない．

象牙質消毒薬（ぞうげしつしょうどくやく）　disinfectant for dentin　同う（齲）窩消毒薬　【薬】　細菌や細菌産生物を多量に含有する蝕部分を除去したのち，象牙細管に残る細菌を撲滅し，同時に炎症と疼痛を抑制するために窩洞内に適用する薬剤をいう．フェノールカンフル，フェノールチモール，植物性揮発油合剤などが用いられる．

象牙質除痛剤（ぞうげしつじょつうざい）　dentin desensitizers　➡象牙質知覚過敏症鈍麻剤

象牙質知覚過敏症鈍麻剤（ぞうげしつちかくかびんしょうどんまざい）　desensitizers of hypersensitive dentin　同象牙質除痛剤，象牙質知覚低下剤　【薬】　生活歯の象牙質が露出し知覚が異常に亢進した場合，疼痛を引き起こす外来刺激を遮断したり疼痛の発生を防御する目的で局所に塗布する薬物をいう．フッ化ジアンミン銀，歯科用パラホルムセメントなどがある．

象牙質知覚低下剤（ぞうげしつちかくていかざい）　desensitizers for hypersensitive dentin　➡象牙質知覚過敏症鈍麻剤

象牙質瘤（ぞうげしつりゅう）　denticle　同歯髄結石，象牙粒　【病】　歯髄内にみ

られる象牙質の塊のことである.原生象牙質に類似した真性と層状の石灰化物である偽(仮)性象牙質癌とがある.部位によって,遊離性,付(壁)着性,介在性などに分けられる.

象牙線維(ぞうげせんい) dentinal fiber
➡トームス線維

象牙前質(ぞうげぜんしつ) predentin
➡幼若象牙質

造血機能(ぞうけつきのう) hematopoiesis【生】 血球はつねに新しく造成され,一方では破壊されている.赤血球,顆粒白血球,単球は主として骨髄で作られ,リンパ球はリンパ組織で作られる.

象牙粒(ぞうげりゅう) denticle ➡象牙質癌

桑実歯(そうじつし) mulberry tooth ➡フールニエの歯

桑実状歯(そうじつじょうし) mulberry tooth ➡フールニエの歯

爪床(そうしょう) nail bed 【解】 露出している部分の爪を爪体,爪半月といい,その下面にある表皮を爪床という.爪体と爪根から爪は層状(図の1〜4の順)に成長する.

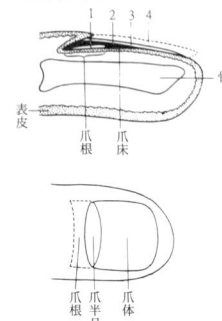

相乗作用(そうじょうさよう) potentiation 同協力作用 【薬】 薬物を併用した場合にみられる協力作用の一種である.薬物の効果が,個々の薬物の効果の合計より大きい場合を相乗作用という.バルビタールとアミノピリンの鎮痛効果,リドカインとエピネフリンの局所麻酔効果など.

創傷の治癒(そうしょう——ちゆ) wound healing 【病】 創傷とは組織の離断や欠損で,治癒は組織の再生により起こる.皮膚や粘膜の創傷には,創面が密接していて肉芽組織形成がほとんどない第一次的治癒と,欠損部に肉芽組織形成が多い第二次的治癒がある.

増殖(ぞうしょく) growth 【微】 細菌は栄養と最適な環境にあると2分裂して細菌数が増加することをいう.この2分裂に要する時間を世代時間という.

総水銀(そうすいぎん) total mercury 【衛】 水俣病に代表される有機水銀の健康障害が大きな社会問題となり,水銀による水質汚濁について総水銀として環境基準や排水基準が定められている.総水銀には,無機水銀およびアルキル水銀,そのほかの水銀化合物が含まれる.

増生(ぞうせい) hyperplasy ➡数的肥大

双生歯(そうせいし) geminated teeth 同双胎歯 【病】 1つの歯胚が,不完全な分裂をして生じるか,あるいは正常歯と過剰歯とが発育の途中で結合した歯で,融合歯に似た形態異常の歯が形成される.下顎前歯部に多くみられる.

叢生歯(そうせいし) crowding teeth 同乱排歯,乱杭歯 【病】 ジグザグ状の不正配列状態の歯のことで,前歯部にみられる.萌出余地が少ないため,歯が唇側や舌側に転位あるいは傾斜して重なり合って配列している.歯の幅と顎の大きさの不調和や臼歯の近心転位によって起こる.

双体奇形(そうたいきけい) double monster ➡二重体

双胎歯(そうたいし) geminated teeth ➡双生歯

増幅作用(ぞうふくさよう) amplifier 同増幅動物 【微】 たとえば,日本脳炎ウイルスはブタの体内で増殖してウイルス血症をきたす.力が吸blurすで,この保毒力がヒトを刺すと脳炎となる.ブタは疾病の病因とならず,自然界でのウイルスの濃度を高める働きをすることをいう.

増幅動物(ぞうふくどうぶつ) amplifier ➡増幅作用

創面洗浄剤(そうめんせんじょうざい)

㈠**消毒薬** 創面の消毒,洗浄を目的とする薬物である.刺激性が少なく,組織を障害しないものが用いられる.2.5～3.5％の過酸化水素液(オキシドール),0.1％のクロルヘキシジン溶液,0.1～0.2％のアクリノール溶液などが用いられる.

創面の清掃剤(そうめん——せいそうざい)【薬】歯冠歯髄の切断除去後,創面に歯質や歯髄のくずが残らないように洗浄する.3％過酸化水素酸ナトリウム溶液,3％過酸化水素水を交互に用いる.

ソーマチン thaumatin 【栄】西アフリカ産植物の果実に含まれる甘味をもつタンパク質である.塩基性アミノ酸に富み,分子量約 14,000 である.熱によって甘味が失われるので代用甘味料としての実用化は困難である.

即時型アレルギー(そくじがた——) immediate hypersensitivity ➡即時反応

即時反応(そくじはんのう) immediate reaction ㈠即時型アレルギー反応,即時反応型【薬・微】ある抗原(微生物・薬剤など)に感作された生体が同じ抗原と再接触したとき,数分から数時間内に生ずるアレルギー反応の総称.体液性抗体(免疫グロブリン)によって仲介される.感作 T リンパ球によって仲介される遅延型反応と対比される.

促進拡散(そくしんかくさん) facultative transport 【栄】細胞が糖などを菌体内に取り込む受動輸送(エネルギーを使わない輸送システム)の 1 つ.細胞膜のタンパク質が取り込む物質を選択するが,エネルギーを使わないので,濃度勾配に逆らって取り込むことはできない.レンサ球菌では糖濃度が高いときには,このシステムを使う.

速成耐性(そくせいたいせい) tachyphylaxis ➡タキフィラキシス

側切歯(そくせっし) lateral incisor 【解】中切歯の遠心に位置する永久歯で,第二切歯ともいう.乳側切歯の代生歯で胎生5 ヵ月頃に歯胚を形成し,8 歳頃萌出する.上顎側切歯には退化傾向があり,矮小歯となったり,欠如したりすることがある(P.157 図参照).

塞栓症(そくせんしょう) embolism ㈠栓塞症【病】血管が,移動した血栓やそのほか異物により閉鎖された状態ない

い,血管につまった物質を塞栓という.塞栓が生じた血管の末梢領域では,血行障害をきたし,組織は貧血や梗塞に陥る.

側頭窩(そくとうか) temporal fossa 【解】側頭筋で満たされている側頭骨の凹み.下方は側頭下窩に移行する(P.234 図参照).

側頭下窩(そくとうかか) infratemporal fossa 【解】頭蓋側面の側頭窩の下方にある凹みで内・外側翼突筋で満たされ,下顎神経や顎動脈が存在する.眼窩や翼口蓋窩と連なり,卵円孔・棘孔で中頭蓋窩と交通する(P.235 図参照).

側頭筋(そくとうきん) temporal muscle 【解】咀嚼筋の 1 つで,側頭部に広がる扇形の筋である.側頭窩から下顎骨の筋突起に付着し,三叉神経の下顎神経で支配され,下顎の挙上や後退に関与する.

側頭骨(そくとうこつ) temporal bone 【解】頭蓋側面の中央にある 2 個の骨.外側面には外耳孔があり,内に内耳がある.前方では頬骨突起が頬骨の側頭突起と頬骨弓を作る.下面には,下顎窩と関節結節があり,下顎骨の下顎頭と顎関節を構成する(P.234 図参照).

息肉(そくにく) polyp ➡ポリープ

側鼻裂(そくびれつ) lateral nasal cleft ㈠外側鼻裂【病】顔(面)裂の 1 つで,胎生期において内側鼻突起と外側鼻突起の癒合不全によって発現する.鼻稜の側面にできる.

側方運動(下顎の)(そくほううんどう〈かがく——〉) lateral movement 【生】咀嚼時や発声時の下顎の運動は上下のみならず前後,左右の運動が組み合さった複雑な運動である.このうち左右方向の運動を側方運動という.

側方歯牙弯曲(そくほうしがわんきょく) ➡ウィルソン湾曲

側方唇裂(そくほうしんれつ) lateral cheiloschisis【病】胎生期における上顎突起と球状突起との癒合不全により発生する.上唇に発現し,外鼻孔の下に唇裂が形成される.片側性に起こることが多いが,両側性にも起こる.病因は遺伝的要因や環境的要因が考えられている.

粟粒結核(ぞくりゅうけっかく) miliary

tuberculosis 【病】 各臓器に，多数の粟粒大の結核結節が形成され状態をいう．これは初感染病巣から結核菌が血行性に散布されることによって全身性に起こる．脾は100％おかされ，肺・肝・腎などにも高率に病巣が現れる．

鼠径リンパ肉芽腫症クラミジア（そけい―――にくげしゅしょう―）lymphogranuloma venereum 旧第四性病 【病・微】 本症は性病の1つで性交により感染する．病原体はクラミジアで潜伏期(7～12日)後，外陰部に無痛性の丘疹，水疱，潰瘍，瘢痕治癒(1～2週)，1週～2か月後鼠径リンパ節の腫脹，化膿，排膿して瘢痕治癒する．

組織（そしき） tissue 【組】 共通の形をもち，共通の機能をもつ細胞の集まったもの．上皮組織，結合組織，筋組織，神経組織の4種類からなる．これらの組織が組み合わさって器官が形成される．上皮は内部を保護するため細胞間質が少なく，細胞が石垣やタイルのように集合している．結合組織は細胞間が多く細胞は散在．細胞間が液体のものが血液，固体のものが軟，骨である．組織が集まって器官を形づくる．

組織球（そしききゅう） histiocyte 【組】 結合組織内に散在する細網内皮系の細胞である．トリパン青などの生体染色が強陽性である点が線維芽細胞との著しい差異を生む．遊走性と貪食性を示し，炎症や腫瘍の際出現する．血液内の単球とともにマクロファージ(食細胞)になるときれている．

組織呼吸（そしきこきゅう） tissue respiration ➡内呼吸

組織内薬物濃度（そしきないやくぶつのうど） drug concentration in tissues 【薬】 体内に吸収された薬物の組織，器官内における濃度をいう．この値は通常，血中の薬物濃度と平衡を保っている．したがって薬物の血中濃度を調べることにより，その薬物の組織内濃度変化を推定することができる．

組織賦活薬（そしきふかつやく） tissue stimulants 【薬】 歯周疾患治療に用いられる薬物の1つ．組織の賦活，鎮痛，消炎，止血，殺菌などの目的で用いられる薬物をいう．ヨード製剤やヒノキチオールが盲嚢貼付薬として用いられる．胎盤エキス製剤が皮下や歯肉患部内に注射される．

組織溶解薬（そしきようかいやく） 【薬】 病的組織の破壊と除去を目的として局所に適用する薬物である．次亜塩素酸ナトリウム溶液(アンチホルミン，ヒポクロリット)，トリプシンなどがある．健康な歯周組織を腐蝕することから現在ではほとんど用いられていない．

粗死亡率（そしぼうりつ） crude death rate 【衛】 通常，死亡率といった場合には，粗死亡率をいい，人口の年齢構成を考慮せず，単純に死亡総数を全人口で除したものである．粗死亡率も地域の健康水準を示す指標であるが，年齢構成の異なる地域を比較するときは，訂正死亡率が用いられる．

咀嚼（そしゃく） mastication 【生】 口腔内に摂取した食物を粉砕し，唾液を混和して食塊とするまでの過程をいう．これには歯，咀嚼筋，顔面筋，舌などの多くが関与し，口腔からの感覚情報をもとに，中枢神経において複雑巧妙に調節されている．

咀嚼運動（そしゃくうんどう） masticatory movement 【生】 食物咀嚼時の下顎運動をいう．この運動は食品の性質や量，口腔の状態，咀嚼の習慣の違いなどにより異なった運動をする．

咀嚼筋（そしゃくきん） masticatory muscle 【解】 下顎骨を挙上(閉口)する4種の筋(咬筋，側頭筋，外側翼突筋，内側翼突筋)で，頭蓋骨から起こり下顎骨に付く．下顎神経の支配(次頁図参照)．

咀嚼粘膜（そしゃくねんまく） masticatory mucosa 【解】 歯肉と硬口蓋粘膜のことで，上皮は重層扁平上皮で表層は角化している．固有層は厚く，上皮下で乳頭を形成している．粘膜下組織は部位により脂肪組織，小唾液腺を含むが，直接歯槽骨に接する所もある．

咀嚼能率（そしゃくのうりつ） masticatory efficiency 【生】 咀嚼による食物の粉砕能力を定量的に表したもの．正常歯列をもった人に対してどの程度の粉砕能力があるかを％で表す．測定方法にはおもに篩分法が用いられている．

咀嚼リズム発生器（そしゃく―――はっせい

側頭筋
頬骨弓
咬筋

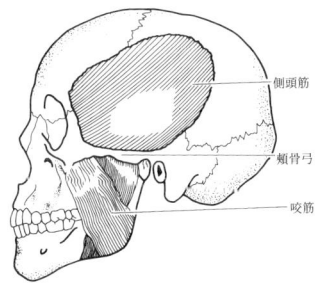

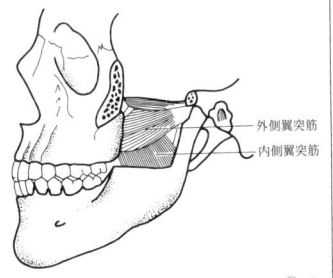

外側翼突筋
内側翼突筋

き）chewing rhythm generator 【生】咀嚼リズムや運動パターンを形成する部位を示し, 脳幹に存在する. これにより無意識的な咀嚼においても一定のリズムやパターンで咀嚼ができる.

疎性結合組織（そせいけつごうそしき）loose connective tissue 【組】組織を構成する線維群が一定の配列を示すことなく, かつ分布密度が薄である結合組織. 皮膚の深部にあり（皮下組織）, 皮膚と筋肉とを結びつける. また器官の周囲にあり, 臓器に栄養を送ったり, 保護したりしている.

蘇生薬（そせいやく）analeptics 【薬】中枢神経系の抑制状態に拮抗し, 正常状態に回復させる薬物をいう. 中枢神経系興奮薬のうち, 主として呼吸, 血管運動中枢を興奮させる薬物がこの目的で用いられる. ニケタミド, ジモルホラミン, カンフルなどがある.

速効性（作用）（そっこうせい〈さよう〉）immediate action 【薬】薬物投与後, ただちに作用が現れる場合をいう. この場合, 一般に作用持続時間は短い（一過性作用）. これに対し作用が徐々に現れる場合を遅効性作用という. この場合, 一般に作用持続時間は長い（持続性作用）.

粗面小胞体（そめんしょうほうたい）rough-surfaced endoplasmic reticulum 【組】細胞が種々のタンパク質を合成するところで, 長い袋が重なって層板をつくることが多い. 層の外表面には 15 nm のリボゾームが多数くっつき, 光顕的に塩基好性である. リボゾームには mRNA がつながっており, タンパク合成能の高い細胞内小器官である. 神経細胞のニッスル小体は粗面小胞体の集合したものである (P.124 図参照).

ソルビット ⓖSorbit ➡ソルビトール
ソルビトール sorbitol 同ソルビット 【栄】グルコースを還元して作られる糖アルコールで, その甘味度はショ糖の 60〜70％. もっともよく使われている糖アルコール性甘味料である. その齲蝕発生性は低いが, 吸湿性が強く, また, 多量に摂取すると糖アルコールに共通する緩下作用がある.

タ

ターゲットオルガン target organ ➡標的器官

ターナー症候群(――しょうこうぐん) Turner's syndrome 【病】 性染色体の異常(X 染色体が 1 つ欠損した XO 型)に基づき,卵巣の発育不全を主徴とした疾患である.見見的には女性であるが,身長は低く,精神薄弱,無月経などがみられる.翼状頸,外反肘,大動脈奇形などをともなう.

ターナーの歯(――は) Turner's tooth 【病】 局所の炎症によるエナメル質形成不全歯をいう.一般に乳歯の根尖性歯周炎によって後続の永久歯歯胚が侵襲を受け,そのエナメル質が形成不全を起こしたものである.したがって小臼歯に起こりやすい.通常は単一歯にみられる.

第一および第二鰓弓形成不全(だいいち――だいにさいきゅうけいせいふぜん) first and second branchial arch syndrome 【病・組】 先天異常として顔面,頬部,外耳,中耳,眼瞼,上・下顎骨の発育不全などの形態の異常症候として現れる.そのほか頸部,咽頭に管状の細孔などを生じる.

第一次(的)治癒(だいいちじ〈てき〉ちゆ) healing by first intention 同第一期癒合 【病】 創面が比較的清潔で,組織の損傷も少なく創縁が密着しているような場合の治癒をいう.外科手術時のメスによる無菌的切創の治癒はその典型である.治癒過程では肉芽組織の形成が少なく,傷跡もほとんど残らない.

第一次予防(だいいちじよぼう) primary prevention 【衛】 健康の保持・増進,疾病の予防であり,従来からの予防という概念があてはまる.通常,もっとも公衆衛生活動の対象となるところであり,健康診査,健康教育などが行われる.特定の疾病に対して特異予防法(ワクチンなど)を実施することもある.

第一制限アミノ酸(だいいちせいげん――さん) first limited ammino acid 【栄】 理想タンパク質(比較タンパク質)とある食品タンパク質の必須アミノ酸を比較し,もっとも不足しているアミノ酸のことを第一制限アミノ酸という.たとえば,牛乳,大豆では含硫アミノ酸,精白米,小麦粉ではリジンがそれである.

第一生歯(だいいちせいし) first dentition 同乳歯,脱落歯 【解】 最初に生える歯群をいう.ヒトでは大人の咬合圧にたえられず,生理的に歯根が吸収されて脱落する.通常永久歯とされている大臼歯は生理的な吸収を受けて脱落しないが,発生学的には第一生歯に属している(下図参照).

第一大臼歯(だいいちだいきゅうし) first molar 同6歳臼歯 【解】 第二乳臼歯遠心位に萌出する最初の加生歯である.6歳前後に萌出する.

第一鉄イオン(だいいちてつ――) ferrous ion ➡2 価鉄イオン

第一乳切歯(だいいちにゅうせっし) first deciduous incisor ➡乳中切歯

第一期癒合(だいいっきゆごう) healing by first intention ➡第一次(的)治癒

体液(たいえき) body fluid 【組】 身

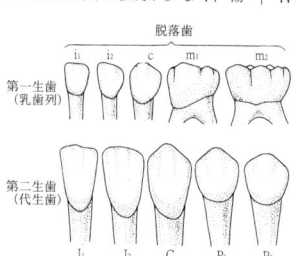

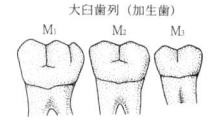

脱落歯

第一生歯
(乳歯列)

I₁ I₂ C m₁ m₂

大臼歯列(加生歯)

M₁ M₂ M₃

第二生歯
(代生歯)

I₁ I₂ C P₁ P₂

乳 歯=脱落歯列+大臼歯列
永久歯=代生歯列+大臼歯列

体内の液状成分をいう．体重の約60%を占め，40%は細胞内に，20%は細胞外に存在する．その大部分は水である．

体液性免疫（たいえきせいめんえき） humoral immunity 【微】 微生物およびその代謝産物（抗原）に対し体液性抗体（免疫グロブリン）を産生し，感染防御に重要な役割を演ずる．この抗体が宿主に抵抗性を与える機序に，⓵毒素の中和，⓶オプソニン作用，⓷殺菌と溶菌，⓸ウイルスの感染阻止などがある．

体液性免疫反応（たいえきせいめんえきはんのう） humoral immunity 【薬・微】 血清，リンパ液，組織液中の抗体と侵入した抗原（微生物・薬物）によって起こる免疫反応で，抗体は免疫グロブリンからなる．一方，主としてTリンパ球によって仲介されるものが細胞性免疫反応である．生体の防御機構やアレルギー反応に関与する．

体温（たいおん） body temperature 【生】 外界の温度が変わってもつねに一定の体温を維持する動物を恒温動物といい，体温を一定に保つことにより酵素の作用などの化学反応が一定に保たれる．体温の測定は直腸，口腔，腋窩で測定され，直腸温がもっとも高い．

体温調節（たいおんちょうせつ） thermoregulation 【生】 体温を一定に保つために産熱と放熱などによる体温調節がなされている．この調節は体温調節中枢である視床下部でなされている．

対角隆線（たいかくりゅうせん） diagonal ridge ➡斜走隆線

退化傾向（たいかけいこう） regression 【解】 ある器官がしだいに小さくなったり，消失する傾向をいう．上顎側切歯や第三大臼歯，第二小臼歯は，もっとも退化傾向の強い歯である．これらのことから乳歯列（第三大臼歯）と代生歯列（第二小臼歯）の最後部から退化が始まるという仮説（末端退化説）や，藤田の修正説が出されている．

体幹（たいかん） body trunk 【解】 身体の中軸をなす部分で，頭，頸，胸，腹からなる．頭部は上肢・下肢とともに体幹に入れない場合もある．

大汗腺（だいかんせん） large sudoriferous gland ➡離出分泌腺

大気汚染（たいきおせん） air pollution 【衛】 工場のばい煙，自動車の排ガスなどにより，大気中に汚染物質が増加し，ヒトの生活や健康に影響を及ぼす状態をいう．汚染物質として，硫黄酸化物，窒素酸化物，光化学オキシダント，浮遊粒子状物質，一酸化炭素などがある．

大臼歯（だいきゅうし） molar 【解】付加歯 【解】 上下左右で合計12本ある．永久歯であるが，乳歯と同じ第一生歯で加生歯，付加歯ともいう．多咬頭歯で咬合面が大きく，多根歯でもあるので，咀嚼力が強大である．

大球性貧血（だいきゅうせいひんけつ） macrocytic anemia 【病】 葉酸の欠乏による正常赤血球の生成阻害が原因で発症する貧血のことで，巨大赤芽球性細胞が末梢血中へ現れる．

大孔（だいこう） ⓵foramen magnum 【解】 頭蓋底の中央部で後頭骨下面にみられる卵形の大きな孔．大後頭孔ともいう．頭蓋腔と脊柱管を連絡し，延髄と脊髄が通る．ほかに副神経，椎骨動脈，脊髄動脈が通る（P.235 図参照）．

体腔（たいこう，たいくう） body cavity 【解】 体幹内部の漿膜で囲まれた腔所を体腔という．肺を入れた胸膜腔（心膜腔）と腹膜腔がある．内部に腹水がたまることがある．

大口蓋管（だいこうがいかん） greater palatine canal 【解】 上顎骨と口蓋骨との大口蓋溝が合わさってできる管で，翼口蓋窩と口腔を連絡する．口腔では大口蓋孔に開口し，大口蓋動脈・静脈・神経が通る．

大口蓋孔（だいこうがいこう） greater palatine foramen 【解】 大口蓋管の開口部で，骨口蓋の口蓋骨（水平板）後方外側隅に左右1対存在する．大口蓋神経と大口蓋動・静脈が通る．

大口症（だいこうしょう） macrostomia ➡横顔面裂

退行性病変（たいこうせいびょうへん） regressive change ⓝ代謝障害 【病】 物質代謝が障害されると，細胞・組織は機能低下とともに一定の形態的変化を示す．このような変化をいう．この病変には変性・萎縮・壊死がある．年齢の増加にともなってみられる変化の多くはこれ

第五咬頭（上顎大臼歯の場合）（だいごきゅうとう〈じょうがくだいきゅうし――ばあい〉）　fifth cusp　➡カラベリー結節

第三次予防（だいさんじよぼう）　tertiary prevention　【衛】　疾病により生じた機能障害を，リハビリテーションにより可能な限り回復させることをいう．すなわち発生した機能障害が固定化することを防ぎ，個人が日常生活を行えるように，対処することである．

第三大臼歯（だいさんだいきゅうし）　third molar　同智歯　【解】　生後3年で歯胚が形成され，生後12～16年で歯冠が完成する．退化傾向が強く，形態や萌出も変異が大きい．18～24歳頃萌出するため，萌出速度がおそく智歯周囲炎を起こしやすい．先天的に欠如したり埋伏することも多い．萌出時すでにカリエスのことも多い（P.46, 159図参照）．

胎児毒性（たいじどくせい）　fetal toxicity　【薬】　胎児に対して毒性を示すこと．催奇性などが代表的毒性である．

胎児の循環（たいじ―じゅんかん）　fetal circulation　【解】　臍帯の臍静脈が胎児の臍から門脈と一部合流するが，大部分は静脈管を通って下大静脈→右心房．ここでも大部分の血液は卵円孔から左心房へ行き，左心室→大動脈から全身に行く．一部の血液は上大静脈とともに右心房→右心室→肺動脈へ行くが，大部分はボタロー管（動脈管）から大動脈に入る．腹大動脈→総腸骨動脈，内腸骨動脈→臍動脈として胎盤に返る．臍帯を切ると卵円孔が閉じ，肺に血液が流れオギャーと声が出て肺呼吸が始まる．肺では卵円窩となり，臍静脈は肝円索（ひも），動脈管などもひも状の動脈管索となる．

代謝（たいしゃ）　metabolism　【栄】　細胞内で，多くの酵素によって生体物質がつぎつぎに合成・分解される反応過程全体をいう．これらの反応は巧妙に調節されており，栄養物を分解して細胞の維持・増殖に必要な物質を合成するとともにそれら細胞活動を通して生じた不用物を排泄する．

代謝拮抗薬（たいしゃきっこうやく）　antimetabolites　同代謝抑制薬，代謝阻害薬　【薬】　生体の代謝に必須な物質と拮抗することにより，その利用を妨げて正常な生化学的反応を抑制あるいは停止させる物質．プリン代謝拮抗物質，ピリミジン代謝拮抗物質，葉酸代謝拮抗物質などは悪性腫瘍の治療に用いられる．

代謝経路（たいしゃけいろ）　metabolic pathway　【栄】　解糖系，クエン酸回路，尿素回路のように数種類からいくつかの中間代謝産物を経て終末産物まで進む合目的性をもった一連の反応系をいう．この場合，最初の反応の産物がつぎの反応の基質となる．

代謝障害（たいしゃしょうがい）　disturbance of metabolism　➡退行性病変

代謝拮害薬（たいしゃそがいやく）　anti-metabolites　➡代謝拮抗薬

代謝調節（たいしゃちょうせつ）　metabolic regulation　【栄】　生体で重要な役割をしている代謝経路の速度や方向を調節すること．多くはキーとなる酵素の活性をアロステリック効果や酵素のリン酸化など種々の方法で調節することで代謝経路をコントロールしている．

代謝抑制薬（たいしゃよくせいやく）　antimetabolites　➡代謝拮抗薬

体重増加指数（たいじゅうぞうかしすう）　【栄】　成長期（16歳まで）では体重1kgの増加が2.64 kcalのエネルギーに相当するので，これを基礎代謝と生活活動代謝に加えなければならない．このエネルギーを基礎代謝量に対する比率で表したものが体重増加指数である．

大衆保健薬（たいしゅうほけんやく）　non-proprietary drug; over the counter drug (OTC)　➡一般用医薬品

退縮（たいしゅく）　involution　【病】　臓器，組織によって加齢とともに種々の程度の萎縮が現れるものがある．これを生理的萎縮という．このうち思春期における胸腺や扁桃腺のように比較的若い時期に現れるものをとくに退縮という．

体循環（たいじゅんかん）　systemic circulation　同大循環　【病・解】　左心室から出た血液が大動脈を経て肺以外の全身を流れ，大静脈を経て右心房に戻る循環．これに対して，肺を循環する肺（小）循環がある．

大循環（だいじゅんかん）　greater circula-

タイタ

tion ➡ 体循環

代償曲線（だいしょうきょくせん）　➡ スピーの曲線

台状根（だいじょうこん）　prism-shaped root　⑩プリズム状根　【解】大臼歯の歯根が2～3根に分かれず，円錐状に長く伸びている歯根をいう．歯髄腔は広くなっているので，広錐歯，タウロドントとも同じ．

代償性肥大（だいしょうせいひだい）　compensatory hypertrophy　【病】失われた臓器の機能を補うため残った同種の臓器が肥大を起こす．これを代償性肥大という．たとえば腎臓のように左右対称性の臓器では，一側の腎臓を摘出すると，その機能を補うため残った腎臓に肥大が起こる．

対症療法（たいしょうりょうほう）　symptomatic therapy　【薬】病気によって生ずる不快な症状を取り除く方法を対症療法という．疼痛に対する鎮痛薬，発熱に対する解熱薬の投与などがある．これに対し，病気の原因となっているものを取り除く方法を原因療法という．

代償湾曲（だいしょうわんきょく）　compensatory curve　犬歯の尖頭を側方からみると，犬歯の尖頭から小・大臼歯の頬側咬頭を連ねた線は，上方に向かって凹湾している．この曲線をスピーの湾曲という．総義歯配列の場合には補綴学では調節湾曲や代償湾曲ともいう．

大食細胞（たいしょくさいぼう）　macrophage　⑩マクロファージ　【微・organ】強い食作用と遊走能を示す．細胞表面に偽足様突起をもち，細胞質には滑面小胞体と多数のリソゾームを含み，細菌などを貪食消化した液胞があふれる．リソゾームは各種の加水分解酵素を含んでおり，異物を分解する．

大錐体神経（だいすいたいしんけい）　greater petrosal nerve　【解】顔面神経の副交感線維が枝分かれしたものが，大錐体神経である．交感神経の枝とともに翼口蓋神経節と名を変え，顎下神経節を経て顎下腺・舌下腺に分布して唾液の分泌を司る．

対数増殖期（たいすうぞうしょくき）　log phase　【微】誘導期を過ぎた細菌は，やがて一定の時間間隔で増殖する期間を いう．この世代時間がもっとも短い時期で増殖することをいう．

耐性（たいせい）　resistance；tolerance　【薬】薬物の反復投与により反応が減弱し，用量を増加しなければならない状態のこと．微生物でいう耐性は resistance，宿主でいう耐性は tolerance と分けている．

体性感覚（たいせいかんかく）　somatic sensation　【生】感覚は体性感覚，内臓感覚，特殊感覚に分類され，体性感覚は皮膚感覚と深部感覚との総称である．皮膚感覚には触覚，圧覚，温度感覚，痛覚が，深部感覚には運動感覚，振動感覚，深部痛覚などがある．

耐性菌（たいせいきん）　resistant bacteria　⑩抵抗菌　【薬・微】薬物に対して抵抗性を高めている病原菌を耐性菌という．抵抗性発現の機序には，自然淘汰，突然変異，ファージによる抵抗性の転移，代謝経路の変化，薬物分解酵素の産生能獲得などが考えられる．

代生歯（だいせいし）　successional tooth　【解】第一生歯の乳歯が脱落したあとから生えてくる第二生歯をいう．中切歯，側切歯，犬歯，第一小臼歯，第二小臼歯である．代生歯と加生歯(大臼歯)を永久歯という（P.206 図参照）．

体性神経（たいせいしんけい）　somatic nerve　【解】神経系を機能的に分類したとき，運動や感覚のような動物機能に関係する神経をいう．

大泉門（だいせんもん）　anterior fontanelle　【解】新生児の頭蓋冠で前頭骨と左右の頭頂骨とで囲まれる泉門をいう．大きな菱形の結合組織膜で軟かく，拍動を触れるが，生後2年までに骨化して閉じる（P.199「泉門」参照）．

大腿四頭筋短縮症（だいたいしとうきんたんしゅくしょう）　【薬】小児の同一筋肉（大腿筋）内への頻回の注射により起こる筋拘縮症．

大唾液腺（だいだえきせん）　large salivary gland　⑩3大唾液腺　【組・解】耳下腺，顎下腺，舌下腺をいう．これらは口腔粘膜から離れて存在し，唾液は太い導管で口腔に送られる．耳下腺は上顎第二大臼歯部の頬粘膜に耳下腺乳頭として開口する．他の2つは舌下ヒダと舌下小丘

に開口する．1日に約 1.3 *l* が分泌される．

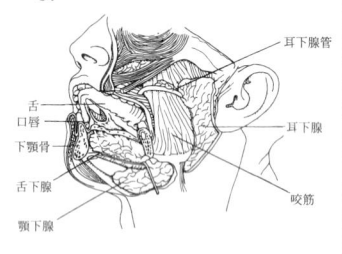

(図: 耳下腺管・舌・口唇・下顎骨・舌下腺・顎下腺・耳下腺・咬筋)

大腸（だいちょう） large intestine 【解】 小腸に続く，全長約 1.6 m の消化管．盲腸，結腸（上行結腸，横行結腸，下行結腸，S 状結腸），直腸からなる．副交感神経は腸管の運動を促進し，交感神経は抑制する．おもに水分を吸収する働きをもつ（P.156 図参照）．

大腸菌（だいちょうきん） *Escherichia coli* 【微】 ヒトや動物の腸管内常在菌叢の 1 つで，腸管粘膜上皮細胞に侵入して病原性を示す約 20 菌型の細胞侵入型（赤痢菌型）の病原大腸菌と腸管毒素を産生し下痢を起こす毒素原性大腸菌の 2 つに大別されている．

大動脈（だいどうみゃく） aorta 【解】 体循環系の動脈本幹である．心臓の左心室を出て，上行大動脈，大動脈弓，胸大動脈，横隔膜を通過すると腹大動脈となり，左右の総腸骨動脈に分かれる．胸大動脈と腹大動脈を下行大動脈ともいう（P.174 図参照）．

大動脈弓（だいどうみゃくきゅう） aortic arch 【解】 上行大動脈に続き，上方に弓状に湾曲した部分で下行大動脈に続く．凸部の上方から，腕頭動脈・左総頸動脈・左鎖骨下動脈の 3 本の太い枝が出る．腕頭動脈はすぐに右総頸動脈と右鎖骨下動脈に分岐する（P.174 図参照）．

大動脈弁（だいどうみゃくべん） aortic valve 【解】 心臓の左心室の大動脈口にある弁．肺動脈弁と同じ半月弁で，3 枚の弁からなり，血液の逆流を防ぐ．心臓弁膜症では，一部が逆流し心臓のポンプ機能が障害される（P.174 図参照）．

第七咬頭（だいななこうとう） seventh cusp 【解】 下顎大臼歯の近心舌側咬頭と遠心舌側咬頭の間に出現する過剰咬頭をいう．第一大臼歯に多い．舌側中間副結節ともいう．

第二期癒合（だいにきゆごう） healing by second intention ➡第二次(的)治癒

第二次(的)治癒（だいにじ(てき)ちゆ） healing by second intention 同第二期癒合 【病】 創傷が大きいか開いて露出している場合または感染を合併している場合には，創底面から肉芽組織の新生が起こり，欠損部を充塡する．この肉芽組織はやがて瘢痕化（線維化）して硬度を増す．このため瘢痕収縮が起こる．

第二次予防（だいにじよほう） secondary prevention 【衛】 疾病の進行による障害の発生を予防するために行う，疾病の早期発見・早期治療および疾病の治療をいう．一般に，臨床に含まれるものであり，公衆よりも個人を対象として実施されることが多い．

第二生歯（だいにせいし） second dentition 同代生歯 【解】 第一生歯の乳歯が脱落したあとに，代わって生える歯をいう．ヒトでは，中切歯，側切歯，犬歯，第一小臼歯，第二小臼歯である．

第二セメント質（だいに―しつ） secondary cementum 同細胞セメント質 【組】 原生セメント質の表面に急速に形成されたセメント質でその内部にセメント細胞をみる．根尖側 1/3 の歯根表面，歯根分岐部にみられる．原生セメント質よりは厚いが，石灰化度はやや低い．根尖部の歯周炎などで第二セメント質は著しく増生し肥厚することがある（P.201 図参照）．

第二象牙質（だいにぞうげしつ） secondary dentin 同二次象牙質 【病・組】 歯の発育終了後に二次的に増殖する象牙質のことである．う蝕，咬耗，摩耗のときに欠損部に限局して現れる補綴象牙質（刺激象牙質）と，欠損に無関係に髄床底や根管壁に現れる不正(整)象牙質に分けられる．

第二大臼歯（だいにだいきゅうし） second molar 同12歳臼歯 【解】 第一大臼歯の遠心に位置する．生後 9 月頃に歯

胚が形成され，6～8年で歯冠が完成する．12年頃萌出するので，12歳臼歯ともいう．第一大臼歯に比べ，やや退化傾向があり，咬頭の縮小や下顎歯では樋状根などがみられる(P.47, 159図参照)．

第二鉄イオン（だいにてつ——） ferric ion ➡3価鉄イオン

第二乳臼歯（だいににゅうきゅうし） second milk molar 【解】 胎生10週頃歯胚形成し，生後10～11月頃歯冠が完成する．2～2$\frac{1}{2}$年に萌出し，乳歯列が完成する．11年頃脱落し，第二小臼歯と交代する．歯冠形態は代生歯の第二小臼歯とは異なり，遠心の第一大臼歯に非常によく似ている (P.159図参照)．

第二乳切歯（だいににゅうせつし） secondary deciduous incisor ➡乳側切歯

第二メッセンジャー（だい——） second messenger 同セカンドメッセンジャー【生・栄】 エピネフリン，グルカゴンのようなホルモンは標的細胞の受容体に結合し，細胞内にサイクリックAMP (cAMP) を生成し，またカルシウムイオンの濃度を上昇させる．これら cAMPやカルシウムイオンはホルモン作用を中介伝達体として細胞内での種々な代謝を調節するのでこれを第2メッセンジャーとよぶ．

大脳基底核（だいのうきていかく） basal ganglia ➡基底核

大脳側頭葉（だいのうそくとうよう） cerebral temporal lobe 【解】 大脳半球を構成する4つの大脳葉の1つで，約20％の大きさを占め，中隔蓋窩の外側部を満たす．聴覚や嗅覚などの中枢がある．連合野は記憶や判断に関係がある．

大脳皮質（だいのうひしつ） cerebral cortex 同灰白質 【解】 左右両側の大脳半球の表層の灰白質の部分をいう．脳の最高中枢で，約140億の神経細胞がある．場所により運動，体知覚，視覚，聴覚，味覚，嗅覚や，連合野での人間としての知的精神活動などの機能がある．

大脳辺縁系（だいのうへんえんけい） limbic system ➡辺縁系

胎盤（たいばん） placenta 【組】 受精すると受精卵は子宮粘膜に着床する．この胎盤と子宮壁との間に形成されるのが胎盤である．これを通して母と胎児間の物質交換と，胎盤より分泌されるホルモンにより妊娠が維持される．

胎盤エキス剤（たいばん——ざい） placenta extract 【薬】 歯周疾患治療薬の一種．ヒトの胎盤からの抽出物．細胞呼吸促進，組織賦活，組織新生作用があるといわれている．インタセリンが市販されている．全身的に適用(筋注)され，歯槽膿漏症，歯周炎の治療に用いられる．

胎盤感染（たいばんかんせん） placental infection ➡垂直感染

胎盤関門（たいばんかんもん） placenta barrier 【薬】 胎盤循環系と母胎の間に存在する関門のこと．テトラサイクリン，麻薬，バルビツール酸誘導体，サルファ剤，サリドマイド，抗甲状腺薬などは胎盤関門を通過し，胎児に種々の障害を起こすことが知られている．

ダイベナミン 【薬】 交感神経遮断薬(アドレナリン作動性効果遮断薬)．とくに α_1, α_2 受容体を遮断する．エルゴタミン，トラゾリン，フェントラミンなど．

大麻取締法（たいまとりしまりほう） Hemp Control Law 【薬】 薬事法の関連法規．適正な取り扱い方法，法律違反に対する罰則を規定したもの．

代用糖（だいようとう） sugar substitute 同糖質性代用甘味料 【栄】 ソルビトール，マンニトール，キシリトールなどのように化学構造上，糖あるいはその誘導体と考えられる甘味物質のことで，化学構造上糖と関係なくごく少量で強い甘味をもつ高甘味性甘味料と区別している．

第四性病（だいよんせいびょう） lymphogranuloma inguinale chlamydia ➡鼠径リンパ肉芽腫症クラミジア

第四脳神経（だいよんのうしんけい） ➡滑車神経

ダイランチン dilantin ➡ジフェニールヒダントイン

ダイランチン歯肉増殖症（——にくぞうしょくしょう） dilantin gingival hyperplasia ➡フェニトイン歯肉増殖症

耐量（たいりょう） tolerated dose 同最大耐量 【薬】 薬物の用量のうち，死をきたさない最大の量を最大耐量という．これは最小致死量とほぼ同じ量と考えることができる．

第六咬頭（だいろくこうとう） sixth cusp

大湾（たいわん） greater curvature of stomach 【解】 胃の下縁外側の湾曲をいう．上縁の小湾の約4倍の長さがある．前壁と後壁を覆う腹膜は下方で大湾と合し，大網を作る．大湾から横行結腸までを胃結腸間膜という（P.156図参照）．

タウロドント taurodont （同)広髄歯 【解】 草食動物の臼歯は広い髄室を持っている．このような歯をいう．人でも歯根が2～3根に分れないまま柱状に伸びて，根尖部で分岐する歯をいう．肉食動物の歯は歯髄が狭いので狭髄歯という．

唾液アミラーゼ（だえき――） ptyalin ➡プチアリン

唾液小体（だえきしょうたい） salivary corpuscles 【組】 口腔粘膜から分離した唾液中の細胞成分．おもに好中球であり，リンパ球や上皮細胞も数％含まれている．これらの核を調べることにより男女の性別ができる．

唾液腺（だえきせん） salivary gland 【解】 口腔腺ともいう．唾液を分泌する腺で，耳下腺，顎下腺，舌下腺と小唾液腺（口唇腺，頰腺，口蓋腺，舌腺，臼歯腺）に大別される．唾液の性状で漿液腺，粘液腺，混合腺に分ける．耳下腺だけが純漿液腺．1日に1～1.5 l 出る．

唾液腺混合腫瘍（だえきせんこんごうしゅよう） mixed tumor of the salivary glands ➡多形性腫瘍

唾液腺腫瘍（だえきせんしゅよう） salivary gland tumors 【病】 唾液腺由来の腫瘍で，大唾液と小唾液腺の両者から発生する．前者では耳下腺からの発現がもっとも多い．良性として多発するのは多形性腺腫で，そのほか乳頭状嚢腺腫，オンコサイトーマや腺リンパ腫（ワルチン腫瘍）などがある．悪性としては腺様嚢胞腺癌や粘表皮癌が多く，そのほか悪性多形性腺腫や腺癌がある．組織学的には実質が腺上皮由来の細胞の増生からなり，これらの細胞がシート状，索状に増殖するほか，腺管構造をみる．以上は腺上皮から発生したものであるが，非上皮性の血管腫，神経腫，線維腫などがまれに起こる．

唾液腺の神経支配（だえきせん――しんけいしはい） innervation of salivary gland 【解】 唾液腺の神経支配は臓器や血管と同様に，交感神経と副交感神経との二重支配を受けている．交感神経の刺激は粘稠性の唾液を少量分泌し，副交感神経の刺激は漿液性の唾液を多量に分泌する．

唾液腺の導管系（だえきせん――どうかんけい） the system of ducts of the salivary gland 【解】 終末部で産生された唾液を口腔内に運搬する管状の部分をいう．介在部，線条部，主導管に分けられる．線条部で水分や塩類の再吸収を行う．導管は太くなるにつれ多列円柱上皮になる（P.210図参照）．

唾液腺ホルモン（だえきせん――） salivary hormone ➡パロチン

唾液の緩衝系（だえき――かんしょうけい） buffer system of saliva 【栄】 唾液のpHが急激に変化しないようにコントロールしている物質系のこと．これには，炭酸水素塩系（炭酸‐重炭酸系）とリン酸塩系（第一リン酸‐第二リン酸系）があるが，唾液の主要な緩衝系は炭酸水素塩系である．唾液では緩衝系へのタンパク質の関与は小さい．

唾液の機能（だえき――きのう） function of saliva 【生・栄】 ①食物の消化を助ける．②咀嚼・嚥下を円滑にする．③味物質の溶媒となる．④胃液など，消化液の分泌を促進する．⑤緩衝作用によりpHを一定に保つ．⑥抗菌物質による殺菌，抗菌作用がある．⑦その他洗浄，体液平衡にも関与している．

唾液の無機成分（だえき――むきせいぶん） minerals in saliva 【栄】 主要成分はK，Cl，リン酸，Na,Caで刺激によりNa，Cl，CO_2が増加する．中性pHでは唾液中のCaとリン酸濃度はリン酸カルシウムに対して過飽和である．フッ素のイオン型は0.01～0.05 ppmと低い．ロダン値は喫煙者に多い．

唾液の有機成分（だえき――ゆうきせいぶん） organic components in saliva 【栄】 糖タンパク質（ムチン）が主体で，唾液固有のタンパク質として高プロリンタンパク質やスタテリン，α‐アミラーゼ，唾液ペルオキシダーゼ，リゾチームなどの酵素，分泌型 IgA，IgG および IgM，ア

ミノ酸, 遊離型糖質, ホルモン, 脂質などが含まれている.

唾液分泌抑制剤(だえきぶんぴつよくせいざい) inhibitors of salivary secretion ㊥副交感神経遮断薬, アトロピン様薬物【薬】 アトロピンやスコポラミンなどのベラドンナアルカロイドをいう. アセチルコリンのムスカリン様作用を遮断することにより唾液分泌を抑制する. そのほか, 瞳孔散大, 眼内圧上昇, 腸管や気管支平滑筋の抑制などを起こす.

唾液ペルオキシダーゼ(だえき——) salivary peroxidase ㊥ラクトペルオキシダーゼ 牛乳, 唾液に含まれるペルオキシダーゼで, 過酸化水素の存在下における酸化反応を触媒する. 代表例としてチオシアンイオンに過酸化水素よりの酸素を結合し, 乳液や唾液の抗菌あるいは口腔粘膜を過酸化水素の傷害より守る作用がある.

唾液ムコイド(だえき——) salivary mucoid ㊥唾液ムチン【微・栄】 主として顎下腺から分泌され, その主要成分は糖タンパク質で, 唾液に粘性と潤滑性を与える. 唾液糖タンパク質の糖鎖は末端にシアル酸が多くみられる. この糖タンパク質はペリクル, プラークの形成に関与する.

唾液ムチン(だえき——) saliva mucin ➡唾液ムコイド

タキフィラキシス tachyphylaxis ㊥速成耐性, 過敏性【薬】 薬物を短時間に反復適用することによって生ずる抵抗性または耐性のこと. 代表例としてエフェドリンの反復投与による血圧上昇反応の減弱がある. この場合, 交感神経終末におけるカテコールアミンの枯渇が原因と考えられる.

多形核白血球(たけいかくはっけっきゅう) polymorphonuclear leukocyte【微・組】 成熟した好中球と同義語である. 核は分葉状をなし酸性色素, 塩基性色素に染まらない顆粒を含む. 多数の顆粒とグリコーゲン以外は細胞小器官が乏しい. 遊走能と貪食能をもち, 異物を取り込み消化を行う. 白血球中に50〜65%の割合を占めている. マクロファージに対応して, 好中球性をミクロファージともよぶ.

多形性(たけいせい) pleomorphism【病】 細胞の形態, 大きさ, 核染色質量が多様で, 不揃いであることをいう. 正常ではそれぞれの細胞形態は一定であるが, 悪性腫瘍では腫瘍細胞の形態などが一定でなく, 多様すなわち多形性を示す. したがって悪性化の1つの指標となる.

多形性腺腫(たけいせいせんしゅ) pleomorphic adenoma ㊥唾液腺混合腫瘍【病】 良性の唾液腺腫瘍で, 耳下腺での発現が多い. また小唾液腺由来のものもみられ, とくに口蓋部でよく発現する. 組織学的に多彩な像を示す. 腫瘍の実質は扁平上皮由来の腫瘍細胞が素材し, シート状, 腺管構造として増生し, 間質は硝子変性の部, 粘液組織様の部や軟骨組織などがみられる.

多幸感(たこうかん) euphoria ➡陶酔感

多抗生物質合剤(たこうせいぶっしつごうざい) polyantibiotics containing agents ➡PBSCパスタ

多生歯(たせいし) polyphyodont【解】 下等脊椎動物の魚類, 爬虫類以下の歯は生涯何回も生え変わる. このような歯を多生歯という.

唾石症(だせきしょう) sialolithiasis【病】 唾液腺の導管や腺体内に石灰化物である唾石が形成されたために起こる唾液腺の疾患である. 顎下腺に発現することが圧倒的に多く, 臨床的には腺の腫脹, 唾液の流出障害, 疼痛などが発現する. 唾石の形態は腺体外の導管では細長く, 腺体部では球形のものが多い.

脱アミノ(だつ——) deamination【栄】 化合物からアミノ基(–NH$_2$)が除かれる反応をいう. 酸化的脱アミノ反応やアミノ酸からケト酸へのアミノ基の転移に関与するアミノ基転移反応などがある.

脱灰(だっかい) decalcification, demineralization【病・解】 歯や骨などの硬組織および種々の石灰化物から無機質が消失することである. 脱灰は一般に種々の酸(硝酸, 塩酸, 蟻酸, 乳酸など)が用いられるが, 酸以外に中性で脱灰できるEDTA(ethylene diamine tetraacetic acid)がある.

脱灰層(だっかいそう) decalcified zone【歯】 エナメル質および象牙質う蝕における蝕病変で脱灰された部分をいう. この部分はエナメル質では着色し, エナメル小柱やレッチウス線が健全部に比べ

て明瞭にみえる．象牙質では軟化しているが，未だ細菌の侵入はない．

脱臼（だっきゅう） luxation 【解】 関節窩と骨頭との位置関係のずれをいう．完全に骨頭が関節窩から逸脱した状態を完全脱臼という．また歯の脱臼は歯と歯槽窩との位置関係のずれをいい，外傷によって歯が脱臼（脱落）することがある．

脱水作用（だっすいさよう） dehydration 【薬】 水分の除去あるいは乾燥を意味する言葉である．エタノールや高濃度の塩類溶液などは微生物の細胞体から水分を奪取して発育を阻害するため，殺菌あるいは静菌作用を示す．消毒薬の作用機序の１つである．

脱水素酵素（だっすいそこうそ） dehydrogenase 同デヒドロゲナーゼ 【栄】 基質（水素供与体）から水素（$2H^+ + 2e^-$）を受け取り，水素受容体にわたす酸化還元酵素である．ピリジンヌクレオチド（NAD^+または$NADP^+$）を補酵素として要求するグループとフラビンを要求するグループ（フラビン酵素）に分けられる．この種の酵素には，酵素番号（EC番号）の最初の数字を１とするように国際的に決められている．

脱炭酸（だったんさん） decarboxylation 【栄】 カルボン酸からカルボキシル基が遊離してCO_2を生成する反応で，クエン酸回路には数個所でみられる．β-ケト酸の場合にはときに非酵素的にこの反応が生じる．α-ケト酸の非酸化的ならびに酸化的脱炭酸反応やアミノ酸の脱炭酸反応は代表例である．

脱分極（だつぶんきょく） depolarization 【生】 一般的に細胞内は細胞外に比べて電気的にマイナス（負）に分極しており，この分極した膜電位が減少する過程を脱分極という．活動電位は膜が脱分極することにより発生する．

脱分極性筋弛緩薬（だつぶんきょくせいきんしかんやく） depolarizing neuromuscular blocking agents 同脱分極性神経筋接合部遮断薬 【薬】 神経筋接合部遮断薬の１つ．終板において持続的脱分極を起こすことにより興奮の伝達を阻止し，骨格筋を弛緩させる薬物．デカメトニウム，スキサメトニウムなどがある．非分極性筋弛緩薬の代表はd-ツボクラリンである．

脱分極性神経筋接合部遮断薬（だつぶんきょくせいしんけいきんせつごうぶしゃだんやく） depolarizing neuromuscular blocking agents ➡脱分極性筋弛緩薬

脱落歯（だつらくし） deciduous teeth 同乳歯 【解】 生後６か月～２年半位の間に生え，６～11歳頃までに自然に抜け落ちて，代生歯と交代する歯．乳中切歯から第二乳臼歯まで20本ある．一般に永久歯よりも小さく，乳青白色をして，歯髄腔が広い，などの特徴がある．

多糖（たとう） polysaccharides ➡多糖類

多糖体（たとうたい） polysaccharides ➡多糖類

多糖類（たとうるい） polysaccharide 同多糖体，多糖，ポリサッカライド 【微・栄】 単糖がグリコシド結合で多数結合したもので，酸または酵素作用で，単糖類または，その誘導体に加水分解される．機能上，セルロース，ペクチン，ムコ多糖のような構造多糖類と，デンプン，グリコーゲンのような貯蔵多糖類に分類される．

多発性骨髄腫（たはつせいこつずいしゅ） multiple myeloma ➡形質細胞腫

田原の結節（たはらの――けっせつ） Tawara's node 同房室結節 【解】 九大の故田原教授が発見した右心房の下面にある特殊心筋の集まった所．洞房結節で起きた心筋の収縮リズムが心房を収縮させ，これが田原結節を刺激し，ヒス束に伝えられることによって心室が収縮する．

WHO World Health Organization ➡世界保健機関（機構）

WHO保健憲章（――ほけんけんしょう） constitution of the WHO 【衛】 健康の定義，健康を享受することの権利，国民の健康に対する政府の責任などを前文に述べた後，その第一条に「世界のすべての人々が可能な限り最高の健康水準に到達すること」として，WHOの活動目標を定めている．公衆衛生の大憲章ともいわれている．

多量元素（たりょうげんそ） macro element 同マクロミネラル 【栄】 栄養上必要な無機質のうち，カルシウム，リン，マグネシウム，ナトリウム，カリウムな

どのように1日に100 mg以上摂る必要がある元素をいう．栄養上重要な元素は，塩など水溶性の形でのみ生体に利用される．

多列円柱上皮(たれつえんちゅうじょうひ) pseudostratified columnar epithelium 【組】 単層円柱上皮の変髪形ともいうべきもので，背の高い細胞と背の低い細胞が共存している．そのため，多層の上皮という形態を保っているが，すべての細胞は基底膜に接している（図のA）．

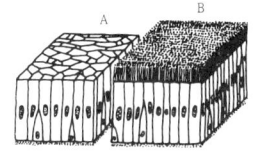

多列線毛上皮(たれつせんもうじょうひ) pseudostratified ciliated epithelium 【組】 多列円柱上皮細胞内には表面に線毛をもつものがあり，鼻腔や気管の上皮，精管や精巣上体管の上皮が多列線毛上皮に属する（上図のB）．

単位格子(たんいこうし) unit cell ➡ 単位胞

単一腺(たんいつせん) simple gland 【同】単純腺 【組】 導管の枝分れをしない腺（腸腺や汗腺など）．

単位胞(たんいほう) unit cell 【同】単位格子 【栄】 ヒドロキシアパタイト結晶を構成する最小単位で，$Ca_{10}(PO_4)_6(OH)_2$という組成をもつ平行六面体である．そして単位胞がそれぞれ3つの軸の方向へ繰り返し連なったものがアパタイトの結晶全体を表す．

単位膜(たんいまく) unit membrane 【組】 細胞膜をはじめ細胞内小器官の膜は，電顕で観察すると黒白黒の3層構造を示している．細胞膜，核膜，ミトコンドリアなどの膜はすべて単位膜で，黒線が2本なので二重膜ということもある．

胆管(たんかん) bile duct 【解】 胆汁を導く管全体をいう．肝臓の肝小葉内の毛細胆管に始まり，細管，小葉間胆管，集合肝管となり，肝門から出る肝管に移行する．左右の肝管は総肝管となり，胆嚢からの胆嚢管と合し，総胆管として，十二

指腸乳頭に開く（P.156図参照）．

単球(たんきゅう) monocyte 【微・組】 白血球の一種で，末梢血液中の白血球の3～8%を占める．白血球中最大の細胞であり，塗抹標本では扁平状をなす．細胞質は多量のミトコンドリアがあり，粗面小胞体，ゴルジ装置を有する．その他ギームザ染色で紫赤色に染まる顆粒と中間フィラメント束を内包する．活発な貪食能と遊走能を示す．

短骨(たんこつ) short bone 【解】 手根骨（手のひらの骨），足根骨（かかとや足背の骨）などを短骨という．

短鎖脂肪酸(たんさしぼうさん) short chain fatty acid ➡低級脂肪酸

炭酸ガス(たんさん——) carbon dioxide ➡二酸化炭素

炭酸水素塩(たんさんすいそえん) hydrogen carbonate ➡重炭酸塩

胆色素(たんしきそ) bile pigment 【同】胆汁色素 【病】 胆汁中に含まれている血性色素の1つで，もっとも多いのはビリルビンである．血清中にこのビリルビンが異常（2 mg/dl 以上）に増加したものが黄疸である．

胆汁(たんじゅう) bile 【生】 胆汁は肝臓で作られ，胆嚢に貯えられて濃縮されたのち，十二指腸に排出される．胆汁には胆汁酸塩が含まれ，これが脂肪を乳化させて脂肪の消化を助ける．1日の分泌量は500～1,000 ml．

胆汁酸(たんじゅうさん) cholic acid 【同】コール酸 【栄】 肝臓でコレステロールから生成される胆汁の主成分で，生体内でのコレステロール最終代謝産物であり，また，コレステロール排出の唯一の経路である．胆汁酸は腸内での脂肪の消化・吸収，脂溶性ビタミンの吸収を助ける．

胆汁色素(たんじゅうしきそ) bile pigment ➡胆色素，ビリルビン

単収縮(たんしゅうしゅく) twitch 【生】 筋肉に1回刺激を加えると，1回収縮することをいう．繰り返して刺激を与え，収縮と収縮とが重なった収縮を強縮という．

単純萎縮(たんじゅんいしゅく) simple atrophy 【病】 萎縮の成り立ち方が臓器，組織を構成している細胞の容積の減

少により生じたものをいう．細胞の数の減少により生ずる数的萎縮に対応するものである．根部歯髄では，これにコラーゲン線維の増生をともなっている．

単純癌（たんじゅんがん） simple carcinoma ➡未分化癌

単純性口内炎（たんじゅんせいこうないえん） simple stomatitis ➡カタル性口内炎

単純性骨嚢胞（たんじゅんせいこつのうほう） simple bone cyst ➡外傷性骨嚢胞

単純性ヘルペス（たんじゅんせい――） herpes simplex 〔同〕単純性疱疹【病・微】単純疱疹ウィルス(HSV)の感染によって生ずるもので，主として眼瞼，口唇などに粟粒大の小水疱がみられ，いくつかの水疱が集団をなしている．小水疱の周囲は紅くなって取り囲まれている．症状は灼熱感，かゆみ，疼痛である．

単純性疱疹（たんじゅんせいほうしん） herpes simplex ➡単純性ヘルペス

単純腺（たんじゅんせん） simple gland ➡単一腺

単純タンパク質（たんじゅん――しつ） simple protein 【栄】アミノ酸のみで構成されるタンパク質．水および塩類溶液に可溶なアルブミン，水には不溶だが塩類溶液に可溶なグロブリン，70〜80％エタノールには可溶だが，水，無水アルコールには不溶なプロラミンがその例である．

単純肉腫（たんじゅんにくしゅ） simple sarcoma ➡未分化肉腫

炭水化物（たんすいかぶつ） carbohydrate ➡糖質

男性生殖器（だんせいせいしょくき） male sexual organs 【解】男性生殖器の主体は精子を産生する精巣で，それに付属して前立腺，精嚢腺，陰茎，尿道などがある（上図参照）．

弾性線維（だんせいせんい） elastic fiber 【組】結合組織を構成する線維の1つであり，弾性に富み黄色を呈する．太い血管壁や黄色靱帯，弾性軟骨などにみられる．

弾性軟骨（だんせいなんこつ） elastic cartilage 【組】基質の成分は硝子軟骨と変わらないが，多量の弾性線維を基質内に含むため，硝子軟骨や線維軟骨に比し

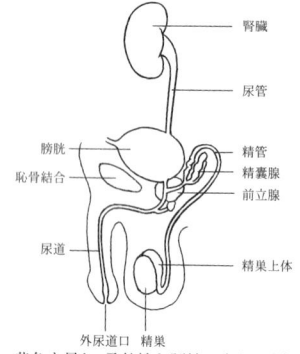

黄色を呈し，柔軟性と弾性に富む．耳介，外耳道，外鼻，喉頭蓋などに分布している．

男性ホルモン（だんせい――） androgen 【生・組】男性性徴を発達促進させるホルモンの総称で，テストステロン，アンドロステロンなどがある．主として睾丸の間質細胞から分泌されるが，副腎皮質，卵巣からも少量分泌される．

胆赤素（たんせきそ） bilirubin ➡ビリルビン

単染色法（たんせんしょくほう） simple staining 【微・組】Löfflerのメチレン青液またはPfeifferのフクシン液で染色する方法で，細菌の形態を観察する．一般に膿汁および穿刺液などからの細菌の検出に使用される．

単層円柱上皮（たんそうえんちゅうじょうひ） simple columnar epithelium 【組】丈の高い円柱状の細胞が1層並んだ上皮である．胃や腸の粘膜上皮にみられる（図のA）．

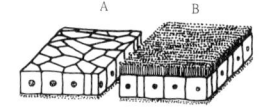

単層上皮（たんそうじょうひ） simple epithelium 【組】1層の上皮細胞の配列によって，体表面や管腔を形成する．その

細胞の形によって単層扁平上皮(血管内皮)、単層立方上皮(腺上皮)、単層円柱上皮(消化管粘膜上皮)などに分類される.

単層扁平上皮(たんそうへんぺいじょうひ) simple squamous epithelium 【組】1層の扁平上皮細胞によって構成され,腹膜,胸膜,心膜などにみられる漿膜(中皮),血管やリンパ管の内皮などがこれに相当する. 中胚葉由来の細胞である.

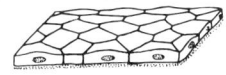

炭疽菌(たんそきん) Bacillus anthoracis 【微】自然界に分布する大桿菌で連鎖,菌体の中央に芽胞を有し,その他病原因子に莢膜と外毒素が炭疽病の病原体で,家畜や人間に出血性炎症と腸炎を起こさせ敗血症で死に至らせる. ヒトは皮膚や粘膜から侵入し,呼吸器系,消化器系疾患を起こし,敗血症となる.

炭疽病(たんそびょう) anthrax 【衛】炭疽菌の感染によって起こり,菌の侵入部位に膿瘍などの病変をつくる. 炭疽病は,ウシ,ヒツジなどの家畜による人畜共通の伝染病であり,汚染された家畜から経口的または経皮的にヒトに感染する. 生物学化学兵器の1つでもある.

単体奇形(たんたいきけい) single monster 【病】奇形が1個体にみられるもので,全身に関するものと,個体の各部でみられる局所的のものとある. 前者には巨人症や矮人症があり,後者の例として口腔では小頭症,口蓋裂,口唇裂や大舌症などがある.

耽溺(たんでき) addiction ➡嗜癖

単糖(類)(たんとう〈るい〉) monosaccharide 【栄】加水分解してもこれ以上簡単な化合物に分解しない糖類. 分子中の炭素の数が3個のものを三炭素糖とよぶ. 天然には五炭糖(リボースなど),六炭糖(グルコース,フルクトースなど)として存在する. OH基を多くもつため水に溶けやすい.

胆嚢(たんのう) gall-bladder 【解】肝臓の下面に存在する親指大の袋で,胆汁を貯えるとともに濃縮し十二指腸に注ぐ. 成人の1%前後に胆石があり,ときに激痛を起こすことがある(P.156図参照).

タンパク価(——か) protein score 【栄】栄養学的立場から,食品のタンパク質の価値を表す数値の1つで,"理想的な必須(不可欠)アミノ酸の配合"を基準(100)とし,ある食品のタンパク質中この基準に対しもっとも低い値を示す必須アミノ酸の量を数字で表す.

タンパク質(——しつ) protein 【栄】生物にとって不可欠な構成成分で,20種のL-アミノ酸がペプチド結合によって直鎖状に結合した高分子の総称である. タンパク質は酵素,抗体,運搬(酸素やホルモンなどの),構造形成,収縮など様々な生物機能をもつ.

タンパク質凝固作用(——しつぎょうこさよう) 【薬】タンパク質を凝固変性させる作用.

タンパク質凝固促進薬(——しつぎょうこそくしんやく) protein coagulants ➡タンパク質凝固薬

タンパク質凝固薬(——しつぎょうこやく) protein precipitants 同タンパク質凝固促進薬 【薬】タンパク質の凝固,沈澱を起こす薬物. 収斂作用により組織を緊縮させたり,小血管を収縮させるので局所性止血薬として用いられる. 塩化第二鉄,三酸化クロム,タンニン酸,硫酸アルミニウムカリウム(明ばん)などがある.

タンパク質結合説(——しつけつごうせつ) protein binding theory 【薬】麻酔薬の作用機序に関する仮説の1つ. 麻酔薬が細胞膜を構成するタンパク質と結合することによりその立体構造に変化が生じ,神経細胞膜の興奮性が低下するという説.

タンパク質合成阻害(——しつごうせいそがい) inhibition of protein synthesis 【薬】細胞内におけるタンパク質合成抑制あるいは阻止作用をいう. タンパク質合成はRNAによるDNAの情報の転写,リボソーム上でのアミノ酸の配列による. ある種の抗生物質はこの過程を阻害し抗菌作用を現す.

タンパク質正味利用率(——しつしょうみりようりつ) net protein utilization 同NPU 【栄】摂取したタンパク質(窒素

量)の何%が体内に残ったかを示す．摂取窒素量から尿中へ排泄された窒素量を差し引き，摂取した窒素量に対する%で示す．摂取タンパク質の消化・吸収されやすさの目安となる．

タンパク質性ホルモン（――しつせい――） protein derived hormone(s) 同ペプチド(性)ホルモン 【栄】アミノ酸の数が50以上のペプチド性ホルモンをタンパク質性ホルモンとよぶ．インシュリン，グルカゴン，ACTHなど多くのホルモンがこれに相当する．

タンパク質の一次構造（――しつ――いちじこうぞう） primary structure of protein 【栄】タンパク質を構成するペプチド鎖のアミノ酸配列順序のことで，タンパク質の性質を決定する基本構造である．両端にはそれぞれアミノ末端(アミノ基)とカルボキシ末端(カルボキシル基)がある．

タンパク質の高次構造（――しつ――こうじこうぞう） higher-order structure of protein 【栄】20種ほどのアミノ酸が数多く，直鎖状に結合したタンパク質はさらに種々の立体的な構造(二次，三次，四次構造)をつくるが，これを高次構造とよぶ．酵素活性などタンパクの生物活性発現に大切である．

タンパク質の三次構造（――しつ――さんじこうぞう） tertiary structure of protein 【栄】アミノ酸が多数直鎖状にペプチド結合した(ポリペプチド鎖)タンパク質は，さらにα-ヘリックス，β構造など二次構造をとるが，ポリペプチド鎖は比較的離れたアミノ酸同士の相互作用により，さらに折りたたまれて立体的なしっかりした構造をとる．これを三次溝造とよぶ．

タンパク質の生合成（――しつ――せいごうせい） protein biosynthesis 【栄】DNAの遺伝子情報を写しとってきたmRNA，活性化されたアミノ酸を運ぶtRNA, GTP，各種酵素，種々の共用因子などの関与のもとで，小胞体上のリボゾームを場としてペプチド結合によってタンパク質が作られること．

タンパク質の代謝回転（――しつ――たいしゃかいてん） turnover of protein 【栄】生体内のタンパク質は合成と分解が同時進行し，その間に動的な平衡が保たれている．これをタンパク質の代謝回転というが，組織によってこの速度に大きな差があり，肝では速いが，骨格筋や脳，腱などでは遅い．

タンパク質の二次構造（――しつ――にじこうぞう） secondary structure of protein 【栄】α-ヘリックス構造やβ構造のように，ポリペプチド鎖の近くにあるアミノ酸残基同士が水素結合によって一定の規則的な構造を作り出していることをいう．水素結合，ファンデルワース力など弱い力により結合しているので加熱，変性剤などにより容易に構造が変化する．

タンパク質のプロセッシング（――しつ――） processing of protein 【栄】タンパク質が，mRNAの情報を読んでつくられた第一次産物からペプチド鎖の切断によるより短い分子への変換や，メチル化，リン酸化，グリコシル化，ADP-リボシル化など種々の修飾反応を受け，生物機能をもつ成熟タンパク質にまで変換される過程をいう．

タンパク質の分解（――しつ――ぶんかい） degradation of proteins 【栄】タンパク質は細胞内でプロテアーゼ(プロティナーゼとペプチダーゼ)の作用で構成アミノ酸まで分解される．この速度とタンパク質合成速度のバランスにより，タンパク質は代謝回転している．さらにアミノ酸の脱アミノ反応で生じたアンモニアは尿素として排泄される．

タンパク質の変性（――しつ――へんせい） protein denaturation 【栄】酸，アルカリ，熱，イオン化性剤，尿素，重金属，有機溶媒などにより，タンパク質の二次，三次，四次構造が破壊され生物活性を失うことをいい，可逆的変性と不可逆的変性がある．変性タンパク質の多くは水に対する溶解性が悪くなり沈殿する．

タンパク質の四次構造（――しつ――よじこうぞう） quaternary structure of protein 【栄】2個または2以上のポリペプチド鎖(サブユニット)が非共有結合で会合し，1つのまとまったタンパク質分子を形成することをいう．たとえば，ホスホリラーゼbは2つの同じサブユニットからなる酵素で，サブユニットは単独では

不活性だが，二量体になると酵素活性を現す．

タンパク質リン酸化酵素（――しつ――さんかこうそ）protein kinase ➡プロテインキナーゼ

タンパク分解酵素（――ぶんかいこうそ）proteolytic enzyme ➡プロテアーゼ

タンパクリポコルチン 同リポモジュリン，マクロコルチン 【薬】糖質コルチコイドにより誘導，合成されるタンパク質の一種．細胞膜リン脂質からのアラキドン酸産生を触媒するホスホリパーゼA_2の活性を阻害し，プロスタグランジンの産生を抑制する．その結果炎症反応が抑制される．

炭粉沈着症（たんぷんちんちゃくしょう）anthracosis 【病】空気中の炭粉が肺に入り，とくに肺胞壁や肺門リンパ節などに沈着し，肉眼的に肺が黒色を呈するものである．炭粉は大食細胞により貪食されたり，組織間隙に沈着する．喫煙者や炭鉱従事者は，とくに炭粉沈着が強い．

チ

チアジド系利尿薬（――けいりにょうやく）thiazide diuretics 【薬】抗高血圧薬の基本薬．尿量が増す→循環血液量が減少→細動脈壁の抵抗性が減弱する．

チアミナーゼⅠ thiaminase Ⅰ ➡アノイリナーゼ

チアミラール thiamylal 【薬】静脈麻酔薬．超短時間作用型のバルビツール酸誘導体．静脈内注射後，すみやかに意識を消失する．麻酔前投薬としても使用される．ほかにチオペンタール．

チアミン thiamin ➡ビタミンB_1

チアミンピロリン酸（――さん）thiamine pyrophosphate 同TPP, DPT 【栄】ビタミンB_1（チアミン）のピロリン酸エステルで，ピルベートデカルボキシラーゼ，α－ケト酸デヒドロゲナーゼ複合体，トランスケトラーゼなどの補酵素である．チアミンが欠乏すると脚気になり，多発性神経炎，心臓障害などを生じる．

チアラミド 塩基性非ステロイド性抗炎症薬．胃腸障害などの副作用が軽度．歯科では急性炎症の鎮痛薬として使用．チノリジンなど．

地域保健（ちいきほけん）community health 同地域保健活動 【衛】地域住民の健康の保持増進を目的として行われる保健活動．地域における公衆衛生の向上及び増進を図るとともに，地域特性等に配慮しながら住民の保健や生活環境等についての需要に対応するために総合的に進められる保健活動．

地域保健活動（ちいきほけんかつどう）community health activity ➡地域保健

遅延型アレルギー（ちえんがた――）delayed hypersensitivity ➡遅延型過敏症反応

遅延型過敏症反応（ちえんがたかびんしょうはんのう）delayed hypersensitive reaction 同遅延型アレルギー，ツベルクリン反応 【微】免疫成立後に抗原を投与すると24～48時間に組織障害位置が現れる．このとき感作Tリンパ球は抗原と反応して種々の生物活性物質（リンホカイン）を放出することによっている．その代表的反応にツベルクリン反応がある．体液性抗体によって仲介される即時型反応と対比される．

チオール基（――き）thiol group 同スルフヒドリル基，メルカプト基 【栄】SH基のこと．この基をもつ化合物をチオールまたはメルカプタンとよぶ．空気中で酸化されてジスルフィドとなる．SH基はパパインやウレアーゼなどSH-酵素，補酵素A, リポ酸などは補酵素では機能上重要である．

チオグリコール酸塩培地（――さんえんばいち）thioglycolate medium 同チオグリコレート培地 【微】嫌気性菌の培養に使用される．培地はSH化合物の自己酸化により培地中の酸素を除去し，嫌気的状態を保つ培地である．使用直前に加熱して，酸素を追い出して使用する．

チオシアン酸塩（――さんえん）thiocyanate ➡ロダン塩

チオペンタールナトリウム thiopental sodium 【薬】静脈麻酔薬．超短時間作用型のバルビツール酸誘導体．静脈内注射後，すみやかに意識を消失する．麻酔前投薬としても使用される．ほかにチアミラール．

蓄積作用（ちくせきさよう）comulative

チクノ 220

action 【薬】蓄積効果 【薬】薬物を反復適用した場合,体内に蓄積し中毒反応を起こすことがある.これを蓄積作用という.薬物の吸収に比べて排泄または解毒速度の遅い薬物にみられる.代表的な例として,強心薬のジギタリスや重金属などがある.

蓄膿症(ちくのうしょう) empyeme【病】化膿性炎により体腔内に膿汁の貯留した状態をいう.もっとも一般的に知られているものとしては上顎洞蓄膿症がある.その他胸腔における膿胸や化膿性心膜炎から生ずる心嚢蓄膿症や腹腔における腹腔蓄膿症などがある.

チクロ cyclamate →サイクラミン酸

治験薬(ちけんやく) trial drug【薬】製造(または輸入)について厚生労働大臣の承認を得るために実施する臨床試験の対象薬物.

智歯(ちし) wisdom tooth →第三大臼歯

致死量(ちしりょう) lethal dose 同LD値【薬】薬物の投与量をしだいに増加した場合,動物に死をきたす量を致死量という.一群の動物の50%を殺す量が50%致死量(LD_{50})である.これは薬物の毒性の強弱を示す目安として重要である.致死量は推計学的方法により求められる.

地図状舌(ちずじょうぜつ) geographic tongue 同移動性舌炎,剥離性限局性舌炎【病】舌粘膜でみられる非特異性炎であるが,舌粘膜の一部に発生した炎症巣の大きさ,形および位置が速やかに変化し,地図状を呈するものをいう.一般に舌背後方部位で発生し,病巣中心部は発赤し,糸状乳頭が消失している.

窒素(ちっそ) nitrogen 同N_2【衛】無味,無臭,無色の気体元素.空気の成分で体積の約4/5を占める.常温常圧下では人体には不活性であるが,潜水夫などにみられるように,高圧下から急激に減圧状態へ移行すると,窒素は気泡となって血中に空気栓塞を起こし減圧症(潜函病)となる.

窒素平衡(ちっそへいこう) nitrogen equilibrium【栄】摂取された食物中の窒素量と尿中へ排泄された窒素量とが等しい状態をいう.この場合,窒素出納はゼ

ロである.発育中の子供や病後の回復期にある成人では窒素の摂取量を上まわり,これを窒素出納が正であるという.

チトクローム cytochrome 同シトクローム【栄】細胞や微生物に存在する一群のヘムタンパク質.ミトコンドリア電子伝達系構成成分であるチトクローム $a+a_3$(チトクロームオキシダーゼ),b,c,c_1,ミクロソームの電子伝達系構成成分であるチトクローム b_5,P_{450}などがある.

チトクロームオキシダーゼ cytochrome oxidase 同シトクロームオキシダーゼ,チトクローム $a+a_3$【栄】動植物組織に広く分布するヘムタンパク酵素.チトクローム a と a_3 との複合体.ミトコンドリア電子伝達系の最終成分であり,電子を最後の受容体である酸素に渡す.一酸化炭素,シアン化物により阻害を受ける.

チトクローム c cytochrome c 同シトクローム c【栄】動植物,菌類に広く分布するヘムタンパクである.ミトコンドリア電子伝達系成分の1つで,電子をチトクローム c_1 からチトクローム $a+a_3$(チトクロームオキシダーゼ)に渡す.

遅発性ウイルス感染(ちはつせい――かんせん) slow virus infection →遅発性感染

遅発性感染(ちはつせいかんせん) slow infection 同遅発性ウイルス感染【微】ウイルス感染から発症まで長い経過をとる感染症をいう.病原体は既知通常ウイルスと非通常ウイルスがある.後者は微小感染因子で,その伝染病原性が核酸かタンパク質にあるのか,その性質も明らかでない.

チミジル5'――リン酸(――さん) thymidyl 5'-monophosphate →チミジル酸

チミジル酸(――さん) deoxythymidylic acid, thymidine phosphate 同dTMP, TMP,チミジル5'――リン酸【栄】チミン(チミンの項参照)のリン酸エステル,すなわちヌクレオチド.DNAを構成する4つのヌクレオチドの1つ.

緻密骨(ちみつこつ) compact bone【解】骨の表層部は外力に抵抗するように厚く,緻密になっている.この部の骨質を

緻密骨という．表面には骨膜があり，神経，血管が多い．

チミン thymine 〔同〕5－メチル 2,4－ジオキシピリミジン，5－メチルウラシル 【栄】 DNA を構成する4つの塩基の1つで，ピリミジン塩基．略号は Thy（または T）．DNA 二重らせん内でチミンはアデニンと水素結合してペアをつくっている．

チ モ ー ル 合 剤（――ごうざい） thymol mixture 【薬】 チモールは強い殺菌作用，弱い局所刺激作用，鎮痛作用などをもつフェノール誘導体の1つである．腐蝕作用が少ないことから根管消毒剤，歯髄乾燥剤，覆髄剤，根管充塡剤，歯髄鎮静剤として用いられ，配合される．

チモールパラフィン thymolparaffin 【薬】 根管充塡剤の一種．チモールとパラフィンの合剤．パラフィンは緻密で根管への適合性は良いが殺菌作用がない．一方，チモールは殺菌作用が強く，刺激作用は弱い．そこで両者を配合して根管充塡に用いる．

着床（ちゃくしょう） implantation 【組】 受精卵が子宮内膜表面に付着し，粘膜上皮に包まれることをいう．受精後1週にみられ，これにより妊娠が成立する．

中間層（ちゅうかんそう） ➡有棘層

中間層（歯胚）（ちゅうかんそう〈しはい〉） Ⓛstratum intermedium 【組】 杯状期になるとエナメル器細胞は内・外エナメル上皮細胞，中間層，エナメル髄の細胞に分化する．中間層は数層の扁平な細胞で内エナメル上皮とエナメル髄の間に配列している．鐘状期歯胚まで存在する(P.26 図参照)．

中空性器官（ちゅうくうせいきかん） tubular organ 【組】 消化器道，呼吸器道，心臓，膀胱，耳管，鼓室などのように管状構造でできている器官．一般に内側から粘膜，粘膜下組織，筋層，奬膜または外膜からできている．

中硬膜動脈（ちゅうこうまくどうみゃく） middle meningeal artery 【解】 外頸動脈の枝である顎動脈より分かれ，棘孔を通って頭蓋腔に入り脳硬膜に分布する(P.52 図参照)．

中耳（ちゅうじ） middle ear 【解】 外耳道より入る音の振動を鼓膜を介して内耳に伝える部分．鼓室と耳管からなり，内部には3個の耳小骨（ツチ骨，キヌタ骨，アブミ骨）が存在する．耳管により咽頭と通じている．気圧の差により耳が痛くなると唾液をのみこみ，耳管を開けば治る(P.224 図参照)．

注射（剤）（ちゅうしゃ〈ざい〉） injection 【薬】 非経口的投与法の一種．薬物を皮下，筋肉内，腹腔内，静脈内，脊髄腔内などに注入する方法．経口投与の不可能な薬，速効性を要する薬，輸液剤の投与に用いられる．このために調製された薬液を注射剤という．

注射用止血薬（ちゅうしゃようしけつやく） hemostatic for injection 【薬】 全身性止血薬．トロンボプラスチン，フィブリノーゲンなど，内服用止血薬も同様．

中上歯槽枝（ちゅうじょうしそうし） middle superior alveolar nerve 【解】 上顎神経の第2枝（眼窩下神経）から分かれ，上顎小臼歯と頰側歯肉の知覚を司る．後上歯槽枝とともに，上歯槽神経とよばれる(P.129 図参照)．

中心管（ちゅうしんかん） central canal 【解】 脊髄の中心部を縦に貫く細い管で，下端は盲端に終わっている．上端は脳幹内で大きく広がり脳室に続く．

中心結節（ちゅうしんけっせつ） central tubercle 【病・歯】 臼歯の咬合面中央にみられる異常結節である．大きさはいろいろであるが，大きいものでは内部に歯髄腔があり，破折すると，急性歯髄炎をきたすことがある．下顎第二小臼歯に好発する．

中心溝（ちゅうしんこう） central groove 【解】 小臼歯および大臼歯の咬合面のほぼ中央を近遠心的に走り，頰側と舌側の咬頭を分ける溝(P.158 図参照)．

中心咬合位（ちゅうしんこうごうい） centric occlusion 〔同〕咬頭嵌合位 【生・解】 上下顎歯牙の咬頭が互いに咬み合い，最大面積で接触した状態の下顎位をいう．この状態は機能的にも安定しており，食物の咀嚼はこの位置，または，この付近で行われる．

中心小体（ちゅうしんしょうたい） centrosome 【組】 2個の中心子とそれらを囲む細胞質部とを中心小体とよぶ．有糸分裂時に分裂して2組形成され，細胞の両

中心隆線（ちゅうしんりゅうせん）　central ridge　㊥三角隆線　【解】各咬頭頂より咬合面中央に向けて突出する隆線．両側に副隆線をともなっていることがある（P.46 図参照）．

中枢興奮作用（ちゅうすうこうふんさよう）　stimulant action of central nervous system　㊥中枢刺激作用　【薬】中枢神経系に対する薬物作用のうち，刺激あるいは興奮を生ずる作用をいう．この作用をもつ薬物を中枢興奮薬である．中枢神経系の興奮により，精神機能の増進，呼吸や血圧の改善，嘔吐がみられる．また，過度の中枢興奮により痙攣が生ずる．

中枢作用（ちゅうすうさよう）　central action　【薬】中枢神経系に対する薬物作用を中枢作用という．これに対して，末梢神経系に対するものを末梢作用という．中枢作用を示すおもな薬物には，鎮静薬，催眠薬，麻酔薬，鎮痛薬，中枢興奮薬，向精神薬などがある．

中枢刺激作用（ちゅうすうしげきさよう）　central stimulant action　➡中枢興奮作用

中枢神経（ちゅうすうしんけい）　central nerve　？ 脳，脊髄を中枢神経とよび末梢からの刺激を受け，これを判断し，記憶し，統合して末梢部に命令を伝える役目をする神経組織をいう．ここから出て末梢に分布するのが脳神経・脊髄神経でこれを末梢神経という．

中枢神経系（ちゅうすうしんけいけい）　central nervous system　【解】大脳，間脳（視床・視床下部），中脳，橋，小脳，延髄と脊髄とからなり，末梢神経からの刺激を受けて，記憶し，判断し，命令を末梢神経に伝える重要な働きがある．とくに脳幹は一瞬も休むことなく自律神経に働き，心臓，肺，消化・泌尿器系を活動させている．脳幹が死ぬと脳死となるが人工心肺で心臓や肺臓を働かせることができるようになった．

中枢神経系興奮薬（ちゅうすうしんけいけいこうふんやく）　central stimulants　➡中枢神経興奮薬

中枢神経興奮薬（ちゅうすうしんけいこうふんやく）　central nervous system (CNS) stimulants　㊥中枢神経系興奮薬　【薬】中枢神経系を興奮させる薬物．大量に投与すると痙攣を起こすものが多い．主として大脳皮質に作用する薬物，特異的に痙攣を起こす薬物，延髄の呼吸・血管運動中枢に作用して，蘇生薬として用いられるもの，中枢性に嘔吐を起こす薬物などに分類される．

中枢性筋弛緩薬（ちゅうすうせいきんしかんやく）　centrally acting muscle relaxants　㊥中枢性骨格筋弛緩薬　【薬】脊髄以上の中枢に作用して，骨格筋の弛緩を起こす薬物．パーキンソン病やそのほかの場合の筋硬直や反射亢進状態の緩和に用いる．パーキンソン病治療薬のレボドパ，脊髄に働くメフェネシン，高位運動中枢に働くトリヘキシフェニジルなどがある．

中枢性呼吸興奮薬（ちゅうすうせいこきゅうこうふんやく）　【薬】延髄の呼吸中枢と血管運動中枢を興奮させて呼吸量増加や血圧上昇をさせる薬物．ジモルホラミンなど．中枢抑制による血圧低下に蘇生薬として使用．「呼吸興奮薬」参照．

中枢性骨格筋弛緩薬（ちゅうすうせいこっかくきんしかんやく）　central muscle relaxants　➡中枢性筋弛緩薬

中性アミノ酸（ちゅうせい――さん）　neutral amino acid　【栄】アミノ酸の側鎖が解離しないもので，塩基性アミノ酸（リジン，アルギニン，ヒスチジン）と酸性アミノ酸（アスパラギン酸，グルタミン酸）以外のアミノ酸がこれに属する．

中性紅（ちゅうせいこう）　neutral fuchsin　➡中性フクシン

中性好性白血球（ちゅうせいこうせいはっけっきゅう）　neutrophilic leukocyte　➡好中球

中性脂肪（ちゅうせいしぼう）　neutral fat　㊥脂肪，トリグリセリド，トリアシルグリセロール，油脂　【栄】グリセロールのOH基すべてに脂肪酸(FA)がエステル結合したエネルギー源の貯蔵体．脂肪組織はキロミクロンとして運ばれてきたトリグリセリドをリポプロテインリパーゼの作用で脂肪酸に分解して吸収し，ふたたびトリグリセリドとして貯蔵するが，必要に応じて加水分解し脂肪酸を血

中性フクシン（ちゅうせい——） neutral fuchsin 〔中性紅〕【薬】 プラーク染め出し剤である．歯面に付着したプラーク（歯垢）を染色し，観察を容易にするために用いられる染料の一種．歯ブラシによる清掃効果を判定し，刷掃指導や診断を行う場合に用いられる．

中頭蓋窩（ちゅうとうがいか） middle cranial fossa【解】蝶形骨と側頭骨によって構成された部で，大脳の側頭葉を容れている．トルコ鞍を中心として，視神経管，正円孔，卵円孔，棘孔，破裂孔などがある（P.236図参照）．

中毒期（ちゅうどくき） overdose (toxic) stage ➡延髄麻痺期

中毒量（ちゅうどくりょう） toxic dose【薬】最大有効（治療）量を超える薬物の量．生体に障害を与え，中毒症状が現れる量．さらに用量が多くなると死をきたすので致死量という．

中脳（ちゅうのう） midbrain【解】間脳と橋との間にあり，大脳と脊髄，小脳とを連絡する多数の神経線維が通っている所．また眼球運動，瞳孔収縮の運動中枢が存在する．第三脳室から中脳水道が続く．

中胚葉（ちゅうはいよう） mesoderm【組】胎生3週頃，背中に相当する原始線条の外胚葉細胞が増殖し，卵黄囊（内胚葉）との間に進入する．これが脊索（中胚葉）である．内・外胚葉の間にバラバラに分かれた細胞が間葉（中胚葉）である．脊索の周囲から脊柱骨ができる．中胚葉は細胞が少なく，間質が多いので増殖が早く，骨，筋，循環器，泌尿器，生殖器の5系統や支持組織など人体の大部分を作っている．

中鼻甲介（ちゅうびこうかい） middle nasal concha【解】鼻腔の外側壁由より内下方に向け垂れ下がっている貝ガラ状の骨．上方に上鼻甲介，下方に下鼻甲介が存在し上・中・下鼻道に分けている．上鼻甲介と中鼻甲介とは，篩骨の一部分である．

中和反応（ちゅうわはんのう） neutralization【微】抗体が関与する免疫反応の1つ．特異抗体により毒素を無毒素化する毒素中和反応とウイルスの感染性を消失させるウイルス中和反応がある．

治癒期（ちゆき） healing stage【病】疾病ないし病変部が経過過程のなかで，治療ないし処置により，また自然に回復または病変の消退をみる時期をいう．なお抜歯創の治癒期では，増生した歯槽骨が成熟し層板骨になる．

腸液（ちょうえき） intestinal juice【組】空腸や回腸の腸腺から分泌されるアルカリ性の液．腸液はエンテロキナーゼ，エレプシン，ラクターゼなど各種の消化酵素を含み，食物の消化を助ける．1日の分泌量は約3000 m*l*.

腸炎ビブリオ（ちょうえん——） *Vibrio parahaemolyticus*【微】細菌性食中毒のなかでもっとも罹患率の高い食中毒．グラム陰性桿菌（好塩菌）で，海水中で発育するため，原因食品は魚介類が多く夏季に発生する．中毒症状としては，激しい腹痛，嘔吐，発熱，水様性の下痢．回復は比較的早い．

蝶下顎靭帯（ちょうかがくじんたい） sphenomandibular ligament【解】蝶形骨棘と下顎小舌の周囲とを結ぶ靭帯で，顎関節を補強している（P.47図参照）．

聴覚器（ちょうかくき） auditory organ【解】音を聴く器官で，外耳（耳介，外耳道），中耳（鼓膜，耳小骨），内耳（蝸牛）から構成されている．機能的には，外耳と中耳は音を伝える伝音系，内耳は音の振動を神経の信号に変える感音系に分けられる（次頁図参照）．

聴覚障害（ちょうかくしょうがい） disorder of hearing【薬】第8脳神経障害．アミノグリコシド系による副作用．耳鳴り，難聴など．

長管骨（ちょうかんこつ） long bone〔長骨〕【解】骨の形の上での分類で上腕骨，橈骨，尺骨，大腿骨，脛骨などのように長くて，部厚い緻密骨と広い海綿骨と骨髄からなる管状の骨をいう．

腸肝循環（ちょうかんじゅんかん） enterohepatic circulation【薬】ある種の薬物は肝臓で代謝を受けた後，あるいは未変化で，胆汁に含まれ小腸に排泄される．これらは消化管から再吸収され，持続作用あるいは蓄積作用を示すことがある．この排泄と吸収の繰り返しを腸肝循環という．ジギトキシン，モルヒネなどにみ

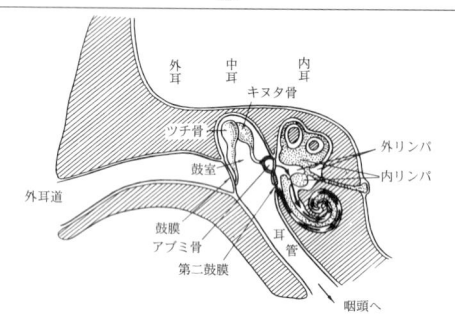

られる.

蝶形後頭縫合(ちょうけいこうとうほうごう) spheno-occipital suture 【解】蝶形骨と後頭骨との間の軟骨結合で成人に達するまで成長を続ける.頭蓋骨の成長の中心である.

蝶形骨(ちょうけいこつ) sphenoid bone 【解】頭蓋底の中央にある骨.体と大翼,小翼,翼状突起に区別され内部に蝶形骨洞がある.トルコ鞍,視神経管,上眼窩裂,正円孔,卵円孔,翼突管などの孔がある.また,蝶形骨と後頭骨や篩骨との結合部は青少年期の頭蓋骨の発育の中心となる(P.236図参照).

蝶形骨洞(ちょうけいこつどう) sphenoidal sinus 【解】副鼻腔の1つで,蝶形骨体にある.上・中鼻道に開口する.

蝶形骨翼状突起(ちょうけいこつよくじょうとっき) pterygoid process 【解】蝶形骨の左右側から下方に突出した部分をいう.内外翼突筋がこの部より起こっている.この突起の基部に翼突管がある.

長骨(ちょうこつ) long bone ➔長管骨

調剤(ちょうざい) dispensation 【薬】処方箋により特定人の特定疾患に対する薬剤を調製し交付すること.

調剤薬(ちょうざいやく) prescription drugs 回処方薬【薬】医師または歯科医師の発行した処方箋に従って,薬剤師が特定の患者の特定の疾患のために調製する医薬品のこと.

長鎖脂肪酸(ちょうさしぼうさん) long-chain fatty acid ➔高級脂肪酸

丁字油(ちょうじゆ) oil of clove ➔ユージノール

腸チフス(ちょう――) typhoid fever 【病・微】消化器系伝染病.伝播経路は患者,保菌者の糞便,尿,汗によって汚染された食品や水を介して起きる.戦後,激減した疾病であるが 近年は輸入食品(東南アジアから)の増加と,抗生物質耐性菌の問題が注目されている.

ちょうつがい運動(――うんどう) hinge movement ➔蝶番運動

蝶番運動(ちょうばんうんどう) hinge movement 回ちょうつがい運動,終末蝶番運動【解】一般的には蝶つがいや指関節のように一方向の運動.左右の顎関節内を結ぶ軸を中心に行われる下顎の回転運動も蝶つがい運動である.軽度の開口はこの運動であり,強度の開口はこの運動に軸の前方移動が加わる.

長幅指数(ちょうふくしすう) 【解】歯冠の形などを基準にするうえの指数.

$$長幅指数 = \frac{歯冠の幅 \times 100}{歯冠の長さ}$$

これより求めた数値が74.9以下を長頭型,75~84.9を中頭型,85以上を短頭型としている.頭の形にも,長頭,短頭として使用されている.

貼付剤(ちょうふざい) 【薬】皮膚に粘着させる外用剤.硬膏剤,パップ剤のほかに「日本薬局方」に規定されていない新しい製剤もある.例:プレドニゾロン貼付剤(皮膚疾患),ニトログリセリンテープ剤(虚血性心疾患).

鳥貌（ちょうぼう） bird face 同鳥顔
【病】 顔貌が鳥のような状態を呈することで，下顎骨の発育不全（小顎症），とくにオトガイ隆起の発育が悪い場合にみられる．

跳躍伝導（ちょうやくでんどう） saltatory conduction 【生】 有髄神経線維における興奮（活動電位）の伝わり方．有髄神経線維の表面には電気抵抗の高い髄鞘が周期的にあるため，興奮は髄鞘がないランビエの絞輪部をつぎつぎに跳ぶように伝わる．この伝導速度は無髄神経線維のものより速い．

直接歯髄覆罩剤（ちょくせつしずいふくとうざい） directly pulp capping materials ➡直接覆髄剤

直接接触（ちょくせつせっしょく） (direct) contact infection 【微】 感染している宿主と直接接触（接吻，性交など）することによって感染する感染様式．梅毒，淋病などの性病やAIDS感染の一部，呼吸器系疾患などの感染はこれによる．

直接覆髄剤（ちょくせつふくずいざい） materials for direct pulp capping 同直接歯髄覆罩剤【薬】 歯髄の露出面に直接適用し，歯髄を外来刺激から保護する目的で用いられる薬剤．水酸化カルシウムを主剤とするものが広く用いられている．硬組織添加機能をもつもの，刺激性がないもの，変質しないものが望ましい．

直腸（ちょくちょう） rectum 【解】 大腸の末端でS字状結腸に続く部で長さは約20cmで尾骨下端の前で肛門として外部に通じている．癌の好発部位（P.156図参照）．

直腸温（ちょくちょうおん） rectal temperature 【生】 直腸内部の温度．体温表示法の1つで，口腔温より0.2～0.5℃高く，腋窩温より0.5～1℃高い．

直腸内投与（ちょくちょうないとうよ） rectal administration 同直腸内適用【薬】 坐剤など．肛門から挿入し直腸粘膜から吸収される．経口投与できない患者（口腔外科手術後や小児），胃を障害する薬物などに適している．

チラミン tyramine 【薬】 交感神経作動薬．末梢神経終末からノルエピネフリンを放出させ交感神経刺激効果を現す薬物．ほかにエフェドリン．

治療係数（ちりょうけいすう） therapeutic index 同安全域【薬】 50%致死量と50%有効量の比(LD_{50}/ED_{50})をいう．有効量と致死量の間の隔たりを表す．この値が大きい薬物ほど毒性の現れる危険が小さい．安全性についてのより良い目安として，確定安全係数(LD_1/ED_{99})を用いることがある．

治療量（ちりょうりょう） therapeutic dose ➡有効量

チロキシン thyroxine 同サイロキシン，甲状腺ホルモン【生・組】 甲状腺から分泌される動物の成長・発育上不可欠なヨードを含んだホルモン．ミトコンドリアでの酸素消費量を高めるため基礎代謝率が増大する．

チロシン tyrosine 同チロジン【栄】 タンパク質を構成する芳香族アミノ酸．略号はTyr（またはY）．必須アミノ酸のフェニルアラニンから水酸化反応によって生じ，副腎髄質ではエピネフリンとノルエピネフリン生成の材料となる．

チロジン tyrosine ➡チロシン

鎮咳作用（ちんがいさよう）【薬】 延髄にある咳の中枢に働いて，咳を鎮めること．「鎮咳薬」参照．

鎮咳薬（ちんがいやく） antitussive drugs 【薬】 対症療法的に咳を鎮静させる目的で用いられる薬物．延髄の咳中枢に作用するものとして，麻薬性のコデイン，ヒドロコデイン，非麻薬性のデキストロメトルファン，ノスカピンなどがある．また局所性に作用するものとしてベンゾナテートがある．

チンキ剤（――ざい） tinctures 【薬】 通常，生薬をエタノールまたはエタノールと精製水の混合液で浸出して調製した液剤．殺菌性を有し長期保存できるが，エタノールが蒸発して濃厚となりがちなことが欠点である．

沈降反応（ちんこうはんのう） precipitin reaction 【微】 抗体が関与する免疫反応の1つ．白濁した分子状（可溶性）の抗原と抗体が結合して，沈降物を形成する．きわめて特異性が高く，抗原の解析やタンパク質の同定に用いられる．

鎮静作用（ちんせいさよう） sedative action 【薬】 中枢神経系抑制作用のうち,軽度のものをいう.大脳皮質に対する弱い抑制効果により不安や緊張を軽減させ,運動興奮性を減退させる作用.中枢神経系抑制の程度がさらに進むと,催眠作用,麻酔作用が現れる.

鎮静薬（ちんせいやく） sedatives 【薬】中枢神経系抑制薬のうち鎮静を目的として用いられる名称をいう.鎮静薬の大部分は,通常,催眠薬として用いられるものである.その少量を投与して大脳皮質に対する弱い抑制効果を期待する.

鎮静療法（ちんせいりょうほう） sedation 【薬】 薬物を全身的に投与し,意識を保った状態で患者の不安感や緊張感を和らげ痛みに対する感覚を低下させることにより治療を容易にさせる方法をいう.薬物の投与方法により吸入鎮静法と静脈内鎮静法に区分される.

鎮痛・鎮静作用（ちんつう・ちんせいさよう） sedation 【薬】 痛みを感じなくさせる作用.

鎮痛薬（ちんつうやく） analgesics 旧麻薬性鎮痛薬,モルヒネ様薬物 【薬】 一般的な中枢神経系抑制作用をもつが,睡眠をおこさない少量で特異的な鎮痛作用を示す薬物をいう.代表的な薬物にモルヒネがある.麻薬性鎮痛薬ともいう.一方,弱い鎮痛作用と解熱作用を有する薬物を解熱性鎮痛薬という.これには麻薬としての性質はない.

鎮吐薬（ちんとやく） antiemetics ➡制吐薬

ツ

椎骨動脈（ついこつどうみゃく） vertebral artery 【解】 鎖骨下動脈の枝で,頸椎の横突孔を上行し大後頭孔から頭蓋内に入り左右が合して脳底動脈となり延髄,小脳,橋,大脳の外部に分布している.脳底動脈はウイルスの大動脈輪として内頸動脈の枝とも交通している.このように脳は内頸動脈と椎骨動脈で二重に供給されている.

痛覚（つうかく） pain sensation 【生】傷害刺激による痛みの感覚で,受容器は自由神経終末である.機能的には鋭い速痛と鈍い持続的な遅痛に,部位的には皮膚痛覚,深部痛覚,内臓痛覚に分けられる.また,どんな刺激でも一定以上の強さでは痛覚を生じる.

痛覚消失期（つうかくしょうしつき） stage of analgesia 旧麻酔第1期,無痛期,誘導期 【薬】 全身麻酔の経過を示す4つの段階のうちの第1期をいう.麻酔開始から意識か失うまでの時期.触覚,聴覚に対する抑制は弱いが,痛覚は鈍麻している.笑気吸入法による無痛療法はこの時期を利用している.

痛覚脱出期（つうかくだっしゅつき） stage of analgesia ➡無痛期

通性嫌気性菌（つうせいけんきせいきん） facultative anaerobe 【微】 環境に酸素があっても発育増殖し,酵素があればこれを利用して発育が良好となる細菌.腸内細菌をはじめ多くの細菌がこれに属す.

突出し動作（顎の）（つきだ──どうさ〈が──の〉） protrusion ➡前方運動（顎の）

ツチ骨（──こつ） malleus 【解】 アズキ粒大の小骨で鼓膜に接しており,キヌタ骨,アブミ骨とともに音を蝸牛リンパに伝え,聴覚を起こさせる（P.224図参照）.

つつが虫病（──むしびょう） scrub typhus 【病・微】 ダニの一種つつが虫（恙虫）が媒介するリケッチア症.病原体は *Rickettsia tsutsugamusi*.高熱,発疹,リンパ節腫脹がおもな徴候である.日本では東北地方,房総,中部地方などで発生することがある.

ツベルクリン反応（──はんのう） tuberculin reaction 旧遅延型過敏症反応 【微】 結核感染の既往あるいは結核菌に対する抵抗性の有無を調べるアレルギー性皮膚反応で代表的な遅延型アレルギー反応.陽性者は再感染に対する抵抗性はあるが,既往症の再発を考慮する必要がある.陰性者には予防のためにBCGを接種する.

ツベルクリン反応検査（──はんのうけんさ） tuberculin skin test 【微・衛】 結核の感染経路対策として,小学校1年と中学2年時に実施される.結核菌による感染の有無,感受性の有無,強弱を知る

ために行われるもので，結核予防法により各集団で定期的に行う．陰性者に予防のために BCG 接種をする．

d-ツボクラリン d-tubocurarine 【薬】クラーレ．非脱分極性筋弛緩薬(競合性筋弛緩薬)．適応：全身麻酔，咽頭痙攣時の筋弛緩．

爪(つめ) nail 【解】板状の角質部で露出している部分を爪体，白い部分を半月，根元を爪根とよび表皮の上に接している．爪は 10 日に約 1 mm 伸びるといわれている．足の爪は少しおそい(P.202 図参照)．

ツルクシュガー Turku sugar ➡キシリトール

ツルクのう**(齲)蝕研究(**――しょくけんきゅう**)** Turku sugar study 【栄】1972 年から 2 年間，125 名の被験者についてフィンランドのツルクで行われた蝕実験である．その結果，キシリトール群では明らかに蝕発生率は低かったが，砂糖，フルクトース群の間ではほとんど差がみられなかった．

テ

手足口病(てあしくちびょう) hand-foot-and-mouth disease 【微】病原体はウイルス(コクサッキーウイルス A 10 型，16 型，エンテロウイルス 71 型)である．小児に軽度の発熱と口腔粘膜，手掌，足底に水疱を形成し，保育園などで流行することがある．

tRNA transfer RNA ➡転移 RNA

DI discomfort index ➡不快指数

THFA tetrahydrofolic acid ➡テトラヒドロ葉酸

dATP deoxy ATP 5'-三リン酸【栄】デオキシリボヌクレオシドにリン酸が 3 分子結合したもの．構造的に ATP に類似し(酸素原子分ないだけ)，同じ加水分解エネルギーをもつ．DNA の生合成に利用される．

TX thromboxane ➡トロンボキサン

DNA 同デオキシリボ核酸【微・栄】デオキシリボヌクレオチド(dAMP, dGMP,dCMP,TMP)の重合体で，遺伝情報の担い手である．DNA 分子は正確な複製によって子孫へ受け継がれる．真核細胞では主として核の中に存在する．

DNA アーゼ DNAase ➡デオキシリボヌクレアーゼ

DNA ウイルス DNA virus 【微】DNA (deoxyribonucleic acid)を遺伝子としてつウイルスの総称．アデノウイルス，ヘルペスウイルス，ポックスウイルス，B 型肝炎ウイルスなどはこれに分類される．

DNA の複製(――ふくせい**)** replication of DNA 【栄】細胞分裂の際，娘細胞に親細胞の全遺伝情報を伝えるために，親細胞のすべての DNA と同じものを生成すること．DNA 巻きもどしタンパク質，RNA プライマー，DNA ポリメラーゼ，岡崎フラグメント，DNA リガーゼなどが関与し，複製起点より二方向に，半保存的に進行する．

TMP thymidine 5'-monophosphate ➡チミジル酸

DO dissolved oxygen ➡溶存酸素

T 細胞(――さいぼう**)** T cell, T lymphocyte 同T リンパ球【微】T リンパ球をいう．骨髄で産生され胸腺を通過することにより成熟したリンパ球で細胞性免疫に関わる．抗原刺激を受けて感作リンパ球となるもののほか，ヘルパー T，サプレッサー T，キラー T などの種類がある．

低位歯(ていいし) submerged teeth 【歯・解】上下顎を安静咬合の状態にしたときの咬合線(平面)に達していない萌出不全の歯である．乳臼歯に多く，歯根のセメント質と歯槽骨が組織的に合体し，いわゆる歯牙強直(骨性癒着)を起こすことが原因となることが多い．そのほか，萌出力の弱い場合や隣在歯の障害による場合などがある．

TCA 回路(――かいろ**)** TCA cycle ➡クエン酸回路

TCA サイクル TCA cycle ➡クエン酸回路

dCTP deoxycytidine 5'-triphosphate ➡デオキシシチジン 5'-三リン酸

dTMP deoxythymidylic acid ➡チミジル酸

dTTP deoxythymidine 5'-triphosphate ➡デオキシチミジン 5'-三リン酸

DPT diphosphothiamine ➡チアミンピロリン酸

TPP thiamin pyrophosphate ➡チアミンピロリン酸

Tリンパ球（――きゅう）T lymphocyte ➡T細胞

低級脂肪酸（ていきゅうしぼうさん）short chain fatty acid 回短鎖脂肪酸 【栄】一般式 $CH_3(CH_2)_n COOH$ で表される脂肪酸のうち，炭素の数が10個以下のもの．プロピオン酸などがその例．なお，通常動物体内に見いだされる脂肪酸の炭素数は，偶数である．

定期予防接種（ていきよぼうせっしゅ）periodic vaccination 回衛 期日または期間を指定して行う予防接種．予防接種とは，疾病に対して免疫の効果を得させるため，疾病の予防に有効であることが確認されている免疫原を人体に注射し，または摂取すること．予防接種法に定められる対象疾病は，ジフテリア，百日せき，急性灰白髄炎，麻しん，風しん，日本脳炎，破傷風．

抵抗菌（ていこうきん）resistant bacteria ➡耐性菌

停在性う(齲)蝕（ていざいせい――しょく）arrested caries ➡停止性う(齲)蝕

低酸素血症（ていさんそけっしょう）anoxia 回アノキシア 気圧低下により生体が受ける障害で，組織に供給される酸素量と，組織で消費される酸素量との平衡の崩れにより生ずる．

低色素性貧血（ていしきそせいひんけつ）hypochromic anemia 酸素を運搬するヘモグロビンの血中濃度低下（平均赤血球色素濃度が30％以下）から，低酸素症状（倦怠感，頭重感など）を示し動悸・息切れをともなう．鉄欠乏性貧血，サラセミア，鉄芽球性貧血，鉄・ヘム・グロビンの代謝異常にともなう貧血がある．

停止性う(齲)蝕（ていしせい――しょく）arrested caries 回停在性う(齲)蝕 【病】慢性う蝕の1型で，とくに老人歯のう蝕で多くみられ，病変の進行がきわめて長期にわたり停止状態にあるものをいう．その表面に，唾液中のカルシウム塩に由来する再石灰化層を認めることが多い．

停止部（ていしぶ）insertion 【解】筋は1つの骨より起こり他の骨に付着し機能を果たす．筋の収縮に際して移動の多いほうを停止部という．動きの少ないほうは起始部という．

低出生体重児（ていしゅっせいたいじゅうじ）low birth weight infant ➡未熟児

泥状外用薬（でいじょうがいようやく）liniment 【薬】薬品を水，エタノール，脂肪油，グリセリン，石けん，乳化剤などに混和し泥状にしたもので，皮膚にすり込んで用いる．防護，収斂，局所腐蝕などの目的に用いられる．

定常期（ていじょうき）stationary phase ➡静止期

釘植（ていしょく）gomphosis 【解】歯と骨とがクギを打ち付けたような形の連結をいう．たとえば歯と歯槽骨とが歯根膜線維によって結合している様式．

泥酔状態（でいすいじょうたい）dead drunkenness 回急性アルコール中毒 【薬】アルコール性飲料を急速に大量摂取した場合に生ずる急性中毒状態をいう．血中アルコール濃度は0.25～0.3％に達する．中枢神経系抑制の結果，知覚障害，運動障害などが起こる．さらに抑制が進むと，全身麻酔状態となり，呼吸抑制，血管運動中枢抑制の結果，死に至る．

ディスク電気泳動法（――でんきえいどうほう）disk electrophoresis 【栄】電気泳動の支持体としてガラス管中に作製した，2つの不連続なゲルによりタンパク質などの試料を濃縮して試料中の成分を円盤状にシャープなバンドとして分離する方法．最近は，2枚のガラス板の間に不連続ゲルを作製する，平板ゲル電気泳動法が多用される．

ディスク法（――ほう）disk test ➡薬剤感受性試験

低タンパク血症（てい――けっしょう）hypoproteinemia 飢餓などにより血中（または血漿中）の総タンパク量が異常に低くなること．浸透圧の低下による浮腫などを引き起こす．なお，正常ヒトの血漿中総タンパク量は60～80 g/l であって，その約2/3はアルブミンが占めるため，通常の低タンパク血症は，低アルブミン血症をともなう．

ディックテスト Dick test 【微】猩紅熱（溶血性連鎖球菌による感染病である）に

対する免疫(抗毒素)を有しているか否かを調べる皮内テスト.微量の毒素を皮内に注射して調べる.抗毒素があれば,毒素が中和されて発赤がでないが,抗毒素がなければ発赤がでる.

デオキシアデノシン5'-三リン酸(――さん――さん) deoxyadenosine 5'-triphosphate ➡dATP

デオキシグアノシン5'-三リン酸(――さん――さん) deoxyguanosine 5'-triphosphate 【栄】D-2-デオキシリボース,グアニン,および3つのリン酸が結合したデオキシボヌクレオチドの一種で,DNA合成の前駆物質の1つ.デオキシグアノシン5'-二リン酸とATPからヌクレオシド二リン酸キナーゼの働きにより生成される.

デオキシシチジン5'-三リン酸(――さん――さん) deoxycytidine 5'-triphosphate 同dCTP 【栄】D-2-デオキシリボース,シトシン,および3つのリン酸が結合したデオキシリボヌクレオチドの一種で,DNA合成の前駆物質の1つ.デオキシシチジン5'-二リン酸とATPからヌクレオシド二リン酸キナーゼの働きにより生成される.

デオキシチミジン5'-三リン酸(――さん――さん) deoxythymidine 5'-triphosphate 同dTTP 【栄】D-2-デオキシリボース,チミンおよび3つのリン酸が結合したデオキシリボヌクレオチドの一種で,DNA合成の前駆物質の1つ.デオキシチミジン5'-二リン酸とATPからヌクレオシド二リン酸キナーゼの働きにより生成される.

デオキシリボース deoxyribose 【栄】一般にはD-2-デオキシリボースのことで,デオキシヌクレオシド,デオキシヌクレオチドの基本となる五炭糖.リボースの構造と異なり,2'の炭素にOH基がないのでアルカリに安定であることは,遺伝情報の担い手として好都合である.

デオキシリボ核酸(――かくさん) deoxyribonucleic acid ➡DNA

デオキシリボヌクレアーゼ deoxyribonuclease 同DNAase 【栄】DNA鎖を切断する酵素.DNA鎖の内部を切断するエンドヌクレアーゼとして膵臓のデオキシリボヌクレアーゼが知られ,また,ある特定の塩基配列を認識して切断する種々の制限ヌクレアーゼがある.後者はとくに遺伝子工学に欠かせない道具である.DNA鎖の外側より切断してゆくエキソヌクレアーゼとしては,蛇毒ホスホジエステラーゼがある.

デオキシリボヌクレオチド deoxyribonucleotide 【栄】D-2-デオキシリボースの1'の炭素に塩基が結合したデオキシリボヌクレオシドの5'あるいは3'の炭素のOH基に1ないし3個のリン酸基がエステル結合したもの.dGMP, dGDP, dGTPはその例である.

テオフィリン theophylline 【薬】キサンチン誘導体の一種.茶などの葉に含まれる.もっとも著明な薬理作用は中枢神経系興奮作用である.大脳皮質を刺激し,精神機能を賦活したり,眠気や疲れを減少させる.そのほか,平滑筋弛緩作用,利尿作用,心筋収縮力増強作用などがある.

デカメトニウム decamethonium 【薬】脱分極性筋弛緩薬.受容体を一過性に脱分極させ,過分極状態にして神経伝達を遮断する.

適応(てきおう) adaptation 【衛】人間が外部環境の変化に応じて,その環境に順応しようとする.これが一時的であれば,内部恒常性に変化が現れても元の状態に戻ることは可能である.このような反応を適応という.

デキサメタゾン dexamethasone 【薬】合成副腎皮質ホルモンの1つ.ステロイド性抗炎症薬として用いられる.抗炎症作用はコルチゾンより5～25倍強力である.鉱質コルチコイド作用はほとんど認められない.菌局疾患の治療にデキサメタゾン合剤が用いられる.

デキサメタゾン軟膏®(――なんこう) dexamethasone ointment ➡アフタゾロン®

デキストラン dextran 【栄】ある種の細菌によってショ糖から生成されるα1→6結合を主体とする粘質性のグルカン.水に比較的溶けやすい可溶性デキストランと,α1→3結合による枝分れの多い不溶性デキストランに分けられる.ミュータンス・レンサ球菌の作るデキスト

ランは不溶性で、う蝕の発生との関連が示唆されている。

デキストリン dextrin 【栄】 デンプンを化学的あるいは酵素的に部分的に分解したものの総称。通常、重合度10またはそれ以下のグルコースポリマーの混合物で、水溶性。デンプンに α-アミラーゼを作用させた限界デキストリンなどがある。

デキストロース dextrose → グルコース

デキストロメトルファン dextromethorphan 【薬】 非麻薬性の鎮咳薬。延髄の咳中枢に働く。

適当刺激 (てきとうしげき) adequate stimulus 【生】 感覚受容器をもっとも低い閾値で興奮させるエネルギー形態の刺激をいう。たとえば、視覚受容器である視細胞の適当刺激は光であり、味覚受容器である味細胞では化学物質である。

適用 (てきよう) administration, application 同投与 【薬】 薬物を患者に投与すること。薬物の適用方法には、経口的適用、注射による適用 (皮下、筋肉内、腹腔内、静脈内)、吸入、粘膜や皮膚からの適用などがある。適用方法の違いにより、作用発現時間、作用持続時間、作用強度が異なってくる。

デシベル decibel(dB) 【衛】 音の強さを表す単位。これは音のエネルギーを対数的に示したものである。

テストステロン testosterone 【生】 精巣から分泌される男性ホルモン (アンドロゲン) の代表的なもので、もっとも活性が高い。二次性徴期における男性性器の発育、タンパク質合成作用、性欲と闘争心の亢進などの作用を持つ。

デスモシン desmosine 【栄】 エラスチンから見いだされた独特なアミノ酸の一種で、エラスチンやコラーゲン線維の架橋構造を作っているものの1つ。4個のリジンから、リジン酸化酵素などにより形成される。

デスモソーム desmosome 同接着斑、細胞間橋 【組】 隣り合う上皮細胞の間には棘 (トゲ) または橋のような構造が見える。これをいう。これが多く見える所が有棘細胞層である。

テタニー tetany 同痙攣発作 【薬】 神経や筋肉の興奮性が異常に亢進し、骨格筋に痛みをともなった硬直性痙攣が起こる症状。上皮小体機能低下、ビタミンD欠乏、アルカリ血症などの場合に生ずる。Caやリン酸の代謝異常により、神経や筋の刺激閾値が低下するため。

鉄欠乏性貧血 (てつけつぼうせいひんけつ) iron deficiency anemia, hypoferric anemia 【病】 ヘモグロビンの形成に必要な鉄の供給不足によって生ずる低色素性貧血。赤血球の数は正常であるが、赤血球中のヘモグロビン量が少ない。銅やビタミンB_6の欠乏によっても起こる。

テトラカイン tetracaine 【薬】 エステル型合成局所麻酔薬。効力、毒性とも強い。持続性あり。歯科では、表面麻酔薬として使用。

テトラサイクリン系抗生物質 (——けいこうせいぶっしつ) tetracyclines antibiotics 【薬】 放線菌の一種ストレプトミセスの産出する抗生物質。きわめて広い抗菌スペクトルを示す広範囲抗生物質である。主として経口投与される。おもな副作用は消化管と粘膜の障害である。過敏反応は少ない。歯に着色のみられることがある。

テトラサイクリンコーン tetracycline cone 同デンタルコーン 【薬】 抗生物質を含む円錐形の小錠剤の1つ。抜歯窩や手術創に挿入する。局所の細菌感染防止などを目的として用いられる。本剤1個中には塩酸テトラサイクリン5mgを含有する。使用に際しては過敏症状に注意する必要がある。

テトラサイクリンパスタ tetracycline paste 【薬】 テトラサイクリンを含有する口腔用軟膏剤。患部の保護と感染防止を目的として口腔粘膜上の創傷部や病変部に塗布される。歯科用テトラサイクリンパスタ1gは塩酸テトラサイクリン30mgを含有する。

テトラヒドロ葉酸 (——ようさん) tetrahydrofolic acid 同活性型葉酸、H_4葉酸、還元型葉酸、フォリン酸、THFA 【栄】 水溶性ビタミンの一種である葉酸の還元型で、生体内では、炭素1個を含む基 (−CHO、−CH$_3$など"C_1"化合物) の転移などに関与する酵素の補酵素として働く。種々のアミノ酸や核酸の合成に関与し、欠乏すると核酸代謝異常が起こる。

欠乏症は大球性貧血.

テトロドトキシン tetrodotoxin 【衛】フグの神経毒. 耐熱性でフグの肝臓, 卵巣に多く含まれる. 中毒症状は, 口唇, 舌端部のしびれ, 運動神経麻痺を起こす.

デヒドロゲナーゼ dehydrogenase ➡脱水素酵素

7-デヒドロコレステロール 7-dehydrocholesterol 【栄】動物体内に存在するビタミンDの前駆体の1つで, プロビタミンD_3ともよばれる. 紫外線照射によって, コレカルシフェロール(ビタミンD_3)に変換される. コレステロール生合成の前駆体でもある.

テラ・コートリル軟膏® (──なんこう) Terra-cortril ointment 【薬】主として歯周疾患部に適用される軟膏剤の1つ. 病変の進行阻止や, 外科療法の後処置を目的として用いられる. 3%の塩酸オキシテトラサイクリン(抗生物質)と1%のヒドロコルチゾン(抗炎症薬)を含有する.

テラプチック® ⒻTheraptique ➡ジモルホラミン

デルマタン硫酸 (──りゅうさん) dermatan sulfate 【栄】種々の組織(とくに皮膚)に存在するグリコサミノグリカンの1つ. N-アセチル-D-ガラクトサミンとL-イズロン酸の二糖の繰返し構造が主鎖である. コンドロイチン硫酸Bあるいはβ-ヘパリンともよばれる. コンドロイチナーゼABCによって分解を受ける.

転移 (てんい) metastasis 【病】悪性腫瘍(癌)において, 原発巣から離れた部で, 原発巣と同じタイプの腫瘍病巣が形成されることをいう. 遠隔部へ腫瘍細胞が運ばれる場合, 一般に, 血液または リンパによって運ばれる. 血液による場合を血行性転移といい, 肉腫で多くみられ, リンパによるものをリンパ行性転移といい, 癌腫に多い. このほか, 特殊な転移として管内性転移, 接触性転移, 播種性転移がある.

転移RNA (てんい──) transfer RNA Ⓐ tRNA, トランスファーRNA 【栄】タンパク質を合成しているメッセンジャーRNA(mRNA)とリボゾームの複合体に, アミノ酸を運搬するRNA. 通常 tRNAと略記する. アミノアシルtRNA合成酵素により, mRNAのコドンと相補的なアンチコドンに対応するアミノ酸を3'末端に結合している

転移酵素 (てんいこうそ) transferase Ⓐ トランスフェラーゼ 【栄】1つの分子から他の分子へ各種の官能基(アミノ基, アシル基, リン酸基, 一炭素基, グリコシル基など)を転移する反応を触媒する酵素の一般名. アミノ基転移酵素はピリドキサールリン酸を必要とするなど, 補酵素の関与がある. この種の酵素には, 酵素番号(EC番号)の最初の数字を2とするように国際的に決められている.

転位歯 (てんいし) malposition teeth 【病・解】正常の歯列から変位した歯である. 唇側に変位しているものを唇側転位, 舌側に変位しているものを舌側転位という. 前者は前歯に多く, 後者は下顎小臼歯に多い. また近心または遠心に転位することがあるが, これは欠損がある場合で, 歯列内転位である.

伝音系 (でんおんけい) sound conductive system 音の振動を伝える外耳(耳介, 外耳道)と中耳(鼓膜, 耳小骨)をいう. 耳介で集音され, 外耳道を通った音は鼓膜を振動させ, その振動が3つの耳小骨を経て前庭窓より感音系である蝸牛のリンパ液に伝えられる.

電解質コルチコイド (でんかいしつ──) mineral corticoid Ⓐ ミネラルコルチコイド 副腎皮質の球状層から分泌され, 体内の電解質濃度を調節するホルモン. 代表的なものはアルドステロンである. 腎臓の遠位尿細管においてNa^+の再吸収を促進する作用や出血などによる緊急時の血圧下降を防止する作用を持つ.

点角 (てんかく) point angle 歯面が相合する部のうち, 3面が会し接する部分を点角という. 隅角の一部分であるが, 臨床的にはあまり使用されない.

転化糖 (てんかとう) invert sugar 【栄】ショ糖(スクロース)をグルコースとフルクトースに加水分解したもの. 甘味はショ糖より高く, また腸からの吸収も早い. ショ糖と異なり, 口腔内連鎖球菌による菌体外多糖類(不溶性グルカン)合成の材料とはならないが, 歯垢中のpHを低下させるので, う蝕誘発性である.

電気泳動（でんきえいどう） electrophoresis 【栄】 ある pH で固有の電荷を有するタンパク質や核酸などを電解質に溶かして電場をかけると, その電荷の強さに応じて逆の極へ移動するが, その移動速度の違いを利用して, 生体試料の分離・分析を行う方法. ゲル電気泳動, 等電点電気泳動などはその一例.

電極内蔵法（でんきょくないぞうほう） indwelling electrode method 【栄】 義歯の中に微小硝子電極（スイス方式）あるいはトランジスタ電極（日本方式）を埋め込み, その上に 4～5 日かけて歯垢をつくらせ, そのあとに電極を pH メータにつなげ, 義歯の食品を食べたときの歯垢中の pH 変化を測定する方法. 国際トゥースフレンドリー協会や米国食品医薬品局 (FDA) が食品のう蝕感受性を判定するのに標準として使用している方法である.

電子伝達系（でんしでんたつけい） electron transport system 囲呼吸系 【栄】 酸化還元反応が連鎖的に起こり, 電子の伝達が行われる系. 通常は, ミトコンドリア内膜にあるものを指し, 細胞内の種々の脱水素反応によって生じた水素が, 酸素を還元して水になる系という. この過程で生じたエネルギーを利用して, 酸化的リン酸化反応により ATP がつくられる.

転写（てんしゃ） transcription 【栄】 DNA の遺伝情報を RNA に写し取る過程のこと. その塩基配列は DNA の塩基配列と相補的である. 真核生物では, RNA ポリメラーゼ, Ⅰ, Ⅱ, Ⅲ の働きにより, それぞれリボゾーム RNA, メッセンジャー RNA, 低分子 RNA (転移 RNA など) が生成される.

天井効果（てんじょうこうか） 【薬】 薬物の投与は, ある量までは増加とともに効果も増加するが, それ以上の量を投与しても効果が頭打ちになる現象のこと.

伝達物質（でんたつぶっしつ） transmitters ➡化学伝達物質

伝達麻酔（でんたつますい） conduction anesthesia 囲伝導麻酔 【薬】 局所麻酔薬を神経幹あるいは神経叢周囲に注射し, その支配下にある末梢組織の知覚を麻痺させる方法. 歯科で繁用される伝達麻酔注射の部位は, 下顎孔, オトガイ孔, 眼窩下孔, 上顎結節などである.

デンタルカリエス dental caries ➡う(齲)蝕

デンタルコーン dental cone ➡歯科用コーン

デンタルショック dental shock ➡神経性ショック

伝導速度（神経の）（でんどうそくど〈しんけい〉） conduction velocity 【栄】 神経や筋の線維を興奮 (活動電位) が伝わる速さ. 神経線維では直径が太いものほど速く, 有髄線維では無髄線維より速い. 伝導速度の速い順に, A, B, C 線維と, さらに, A 線維は α, β, γ, δ 線維に区別されている.

伝導麻酔（でんどうますい） conduction anesthesia ➡伝達麻酔

伝導路（でんどうろ） tractus 【解】 脳の中枢から末梢へ, また逆に末梢から中枢へ, 数個の神経線維 (ニューロン) を通じて刺激が伝えられる道筋を伝導路という. 脳から末梢の筋肉へ刺激が伝えられるのを下行性 (遠心性) 伝導路といい, 知覚刺激 (痛み, 味覚, 視覚, 聴覚) などが脳へ伝えられるのを上行性 (求心性) 伝導路という. 下行性としては錐体路, 錐体外路がある. 上行性として味覚は鼓索神経 (顔面神経) と舌咽神経から延髄に行き, ニューロンを代えて大脳皮質の味覚野に達し味を感じる. これらの道筋に異常があると味が感じられなくなる. 視覚, 痛覚なども同様.

点突然変異（てんとつぜんへんい） point mutation 【栄】 メッセンジャー RNA に転写されるべき DNA 上の 1 つの塩基が別の塩基になったり, あるいは欠落することにより, 塩基の配列が変わる突然変異の一種. このため, 正常な長さのタンパク質が生成されなかったり, 異常なアミノ酸配列のタンパク質が生成されたり, 種々の遺伝的障害を起こすことがある.

伝播様式（でんぱようしき） made of transmission 【衛】 病原体が病原巣から出て, 感受性のある宿主に伝播される様式をいう. 接触によるもの (直接接触, 間接接触感染), 空気による飛沫感染, 媒介動物によるもの (ハエ, 蚊, ネズミ) がある.

デンプン starch 【栄】 高等植物の種子, 根茎などに貯蔵される多糖類で, 多数のグルコースからなる α 1,4 グルカン. α 1→4 結合の直鎖成分(アミロース)と α 1→6 結合で枝分かれしたアミロペクチンから構成されるが, その比率は植物によって異なる.

デンプンの加水分解物 (――かすいぶんかいぶつ) starch hydrolysate 【栄】 デンプンを化学的または酵素的に加水分解したもので, ショ糖に代わる甘味料として利用される. 部分的に水解して一部を糖アルコールとしたものや, 完全に水解してグルコースにしたものなどがある.

電離放射線 (でんりほうしゃせん) ionizing radiations 【衛】 きわめて波長の短い電磁波や粒子線をいう. 人工放射線としては X 線や γ 線があり, 医療, 工業に応用されているが, 使用を誤ると皮膚の潰瘍, 造血障害, 悪性新生物の発生などの原因となり, 人体への影響は大きい.

伝令リボ核酸 (でんれい――かくさん) messenger ribonucleic acid ➡ メッセンジャー RNA

ト

とい(樋)状根 (――じょうこん) gutter shaped root 【病・解】 下顎第二大臼歯は近心根と遠心根とが頬側面で癒合して 1 根となっている根が 30％ くらいある. 舌側面は深い溝があり, といの形をしているのでとい状根という. 根の断面と歯髄腔とは U 字形をしている. 第三大臼歯では 10％ くらいある.

糖 (とう) sugar ➡ 糖質

銅 (どう) copper 【栄】 元素記号 Cu, 原子番号 29, 原子量 63.55. 動植物には不可欠の微量栄養素の 1 つで, ヒト体内には 100～150 mg 含まれ, ヘモグロビンの合成に必要なほか, チトクローム, カタラーゼなどの酵素成分, または活性にも必要である. 成人の 1 日必要量は 2～3 mg.

糖アルコール (とう――) sugar alcohol (同)ポリオール 【栄】 単糖類のカルボニル基(ケトンあるいはアルデヒド基)を還元して得られる多価アルコールの総称. 糖アルコールの 1 つであるソルビトール, マンニトール, キシリトールなどは齲歯誘発性甘味料として多く利用されている. 糖アルコールは消化器からの吸収が悪く, 多量に摂取すると下痢を起こす.

同位酵素 (どういこうそ) isozyme ➡ アイソザイム

トゥースフレンドリー協会 (――きょうかい) Toothfriendly Association 【栄】 1965 年にスイスで, 電極内蔵法を用いて歯垢の pH を 5.7 より下に低下させない食品に「歯に安全」と表示することを許可したことからその歴史が始まる. 1982 年にこれが「歯に信頼マーク」をつけるトゥースフレンドリー協会として発展し, 1991 年には国際トゥースフレンドリー協会が発足した. 1986 年にはドイツ, 続いてフランス, ベルギーなどに協会が設立され, 1993 年には日本トゥースフレンドリー協会が発足した. この協会のテストセンター(スイス, ドイツ, 日本に各一ヶ所)で試験され, 「歯に信頼マーク」を付けた製品は世界の 60 数か国で販売されて, う蝕の予防に貢献している. 国際トゥースフレンドリー協会の本部はスイス・バーゼルに, 日本トゥースフレンドリー協会の本部は仙台にある.

同化 (どうか) anabolism ➡ 同化作用

頭蓋下顎関節 (とうがいかがくかんせつ) temporomandibular joint ➡ 顎関節

頭蓋冠 (とうがいかん) cranium 【解】 頭蓋の上面に相当し眼窩の上縁と外後頭隆起を結ぶ平面より上部にあたる部分をいう. すなわち前頭骨, 側頭骨, 後頭骨, 頭頂骨より構成され, これらの骨はお互いに鋸歯状に結合している. これを縫合という.

頭蓋冠の計測点 (とうがいかん――けいそくてん) 【解】 計測点としてつぎのものが用いられる. グラベラ(眉間)G 点: 生体では鼻根の上方眉間の間. オピストクラニオン Op 点: 頭蓋冠の後方への最突出部, ポリオン Po 点: 外耳孔上縁, 生体では耳介付着痕の最前部など多数ある (P.69 図参照).

頭蓋腔 (とうがいくう) cranial cavity 【解】 頭蓋は上方を頭蓋冠, 下方を頭蓋

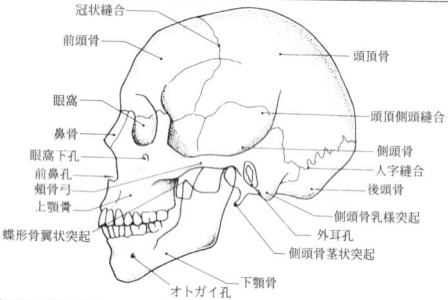

頭蓋骨の図（ラベル）：冠状縫合、前頭骨、頭頂骨、眼窩、頭頂側頭縫合、鼻骨、側頭骨、眼窩下孔、人字縫合、前鼻孔、後頭骨、頬骨弓、上顎骨、側頭骨乳様突起、蝶形骨翼状突起、外耳孔、側頭骨茎状突起、オトガイ孔、下顎骨

底といい，内部に脳を容れている部分を頭蓋腔とよぶ．

頭蓋骨（とう〈ず〉がいこつ） cranial bone 【解】 頭部の基本をなす骨群で15種23個の骨で構成されている．頭蓋は脳を容れる脳頭蓋と，呼吸器と消化管の入口をなす顔面頭蓋に大別される．

頭蓋骨を構成する骨（とうがいこつ――こうせい――こつ） bone of the cranium 【解】 頭頂骨(2)，前頭骨(1)，後頭骨(1)，側頭骨(2)，蝶形骨(2)，篩骨(1)，鼻骨(2)，涙骨(2)，頬骨(2)，下鼻甲介(2)，鋤骨(1)，上顎骨(2)，口蓋骨(2)，下顎骨(1)，舌骨(1)の15種23個からなる．

頭蓋底（とうがいてい） base of the skull 【解】 頭蓋の下面で外部からみると，上顎骨，口蓋骨，鋤骨，蝶形骨，側頭骨などからなり，多数の孔で脳の内外の連絡がある．内面は篩骨，前頭骨，蝶形骨，側頭骨，後頭骨などからなる．

同化作用（どうかさよう） anabolism 同同化 【栄】 生物体内に起こる物質代謝過程のうち，生体に必要な物質を生成する生合成反応の総称(反対語：異化作用)．ATPなどの形で蓄えられたエネルギーを使って，簡単な化合物からタンパク質，核酸，糖，脂質など複雑な化学構造をもつ分子を酵素的に生成する過程をいう

導管（どうかん） excretory duct 【解】 腺の終末部から表面の上皮に至る管状の部分．終末部側では細いが合流し太い導管となる．部位によって介在部，線条部，主導管に分ける．耳下腺は上顎大臼歯部の頬粘膜に開口し，顎下腺と舌下腺は舌下小丘(または舌下ヒダ)に開口する．

動眼神経（どうがんしんけい） oculomotor nerve 【解】 第3脳神経．上眼窩裂を通って眼窩に入り上眼瞼挙筋や眼筋に分布する．眼球の運動と，瞳孔を縮小する働きをもつ．外側直筋，上斜筋以外の眼筋を支配．

東京・横浜喘息（とうきょう・よこはまぜんそく） Tokyo-Yokohama asthma 【衛】 昭和21年，関東，横浜地区に在住する米軍人，家族の間に秋から冬にかけて激しい呼吸困難をともなう喘息症状が頻発し，大気汚染と関係するのではないかと疑われた事件であるが，特定疾患でなく1つの症候であることが分かった．

同系移植（どうけいいしょく） syngesiotransplantation,isotransplantation 【病・組】 同種のうちの同一系統間での移植である．すなわち，ヒトの場合は親子間または兄弟間で移植が行われた場合をいう．また動物ではSD系あるいはウイスター系間のように同じ系統のラット間で行われた場合をいう．系移植は自家移植について移植の成功率が高い．

同型歯（どうけいし） homodont 【解】 爬虫類以下の動物の歯は原則的にすべて円錐形の同型の歯冠をしているので同型歯という．機能も食物をとらえるのみの機能で咀嚼はしない．

糖原性アミノ酸（とうげんせい――さん） glycogenic amino acid 【栄】 アミノ酸のうち，その炭素骨格の全部または一部

トウカ

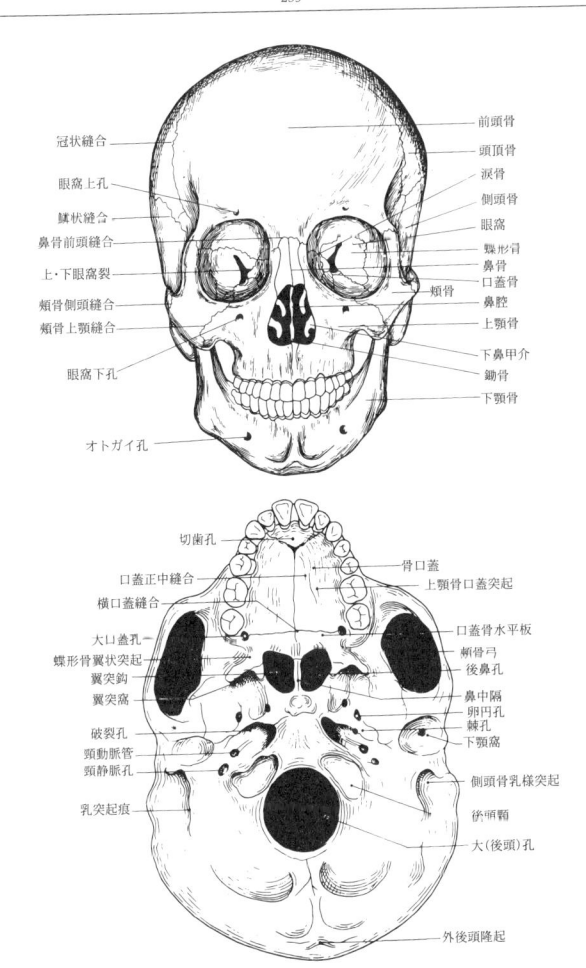

頭蓋（前面）

- 冠状縫合
- 眼窩上孔
- 鱗状縫合
- 鼻骨前頭縫合
- 上・下眼窩裂
- 頬骨側頭縫合
- 頬骨上顎縫合
- 眼窩下孔
- オトガイ孔
- 前頭骨
- 頭頂骨
- 涙骨
- 側頭骨
- 眼窩
- 蝶形骨
- 鼻骨
- 口蓋骨
- 鼻腔
- 頬骨
- 上顎骨
- 下鼻甲介
- 鋤骨
- 下顎骨

頭蓋（下面）

- 切歯孔
- 口蓋正中縫合
- 横口蓋縫合
- 大口蓋孔
- 蝶形骨翼状突起
- 翼突鈎
- 翼突窩
- 破裂孔
- 頸動脈管
- 頸静脈孔
- 乳突起痕
- 骨口蓋
- 上顎骨口蓋突起
- 口蓋骨水平板
- 頬骨弓
- 後鼻孔
- 鼻中隔
- 卵円孔
- 棘孔
- 下顎窩
- 側頭骨乳様突起
- 茎突鞘
- 大(後頭)孔
- 外後頭隆起

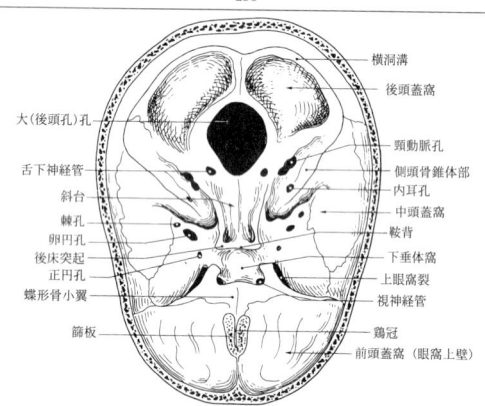

図の説明（頭蓋底内面）:
- 横洞溝
- 後頭蓋窩
- 頸動脈孔
- 側頭骨錐体部
- 内耳孔
- 中頭蓋窩
- 鞍背
- 下垂体窩
- 上眼窩裂
- 視神経管
- 鶏冠
- 前頭蓋窩（眼窩上壁）
- 大（後頭）孔
- 舌下神経管
- 斜台
- 棘孔
- 卵円孔
- 後床突起
- 正円孔
- 蝶形骨小翼
- 篩板

が体内で代謝されて，グルコースに転換され得るものをいう．アラニン，システイン，グリシン，ヒドロキシプロリン，セリン，スレオニン，アルギニン，ヒスチジン，グルタミン酸，プロリン，イソロイシン，メチオニン，バリン，チロシン，フェニルアラニンがこれに相当する．

糖原変性（とうげんへんせい） glycogen degeneration 【病】糖原とはグリコーゲンのことで，糖代謝障害により，細胞ないし組織内にグリコーゲンが異常に増量するか，または正常ではみられない部でグリコーゲンの出現をみることをいう．糖尿病の場合の肝臓や中枢神経，腎臓で糖原変性が起こる．

瞳孔（どうこう） pupil 岡ひとみ 【解】虹彩の中央で黒く見える円い開口部でカメラのしぼり穴に相当する．光の量によって虹彩内で放射状に走る瞳孔散大筋（交感神経）と瞳孔括約筋（副交感）とでひとみは自動的に大きくなったり，小さくなったりする．

糖脂質（とうししつ） glycolipid 【栄】分子中に糖と脂質を含むもので，スフィンゴ脂質（セレブロシド，ガングリオシド，セラミドなど），グリセロ脂質（ガラクトシル・ジアシルグリセロールなど）およびその他の3種に分類される．細胞膜など生体膜の重要な構成成分の1つである．

糖質（とうしつ） sugar 岡炭水化物，糖 【栄】生物のエネルギー源としてもっとも重要な栄養素．一般的な糖質のほか，多価アルコール，アルデヒド，酸，ケトンなどその誘導体も含めた総称として用いられる．また糖質は，単体である単糖，それらの数個（10個以下）の縮合体のオリゴ糖，多数の単糖から成る多糖にも分類される．

糖質コルチコイド（とうしつ——） glucocorticoid 岡グルココルチコイド 副腎皮質の束状層から分泌され，糖質やタンパク質代謝を調節するホルモンで，代表的なものにコルチゾール，コルチコステロンがある．血糖値上昇，抗炎症作用などを持つ．

糖質食品（とうしつしょくひん） 糖質を多く含む食品．摂取された糖質はエネルギー源として利用されるほか，一部はグリコーゲンとして，他の大部分は貯蔵脂肪として体内に貯えられ，必要に応じてエネルギーに転換される．食品としては，穀類，イモ類，砂糖類に分類される．

糖質性代用甘味料（とうしつせいだいようかんみりょう） nutritive sweeteners ➡ 代用糖

糖質代謝（とうしつたいしゃ） sugar metabolism ➡糖代謝

等尺性収縮(とうしゃくせいしゅうしゅく) isometric contraction 【生】筋の両端を固定して長さを一定にしたときの筋収縮をいう．長さが一定であるため，収縮で筋に張力が発生する．奥歯を咬みしめた状態は閉口筋の等尺性収縮と考えられる．

同種移植(どうしゅいしょく) homotransplantation 【病・組】同一種属間での移植である．他人同士の間で移植が行われる場合や，動物では系統が異なってもラット同士というように，同一種間で移植が行われる場合である．移植免疫(拒絶反応)が起きやすい．

糖新生(とうしんせい) gluconeogenesis 【栄】筋肉からの乳酸，ピルビン酸，脂肪組織からのグリセロール，アミノ酸(糖原性のもの)からグリコーゲン，グルコースなど糖が作られること．ヒトでは肝臓，腎臓がこの作用をもつ．

陶酔感(とうすいかん) euphoria 同多幸感【薬】モルヒネなどの麻薬性鎮痛薬を投与した場合，疼痛，不快，不安，緊張などが消失し，その結果生ずる心地好い感覚をいう．陶酔感をきたす薬物は習慣性を生じやすく，さらに耽溺あるいは嗜癖を起こしやすい．

動水力学説(どうすいりきがくせつ) hydrodynamic theory 同ハイドロダイナミックセオリー【生】象牙質の痛覚発現機序についての説．象牙質の表面に加えられた刺激により象牙細管内液が移動すると，象牙細管の歯髄側に進入する象牙芽細胞突起が変形する．これによって突起を取り巻く神経終末も変形し興奮するという考え．

糖代謝(とうたいしゃ) carbohydrate metabolism, sugar metabolism 同糖質代謝【栄】解糖系，クエン酸回路，糖新生系グリコーゲンの合成と分解系，五単糖リン酸経路など糖質の代謝過程の総称．動物では，神経系，ホルモン系などにより厳密に調節を受けている．歯垢中の細菌の糖代謝によって酸を産生することはう蝕の原因となる．

銅タンパク(どう——) copper protein ➡セルロプラスミン

糖タンパク質(とう——しつ) glycoprotein 【栄】タンパク質に糖やその誘導体が結合した化合物の総称．血液や唾液などの分泌液のほか，結合組織や細胞膜など広く生物界に分布する．顎下腺ムチンなどがその例．一方，グリコサミノグリカン(ムコ多糖)とタンパク質が結合したものは，プロテオグリカンとよび，糖タンパク質とは区別される．

動注(どうちゅう) intra-arterial injection ➡動脈内注射

頭頂骨(とうちょうこつ) parietal bone 【解】頭蓋の上壁をなしている皿状の2個の扁平な骨(P.234図参照)．

等張性収縮(とうちょうせいしゅうしゅく) isotonic contraction 同等張力性収縮【生】筋の一端を固定し，他端に適当なおもりをつけたときの筋収縮をいう．筋の張力は収縮中も一定であり，長さが短くなる．口の開閉運動は咀嚼筋の等張性収縮により起こる．

頭頂側頭縫合(とうちょうそくとうほうごう) parietotemporal suture 【解】頭頂骨と側頭骨との間に存在する縫合．鱗状縫合ともいう(P.234図参照)．

等張力性収縮(とうちょうりょくせいしゅうしゅく) isotonic contraction ➡等張性収縮

疼痛性知覚麻痺(とうつうせいちかくまひ) anesthesia dolorosa ➡疼痛性麻痺

疼痛性麻痺(とうつうせいまひ) anesthesia dolorosa 同疼痛性知覚麻痺 知覚神経末梢の刺激と，それに続く麻痺作用をいう．知覚神経遮断による局所麻酔の一種である．フェノール，アンモニア，メントール，アコニチン，そのほかの腐蝕性薬物によって生ずる．

疼痛誘発物質(とうつうゆうはつぶっしつ) pain producing substance ➡発痛物質

等電点(とうでんてん) isoelectric point 同pI【栄】タンパク質は両性電解質であり，種々のpHで固有の電荷を示すが，分子全体の正味の電荷が0になるときのpHを，そのタンパク質の等電点とよぶ．等電点では多くのタンパク質の溶解度が減少し沈殿しやすくなる．これを利用してタンパク質を分別できる．

導入期(どうにゅうき) stage of induction ➡無痛期

導入麻酔(どうにゅうますい) basal nar-

cosis ㊥基礎麻酔 【薬】 幼小児では麻酔の導入を円滑にし,発揚期を短縮するため,通常の前投薬によるものよりもやや深い催眠状態を作ることがある.これを導入麻酔あるいは基礎麻酔という.一般にチオペンタールが用いられる.

糖尿病（とうにょうびょう） diabetes 【病】 尿中に糖(グルコース)が排泄される症状で,血糖調節機構の不全により,血糖値が異常に上昇した場合(180 mg/dl以上)に現れる.通常は真性糖尿症(diabetes mellitus)を指し,インスリンの絶対的または相対的欠乏に起因する.

動物感染（どうぶつかんせん） infection by animal 【微】 感染動物に咬まれたり,感染動物に接触して直接感染する場合をいう.狂犬病や野兎病などがこれに該当する.

動物機能（どうぶつきのう） animal function 【生】 生体が示す種々の機能のうち,おもに運動,感覚,神経相関活動をいう.

動物性油脂食品（どうぶつせいゆししょくひん） これはさらに陸産と海産のものに分類される.陸産性のものには牛脂,豚脂(ラード),牛乳脂(バター)など,また海産性のものには鯨油,魚（イワシ,サバ,ニシンなど)油,魚肝油などがある.一般に,陸産性油脂には飽和脂肪酸が,海産性のものには多価不飽和脂肪酸が多く含まれる.

洞房結節（どうぼうけっせつ） ➡キース・フラック結節

動脈（どうみゃく） artery 【解】 心臓から出て末梢へ血液を送る血管.一般に拍動するが,臍帯・静脈は拍動がない.動脈血は酸素や栄養物が多いが肺動脈は少ない.門脈は静脈であるが,栄養素が多い.臍静脈は動脈血.

動脈硬化治療薬（どうみゃくこうかちりょうやく） drugs used for atherosclerosis ㊥抗高脂血薬 【薬】 冠状動脈や脳動脈などのアテローム性動脈硬化症の治療に用いられる薬物.脂質代謝に影響を及ぼすことによって血中脂質を減少させる薬物である.脂質生合成阻害薬,脂肪酸放出阻害薬,脂質吸収抑制薬,エストロゲン,甲状腺ホルモンなどがある.

動脈性充血（どうみゃくせいじゅうけつ） arterial hyperemia ➡充血

動脈注射（どうみゃくちゅうしゃ） intra-arterial injection ➡動脈内注射

動脈内注射（どうみゃくないちゅうしゃ） intra-arterial injection ㊥動脈注射 【薬】 血管内注射の一種である.特定の動脈から薬物を注射し,その支配臓器や組織における薬物の局所濃度を高める目的で用いられる.悪性腫瘍に対する化学療法薬の投与などに利用される.

動脈瘤性骨嚢胞（どうみゃくりゅうせいこつのうほう） aneurysmal bone cyst ➡脈瘤性骨嚢胞

透明層（とうめいそう） transparent zone ㊥石灰化亢進層 【病・組】 エナメル質う蝕と象牙質う蝕の病変および,まれに咬耗や摩耗の象牙質でみられる変化層の1つで,う蝕では脱灰により溶出した石灰塩が,咬耗や摩耗では唾液中の石灰塩が緻密に再沈着をきたしたために生じた石灰化の亢進した層とされている.顕微鏡的に透過光線により透明にみえる部をいう.

透明象牙質（とうめいぞうげしつ） transparent dentin ㊥硬化象牙質 【病・組】 研磨標本で透過光線により明るくみえる象牙質をいう.この象牙質は石灰化が亢進し,象牙細管内にも石灰塩の沈着をみ,管間基質と細管部がほぼ均一な石灰化状態を示したものである.象牙質の加齢的変化の1つで歯根部にみられ,根尖から歯冠側に向かってしだいに拡大する.

投与（とうよ） administration ➡適用

投与経路（とうよけいろ） route of administration 【薬】 投与方法.経口,経皮,経粘膜,注射,吸入などの経路がある.

投与方法（とうよほうほう） route of administration 【薬】 投与経路のこと.

ドーパミン dopamine 【薬】 （急性）末梢循環不全・ショックの際に,昇圧剤として静脈内注射で使用.受容体を介して作用する.

トームス顆粒層（――かりゅうそう） Tomes's granular layer 【組】 歯根象牙質の表層（セメント質の近く）で,小さな黒い顆粒が研磨標本では見える.この顆粒のある層をいう.象牙細管が折れ曲がっている所とか,小さな球間象牙質だ

とかの説がある.

トームス線維（――せん い）Tomes's fiber 同象牙線維 【組】象牙細管の中に入り込んでいる象牙芽細胞の突起をいう. 象牙質の全層を貫きエナメル紡錘の中にも入り込む. 側枝を出して隣の線維と連絡していることもある.

トームス突起（――とっき）Tomes' process 【組】発生学でエナメル質を分泌しているエナメル芽細胞の三角錐の突起部分をいう.

トキソイド toxoid 【微】毒素にホルマリン等を加えて免疫原性などを失うことなく毒性のみを消失せしめたもの. ジフテリア菌, 破傷風菌などの外毒素から作られたトキソイドはワクチンとして用いられる.

ドキソルビシン 【薬】抗癌抗生物質. DNA, RNAの合成阻害薬. 多くの悪性腫瘍に効果あり. 副作用：心臓, 骨髄障害.

特異栄養食品（とくえいようしょくひん）specific nutritional food ➡特殊栄養食品

特異作用（とくいさよう）specific action 【薬】薬物が特定の疾患あるいは病原微生物に対してとくに有効な作用をもつとき, その作用をいう. たとえば, ペニシリンは人体に対する作用に比べて, はるかにグラム陽性菌の細胞壁の合成を阻害するなど.

特異性炎（とくいせいえん）specific inflammations 同特殊性炎, 肉芽腫性炎 【病】一定の細菌など微生物の感染により特異な肉芽腫の形成をみる炎症をいう. この特異な肉芽腫は類上皮細胞と巨細胞およびリンパ球, 形質細胞などからなる. 結核症, ハンセン氏病, 梅毒（とくに3期の病変）, 放線菌症, カンジタ症, ノカルジオーシス症, 野兎病などがある.

特異体質（とくいたいしつ）idiosyncracy 【薬】個体が特定の薬物（群）, タンパク質, そのほかの物質に対して異常な感受性を示すとき, その個体の性質をいう. 多くの場合先天性の素質を意味する.

特異的麻薬拮抗薬（とくいてきまやくきっこうやく）ナロキソンやナロフィンはモルヒネに特異的に拮抗する.

特異的免疫応答（とくいてきめんえきおうとう）specific immune responce 【微】生体における特異性の高い免疫の成立をいう. 生体に抗原物質が侵入し, 免疫系を刺激すると生体はその抗原に対してのみ反応する抗体や感作リンパ球を産生し, 免疫が成立する. 産生された抗体や感作リンパ球と抗原との反応(免疫反応)は特異性が高く, 他の抗原とは反応しない.

特異度（とくいど）specificity 【衛】集団検診で異常者と健康者をふるい分けする際に, どの程度まちがいなくふるい分けられたかを評価するのに用いる. 集団中の非罹患者群から, ふるい分け検査により, どのくらいの割合で非罹患者を分別し, 除外することができるかの度合をいう.

特異動的効果（とくいどうてきこうか）specific dynamic effect ➡特異動的作用

特異動的作用（とくいどうてきさよう）specific dynamic action 同特異動的効果, 特異動的代謝, 特殊力源作用 【栄】食物摂取によって起こる熱生産の増加のこと. 食後身体が暖かくなる現象で, 通常食後1時間で最高となる. その増加の程度は, 一般にタンパク質が高く, 糖質, 脂質の順で続く. その原因は, 食物摂取による消化・吸収, 吸収された物質から体成分の生成などの仕事にエネルギーが消費されるためと考えられている.

特異動的代謝（とくいどうてきたいしゃ）specific dynamic metabolism ➡特異動的作用

毒作用（どくさよう）toxic action, toxicity 【薬】薬物が適用個体あるいは局所において生命活動に為害効果を示すとき, その作用をいう.

特殊栄養食品（とくしゅえいようしょくひん）同特異栄養食品 【栄】栄養改善法により, 強化食品と特別用途食品に分類されている. 強化食品とは, 米, みそ, 即席めんなど10品目に限って基準量のビタミンやアミノ酸を添加したものをいう. 特別用途食品は, 乳児用, 妊産婦用, 患者用（糖尿病, 肝臓病など）に分けられ, それぞれ規格基準が定められている.

特殊感覚（とくしゅかんかく）special sense 【生】特殊に発達した受容器を

特殊健康診断(とくしゅけんこうしんだん) special medical examination 【衛】 労働安全衛生法,じん肺法,行政指導により,有害業務に従事する労働者に実施される特別項目の健康診断.職業病予防と早期発見のために行われる.

特殊心筋(とくしゅしんきん) specialized cardiac muscle 【解】 心臓を構成している一部の筋で,洞房結節,房室結節,ヒス束,プルキンエ線維の筋をいう.この筋は心臓の自動能のために興奮を発生して心臓全体に伝える働きがあり,機能的に刺激(興奮)伝導系を構成している.

特殊性炎(とくしゅせいえん) specific inflammation ➡特異性炎

特殊染色法(とくしゅせんしょくほう) special stainings 【病・組】 一般に組織学的および病理組織学的検索を行う場合に,ヘマトキシリン・エオジン重染色(H・E染色)を施すが,組織または細胞内の特定の物質ないし構造物を明らかにするために行う染色法をいう.たとえば膠原線維を染めるワンギーソン染色(膠原線維は赤く染まる)や脂肪を染めるSudan III(脂肪が赤橙色に染まる)などがある.なお組織化学,酵素組織化学,免疫組織化学などもこれに含まれる.

特殊力源作用(とくしゅりきげんさよう) specific dynamic action ➡特異動的作用

毒素抗毒素中和反応(どくそこうどくそちゅうわはんのう) toxin-antitoxin reaction 【微】 毒素と,その毒素に対する抗体が反応し,毒素の毒性が消失する現象.シック反応(ジフテリア)やディック反応(猩紅熱)などは生体内で起こる毒素中和反応である.

特定保健用食品(とくていほけんようしょくひん) specific foods for health 【栄】 厚生労働省が健康の維持増進に役立つと科学的に証明された食品にこのような名前と健康表示を許可できる食品.このような食品には具体的な機能を表示することが許可される.偏りがちで不規則な食習慣により忍び寄ってくる生活習慣病の一次予防を目的とし誕生した.

特発性骨空洞(とくはつせいこつくうどう) idiopathic bone cavity ➡静止性骨囊胞

特発性歯肉過形成症(とくはつせいしにくかけいせいしょう) idiopathic gingival hyperplasia ➡歯肉線維腫症

毒物(どくぶつ) poison 【薬】 少量の適用によりその化学作用によって組織や機能に障害を引き起こすもの.ヘビ,昆虫などが分泌する有毒物質(毒液),生体が産生するタンパク性の有毒物質(毒素)などと区別する.

毒物及び劇物取締法(どくぶつおよ──げきぶつとりしまりほう) Poisons and Deleterious Substances Control Law 【薬】 薬事法の関連法規.作用が強い毒物・劇物について,その毒性による危害を防止することが目的.

毒薬(どくやく) deadly poison 【薬】 極量が致死量に近いため適用により生命機能に危害を与え,また与える恐れがある医薬品で,厚生大臣が指定したもの.直接の容器または被包に黒地に白枠白字で品名と「毒」の文字を記載し,施錠して貯蔵する.一般には成人に経口投与して1g以下で致死効果のあるものをいう.劇薬は1~5gで致死的なもの.

毒力(どくりょく) virulence 【微】 病原生を有する微生物の病原性への強さの程度を表す用語.生体への侵襲力と毒素産生力の和として考えられる.

特例販売品目(とくれいはんばいひんもく) 【薬】 「薬事法」に規定された特例販売業者が取り扱うことができる医薬品.例:駅などで販売される乗り物酔い止め薬など.

吐血(とけつ) hematemesis 【病】 食道,胃の粘膜に出血が起こり,血液が吐き出されることをいう.この場合の血液の色は一般に黒褐色を呈し,コーヒー様の色調であるのが特徴である.胃潰瘍のときによくみる.

トコフェロール tocopherol ➡ビタミンE

土壌感染(どじょうかんせん) soilborne infection 【微】 土壌中に棲息する微生物が宿主の創傷部から泥上とともに侵入し,感染する感染様式.破傷風,ガス壊疽など.

突然変異(とつぜんへんい) spontaneous mutation 【微】 遺伝子に変化が起こ

り，親と異なる機能や性質が現れる現象．この現象は自然に起こり(自然突然変異)，また紫外線や薬物を用い，人為的に誘発(誘導突然変異)することもできる．

突然変異誘発性試験(とつぜんへんいゆうはつせいしけん) mutagenicity tests for potential carcinogent【栄】微生物のDNA傷害を指標にして，化学物質の発癌性を検出する方法で，エームステスト，インダクテスト，ラムダ・ミュテストが知られている．動物実験に比べ安価で短期間に検査可能であるが，テスト法により異なった結果が得られることがきにある．

届出を要する感染症(とどけで――よう――かんせんしょう)【衛】「感染症の予防及び感染症の患者に対する医療に関する法律」において，感染症の予防および届け出を要する感染症には，一類感染症(エボラ出血熱，クリミア，ペストなど)，二類感染症(急性灰白髄炎，コレラ，細菌性赤痢など)，三類感染症(腸管出血性大腸菌感染症)，無症状病原体保有者，新感染症，四類感染症のうち後天性免疫不全症候群，梅毒，マラリアなどにかかっているものとされている．

塗布剤(とふざい) topical application ; painting ; application (塗布)【薬】医薬品をエタノール，グリセリンなどに溶解(混和)して調整する液状の外用剤．皮膚または粘膜に塗布するもの．

塗布消毒薬(とふしょうどくやく) antiseptic solution【薬】体表面の病原性微生物を死滅させるか，あるいは発育を阻止する目的で用いる薬剤で，主として外用薬剤である．たとえばエタノール76.9～81.4 v/v%，ポビドンヨード10％，イソプロパノール$\frac{3}{4}$～70％，塩化ベンザルコニウム0.01～0.2％，クロルヘキシン0.05～0.5％，オキシドール3～10倍，希ヨードチンキ，ホウ酸1～3％など．

ドメイン構造(――こうぞう) domain structure【栄】分子量の大きな球状タンパク質は分子内にいくつかの構造単位を有し，それぞれの機能を担っているが，その1つひとつの構造をドメイン構造とよぶ．たとえば，免疫グロブリンG(IgG)はH鎖に4個のドメイン構造(V_H, C_{H1}, C_{H2}, C_{H3})をもつ．

ドライシロップ剤(――ざい) dry syrup【薬】液剤では経時的に力価の低下がみられたり，再分散性が劣化するような場合，用時溶解または懸濁して用いる製剤の形式をいう．抗生物質，化学療法剤，抗癌剤などに応用例がある．

ドライソケット dry socket 抜歯後の歯槽骨の感染による歯槽骨骨髄炎をいう．疼痛が強く，悪臭があって抜歯窩の閉鎖がみられない．これは抜歯後出血が十分でなく抜歯前の血餅での十分な被覆がみられないため，露出骨の状態で感染したり，または歯槽突起の吸収不全のため骨が突出しそれが感染して起こる．抜歯前の治癒がきわめて遅くなる．

トラウマ psychic trauma 同精神的外傷【解】意識下の心にいつまでも消すことのできない強い精神的なショックをいう．

トラコーマ trachoma 同トラホーム【微】クラミジア感染症．臨床的に慢性濾胞性角結膜炎で，失明の原因となる．現在も，中東，北アフリカ，東南アジアに多発しており，この疾患の予防がWHOの主要課題となっている．わが国で昭和8年トラホーム予防法が制定された．

トラゾリン tolazoline【薬】末梢血管拡張薬．抗動脈硬化薬として使用．交感神経のα受容体を遮断して末梢血管を拡張する．ほかにシクランデレート，バメタンなど．

ドラッグ・デリバリー・システム(DDS) drug delivery system【薬】薬物配送システム(DDS)．薬物の剤形や基剤を工夫して，薬物の吸収を高めたり，目的の部位へ効率よく運搬するように考案されていること．例：口腔内軟膏，経皮用軟膏など考案されたものがある．

トラネキサム酸(――さん) tranexamic acid【薬】抗プラスミン薬(止血薬)．歯肉炎，歯肉出血の軽減に関与する．

ドノラ事件(――じけん)【衛】1948年にアメリカ，ペンシルバニア州で起きた事件．モノンガヘラ川渓谷の，沿岸にある製鉄，硫酸，亜鉛工場地域で，10月下旬の気象変化により気温逆転が起こって工場から排出される汚染物質濃度

が上昇し，付近住民の多数が呼吸器疾患にかかり，または死亡した．

トラホーム trachoma ➡トラコーマ

トランキライザー tranquilizer ➡精神安定剤

トランスアミナーゼ transaminase ➡アミノトランスフェラーゼ

トランス型 (──がた) trans form 【栄】立体異性体の1つ．たとえば，中央の2つの炭素を境にして同じ側にカルボキシル基が結合したマレイン酸をシス型とよぶのに対し，反対側にカルボキシル基が結合したフマル酸をトランス型とよぶ．天然の多くの不飽和脂肪酸はシス型をとる．

トランス・パイ・オキソカンファー trans-π-oxocamphor 【薬】 中枢性呼吸興奮薬．延髄の呼吸中枢を興奮させて呼吸量を増加させる薬物．

トランスファー RNA transfer RNA ➡転移 RNA

トランスフェラーゼ transferase ➡転移酵素

トランスレーション translation ➡翻訳

トリアシルグリセロール triacylglycerol ➡中性脂肪

トリアゾラム triazolam 【薬】 就眠薬．短時間作用型のベンゾジアゼピン系薬物．速効性あり．注意：入眠までの記憶が失われることがある．

トリアムシノロンアセトニド triamcinolone acetonide ➡口腔用ケナログ®

トリアムシノロンアセトニド貼付剤 (──ちょうふざい) triamcinolone acetonide paste ➡アフタッチ®

トリオース triose 〔同〕三炭糖 【栄】 炭素原子を3個もつ単糖のこと．もっとも分子量の小さい糖．グリセルアルデヒドやジヒドロアセトンがその例で，ともに生体内で解糖系の中間体として生じ，多くはリン酸とエステル結合している．

トリオースリン酸イソメラーゼ (──さん──) triosephosphate isomerase 【栄】 D‐グリセルアルデヒド‐3‐リン酸➡ジヒドロアセトンリン酸の反応を触媒する解糖系の酵素．各種生物に広く分布し，細胞内では可溶部分に局在する．

トリオジンクパスタ triozinc paste 【薬】 パラホルムアルデヒドを10%含んだ持続的防腐作用を期待した根管充填剤．パラホルムアルデヒドを50%含んだものは，根管歯髄を除活して保存する歯髄乾屍剤として使用される．粉末としてパラホルムアルデヒドのほかチモール，無水硫酸亜鉛，酸化亜鉛，液としてはクレゾール，カリ石けん，グリセリンなどの練和したものである．

ドリオピテクス型 (──がた) Dryopithecus pattern 【解】 ヒトの下顎第一大臼歯は，頬側を上にすると，舌側溝と頬側溝，遠心頬側溝は，Y字型をしている．これを下顎大臼歯の基本形としてドリオピテクス型という．なおドリオピテクスとは，第一〜三大臼歯ともにY字型の溝をもつ化石ザルの学名である（P.46, 135図参照）．

トリカイン 【薬】 アミド型局所麻酔薬．ほかにリドカイン，ジブカインなど．

トリカルボン酸サイクル (──さん──) tricarboxy ➡クエン酸回路

トリグリセリド triglyceride acid cycle ➡中性脂肪

トリクロサン 【薬】 医薬部外品の殺菌消毒薬用石けん液として使用されている．

トリゴニード切痕 (──せっこん) trigonid fissure 【解】 下顎第一乳臼歯の近心辺縁隆average越えた溝，歯科医学的にはほとんど意味のない小さな溝．

トリチウム tritium 〔同〕三重水素 【栄】 水素の放射性同位元素，普通の水素原子は原子核に1個の陽子のみをもつのに対し，さらに2個の中性子をもつため，不安定で放射線（β‐線）を出す．³Hと表される．半減期が12.3年と長く，種々のトレーサーとして広く生物学の研究に使われている．

トリ病 (──びょう) ➡オウム病

トリプシン trypsin 【栄】 膵液に含まれるトリプシノーゲンからエンテロキナーゼやトリプシン自身の働きにより活性型のトリプシンとなる小腸の消化酵素で，タンパク質分解酵素の一種である．リジンあるいはアルギニン残基のカルボキシ側のペプチド結合を切り，他の消化酵素の活性化も行う．

トリプトファン tryptophan 【栄】 L型は必須アミノ酸で，タンパク質を構成するアミノ酸の1つ．栄養学的には，糖原

トリプルヘリックス triple helix ➡三重らせん構造

とりめ day sight ➡夜盲症

トリメチレン trimethylene ➡シクロプロパン

ドルーゼ ⒼDruse Ⓐ放線菌塊【病・微】放線菌症における膿汁中に現れる菌塊をいう．これは膿汁中にキラキラ光る集塊としてみられ，顕微鏡検査により放線菌塊としての特徴である棍棒体(エオジンで赤く染まる)が，ヘマトキシリンで青く染まる小塊の周囲に放射状に配列する．

p-トルエンスルフォンクロラミド・ナトリウム p-toluene sulfon chloramide natrium ➡クロラミン-T

トルコ鞍 (——あん〈くら〉) Turkish saddle【解】蝶形骨体の中央部の上面は浅い鞍状の凹みをなし、この部をトルコ鞍とよび生体では下垂体を容れている．下垂体窩ともいう．鞍の訓読は「くら」(馬のくら)．

トルコ鞍中心点 (——あんちゅうしんてん) Ⓛsella turcica【解】頭部X線規格写真計測法で用いられる計測点の1つであって、トルコ鞍のツボ形の輪郭の中点をいう（P.69図参照）．

ドルノー線 (——せん) Dorno rays【衛】波長290〜310mμの紫外線をいう．この範囲の紫外線は健康に有用であるといわれ、アルプスの高山日光浴療養所の創設者であるDorno(仏)により命名された．

トレオニン threonin Ⓐスレオニン【栄】タンパク質の構成する必須アミノ酸の1つで、OH基をもつ．栄養学的には、糖原性アミノ酸の1つでもある．骨に含まれるリンタンパク質はセリン残基同様、トレオニン残基のOH基が一部リン酸化されている．

トレポネーマ *Treponema*【微】スピロヘータの一種．規則正しいらせんをもち、グラム陰性・嫌気性を示す．病原菌として梅毒トレポネーマがある．ヒトへの感染は性交、直接接触感染する．

トレンデレンブルグ体位 (——たいい) Trendelenburg position Ⓛショック体位仰臥位で頭部を低くし、両下肢を台端から下げた体位をいうが、一般に頭を低く足を高くした仰臥位をいう．ショック時に脳血流量を多くするためと、気管内分泌物を吸引するため、また骨盤腔内手術で手術野を広くするためなどにとられる体位である．

トローチ剤 (——ざい) troches Ⓐ口中錠【薬】口腔や咽喉粘膜に持続的に作用させるため薬物が口中で徐々に溶解するようにした剤形をいう．抗生物質、殺菌剤などの適用例が多い．

トロポコラーゲン tropocollagen【栄】ヒトの体内に存在するタンパク質の、約1/3を占めるコラーゲンの最小単位のこと．中性塩溶液や希酢酸によって抽出される．構成アミノ酸としてグリシンやプロリンが多く、他のタンパク質にはない特殊なアミノ酸としてヒドロキシプロリンやヒドロキシリジンをもつ三重らせん構造をしている．

トロンビン thrombin【生】血液凝固の過程で、フィブリノーゲンを不溶性のフィブリンに変える酵素．トロンビンはその前駆体であるプロトロンビンより、トロンボプラスチンとカルシウムイオンとの作用してできる．

トロンビン製剤 (——せいざい) thrombin preparations Ⓐフィブリン酵素【薬】トロンビンは血中に含まれる水溶性のフィブリノーゲンを不溶性のフィブリンに変化させる酵素で、前段階の非活性のプロトロンビンとして存在する．トロンボプラスチンとCa^{2+}の作用により活性のトロンビン酵素に変化し、血液凝固を引き起こす．出血局所に塗布したり、抜歯窩にデンタルコーンとして用いる止血剤

トロンボキサン thromboxane ⒶTX【栄】プロスタグランジンと同様、アラキドン酸などの多価不飽和脂肪酸から生成される生理活性物質．側鎖の二重結合の数に応じて1〜3群に分けられ、血小板凝集、平滑筋収縮など、種々の組織においてそれぞれ特有の強力な生物活性を発現する．

トロンボプラスチン thromboplastin

【生】血液凝固の過程で，プロトロンビンをトロンビンに変化させる因子．血液トロンボプラスチンと組識トロンボプラスチンとがある．血友病はこの物質の生成障害で起こる遺伝性疾患である．

貪食（どんしょく） phagocytosis 【病】異物を処理する方法の1つで，細胞が異物を細胞内に取り込み処理することである．たとえば細菌が好中球によって貪食され，また細胞の破壊片などの大きいものは単球や組織球などの大食細胞により，さらに大きい異物は異物巨細胞によって貪食され処理される．

ナ

ナイアシン niacin 〔同〕ニコチン酸,ニコチン酸アミド 【栄】水溶性ビタミンB群に属する。酸化還元反応の補酵素であるNAD,NADPの中にニコチン酸アミドとして存在する。欠乏症はペラグラ．

内因(ないいん) internal cause 【病】病気の原因(病因)には生体を取り巻く種々の環境因子が生体に作用する外因があるが，これに対し生体内に本来ある種々の因子が病気をもたらすものを内因という．内因には素因，遺伝，内分泌，免疫などがあり，これらがあいまって病気が起こる．

内因感染(ないいんかんせん) endogenous infection 〔同〕日和見感染 【微】常在細菌によって起こる感染．通常，健康な宿主と常在菌の間には平衡の保たれた生態系が成立しているが，何らかの原因(おもに宿主の抵抗性減弱)で常在菌が感染症を起こす．

内因子(ないいんし) intrinsic factor 〔同〕内性因子 【栄】胃液腺壁細胞から分泌される糖タンパク質で，ビタミンB_{12}に結合し体内に吸収するために必要な因子．この因子が十分に分泌されないとビタミンB_{12}欠乏による悪性貧血が起こる．

内因性着色(ないいんせいちゃくしょく) endogenous pigmentation 【病】外因性着色に対する用語で，内生色素による着色である．血中の胆汁色素による黄疸の黄色やメラニン色素による色素性母斑(ほくろ)や雀卵斑(そばかす)のほか，血鉄素症などがある．

内因性発痛物質(ないいんせいはっつうぶっしつ) endogenous pain producing substance 【薬】物理化学的な刺激により生体は炎症反応を示し，血漿や生体組織液から，いわゆる痛みに関係する内因性の物質が産生され，これが痛みを起こすといわれる．このような物質をいう．ブラジキニン，ヒスタミン，セロトニン，プロスタグランジンなどがあげられる．

内エナメル上皮(ない——じょうひ) inner enamel epithelium 【組】エナメル器の細胞のうちもっとも深部(内側)の細胞群をいう．象牙芽細胞を分化させ，自分もエナメル芽細胞となり象牙質の表面にエナメル質を分泌する(P.260図参照)．

内縁上皮(ないえんじょうひ) inner epithelium 〔同〕付着上皮 【組】歯に接する部分の歯肉溝を覆う上皮．歯肉縁からエナメル質側の上皮．炎症のない場合では上皮突起がなく，固有層も乳頭もない．上皮と固有層とは直線で接着している(P.147図参照)．

内基礎層板(ないきそうばん) internal basic lamela 【組】骨髄腔に面した部分で，平行状の層板骨からなる．内部に骨細胞を入れる骨小腔をもつ．

内頸静脈(ないけいじょうみゃく) internal jugular vein 【解】頭蓋底の頸静脈孔を出し，頭頸部から血液を集め内頸静脈，総頸動脈の外側に沿って下り，鎖骨下静脈と合流し腕頭静脈となる．

内頸動脈(ないけいどうみゃく) internal carotid 【解】内頸動脈は総頸動脈より分かれ，咽頭の外側を上行し，頭蓋底の頸動脈管を通り頭蓋腔に入り，脳に分布する．内頸動脈は眼動脈と大脳動脈に分かれる．脳の動脈は，椎骨動脈からの脳底動脈と連絡して，ウィリスの動脈輪を作っている(次頁図参照)．

内呼吸(ないこきゅう) internal respiration 〔同〕組織呼吸 【生】体内の組織細胞と血液間で行われる酸素，二酸化炭素のガス交換をいう．酸素は血液中より細胞へ，二酸化炭素は細胞より血液中へと，それぞれのガス分圧の差によって移動が起こり，動脈血は静脈血に変わる．

内耳(ないじ) inner ear 【解】側頭骨内にあり，3つの半規管(平衡感覚を司る)とカタツムリ形の蝸牛(音を感じる)とからでできている．構造は骨質の内人に存在する洞(骨迷路)とその内部に存在する膜性の管(膜迷路)で，この部に半規管と蝸牛が存在し，リンパ液で満たされている(P.224図参照)．

内耳神経(ないじしんけい) acoustic nerve 【解】第8脳神経．橋と延髄の境で顔面神経の外側に起こり，内耳道に入り聴覚と平衡覚の伝導を司る純知覚神経．

内耳性聾(ないじせいろう) labyrinthous

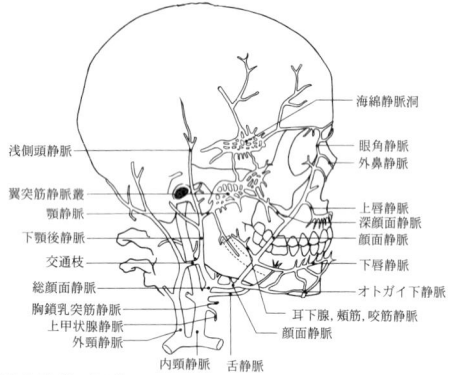

figure labels (skull veins): 海綿静脈洞／眼角静脈／外鼻静脈／上唇静脈／深顔面静脈／顔面静脈／下唇静脈／オトガイ下静脈／耳下腺，頬筋，咬筋静脈／顔面静脈／舌静脈／内頚静脈／外頚静脈／上甲状腺静脈／胸鎖乳突筋静脈／総顔面静脈／交通枝／下顎後静脈／顎静脈／翼突筋静脈叢／浅側頭静脈

deafness ㊌迷路性聾 【病】 先天性梅毒のハッチンソンの3徴候の1つで，内耳性の難聴で，内耳の炎症に引き続き，内耳の骨の肥大やアブミ骨の強直が生じ，耳痛，耳鳴などの症状があり難聴になる．迷路の障害があれば，めまいや平衡失調が生ずる．

内性因子（ないせいいんし） intrinsic factor ➡内因子

内生色素（ないせいしきそ） endogenous pigment 【病】 生体内で産生される色素で，血鉄素（ヘモジデリン），類血素（ヘマトイジン），胆汁色素（ビリルビンなど），メラニン色素がある．

内舌筋（ないぜつきん） intrinsic lingual muscles 【解】 舌内に起こって舌内に終わる筋を内舌筋という．各筋束は上下・前後・左右と複雑に交差している．これらを縦舌筋，垂直舌筋，横舌筋という．すべて横紋筋で舌下神経で支配されている．

内臓感覚（ないぞうかんかく） visceral sensation ㊌臓器感覚 【生】 多くの内臓からの神経情報によって生じる独特の感覚で，飢餓，食欲，渇き，吐き気，便意，尿意，性感などをいう．内臓は刺激されても痛覚以外はほとんど意識されないが，複合されてこのような感覚を生じる．

内臓弓（ないぞうきゅう） visceral arch ➡鰓弓

内臓筋（ないぞうきん） visceral muscle 【組】 胃，腸や血管などを構成している筋で平滑筋．多くは不規則な自動性があり，収縮速度はきわめて遅い．自律神経によって調節されている．

内臓痛覚（ないぞうつうかく） visceral pain 【生】 内臓の急激な拡張や収縮，極端な機械的，化学的刺激によって起こる痛み．内臓痛覚は皮膚痛覚などとは異なり，鈍く持続的で不快感をともなう．また，局在性が不明瞭で，しばしば関連痛として皮膚表面に現れる．

内側鼻突起(隆起)（ないそくびとっき〈りゅうき〉） medial nasal process 【組】 胎生初期に口窩の上部，顔面の中央にでき

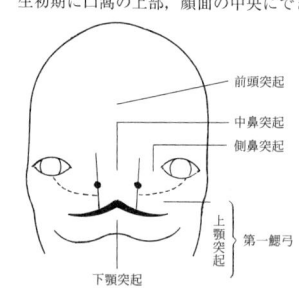

figure labels (face): 前頭突起／中鼻突起／側鼻突起／上顎突起／第一鰓弓／下顎突起

内側翼突筋（ないそくよくとっきん） inner pteryoidmuscle 【解】 蝶形骨翼状突起から起こり，下顎角の内面に停止している4咀嚼筋の1つ．咬筋・側頭筋とともに下顎を引き上げる（P.205図参照）．

ナイトケア night care ショートステイ（短期入所生活介護）の1つ．夜間介護の困難な高齢者を夜間に限り短期入所施設，介護老人福祉施設（特別養護老人ホーム）で保護し，家族の介護の負担軽減をはかり，在宅生活に資するための事業．7日以内が原則．

内胚葉（ないはいよう） endoderm, entoderm 【組】 ヒトの発生途中で卵黄嚢を覆っていた上皮細胞に由来する組織を内胚葉という．消化器系と呼吸器系の大部分と，甲状腺，胸腺，上皮小体などが内胚葉に属する．

内皮細胞（ないひさいぼう） endothelial cell 【解】 血管，リンパ管および心臓の内膜を構成する細胞で，間葉系由来である．組織学的には単層扁平上皮で，基底膜を介して結合組織につながっている．

内服（ないふく） oral administration ➡ 経口投与

内服用止血薬（ないふくようしけつやく） hemostatic for internal use 【薬】 全身性止血薬．トロンボプラスチン，フィブリノーゲンなど．注射用止血薬も同様．

内分泌（ないぶんぴつ） internal secretion 【生】 内分泌腺からホルモンが分泌されること．導管を介さず，ホルモンは直接血液中に放出される．

内分泌異常（ないぶんぴついじょう） hormone irregularities 【病】 内分泌腺の機能異常によりホルモンの分泌に異常がみられることをいう．この場合，腺の機能亢進のときには過剰な分泌をみるし，機能減退ないし無機能のときは分泌が減少ないしみられなくなり，種々のホルモン性の疾患をまねく（例：バセドウ氏病，糖尿病など）．

内分泌系（ないぶんぴつけい） endocrine system 【解】 下垂体，松果体，副腎髄質（以上外胚葉），副腎皮質，精巣，卵巣（以上中胚葉），甲状腺，上皮小体，膵臓（以上内胚葉）などの内分泌器官をまとめて内分泌系という．

内分泌腺（ないぶんぴつせん） endocrine gland 【解】 導管がなく，分泌物が周囲の血管に分泌される腺をいう．分泌物をホルモンとよんでいる．ホルモンは動物の機能を果たす上にきわめて重要なる作用をなす．内分泌器官以外でも胃からガストリン，腎臓からレニンなどが出ることが知られている．

ナジオン nasion （同）鼻根点，N点 【解】 顔面計測点の1つで，前頭鼻骨縫合の中点で，前頭鼻骨縫合と鼻骨縫合の交叉点をいう．すなわち鼻背のもっとも凹んだ所（P.69参照）．

ナスミス膜（――まく） Nasmyth membrane ➡ エナメル小皮

ナソスピナーレ nasospinale ➡ 前鼻棘

ナトリウム sodium 【栄】 元素記号Na，原子番号11．細胞外液のおもな陽イオン成分で，塩素や重炭酸と共存して浸透圧の維持，pHの調節に不可欠であるほか，筋肉の収縮や神経の刺激伝達に重要な役割を果たしている．細胞内には，カリウムの1/10ぐらいしか含まれない．

Na⁺チャネル sodium channel 【生】 細胞族におけるNa⁺の選択的な通過をみるイオンチャネル．神経細胞や筋細胞では，Na⁺チャネルを介してNa⁺が細胞内に流入することにより，活動電位が発生する．

Na⁺ポンプ sodium pump （同）Na⁺-K⁺ポンプ 【生】 細胞膜の能動輸送の1つ．細胞外へNa⁺を排出し，細胞内へK⁺を取り込む輸送で，この結果，細胞内のK⁺濃度は高く，Na⁺濃度は低く保たれている．ATPの加水分解エネルギーを必要

鉛縁（なまりえん） lead line 【病衛】 鉛の粉塵などの出る職場（鉛蓄電池製造業，印刷工）に発生する慢性症状で歯肉部分の歯垢に硫化鉛が付着し，青色，または暗青緑色にみえるもので，歯をよく磨かない人にみられる．

生ワクチン（なま――） live vaccin ➡ セービンワクチン

ナロキソン naloxone 【薬】 特異的麻薬

軟エキス剤(なん——ざい) extracta
【薬】 生薬の浸出液を濃縮して製剤化したエキス剤は,濃縮の程度により軟エキス剤と乾燥エキス剤に分類され,前者は浸出液を水あめ状の程度まで濃縮したもので,ロートエキスがあり,後者はさらに濃縮乾燥したものである.

軟化牙質(なんかがしつ) softened dentine →軟化象牙質

軟化層(なんかそう) softened zone →軟化象牙質

軟化象牙質(なんかぞうげしつ) softened dentine 同軟化牙質,軟化層【病】 う蝕された象牙質で病理組織的には崩壊層,細菌感染層,脱灰層が含まれる.急性う蝕では一般に軟化象牙質の量は多いが,湿潤性で着色は弱い.慢性う蝕では量が少なく,乾性で着色が強い.

軟口蓋(なんこうがい) soft palate 【解】口蓋のうち骨のない部分を軟口蓋という.軟口蓋内は筋肉と粘膜とよりなり自由に運動し,食物の嚥下に際して後鼻口をふさぐ機能をも果たしている(P.101図参照).

軟膏基剤(なんこうきざい) ointment base →練和用剤

軟膏剤(なんこうざい) ointment 【薬】適当な稠度の全質均等な半固形状の外用剤で,皮膚および口腔内疾患の外用療法に用いられる.ホウ酸亜鉛華軟膏,ヒドロコルチゾン軟膏などがある.脂肪,脂肪油,ラノリン,ワセリン,パラフィン,ろう,樹脂,グリセリンなどが原料となる.

軟骨基質(なんこつきしつ) cartilaginous matrix 【組】軟骨基質は軟骨細胞で合成,分泌されたポリムコポリサッカライド(酸性ムコ多糖類)と硫酸ムコタンパクを多量に含み,ゲル状を示す.基質は酸性ムコ多糖体の存在により,塩基好性と異染性を示す.

軟骨結合(なんこつけつごう) synchondrosis 【解】骨と骨とが軟骨質で結合されているものをいう.たとえば胸骨と肋骨との間の肋軟骨結合,蝶形・後頭骨間などがそれにあたる.

軟骨細胞(なんこつさいぼう) chondrocyte 【組】軟骨細胞は軟骨基質の軟骨小腔内にあり,軟骨基質を形成する.軟骨の内部では球形であり,軟骨膜に近づくにつれて扁平になる.

軟骨腫(なんこつしゅ) chondroma 【病】良性非上皮性の腫瘍の1つで,腫瘍病変が成熟した硝子軟骨からなるものである.比較的まれな腫瘍で,骨内や関節部から発生する.口腔での発現はまれで関節突起部などから発生する.

軟骨組織(なんこつそしき) cartilaginous tissue 【組】軟骨細胞と広い細胞間質(ゲル状基質)からできており,ハサミで切ることができるくらいの硬さである.血管や神経がない.細胞間質の性状によって硝子軟骨(鼻軟骨,肋軟骨,関節軟骨),線維軟骨(椎間円板),弾性軟骨(耳介)に分けられる.

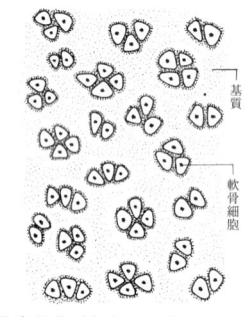

軟骨内骨化(なんこつないこつか) enchondral ossification 【組】軟骨細胞の肥大とともに空胞化が進み,軟骨細胞が消失し,その腔所に細胞や血管に富んだ造骨組織が現れ骨芽細胞による基質の形成で骨化が進む骨化法.長骨の骨端軟骨でみられ長さが長くなるのに役立つ.他の骨化方法として膜内骨化がある.

軟骨肉腫(なんこつにくしゅ) chondrosarcoma 【病】悪性非上皮性の腫瘍で,分化の低い軟骨組織の増殖からなるものである.骨の内部から発生するものと,骨の表面から発生するものとがある.好発部位は大腿骨や体幹部の骨で,顎骨

軟骨膜 (なんこつまく) perichondrium 【組】 軟骨の表面は線維性結合組織からなる軟骨膜により包まれている。軟骨膜には、神経、血管などを有し、軟骨の再成、栄養供給などの働きをなす。

軟水 (なんすい) soft water 【衛】 硬度の低い水。硬度は、水中に溶解するカルシウムとマグネシウム塩を炭酸カルシウム量に換算して1 ppmを硬度1度として分類されている。硬度100 ppm以下を軟水という。日本は軟水が多い。水質基準は硬度300 ppm以下。

軟膜 (なんまく) meninginа 【解】 脳と脊髄の表面を包む3膜(軟膜、クモ膜、硬膜)のうち、もっとも内側の薄膜。クモ膜と一緒にして軟膜とよぶこともある。

ニ

2価鉄イオン (――かてつ――) ferrous ion 同第一鉄イオン、Fe^{2+} 【栄】 鉄イオンは非ヘム鉄およびヘム鉄として酸化還元反応に関与するが、Fe^{2+}は電子を失って(酸化)Fe^{3+}となり、ふたたび還元されるとFe^{2+}に戻る。ヘモグロビンのヘム鉄はFe^{2+}の状態である。

肉芽期 (にくげき) granulation stage 同肉芽組織期 【病】 抜歯創の治癒過程で、肉芽組織が形成される時期である。血餅期に続いてみられ、この肉芽組織により血餅が吸収されるとともに、骨基質が形成されて仮骨期に移行する。

肉芽形成 (にくげけいせい) granulation 【病】 炎症の経過は、局所組織傷害によって血管拡張、透過性亢進の第1期、白血球游走や細胞浸潤など第2期を経て、修復過程の第3期の3段階の過程となるが、肉芽形成は第3期の修復(治癒)過程にみられるもので、線維芽細胞を基質に新生血管などで構成されている。

肉芽腫性エプーリス (にくげしゅせい――) granulomatous epulis, Ⓛ epulis granulomatosa 【病】 肉芽様組織からなるエプーリスである。エプーリスのなかで多くみられるもので、円形細胞の浸潤が著明で、線維は少ない。この肉芽腫性エプーリスから滲出細胞が消退し、線維芽細胞が増すしてくると線維性エプーリスとなる。

肉芽腫性炎 (にくげしゅせいえん) granulomatous inflammation ➡特異性炎

肉芽組織 (にくげそしき) granulation tissue 【病】 毛細血管と細胞成分の多い若い結合組織で、肉眼的に赤い肉塊様にみえることから肉芽組織とよばれる。早期では線維芽細胞、血管、炎症性細胞に富んでいるが、古くなると血管、細胞成分が少なくなり、膠原線維が増生してくる。前者を幼若肉芽組織、後者を線維化した肉芽あるいは搬痕組織という。

肉芽組織期 (にくげそしきき) granulation tissue stage ➡肉芽期

肉芽組織の構成成分 (にくげそしき――こうせいせいぶん) component of granulation tissue 【病】 線維芽細胞、毛細血管、各種円形細胞(好中球、好酸球、リンパ球、単球など)の3種からなるが、このほか、組織球や異物巨細胞なども現れる。

肉芽組織の出現条件 (にくげそしき――しゅつげんじょうけん) appearing factor of granulation tissue 肉芽組織はおもにつぎのような場合に出現する。①組織欠損の補充、②創傷の治癒、とくに第二次治癒、③生体内異物の処理、とくに器質化と被包、④炎症とくに慢性炎症。

肉腫 (にくしゅ) sarcoma ➡悪性非上皮性腫瘍

肉体的依存性 (にくたいてきいぞんせい) physical dependence ➡身体的依存性

ニグロシン液 (――えき) nigrosin 【微】 非染色標本による微生物観察に用いられる試薬。この方法では菌体が染色されないために、菌体は暗黒の視野に明るく見える。スピロヘータの検査、細菌、真菌の莢膜の検査に用いられる。

ニグロシン法 (――ほう) nigrosine method ➡墨汁法

ニケタミド nikethamide 同アミノコルジン、コラミン 【薬】 ニコチン酸誘導体で、中枢神経系のうち比較的選択的に呼吸中枢に対する直接作用と頸動脈体の化学受容器を介する反射によって呼吸興奮を起こす。麻酔薬などによる中枢神経系の抑制、呼吸抑制に対してよく拮抗す

ニコチ   250

る蘇生薬.

ニコチン nicotine 【薬】 タバコの成分. 投与すると副腎髄質からエピネフリンが血中に放出され, 血管の収縮と血圧上昇が起こる.

ニコチン酸(――さん) nicotinic acid →ナイアシン

ニコチン酸アミド(――さん――) nicotinic-acid amide →ナイアシン

ニコモール nicomol 【薬】 高脂血症用薬. 血中の中性脂肪やコレステロールを減少させる. 動脈硬化症の予防と治療に使用.

二酸化硫黄(にさんかいおう) sulfur dioxide, sulfurous oxide →亜硫酸ガス

二酸化炭素(にさんかたんそ) carbon dioxide 同炭酸ガス 【衛】 人間, 動物の呼気, 物質の燃焼により生ずる. 大気中には0.03%含まれているが, 呼気中の濃度は約4%含まれる. 植物は日光を利用し, 大気中のCO_2をO_2に変える. CO_2の衛生学的許容濃度(換気の目安)は0.1%, 日本産業衛生学会の許容濃度は0.5%.

二次感染(にじかんせん) secondary infection 【微】 ある種の微生物による感染が開始された後, その病変部に新たに別な種類の微生物による感染が起こる場合, はじめの感染を一次感染, 後続する感染を二次感染という.

二次性ショック(にじせい――) secondary shock 【病】 ショックは急性の末梢循環不全であるが, ショックの原因が, とくに血液原性すなわち乏血によって生ずる場合を二次性ショックという. 一般に急性の大量出血(1,500～2,000 cc)をみるときに生じ, 循環血液量の減少や血圧下降により組織, 細胞への酸素供給が障害され, 細胞の変性, 壊死をきたす. 心臓などの機能障害により死に至ることがある.

二次象牙質(にじぞうげしつ) secondary dentin →第二象牙質

二次的作用(にじてきさよう) secondary action →間接作用

二次乳頭(にじにゅうとう) secondary papilla 【組】 1つの乳頭上皮内に数個の小さな乳頭が突出すること. 舌の有郭乳頭や茸状乳頭の粘膜固有層と上皮の間にみられる.

二重唇(にじゅうしん) double lip 【病】 口唇の奇形で, 紅唇と粘膜との間に溝があり, 口唇の粘膜が二重にみえるものである. これは新生児でみられる唇溝が消失せず残っているため生じたといわれている.

二重体(にじゅうたい) double monster 同双体奇形 【病】 一卵性双胎児でみられる奇形で, 双胎児が結合し結合体として発育, 成長したものである. 結合状態により頭頸結合体, 胸結合体, 臀結合体などがある. また双児の発育がともに平等な場合と, 一方の発育が悪いものとがある.

二重盲検試験(にじゅうもうけんしけん) double blind test →二重盲検法

二重盲検法(にじゅうもうけんほう) double blind test 同二重盲検試験 【薬】 新たに開発された薬の薬効評価を主観を入れずに客観的に行う場合の必須の試験法である. 試験企画者だけが薬の種類(対象となる新薬かあるいはプラセボのいずれか)を知っているが, 薬効判定者の医師や投薬を受ける患者は薬について知らされていない.

二重らせん構造(にじゅう――こうぞう) double helix structure 【栄】 1952年ワトソンとクリックが発表したDNAの分子構造. 相補的な塩基対(アデニンとチミン, グアニンとシトシン)間の水素結合を介して, 逆平行に〔5'→3', 3'→5'〕結びついた2本のポリヌクレオチド鎖がらせん状に巻く構造(一般に右巻き)をしている.

二尖弁(にせんべん) bicuspid valve 【解】 心臓は機能上, 4個の弁がある. このうち左心房と左心室との間に存在する弁を二尖弁とよんでいる. 左心房→二尖弁→左心室→大動脈弁→大動脈口, 右心房→三尖弁→右心室→肺動脈弁→肺動脈口 (P.174図参照).

日射病(にっしゃびょう) sunstroke 【病】 直射日光を頭部に受けて, 急激に温度が上昇することによって脳の血行障害が起こった状態である. 症状として頻脈, 呼吸の頻数, 頭痛, 昏睡などがみられる.

2点識別閾(――てんしきべついき) two-point threshold →2点弁別閾

2点弁別閾(——てんべんべついき) two-point threshold 同空間閾, 2点識別閾【生】先のとがったもので皮膚上の2点を同時に圧したとき, 2点を2点として区別できる最短距離のこと. 指先, 唇, 舌尖では1～2 mm と短く, 大腿部や背中では60～70 mm長い.

二糖(類)(にとう〈るい〉) disaccharide【栄】2分子の単糖がグルコシド結合している糖の総称で, オリゴ糖の一種. ショ糖(グルコース・フルクトース), 乳糖(ガラクトース・グルコース), マルトース(グルコース・グルコース)などのほか, デオキシ糖, アミノ糖, ウロン酸などを含む二糖類もある.

ニトラゼパム nitrazepam 【薬】催眠薬でとくに熟眠薬. ベンゾジアゼピン系薬物. 投与後30分前後で作用が発現.

ニトログリセリン nitroglycerin 同グリセリール・トリニトラート 【薬】抗狭心症薬の1つである. 冠動脈血管の狭窄によって起こる狭心症発作に対して, 速やかに冠動脈を拡張させ, 血流量を増大して酸素供給を増加させる作用がある. 発作時1錠(0.3 mg)を舌下に適用し飲み込むない. 30秒～1分で効き始め, 30～60分効果が続く. 亜硝酸化物.

ニトロフラゾン nitrofurazon 同フラシン 【薬】フラン誘導体の消毒薬で局所刺激作用は弱く, 創傷の治癒を促進する. 全面に用いるほか, 尿路防腐薬としても用いられたが発癌性があるため使用されなくなった. グアノフラシン, モナフラシンがこれに属する.

2% フッ化ナトリウム溶液(——かーようえき) 2% sodium fluoride 同NaF 【薬】う蝕予防のためのフッ化ナトリウム2 g を蒸留水100 m/中に溶解したものを使用する. 塗布面を十分に乾燥し, 綿球に薬液を吸収させ塗布し, 1週間(または1か月)ごとに4回, これを1クールとして年1クール行う.

ニフェジピン nifedipine 【薬】カルシウム拮抗薬. 血管平滑筋の収縮に関与するカルシウムイオンの細胞内流入を阻害し, 血管を拡張する.

二腹筋窩(にふくきんか) digastric fossa 【解】オトガイ部の下顎骨下縁にみられる1対の浅い楕円形のくぼみで, 顎二腹筋前腹が起始する(P.44 図参照).

二分裂(にぶんれつ) binary fission 細菌や原生動物など単細胞生物の増殖様式. 1つの母細胞が2つの娘細胞に分裂する無性生殖法の一型. 横分裂と縦分裂がある.

日本人の平均寿命(にほんじん——へいきんじゅみょう) Japanese life expectancy 【衛】0歳時の平均余命を平均寿命という. 日本人の平均寿命は第二次大戦後著しい延びを示し, 男女とも平均寿命の国際比較ではトップクラスにある.

日本トゥースフレンドリー協会(にほん———きょうかい) Japanese Association for Toothfriendly Sweets ➡トゥースフレンドリー協会

日本脳炎(にほんのうえん) Japanese encephalitis 【衛】病原体は日本脳炎ウイルス. 媒介動物はコガタアカイエカで, 夏季に流行する. 予防接種の普及で発生数は減少しているが, 日本では中年以降, とくに60歳以上で多発する傾向にある. 法的には第四類感染症.

日本薬局方(にほんやっきょくほう) The Pharmacopoeia of Japan 【薬】医薬品の性状, 純度, 規格, 基準, 作用強度などを定めた法的な収載書. 5年に1回改正される. 厚生労働省告示. 用途, 応用は記載されない. 脱脂綿, ガーゼ, 絆創膏なども含まれる.

ニューキノロン剤(——ざい) 【薬】ピリドンカルボン酸系合成抗菌剤. 従来の抗生物質に比べて重篤な副作用が少ない. 適用が増加している. 副作用:めまいなど中枢神経系の障害. 酸性非ステロイド性抗炎症薬との併用で痙攣発作.

乳臼歯(にゅうきゅうし) milk molar, deciduous molar 【解】乳臼歯は上下2本ずつ存在し, これの代生歯を小臼歯とよぶ. 乳臼歯の後方に生ずる加生歯を大臼歯という. 乳臼歯には臼歯結節の存在や, 根の離開など種々形態上に特徴がみられる. 第二乳臼歯は第一大臼歯によく似ているが, 第一乳臼歯はどの歯にも似ていない(P.45, 47, 158, 159図参照).

乳犬歯(にゅうけんし) deciduous canine 【解】永久犬歯に似ているが小さく, 歯冠の長さは短いが幅は比較的広い. 歯根は長く歯冠の約2倍で唇舌的に圧扁さ

れ，根尖は唇側に軽く湾曲している．歯根の完成は3.5歳頃で7歳頃には歯根の吸収が始まる．

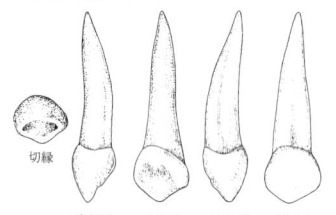

切縁

遠心面　舌側面　近心面　唇側面

乳剤（にゅうざい）emulsions 【薬】 液状の医薬品に乳化剤と精製水を加え，適当な方法で乳化し，全質を均等にしたものをいう．水に溶解または混合しない薬物を，乳化剤の働きによって微粒子とし，水中に均等に分散させた乳状の液である．乳剤化することによって，味の悪い医薬品を服用しやすくし，また体内の吸収を容易にしたりする．乳化剤として，アラビアゴム，トラガント，ゼラチンポリソルベート80が用いられる．

乳酸（にゅうさん）lactic acid 【栄】 $CH_3CH(OH)COOH$．動物組織における解糖系の最終産物はL型であるが，微生物ではL型のほかに，D型が作られることもある．プラーク内の細菌がグルコースを代謝して作る．

乳酸エタクリジン（にゅうさん——）lactic etacridine ➡アクリノール

乳酸桿菌（にゅうさんかんきん）Lactobacilli ➡乳酸菌

乳酸菌（にゅうさんきん）Lactobacillus 同乳酸桿菌 【微】 自然界に広く分布する．ヒトでは口腔，腸管，成年女子の腟の常在菌叢を構成する乳酸菌は糖を発酵して乳酸を産生する．口腔の乳酸菌は酸産生性や耐酸性から小窩裂溝う蝕と象牙質う蝕との関連性が示唆されている．

乳酸脱水素酵素（にゅうさんだっすいそこうそ）lactate dehydrogenase 同LDH 【栄】 酸化還元酵素の1つで，ピルビン酸＋$NADH+H^+ \rightleftarrows$乳酸＋$NAD^+$の反応を触媒する．筋肉型と心臓型の2種類のモノマーの4量体からなる，5種類のアイ

ソザイムが存在する．血中に遊離したアイソザイムのタイプから，肝臓病や心筋梗塞を診断できる．多くの細菌がもつこの酵素は，解糖中間体フルクトース1,6－二リン酸がないとその活性が発現されず，この酵素の調節によって細菌の発酵の転換が行われる．

乳歯（にゅうし）deciduous tooth, milk tooth 同脱落歯 【解】 生理的に吸収脱落し代生歯と交代する．構造はエナメル質・象牙質は薄く歯髄腔は広い．形態的に歯帯の発達，根の屈曲，乳臼歯における根の離開など種々の特徴がある．

乳児壊血病（にゅうじかいけつびょう） infantile scurvy ➡メーラー・バーロー病

乳児死亡（率）（にゅうじしぼう〈りつ〉） infant mortality 【衛】 生後1年未満の死亡を乳児死亡という．通常，出生1,000対の乳児死亡率で表す．乳児死亡率は，その地域の衛生状態の良否，社会状態を反映する指標の1つと考えられる．わが国は世界的にも最高水準の低死亡率を達成している．

乳児死亡率の計算法（にゅうじしぼうりつ——けいさんほう）【衛】 乳児死亡率＝1年間の(生後1年未満)乳児死亡数／1年間の出生数×1,000

乳歯列弓（にゅうしれつきゅう）decidu-

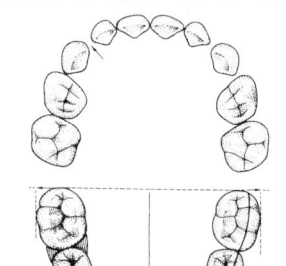

乳歯列
Cの近心側，Cの遠心側の空隙を霊長空隙という．咬合面からみた，接触点から頬側と舌側への広がり空間(斜線部)を鼓形空隙という．

ous dental arch 【解】 乳歯列の描く曲線．乳歯列弓は永久歯列弓と比べると半円形あるいは楕円形を呈している．歯列弓の幅は大きいが，大臼歯がないので長さが短い．

乳切歯（にゅうせっし） deciduous incisor 【解】 永久切歯と似ているが小さく，唇面の隆線はみられない．歯根は歯冠の2倍で，中央付近より唇側に曲がり唇舌的に圧扁されている．4歳頃には吸収が始まり，6～7歳頃脱落する．

乳腺（にゅうせん） mammary gland 【解】 乳汁を分泌する皮膚腺の1つである．下垂体前葉からの乳腺刺激ホルモン(プロラクチン)が黄体に作用し，出産したときに乳汁を分泌する．

乳側切歯（にゅうそくせっし） deciduous lateral incisor 同第二乳切歯 【解】 8～10ヵ月頃乳中切歯の遠心に萌出する乳歯．歯根は2歳頃までに完成するが，5歳頃から吸収し始め，7歳頃には脱落し，永久側切歯と交替する．形は永久側切歯に似ているが小さい．

乳中切歯（にゅうちゅうせっし） deciduous central incisor 同第一乳切歯 【解】 もっとも早く，6～6ヵ月頃から萌出し始める乳歯で，正中部の上下左右に4本ある．形は永久中切歯によく似ているが，ずっと小さい．歯根は1.5歳頃完成するが，4歳頃から吸収を受け，6歳頃には脱落し永久中切歯と交替する．

乳糖（にゅうとう） lactose 同ラクトース 【栄】 ガラクトースとグルコースがグルコシド結合した二糖類の1つで，哺乳動物の乳汁に含まれる（人乳で6.7%）．牛乳などに比べると発酵性は低い．東洋人の中にはこの糖を消化できず，牛乳を飲むと下痢をする人がいる（ラクトース不耐性）．

乳頭腫（にゅうとうしゅ） papilloma 【病】 良性の上皮性腫瘍で，肉眼的には乳頭状の増殖をみる．組織学的には上皮の増生が樹枝状をなし，過角化ないし過錯角化と棘細胞の増生による上皮の増生がある．好発部位は皮膚，口腔粘膜（頬，舌）である．

乳頭状嚢腺腫（にゅうとうじょうのうせんしゅ） papillary cystadenoma 【病】 唾液腺の良性腫瘍で，主として耳下腺に発現するが，まれである．組織的には管腔を取り囲んでいる腺上皮が管腔内に乳頭状に突出している．

乳頭状嚢腺リンパ腫（にゅうとうじょうのうせん──しゅ） papillary cystadenoma lymphomatosum 同腺リンパ腫，ワルチン腫瘍 【病】 唾液腺の良性腫瘍で，おもに耳下腺に発生する．組織的に管腔を囲む腺上皮が乳頭状に管腔内への増殖とリンパ性組織の増殖がある．

乳頭層（にゅうとうそう） papillary layer 【組】 皮膚の表皮と真皮とは歯車のように固く結びついている．真皮が乳首のように突出している部分をいう．この部にマイスネル触覚小体がある．この深部は網状層である．口腔粘膜でも同じ(P.90図参照)．

乳糖不耐症（にゅうとうふたいしょう） lactose intolerance ➡ラクトース不耐性

ニューブランの4つの輪（────わ） four circles of Newbrun 【栄】 食物，細菌，宿主の3条件がそろってはじめてう蝕が発生するとのカイスの3つの輪の考え方に対し，これに時間の条件を加えて，その4条件がそろってはじめてう蝕が発生するとの考え．カリフォルニア大学のニューブラン教授によって提唱された．

乳房（にゅうぼう） mamma 【解】 乳を分泌する乳腺や脂肪組織を含み，女性の二次性徴として発育してくるが，男性では退化している．中央に乳頭が突出している．乳房の大きい人では乳房がうずもれていることもある．ときには副乳頭として2個以上ワキの下から腹部に認められることがある．

入眠薬（にゅうみんやく） sleeping drugs ➡就眠薬

乳様突起（にゅうようとっき） mastoid process 【解】 側頭骨の後外方にある突起．外耳道の後下方に相当する．胸鎖乳突筋や顎二腹筋がここに付いている．

ニューロン neuron 同神経単位，ノイロン 【牛・組】 神経細胞体と軸索，2本以上の樹状突起からなり，神経系の形態的機能的単位を表す．末梢の感覚受容器から中枢神経系に伝達する求心性ニューロン，逆に中枢神経系から末端の効果器に伝達する遠心性ニューロン，中枢神経内で他のニューロンから他のニ

尿管（にょうかん） ureter【解】腎臓で濾過された尿を，腎盤から膀胱まで運ぶ約27 cmの管（泌尿器官）．この尿管に結石ができると腹部に激痛が起こり，吐気などもある．尿道は膀胱から尿を外部に排出する管で男子では長いが，女子では約4 cmしかない（P.169, 216図参照）．

尿細管（にょうさいかん） renal tubule【解】腎臓の中にあり，ボーマン嚢から濾過された多量の原尿を再吸収して，尿を集め尿管，膀胱へと送る微細な管．1腎臓に100万ある．

尿酸（にょうさん） uric acid【栄】鳥類，陸生爬虫類，昆虫などの窒素代謝最終産物で，哺乳動物ではプリンヌクレオチドの代謝産物として尿中に排泄する．水に溶けにくく，関節滑液中や組織内に尿酸塩が沈着すると痛風になる．

尿素（にょうそ） urea 〓ウレア【栄】H₂NCONH₂．哺乳動物の主たる窒素代謝産物で，アミノ酸や核酸塩基の窒素は肝臓で尿素に生成され，ヒトでは1日約30 gが尿中に排泄されている．腎機能試験の利尿剤，あるいは種々の皮膚疾患に局所的に用いられることがある．

尿素回路（にょうそかいろ） urea cycle〓尿素サイクル，オルニチンサイクル【栄】哺乳類そのほか尿素排泄型動物の肝臓に存在する尿素生成経路．アミノ酸から生ずるアンモニアが強い細胞毒であるため，尿素回路はこれを無毒の尿素に転換する解毒機構ともいえる．回路中の各酵素については遺伝的欠損症が知られており，高アンモニア血症をともなう．

尿素サイクル（にょうそ——） urea cycle ➡尿素回路

尿熱量価（にょうねつりょうか）【栄】タンパク質は生体内では完全には酸化されず，一部は尿素やクレアチニンなどまだエネルギーをもった不完全な酸化物として尿中に排泄される．この尿中に排泄される物質のもつ熱量を尿熱量価といい，タンパク質のそれは，平均1.3 kcal/gでこの値を引いた栄養素としての熱量は4 kcal/gである．

妊産婦の死亡（にんさんぷ——しぼう）maternal mortality【衛】妊産婦死亡は，妊娠，分娩および産褥の合併症による死亡で，出産10万（または1万）に対する死亡数の比で表す．死亡原因としては妊娠中毒症，出血，子宮外妊娠などがある．

妊産婦の保健指導（にんさんぷ——ほけんしどう） maternal health guidance【衛】妊娠，出産の期間を通じての保健指導．二面があり，1つは，妊娠，分娩という特異な状態での母体についての指導，もう1つは，その母体の中で発育しつつある胎児の健やかな発育のための指導である．

妊娠（にんしん） pregnancy【生】受精卵が子宮壁に着床してから分娩に至るまでの状態をいう．ヒトの妊娠期間は約280日である．P.154の「出産予定日の求め方」参照．

妊娠性エプーリス（にんしんせい——）pregnancy epulis, Ⓛ epulis gravidarum【衛】妊娠中に歯肉が増殖した状態をいうが，組織的には一般に血管が豊富な肉芽組織からなるが，血管腫様の構造を示す．

ニンヒドリン反応（——はんのう） ninhydrin reaction【栄】アミノ酸の呈色反応の1つ．アンモニアあるいはアミノ基，カルボキシル基を含む成分，すなわちペプチド，タンパク質も陽性．これらにニンヒドリン液を加えて加熱すると青紫色になる．しかし，プロリン，ヒドロキシプロリンは黄色になる．アミノ酸の比色定量にも使用できる．

ヌ

ヌクレオシド nucleoside【栄】プリンまたはピリミジン塩基と五炭糖のヘミアセタールOHとが結合した配糖体．五炭糖は塩基の窒素原子とβ-グリコシド結合している．糖がリボースのものをリボヌクレオシド，デオキシリボースのものをデオキシリボヌクレオシドという．

ヌクレオチド nucleotide【栄】ヌクレオシドの五炭糖部分がリン酸とエステルを作っている化合物．含まれている塩基の種類によりアデニル酸，グアニル酸な

どとよぶ．糖の種類により2種類(リボヌクレオチドとデオキシリボヌクレオチド)に大別される．生体内には遊離のヌクレオチド(ATP, ADP, AMPなど)も存在する．核酸はポリヌクレオチド．

ネオシネフリン neo-synephrirne ➡ フェニレフリン

ネオトリオジンクパスタ® Neotriozinc paste 〔同歯科用トリオジンクパスタ〕 【薬】 失活歯髄切断法として，根管歯髄を無菌的にミイラ化して残存させる目的で根管口の切断歯髄面に施用する歯髄乾屍剤である．主成分は10％パラホルムアルデヒドを含む．また根管充塡剤としても応用される．

ネズミチフス菌 (──きん) Salmonella typhimurium 【微】 一般には，汚染された肉，牛乳，卵などによる感染型食中毒を起こす．小腸で増殖，回腸に炎症がみられる．起因菌は便，吐物から検出される．

熱射病 (ねっしゃびょう) heat stroke 【病】 熱中症の中でもっとも危険な状態．高温環境下で突然発生する体温調節中枢の麻痺．40℃以上の体温，発汗の停止，意識障害，けいれん，皮膚出血，呼吸困難などがみられる．

熱中症 (ねっちゅうしょう) heat stroke 【衛】 高温環境の中で労働したときに，体温調節機構や循環器系がうまく適応できなくなったり，許容の限界を超えたときに起こる健康障害の総称．発生機序により，熱けいれん，熱虚脱(熱疲憊)，熱射病(日射病)の3つに分かれる．

熱量 (ねつりょう) calorie 〔同カロリー〕 【栄】 一定量の食品を摂取したときに，体内でエネルギーに変えられる量．1グラムあたり，糖質は4キロカロリー，脂肪は9キロカロリー，タンパク質は4キロカロリーとされている．

ネフロン nephron 【組】 腎小体とそれに続く尿細管からなる腎臓の構成単位で，一側の腎臓に約100万含まれる．腎小体はさらに糸球体とそれを包むボーマン嚢よりなり，ここで濾過された原尿の大部分は尿細管で再吸収されて尿が生成される．

粘液細胞 (ねんえきさいぼう) mucous cell 【組】 ムチン(粘液素)を含む粘液を形成し分泌する細胞．核は扁平で基底部に圧せられたようにみえ，管腔側は塩基好性の顆粒がつまっている．

粘液腫 (ねんえきしゅ) myxoma 【病】 良性非上皮性の腫瘍で，星芒状の粘液細胞からなる粘液組織の増殖から構成されている．臍部，腸間膜などに発生するがまれである．歯肉に発生するものは，線維腫が粘液変性を起こしたもので，粘液線維腫とよばれ，真の粘液腫とは区別される．

粘液水腫 (ねんえきすいしゅ) myxedema 【病】 甲状腺の機能低下によって成人にみられる疾患で，一般に40歳代の女性に発生し，顔面，頸，手背の皮膚や粘膜で硬い浮腫を生じ，顔は無表情である．

粘液腺 (ねんえきせん) mucous gland 【組】 粘液物質を分泌する腺．杯細胞は単細胞性粘液腺である．口唇粘膜や食道粘膜に分布し，粘液細胞のみからなるや，顎下腺や舌下腺のように粘液と漿液を同時に分泌する混合粘液腺などがある．

粘液囊胞 (ねんえきのうほう) mucous cyst, mucocele 〔同粘液瘤，ムコツェーレ〕 【病】 唾液腺に関連して発生する囊胞で，唾液の流出障害によってできる．好発部位は下唇，口底，頬粘膜などである．口底に発生した大きな囊胞はガマ腫 ranula という．組織学的には囊胞壁の上皮被覆がみられず，肉芽組織または線維性組織からなるものが多い．腔内には粘液性唾液が貯留している．

粘液変性 (ねんえきへんせい) mucous degeneration 【病】 粘液の形成がみられる変性である．生理的に粘液が形成される消化管や呼吸器の粘膜で粘液形成が異常に盛んとなったものや，生理的には粘液形成のみられない部で粘液が形成される場合がある．後者の例は線維性組織で粘液形成のみられるときである．

粘液瘤 (ねんえきりゅう) mucocele ➡ 粘液囊胞

捻転歯 (ねんてんし) rotated tooth 【病】 歯の長軸を中心にして回転した歯をい

う.回転の角度は90°以内のものがほとんどであるが,ときに180°回転していることもある.上顎中切歯に好発し,ときに左右が対称性に捻転していることがある.

粘表皮癌(ねんひょうひがん) mucoepidermoid carcinoma 同粘表皮腫【病】 悪性の唾液腺腫瘍だで,比較的多くみられる.耳下腺でもっとも多く,小唾液腺では口蓋での発現が多い.組織学的に腫瘍の実質が類表皮細胞と粘液産生細胞からなるが,このほか中間型の細胞もみられる.組織的には分化の良いタイプ(低悪性型)と分化の悪いタイプ(高悪性型)とに分けられている.

粘表皮腫(ねんひょうひしゅ) mucoepidermoid tumor ➡粘表皮癌

粘膜固有層(ねんまくこゆうそう) ①lamina propria mucosae【組】 粘膜上皮層下に基底膜を介して接続する緻密な線維性結合組織の層である.上皮層と本層との境界は平坦ではなく,波状をして上皮層間へ突出する.歯肉では歯槽骨骨膜と硬く結ばれているが,歯頬粘膜では粘膜下層があり結合はゆるやかである.

年齢調整死亡率(ねんれいちょうせいしぼうりつ)【衛】 年齢構成の著しく違う人口集団の間で死亡率を比較する際,その年齢構成の差を取り除いて算出する場合に用いる.訂正死亡率の基準人口は昭和10年の日本の総人口とする.

ノ

ノイラミニダーゼ neuraminidase 同シアリダーゼ【栄】 糖タンパク質の糖鎖末端のノイラミン酸に働いて,これを遊離させる微生物(グラム陰性の球菌)由来の酵素.ノイラミン酸の切断により,唾液中の糖タンパク質の立体構造が変化し中性付近でも沈澱するようになり,ペリクル形成の一因となる.

ノイラミン酸(――さん) neuraminic acid 同シアル酸【栄】 ピルビン酸とマンノサミンが縮合した炭素数9のケトースのアミノ糖.ノイラミン酸の各種アセチル誘導体を総称してシアル酸とよぶ.

ノイロン neuron ➡ニューロン

膿(のう) pus【病】 炎症部で生じる黄色不透明でどろどろした滲出液のこと.俗に"うみ"という.膿球と膿清に分けられる.前者には脂肪変性を起こした好中球が多く含まれている.

脳(髄)(のう(ずい)) brain【解】 大脳,間脳,中脳,橋,小脳,延髄からなる.外胚葉からできているが,中胚葉性の脳膜に包まれて頭蓋骨の中にある.呼吸・心臓・運動などの中枢のほかに,5感や記憶・思考・言語などの中枢がある.脊髄とともに中枢神経系を構成する.

脳下垂体(のうかすいたい) hypophysis ➡下垂体

脳下垂体ホルモン(のうかすいたい――) pituitary hormones 同下垂体前葉ホルモン,下垂体後葉ホルモン【生・組】 脳下垂体から分泌されるホルモンで,視床下部との協調で,全内分泌器官の統合の役割をする.前葉からは副腎皮質,甲状腺,性腺などの刺激ホルモンや成長ホルモンが,後葉からは主として子宮の運動,緊張に影響するオキシトシンと水分代謝と血管壁の緊張に影響する抗利尿ホルモン(バゾプレッシン)の2種のホルモンが分泌される.

脳幹(のうかん) brain stem【解】 脳髄のうち,間脳,中脳,橋,延髄を脳幹という.生命を維持するのに必要な中枢がある.ここが機能しなくなると脳死であるが,生命維持装置で心臓停止をおくらせることができるようになる.

脳幹型中枢興奮薬(のうかんがたちゅうすうこうふんやく) central stimulants,brain stem【薬】 中枢は大きく大脳,脳幹(間脳,中脳,橋,延髄),小脳と脊髄に分類される.脳幹型の中枢興奮は,おもに呼吸運動と血管運動中枢興奮薬として利用され,ジモルホラミン,ニケタミド,ベメグリド,ピクロトキシンなどがある.

脳幹網様体(のうかんもうようたい) reticular formaion of brain stem【解】 脳幹(間脳,中脳,橋,延髄)の中心部にあり,神経の細胞体と線維とが網目のように入り混じている部分.その機能には反射運動の調節,生命維持に必要な自律機能の統合,大脳を刺激して意識を高め

脳 - 血液関門（のう-けつえきかんもん）brain-blood barrier ➡血液-脳関門

脳血管疾患（脳卒中など）（のうけっかんしっかん〈のうそっちゅう——〉）cerebrovascular accident 【衛】脳血管内に、血管の破綻（頭蓋内出血）や血管内腔の閉塞または狭窄（脳梗塞）などの血行障害が生じ、そのために意識、運動麻痺が起こった状態をいう。原因として、食事、高血圧、寒冷などが指摘されている。

脳梗塞（のうこうそく）cerebral infarction, cerebral softening 血栓や塞栓によって、脳組織が壊死を起こすことである。壊死巣は液化、融解する。

脳硬膜（のうこうまく）pachymeninges 【解】外胚葉性の脳膜（脊髄も）は硬膜、クモ膜、軟膜の3種の膜によって覆われている。これらの中胚葉性の膜を介して血管が脳内に分布している。もっとも外側（頭蓋骨側）の膜を脳硬膜という。

脳死（のうし）brain death 【生】大脳皮質の動物機能が消失し、脳幹の機能が不可逆的に失われた状態。すなわち、深い昏睡状態、自発呼吸の停止、瞳孔の散大、脳波の平坦化などの状態になった場合をいう。脳死に陥ると回復することなく生命維持装置をはずすと心臓や呼吸は停止する。

嚢腫（のうしゅ）cystoma 【病】腺腫の管腔が著しく拡張して嚢状になったもの。単房性と多房性のものがある。

脳神経系（のうしんけいけい）cranial

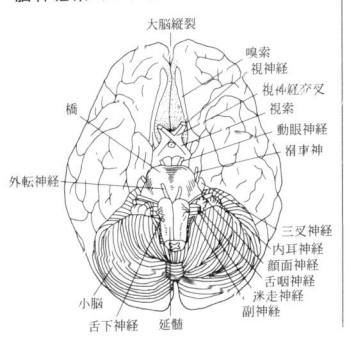

（図：大脳縦裂、嗅索、視神経、視神経交叉、視索、橋、動眼神経、滑車神経、外転神経、三叉神経、内耳神経、顔面神経、舌咽神経、迷走神経、副神経、舌下神経、小脳、延髄）

nerves 【解】脳から出て、末梢に分布する12対の神経をいう。脳の前方から嗅・視・動眼・滑車・三叉・外転・顔面・内耳・舌咽・迷走・副・舌下神経である。迷走神経は副交感神経線維を多く含み、心臓・血管・消化器など全身に分布しているが、他の多くは頭頸部に限られている。

脳脊髄液（のうせきずいえき）cerebrospinal fluid ➡髄液

脳頭蓋（のうとうがい）neurocranium 【解】頭蓋骨を、主として覆っている部分と顔面を形成している顔面頭蓋に分けることがある。前者を脳頭蓋という。

能動的充血（のうどうてきじゅうけつ）active hyperemia ➡充血

能動的萌出（のうどうてきほうしゅつ）active eruption 【解】歯が口腔内に露出したときは歯根はまだ1/3が未完成である。歯根が形成されるに従って歯は自から萌出し、歯冠が現れる。このように歯自身の長軸方向の運動によって歯冠部が現れてくることをいう（次頁図参照）。

能動免疫（のうどうめんえき）active immunity 【微・衛】後天的に獲得される免疫で、顕性、あるいは不顕性感染により生ずる自然能動免疫と、予防接種によりつくられる人工能動免疫がある。

能動輸送（のうどうゆそう）active transport 【生・栄】細胞膜が濃度勾配にさからって物質を出し入れすることで、受動輸送の対語。ATPの加水分解エネルギーを必要とする一次能動輸送（ポンプ）と、一次能動輸送によって形成されたイオンの濃度勾配を利用して物質を輸送する二次能動輸送に分けられる。

濃度 - 反応曲線（のうど-はんのうきょくせん）consentration-response curve ➡用量-反応曲線

脳軟化（のうなんか）cerebral softening ➡脳梗塞

脳の静脈（のう——じょうみゃく）cranial vein 【解】大脳の静脈は、動脈と伴走することは少なく、一定の大きさになると硬膜静脈洞に集まってくる。また眉間付近の静脈血は上眼静脈を通って眼窩より脳内へ流れる。上顔部中央付近の外傷や炎症で細菌などが脳内に入り、脳膜炎を起こすことがあるので注意を要する。

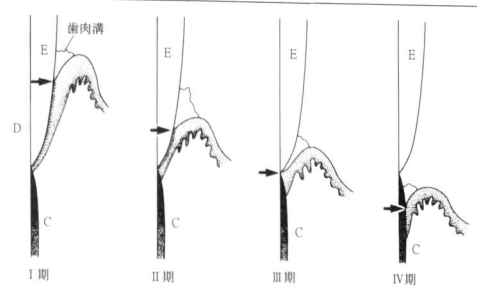

能動的萌出（Ⅰ，Ⅱ）と受動的萌出（Ⅲ，Ⅳ）の各時期．矢印は歯肉溝の底を指す．上皮付着部はしだいに下部に移動する．Eはエナメル質，Dは象牙質，Cはセメント質を示す．

脳の動脈（のう——どうみゃく） cranial artery 【解】脳は内頸動脈と椎骨動脈から血液を受けている．両者は脳底動脈，ウィリスの動脈輪として連絡しており，どちらかの血流が止まっても，脳の活動が停止しないようになっている．中大脳動脈は破裂することが多く卒中動脈ともよばれている．

脳波（のうは） brain wave 同EEG 【生】大脳の電気的活動を頭皮より導き，増幅して記録したもの．その波形は不規則であるが，安静時には α 波（8〜13 Hz）が多い．精神活動時には β 波（13〜30 Hz）が多くなり，睡眠時には θ 波（4〜8 Hz），δ 波（0.5〜4 Hz）が現れる．

膿瘍（のうよう） abscess 【病】化膿性炎が起こって組織が融解し，限局性に膿がたまった状態である．

膿漏（のうろう） blennorrhoe 【病】粘膜の表在性の化膿性炎で，膿が絶えずその表面から出てくる．上顎洞粘膜に起こると，膿が貯留して上顎洞蓄膿症になる．

ノーマ noma ➡壊疽性口内炎

ノボカイン® novocaine ➡プロカイン

ノルアドレナリン noradrenaline 同ノルエピネフリン 【生・組】交感神経節作動性神経終末から放出される化学伝達物質で，おもに交感神経節後線維から放出される．α 受容体を介した α 作用が強く，おもに血管収縮による血圧上昇や瞳孔の散大を引き起こす．歯科応用としては血管収縮薬として局所麻酔薬に併用される．

ノルエピネフリン norepinephrine ➡ノルアドレナリン

ノンレム睡眠（——すいみん） non REM sleep 【生】脳波のパターンを指標に分けた睡眠段階の1つで，徐波睡眠ともいう．睡眠は徐波（周波数の低い脳波）が現れるノンレム（non REM）睡眠と，覚醒時に似た脳波（低振幅の脳波）が現れるレム（REM）睡眠に分けられる．入眠するときにはノンレム睡眠からレム睡眠へ進行し，睡眠中は相方の睡眠が90分から120分くらいの周期で交互に現れる．

ハ

歯(は) tooth, teeth 〔同〕歯牙 【解】エナメル質, 象牙質, セメント質の3硬組織と, 歯髄とからなる消化器官の1つである. このうち1, 3種を欠く歯もあるが, 象牙質を欠くことはない. 象牙質のないものは歯とはいえない.

バークレー氏のFC(──し──) Buckley's FC 〔同〕バークレー氏覆髄剤 【薬】根管消毒剤として使用されるホルマリン合剤の1つで, ホルマリン50 g, トリクレゾール35 g, グリセリン15 gを合剤としたもの. 浸透性の強い消毒薬として, 感染根管治療に広く応用される.

ハースト現象(──げんしょう) Hirst's phenomenon 【微】インフルエンザウイルスがニワトリの赤血球を凝集する現象. Hirstが発見した. 血球凝集反応(HA)ともよばれ, 多くのウイルスによって起こる.

ハーフデスモゾーム half desmosome 〔同〕半接着斑 【組】上皮細胞と結合組織の基底膜の間に存在する接着装置である. 上皮側には付着板とその部位に集合する張原線維が認められる. 基底膜側には対応する細胞がないためハーフデスモゾームといわれている. 上皮細胞と結合組織が離開するのを防ぐものである.

肺(臓)(はい〈ぞう〉) lung 【解】気管の終末にある呼吸器官. 胸郭内の大部分を占め, 右肺は上・中・下の3葉に, 左肺は上・下2葉に分かれている. 内胚葉由来し, 内部には肺胞があり, ここでO_2を吸収し, CO_2の排出を行う(P.113図参照).

ハイアミン® Hyamine ➡塩化ベンゼトニウム

パイエル板(──ばん) Peyer's patches 小腸の粘膜固有層にみられるリンパ小節の集合したもの.

肺炎球菌(はいえんきゅうきん) Streptococcus pneumoniae 【微】グラム陽性球菌. 双球型配列を示し, 多糖体からなる莢膜が特徴. ヒトの鼻咽腔に常在し, 肺炎, 気管支炎, 中耳炎, 副鼻腔炎などの起因菌となる.

バイオアベイラビリティー bioavailability ➡生物学的利用能

胚芽層(はいがそう) ➡基底層

肺活量(はいかつりょう) vital capacity 【生】最大限に空気を吸った後, できるだけ吐き出すことができる呼気量のこと. 肺活量は予備吸気量, 1回換気量, 予備呼気量を合せたもので, 日本人成人男子で3,500〜4,000 ml, 女子で2,500〜3,500 ml である.

肺気量(はいきりょう) lung volume ➡肺容量

敗血症(はいけつしょう) sepsis 【病・微】末梢血中に常に菌が見いだされ, さらに血中で菌が増殖する全身感染症. 弛張性の高熱を発し, 一般症状悪く, 予後は不良.

配合禁忌(はいごうきんき) incompatibility 〔同〕配合不可 【薬】調剤あるいは製剤で, 2種以上の薬品を配合した場合, 物理的, 化学的, 薬理学的変化が生じ, 効力の減弱や有害物質の発生がある. その結果, 患者に投薬ができなくなる. このような薬物の組合せ(逆性石けんと石けん, ヨードチンキと水銀系消毒剤)をいう.

肺梗塞(はいこうそく) pulmonary infarction 【病】肺に血栓症や塞栓症が起こって, 血管腔が閉鎖されたり, 狭窄されたりしたときに起こる肺の壊死である.

配合注意(はいごうちゅうい) 【薬】配合により変色, 沈殿が生ずるが, そのまま調剤しても効力に変化がない場合をいう(例: フェノバルビタールと酸化マグネシウム, アミノフィリンと乳糖).

配合不可(はいごうふか) incompatibility ➡配合禁忌

配合不適(はいごうふてき) incompatibility 【薬】配合により湿潤, 液化, 沈殿を生じる場合で, 薬剤学的工夫で解決できるものをいう(例: アスピリンと炭酸水素ナトリウム, サリチル酸ナトリウムとピラゾロン系薬品による湿潤).

配合変化(はいごうへんか) incompatibility 【薬】2種類以上の医薬品を配合することにより, 物理的変化(吸湿, 沈殿など)や化学的変化が生じること. 調剤において「配合不可」「配合不適」「配合

注意」の3段階にわけている.

肺呼吸(はいこきゅう) pulmonary respiration ➡外呼吸

倍散(ばいさん) trituration【薬】常用量が小数2桁以下の薬品を,乳糖またはデンプンのような投与量において不活性であって,薬効を変化させない賦形剤を用いて何倍かにうすめた希釈散剤を倍散という.

排出作用(開口分泌)(はいしゅつさよう〈かいこうぶんぴつ〉) exocytosis ➡エキソサイトーシス

肺循環(はいじゅんかん) pulmonary circulation 同小循環【生】心臓の右心室より出た血液が,肺動脈,肺,肺静脈を経て左心房に戻ってくる循環をいう.右心室より出る血液は全身から戻った静脈血であるが,肺で酸素を取り入れ,二酸化炭素を排出して動脈血に変わる.

杯状期(はいじょうき) cap stage 同帽状期【組】ヒトの胎生9週から11週頃になると,エナメル器の外側縁が伸びて,中胚葉(歯乳頭)を覆う帽子状になる時期を帽状期(杯状期)歯堤という.中胚葉側は間葉細胞が密集して歯乳頭を形成し,歯胚は歯小嚢によって包まれる.

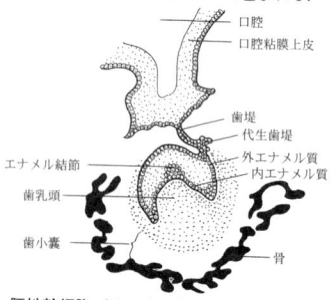

胚性幹細胞(はいせいかんさいぼう) ➡ ES細胞

排泄(薬物の)(はいせつ〈やくぶつ――〉) excretion【薬】薬は生体内変化を受けた後,腎臓,胆管,腸管を経て排泄される.しかし,生体内変化を受けずに,排泄されることもある.排泄にとくに重要な器官は腎臓と腸管であるが,肝臓(胆管),唾液腺,皮膚,汗腺,乳腺なども関係する.

配置販売品目(はいちはんばいひんもく) Standard for Article of Selling Drugs by Distribution(配置販売品目指定基準)【薬】「薬事法」に規定された配置販売業者が取り扱うことができる医薬品.「置き薬」といわれ,各家庭に配置し,使用した分だけ代金を回収する販売方法で売られている.

肺動脈弁(はいどうみゃくべん) pulmonary valve【解】右心室から肺動脈に押し出された血液が右心室に逆流しないために,3つの半月弁がある.これらの弁の機能が悪い場合が心臓弁膜症である.

梅毒(ばいどく) syphilis【病・微】梅毒スピロヘータ(Treponema pallidum)の感染によって起こる慢性全身性疾患.経胎盤性感染による先天性梅毒と梅毒患者との接触(性交,接吻など)による後天性梅毒に分けられる.代表的な性病.

梅毒トレポネーマ(ばいどく――) Treponema pallidum【微】梅毒の病原体.大きさ6~22μm×0.1×0.2μmのラセン菌で規則正しいらせん状を示す.現在まだ人工培養に成功していない.一般に外界での抵抗性はきわめて弱い.性交などによる接触で感染する.

ハイドロキシアパタイト hydroxyapatite ➡ヒドロキシアパタイト

ハイドロコーチゾン hydrocortisone 同ヒドロコーチゾン,コルチゾール,17α-ヒドロキシコルチコステロン【薬】副腎皮質より分泌されるステロイドで天然に産生するもっとも強力な糖質コルチコイドである.タンパク質からブドウ糖の生成を促進し(糖新生),抗炎症作用,免疫抑制作用などを示す.

ハイドロダイナミックセオリー hydrodynamic theory ➡動水力学説

排尿反射(はいにょうはんしゃ) micturition reflex【生】膀胱に尿が150~300ml たまると尿意を感じる.尿で膀胱内圧が上がると,内・外膀胱括約筋の弛緩と膀胱の収縮とによって排尿が起こる.これは脊髄に反射中枢がある複雑な反射で,視床下部の働きも深くかかわっている.

パイフェル現象(——げんしょう) Pfeiffer's phenomenon 【微】 コレラ菌とコレラ菌に対する免疫血清を同時にモルモットの腹腔内に注射すると,モルモット補体の協力を得て注射されたコレラ菌が溶菌し,腹腔から消失する現象をいう.かつてコレラの診断に用いられた.

排便反射(はいべんはんしゃ) defecation reflex 【生】 S状結腸より糞塊が直腸に入ってくると,直腸壁が伸張されて便意を感じる.この刺激により直腸の収縮,内・外肛門括約筋の弛緩,腹圧の上昇が起こり便は排出する.これは反射中枢が仙髄にある総合的な反射である.

肺胞(はいほう) pulmonary cell 【組】 細い気管支の先端には,0.3 mm くらいの小さな袋状の細胞群が 10 億個くらいある.これを肺胞という.その表面積をプラスすると 100 m² もあり,O_2 と CO_2 の交換を行う.

肺門(はいもん) pulmonary hilus 【解】 肺は内胚葉性で全面は胸膜で覆われているが,内側面の中央に,胸膜のない部がある.この部より,気管支,血管,リンパ管,神経などが肺の中に入る.この部を肺門という.肺門リンパ節では炎症を起こしたり,癌細胞の転移が起こりやすい.

廃用萎縮(はいよういしゅく) disuse atrophy ⓔ無為萎縮 【病】 長期間活動しない状態におかれた場合に起こる萎縮をいう.たとえば長期間病床について歩行をしないと,両下肢の筋肉はやせ細ってくる.

培養検査(ばいようけんさ) 【微】 培養による微生物学的検査.目的により①無菌試験あるいは②分離培養を行い,分離菌を同定し,さらに③薬剤感受性試験を行うこともある.

肺容量(はいようりょう) lung volume ⓔ肺気量 【生】 肺に出入りする空気容量のこと.予備吸気量,1 回換気量,予備呼気量,残気量などに区分される.

排卵(はいらん) ovulation 【生】 卵巣において成熟した卵胞から卵子が排出すること.ヒトの排卵は約 4 週間ごとに起こり,その時期はつぎの月経開始前約 2 週間である.排卵後の卵胞は黄体に変わり,受精がなければ消失する.なお,卵子の直径は約 0.2 mm である.

麦芽糖(ばくがとう) malt sugar ➡マルトース

白筋(はくきん) white muscle 【組】 横紋筋はミオグロビンやチトクローム量の多少により赤筋と白筋に分類される.白筋は赤筋に比べ,ミオグロビンやチトクローム系酵素の量が少なく,血管も少ない.咀嚼筋には赤筋が多く,ゆっくり収縮し,疲労しにくいが,白筋は急速な運動(瞬発力)に関与する.

白質(はくしつ) white substance 【解】 脳や脊髄を切断すると,白くみえる部分と灰白色にみえる部分とがある.白くみえる部分を白質といい,神経線維を含んでいる.脳では中央部が白質で,脊髄では逆に表層部が白質である.

白色梗塞(はくしょくこうそく) white infarct ➡貧血性梗塞

バクテリオファージ bacterio phage 【微】 細菌を宿主とするウイルス.単にファージともいう.タンパク質の外殻で囲まれ,内部に DNA あるいは RNA からなる遺伝物質を含む.球状,線状あるいはおたまじゃくし様の種々の形態を示す.

拍動性疼痛(はくどうせいとうつう) pulsating pain 脈拍にともなう組織圧の増減によって起こる痛み.急性炎症の所見としてよく現れる.

白斑症(はくはんしょう) leukoplakia ➡白板症

白板症(はくばんしょう) leukoplakia ⓔ白斑症 【病】 粘膜に生じるやや隆起した白色の板状や斑状の病変で,組織学的には角化層や顆粒細胞層の肥厚がある.前癌病変として重要である.

剝離上皮細胞(はくりじょうひさいぼう) exfoliative epithelial cell 【組】 皮膚や粘膜などの上皮細胞が剝離したもの.炎症や悪性腫瘍などが存在すると,剝離上皮細胞は増加する.頰粘膜などの剝離細胞の染色体の調査で性別診断ができる.

剝離性限局性舌炎(はくりせいげんきょくせいぜつえん) ⓛglossitis areata exfoliativa ➡地図状舌

白ろう病(はく——びょう) white finger disease 【衛】 チェーンソー等振動工具を長時間にわたって使用している労働者に起こる.末梢循環障害がおもな症状.

手指の蒼白（レイノー現象），しびれ，冷感，疼痛感など．さらに進行すると，筋肉痛，関節痛，関節運動障害などがみられる．

破骨細胞（はこつさいぼう）osteoclast 【組】骨の吸収や骨改築の際出現する多核の巨大細胞であり，骨吸収窩(ハウシップ窩)に接してみられる．細胞質にはゴルジ装置，ミトコンドリア，ライソゾーム，液胞が豊富である．骨基質に面する側には，多数の波状縁を有している．

鋏状咬合（はさみじょうこうごう）psalidodontia 〔同正常咬合〕【解】上下顎歯が咬合したとき，上顎切歯は下顎切歯を1/3程度覆うことをいう．上下顎中切歯と上顎智歯以外は1顎対2歯の関係にある．正常な場合の咬合様式である．

はしか measles ➡麻疹

破歯細胞（はしさいぼう）odontoclast 【組】骨を壊す破骨細胞とまったく同じ形と機能を持つ巨大多核の細胞．この細胞が乳歯の歯根を破壊・吸収する．永久歯でも強い力が加わると吸収をうけることがあるので注意．

場所の異常（ばしょ——いじょう）abnormality of location 【病】物質が正常の部位とは違った部位に存在することで，変性の定義の1つである．

パスタ（——ざい）pastes 【薬】薬の粉末を多量に含む軟膏剤類似の外用薬である．現在，軟膏との区別はない．本剤は分泌物を吸収して病的皮膚を乾燥し，あるいは患部を覆い保護，鎮痛，鎮痒の効果がある．とくに歯科では歯髄失活剤として亜ヒ酸パスタ，パラホルムパスタなどがある．

パスツリゼーション Pasteurization 【微】低温消毒法．増殖型の微生物の大部分は60℃，30分の加熱で死滅する．ただし芽胞は生き残る．かつて牛乳の消毒にこの方法が用いられた．最初にPasteurによって行われたのでこの名がある．

バセドウ氏病（——しびょう）Basedow's disease, Grave's disease 【病】甲状腺の機能亢進による疾患．ほとんどの代謝機能が亢進する．臨床的主徴候は甲状腺腫，心悸亢進，眼球突出である．甲状腺ホルモンの過剰分泌が原因である．病因は現在も不明であるが，自己免疫疾患あるいは遺伝との関係が示唆されている．

バゾプレッシン vasopressin ➡抗利尿ホルモン

パターンジェネレーター pattern generator ➡咀嚼リズム発生器

発育阻止濃度（はついくそしのうど）inhibitory concentration 〔同最小発育阻止濃度〕【薬】化学療法薬の抗菌力は，ふつう発育阻止力で表現され，細菌の抗菌薬感受性は，抗菌薬の最小発育阻止濃度で表される．薬物の細菌に対する効力を示すのに，その薬物の細菌の発育を抑制する最小の濃度で表す．

発音障害（はつおんしょうがい）speech defect 【生】口腔を構成する構造（舌，口唇，歯，口蓋）の異常により起こる．障害の原因として，不正咬合，歯の欠如，義歯の装着，口唇裂，口蓋裂などがあげられる．

バッカル剤（——ざい）buccal tablets ➡口腔錠

発汗（はっかん）sweating 【生】皮膚の汗腺から汗が分泌されること．発汗には暑いときに全身で起こる温熱性発汗，精神的緊張時に手掌や足底で起こる精神性発汗，辛いものを，すっぱいものを食べたとき顔面にみられる味覚性発汗がある．

発癌性（はつがんせい）carcinogenicity 【薬】細胞のDNAの障害または突然変異により正常細胞と異なった性質(癌細胞の性質)を細胞が獲得し，増殖すること．イニシエーター(癌化の引き金になる化合物)，プロモーター(癌細胞の増殖を促す薬物)がその性質をもつ．

白筋線維（はっきんせんい）white muscle fiber 【組】口径の太い筋線維で，ミトコンドリアが少なく解糖系の酵素を含む．体肢の筋に多く，敏速な収縮を示すが，疲労しやすい性質をもつ．

白血球（はっけっきゅう）leukocyte 【組】血液中の細胞成分の1つで，顆粒白血球（好中球，好酸球，好塩基球），単球，リンパ球に分類される．骨髄などの造血組織から産生される．リンパ球の一部は胸腺に行きTリンパ球に分化し，骨髄で分化したものはBリンパ球という．細菌や崩壊した組織などを分解消化する機能をもつ．T・Bリンパ球は免疫にも関

白血球遊出（はっけっきゅうゆうしゅつ） leukodiapedesis ➡白血球遊走

白血球遊走（はっけっきゅうゆうそう） leukodiapedesis 同白血球遊出　白血球が血管の外に遊出することをいう．炎症部位に毛細血管から遊出する白血球としては好中球が多いが，好酸球，リンパ球，単球のこともある．自己のアメーバ様運動により内皮細胞間を通して遊出する．

白血病（はっけつびょう） leukemia 【病】造血器官で白血球系細胞が腫瘍性に増殖し，末梢血液中に多数の未熟な細胞として出現するもの．骨髄性白血病とリンパ性白血病がある．

発酵性糖質（はっこうせいとうしつ） fermentable sugar 【栄】細菌や酵母によって発酵される糖質．スクロース，グルコース，フルクトースは発酵性がとくに高い．発酵性糖質は解糖系で乳酸，酢酸，蟻酸，プロピオン酸などの有機酸になるので，う蝕誘発性である．

抜歯創の治癒（ばっしそう——ちゆ） healing of the extraction wound 【病】抜歯創内の血餅は周囲から侵入してきた線維芽細胞や内皮細胞によって肉芽組織に置き換えられ，さらに，周囲から骨芽細胞による骨の形成が加わってしだいに修復され，抜歯創は約30日でほぼ完全に治癒する．これを①血餅期，②肉芽（組織）期，③化骨期，④治癒期に分ける．

発症（はっしょう） overt disease 【微】病原体が生体内に侵入して，増殖し，その結果として宿主が障害を受け，病理組織学的変化を生じ，自覚的・他覚的症状が認められたことをいう．発病と同じ．

発疹チフス（はっしん——） epidemic typhlus 【病・微】リケッチア・プロワツェキー（Rickettia prowazekii）が原因で起こる流行性疾患．発熱，発疹，頭痛，リンパ節腫脹をともなう熱性疾患で，致命率が高い．シラミが媒介する．

発声（はっせい） phonation 【生】声を出すこと．肺から出た気流は声帯を振動させて喉頭原音を作り，これが口腔や鼻腔で共鳴し，さらに，舌や口唇の運動，歯の状態などによって変化して種々の音声が作られる．音声には，母音と子音とがある．

ハッチンソンの三徴候（——さんちょうこう） Hutchinson's triad 【病】先天性梅毒の中で晩発性に現れる実質性角膜炎，迷路性聾，ハッチンソン歯（永久歯の上顎中切歯の切縁にみられる半月状の切痕）の三徴候のことである．

ハッチンソンの歯（——は） Hutchinson's teeth 【病】先天性梅毒にみられる上顎の中切歯で，歯冠が樽状を呈し，典型的には切縁に半月状の切痕が存在する．ハッチンソンの三徴候の１つである．

発痛物質（はっつうぶっしつ） pain producing substance 同疼痛誘発物質 【薬】種々の刺激（機械的，熱，電気的，化学的）によって組織障害が生じ，そのとき組織から遊離されて，感覚受容器を刺激し痛みを起こすと考えられる物質をいう．ブラジキニン，セロトニン，ヒスタミンなどがある．

発熱（はつねつ） fever 【病】視床下部にある体温調節中枢の働きが異常をきたし，正常の体温以上になる状態をいう．その原因には細菌の毒素や異種タンパクの刺激，脳の障害などがある．

発熱物質（はつねつぶっしつ） pyrogens, pyrogenous substance 【薬】発熱物質は，細菌の菌体成分，カビ，ウイルスなどが外因性パイロジェン（発熱物質）として知られる．体内に入ると白血球を活性化し，内因性パイロジェンを産生，放出する．これが視床下部にある体温調節中枢辺で刺激となりプロスタグランジン産生を促進，プロスタグランジンが体温上昇に関与する．非ステロイド性抗炎症薬は，プロスタグランジン合成阻害により，解熱作用を示す．

発病率（はつびょうりつ） incidence rate ➡罹患率

パップ剤（——ざい） cataplasma 【薬】医薬品の粉末と精油成分を含むもので，泥状に製した湿布に用いる外用剤である．本剤は湿布剤よりも乾きがおそく，交換回数が少なくすみ，消炎効果を期待して広く使用されている（例：カオリンパップ）．

発揚期（はつようき） stage of excitement

㈠興奮期，麻酔第2期 【薬】 全身麻酔による麻酔経過の第2期であり，大脳皮質の機能がすべて抑制される結果，自制心がとれ，酩酊混乱の状態となり，不随意な運動が活発となるなど外観上の興奮状態を示す．

歯に信頼マーク（は──しんらい──） Happy tooth logo 【栄】 国際トゥースフレンドリー協会認定のマークで，その食品を自然の状態で食べたとき，電極内蔵法で測定した歯垢のpHが30分以内に5.7より低下せず，なおかつ酸蝕症を起こす可能性のない食品の表面に表示する．間食にはこのマークの付いた食品を選んで食べるように指導してう蝕を予防しようとする試みである．

歯の異常（は──いじょう） anomalies of the teeth 【病】 歯の形態異常には，高度な奇形と軽度な形成異常に分けられるが，その境界は不明確である．前者には，大きさ，形，数の異常があり，後者には，形態に欠損が現れた減形成と石灰化の悪い石灰化不全がある．これらの異常は象牙質よりエナメル質に起こりやすい．

歯の形成不全（は──けいせいふぜん） hypoplasia of the teeth 【病】 歯の形成期に全身的あるいは局所的な原因が加わることによって起こる．これは形態に欠損をともなった減形成と石灰沈着が不全な石灰化不全に分けることができる．全身的原因には，急性熱性疾患，栄養障害，内分泌障害，先天性梅毒，遺伝的因子などがあり，その例として，新産線，斑状歯，ハッチンソンの歯，フールニエの歯（ムーンの歯），遺伝性エナメル質形成不全症，遺伝性象牙質形成不全症があげられる．局所的原因は，外傷，放射線，炎症などで，その例に，ターナーの歯がある．

歯の交換（は──こうかん） replacement of tooth 【解】 乳歯は大人の咬合力に耐えられなくなり，破歯細胞によって歯根が吸収を受け，やがて抜け落ちて代生歯と交代する．これを歯の交換という．乳歯の脱落後6か月頃に代生歯が生えてくる．人では一度だけであるがワニなどの多生歯では何度もおきる．

歯の硬度（は──こうど） tooth hardness 【解】 歯の硬さはモース硬度やヌープ硬度(KHN)で表される．硬さは年齢や個人差などにより違いはあるが，エナメル質表層でもっとも硬く，エナメル質内部，象牙質，セメント質の順で小さくなる．モース硬度でエナメル質：7，象牙質：5，骨，セメント質：4〜5．

歯の酸蝕症（は──さんしょくしょう） dental erosion 【病・衛】 塩酸，硝酸，硫酸，亜硫酸などの酸を取り扱う職場で，環境管理が不十分なとき，作業環境中の酸濃度が上昇し，酸によって歯面が脱灰される．これを歯の酸蝕症という．酸に曝露しやすい前歯部に現れることが多い．

歯の軸(長軸)の決定（は──じく〈ちょうじく〉──けってい） long axis of teeth ㈠歯軸 【解】 歯は一般的に細長い形をしているので，幅（近遠心径），厚さ（唇舌径）と長さとで大きさが規定される．歯の長軸は，唇側または近心からみて，歯の中心を上下に貫く直線である．この長軸をノギスに平行にして歯冠や歯根の長さを計測すると計測誤差が少なくなる．

歯の支持組織（は──しじそしき） supporting tissue of tooth ➡歯周組織

歯の生理的移動（は──せいりてきいどう） physiological tooth movement 【病・解】 咀嚼による歯の消耗である咬耗が接触部に起こり，接触点が接触面になると歯質が消耗した分だけ歯は近心(前方)に移動する．これが歯の生理的移動である．

歯の退化（はのたいか） degeneration of tooth 【解】 歯の退化は今から始まるとBolkが末端退化説を発表した．その後，藤田恒太郎氏は歯群の後縁や前端から起こると，Bolkの末端退化説を修正した．つまり大臼歯列・小臼歯列・乳歯列の後端の第三大臼歯・第二小臼歯・第二乳臼歯から退化する．また上顎切歯列の後ろの側切歯から，下顎切歯列では前端の中切歯から退化する．これらの5歯が退化しやすい．

歯の動揺（は──どうよう） mobility of

tooth 【組】 歯周組織が正常であっても歯は外力によってわずかに動揺する. これを生理的動揺といい, この動揺は歯周疾患の進行により増大して病的動揺を示すようになる.

歯の長さ (は——なが——) dental length 【解】 歯の長軸とノギスを平行にし, 一般に頰側の咬面から歯頸線までを歯冠の長さといい, その歯頸部から根尖までを歯根の長さという. 両者をプラスしたものが歯の長さである.

歯の熱伝導率 (は——ねつでんどうりつ) tooth thermal conductivity 【解】 歯は一般に熱の不良導体であるが, 冷たいアイスクリームや熱いお茶などを口にすると熱が歯髄まで伝導されて痛みを引き起こす. カリエスのとき冷水や温水が痛みを起こすので歯髄診断に利用されている.

歯のフッ素症 (は——そしょう) chronic dental fluorosis ➡斑状歯

歯の萌出 (は——ほうしゅつ) eruption of teeth 【解】 歯は歯根の形成が進むと口腔に近づき露出する. これを歯の萌出という (狭義). 萌出は対咬歯と接触するまで続く. 対咬歯のない上顎犬歯の八重歯は, いつまでも萌出を続けることがある.

ハバース管 (——かん) Haversian canal 【組】 緻密質のハバース層板の中心部にある口径 20〜100 μm の管で内部は神経や血管を通す. 骨質の層板が同心円上に何重にも取り巻いており, オステオン (骨単位) という. 骨の改築は骨内膜やハバース管壁の吸収と添加によって行われる (P.116 図参照).

ハバース層板 (——そうばん) Havers bone lamellae 【組】 ハバース管を中心として, 同心円上の層板構造を示す, 8〜15層からなる骨をいう. ハバース層板の間には介在層板があり, 骨の表面近くの基礎層板ともに骨の緻密質を形成する. 層板間には骨細胞を入れた骨小腔が占在する.

歯ミガキ粉 (剤) (は——ふん〈ざい〉) dentifrice ➡歯磨剤

バメタン 【薬】 末梢血管拡張薬. 抗動脈硬化薬として使用. 交感神経の β 受容体を興奮させて末梢血管を拡張する. ほかにシクランデレート, バメタンなど.

パラアミノ安息香酸 (——あんそくこうさん) p-aminobenzoic acid 同PABA 水溶性のビタミン B 複合体の一種で微生物増殖因子である. 微生物にとって必須代謝物質であり, 葉酸の構成因子となっている. サルファ剤 (スルホンアミド剤) はこれに拮抗し, 抗菌作用をもつ.

パラクロロフェノール parachlorophenol 同塩化フェノール 【薬】 消毒薬. フェノール化合物をハロゲン化すると一般に抗菌作用は増大し, パラクロロフェノールの殺菌作用はフェノールの4倍である. カンフルとの合剤はう窩や根管の消毒剤として用いられる.

パラクロロフェノールカンフル parachlorophenol camphor 【薬】 う窩および根管消毒剤. 植物性揮発油であるカンフルと配合し, パラクロロフェノールの殺菌効果を維持しながらその腐蝕作用を弱め, 象牙質内への浸透性を高めた合剤. 溶解性を高めるためにさらにアルコールを加えた合剤も用いられる. 主として感染根管消毒薬として使用される.

パラソルモン parathormone ➡上皮小体ホルモン

パラチニット Palatinit 【栄】 いわゆるパラチノース (イソマルチュロース) に水素を添加したもので, 二糖類糖アルコールの一種である. 非う蝕誘発性の甘味料として, 世界各国で広く使われている.

パラチノース paratinose 同イソマルチュロース 【栄】 グルコースとフルクトースが α-1,6 結合した二糖類. 化学構造は砂糖と似ている. しかし, 砂糖はグルコースとフルクトースが α-1, β-2 結合しているので非還元性であるが, これはフルクトースの2位のケト基が遊離しているので還元性を示す. 甘味はスクロースの約 40% である. 口腔細菌により代謝されにくい, 低う蝕誘発性といわれる.

パラチフス paratyphoid fever 【病・微】 腸チフス, 赤痢と同様, 近年激減した消化器系伝染病である. 感染は, 患者や保菌者の糞便, 尿, 汗に汚染された水や食品を介して起こり, 症状は比較的軽症である.

パラフィン合剤 (——ごうざい) paraffin mixture 【薬】 根管充填剤. パラフィ

ン(C_nH_{2n+2})は化学的に安定で刺激性がないので、パラフィンを主剤として、チモール、ヨードホルムなどの殺菌剤、また三酸化ビスマス、次硝酸ビスマスなどのX線造影剤が配合された合剤として用いられる.

パラホルムアルデヒド paraformaldehyde (mixture)【薬】パラホルムアルデヒドはホルムアルデヒドが重合してできた化合物〔(HCOH)n〕である. 徐々にホルムアルデヒドを遊離するので、組織への傷害が比較的なく持続的な殺菌効果を示す. 配合の割合は異なるが、その合剤は歯髄失活剤、歯髄乾屍剤、根管消毒剤、間接覆髄剤、象牙質知覚過敏鈍麻剤として用いられる.

パラホルム糊剤(――こざい) paraform paste【薬】歯髄失活剤. 含まれるパラホルムアルデヒドから発生するホルムアルデヒドガスが失活作用をもたらす. 完全に露髄せぜ直接貼付するので危険性が少ない.

パラホルムセメント paraform cement【薬】間接覆髄剤. 粉末(パラホルムアルデヒド1g、アミノ安息香酸エチル2g、酸化亜鉛97g)と液(塩化亜鉛14g、アラビアゴム10gを精製水で100m*l*)を練和して用いる. 徐々に遊離するホルムアルデヒドは殺菌作用と第二象牙質の形成を促進する. アミノ安息香酸は局所麻酔作用を、酸化亜鉛は収斂作用と同時にアラビアゴムとともに硬化の役目をする.

パラホルムトリクレゾール paraform tricresol ⓔPTC【薬】根管消毒剤. パラホルムアルデヒド20gとトリクレゾール80gの合剤. パラホルムアルデヒドは徐々にホルムアルデヒドを遊離し殺菌作用を示し、トリクレゾールもフェノール化合物で強力な殺菌作用があり、合剤によって、根管の象牙細管への浸透性が増加する.

パラロイド® Paralloid【薬】根管消毒剤. 10%パラホルムアルデヒドを含む合剤で、徐々に遊離するホルムアルデヒドにより持続的な殺菌作用があり、刺激性や根尖組織への障害も少ない. 界面活性剤とプロピレングリコールの配合により象牙質への浸透性が高められている.

バリン valine ⓔα-アミノイソ吉草酸【栄】タンパク質を構成する脂肪族アミノ酸の1つで、その側鎖は疎水性である. 生体内で生成できないので必須アミノ酸である. 中性を示す. バリンの炭素骨格はメチルマロン酸からサクシニル-CoAへと代謝されるので糖原性アミノ酸である.

ハルトマン氏鈍麻剤(――しどんまざい) Hartman's desensitizer【薬】象牙質知覚過敏鈍麻剤. フェノール化合物のチモールをエタノールとエーテルに溶かしたもので、綿球に浸し塗布する. 象牙質の脱水・脱脂によって知覚を低下させる.

バルビタール barbital【薬】催眠薬でとくに熟眠薬. 長時間作用型のバルビツール酸系薬物の代表的なもの.

バルビツール酸系薬物(――さんけいやくぶつ) barbiturate preparations【薬】催眠薬. 中枢神経系抑制薬. 副作用:依存性など. ベンゾジアゼピン系薬物(抗不安薬)が催眠薬の第一選択薬剤になってきている.

パルミチン酸(――さん) palmitic acid ⓔヘキサデカン酸、軟脂酸【栄】炭素数16個($C_{16}=0$)の飽和脂肪酸. ステアリン酸と同じく、もっとも天然に多くみられる. トリアシルグリセロール(中性脂肪)の構成物質として動・植物性油脂の主成分である.

パルミトオレイン酸(――さん) palmitoleic acid ⓔパルミトレイン酸【栄】炭素数16個で二重結合1個($C_{16}=1$, $Δ^9$)の不飽和脂肪酸である. 植物種子油、海産動物油に多い. 動物組織(肝のミクロソーム)には、パルミチン酸に1個の二重結合を生じさせる酸化酵素(オキシゲナーゼ)があり、パルミトオレイン酸は生合成されるので必須脂肪酸ではない.

パルミトレイン酸(――さん) palmitoleic acid ➡パルミトオレイン酸

破裂音(はれつおん) polosive【生】発音のため気流を一時閉鎖したのち、急に開放して発する子音のこと. 無声の破裂音にはk,p,tがあり、有声のものにはb,d,gがある.

破裂孔（はれつこう） lacerated foramen 【解】 側頭骨の錐体と蝶形骨の間にあるギザギザした形の孔を破裂孔といい，ここに頸動脈管が開口しており，内頸動脈が脳内へ入る（P.235参照）．

ハロゲン element of halogen group 【薬】 フッ素，塩素，臭素，ヨウ素，アスタチンの5元素の総称．消毒薬：塩素化合物，ヨウ素，ヨウ素化合物．

ハロセン halothane ➡ハロタン

ハロタン parotin fluothane ㊥フローセン，ハロセン 【薬】 揮発性吸入麻酔薬．不燃性の甘い臭いのする無色の液体で沸点50℃．麻酔作用はエーテルより強く，気道粘膜の刺激も少ない．笑気（亜酸化窒素）および酸素と併用して用いることが多い．呼吸抑制，血圧下降や心筋のアドレナリン感受性を増大させる．

パロチン parotin ㊥唾液腺ホルモン 【生・組】 耳下腺や顎下腺で産生されるホルモン．歯や骨の石灰化促進，血糖低下作用，タンパク代謝などに関与しているとされている．

半規管（はんきかん） membraneous semi-circular canal ㊥三半規管 【解】 側頭骨内にあり，蝸牛とともに内耳を形成し，平衡感覚を司る受容器である．3個の互いに直角な半リング状の管で，内にはリンパ液があり，その流れが感覚細胞を刺激し，平衡感覚を感ずる．

晩期残存（ばんきざんぞん） prolonged retention of primary tooth 【解】 乳歯の歯根は大人の咬合力にたえられずに，後継歯が萌出する6か月前頃には自然脱落するのが普通である．しかし永久歯（代生歯）が欠如している場合や，種々の理由で乳歯が青年期以後にもみられることがある．このような乳歯をいう．

半奇静脈（左）（はんきじょうみゃく〈ひだり〉） ➡奇静脈

パンクレオザイミン pancreozymin ➡コレシストキニン

半月裂孔（はんげつれっこう） ➡上顎洞裂孔

瘢痕化（はんこんか） cicatrization,formation of a scar ㊥線維化 【病】 組織の損傷の治癒過程における肉芽組織が，コラーゲン（膠原）線維に置き換わった状態である．

瘢痕組織（はんこんそしき） scar tissue 【病】 組織の損傷部にできるコラーゲン線維の多い組織を瘢痕組織という．

反射（はんしゃ） reflex 【生】 刺激によって生じた感覚受容器の興奮が求心性神経を経て反射中枢に達し，そこで折り返し遠心性神経を経て筋や腺などの効果器に到達し，応答を表すこと．意志など大脳の作用と無関係な応答である．

反射弓（はんしゃきゅう） reflex arc 【生】 反射の際に興奮が伝わる全経路のこと．受容器，求心性神経，反射中枢，遠心性神経，効果器より構成される．

反射性唾液分泌（はんしゃせいだえきぶんぴつ） reflexive salivation ㊥刺激性唾液分泌 【生】 食物の咀嚼時には多量の唾液が分泌される．このように口腔内，食道，胃が食物によって刺激され，唾液が分泌されること．刺激は味刺激，とくに酸による刺激が効果的で，そのほか機械的，熱的刺激でも起こる．

播種性転移（はんしゅせいてんい） disseminatis metastasis 【病】 体腔内臓器に発生した腫瘍細胞が体液によって散布され，その部位で増殖すること．

板状硬結（ばんじょうこうけつ） rigid induration 【病】 放線菌症のような慢性炎症において，炎症巣が線維化して，広範囲に板のように硬くなることである．今日では，抗生剤の普及によって臨床的にみることは少なくなっている．

斑状歯（はんじょうし） mottled teeth ㊥歯のフッ素症 【病】 フッ素の過剰摂取（飲料水中に1 ppm以上含まれる場合）による歯のフッ素中毒症である．変化は主としてエナメル質に起こり，エナメル質には白濁した不透明の点状，斑状，帯状などの模様が現れる．高度になるとエナメル質には褐色の斑点や実質欠損もみられる．石灰不全像でありながら，フッ素が含まれているので齲蝕になりにくい．

伴性遺伝病（ばんせいいでんびょう） sex-associated hereditary diseases 【病】 性染色体上に病的遺伝子があるときの遺伝をいう．血友病，色盲症などがある．

半接着斑（はんせっちゃくはん） hemidesmosome ➡ハーフデスモゾーム

ハンセン病（――びょう） Hansen's disease

ハンター・シュレーゲルの条紋（――じょうもん）Hunter-Schreger's bands 〔同〕シュレーゲル条 【組】エナメル小柱の束は，同一方向にならないため縦断および横断された部とが順に重なり，落下光線で観察すると明瞭な縞模様としてみられるが，ほぼエナメル小柱の方向と一致し，放射状に走っている．

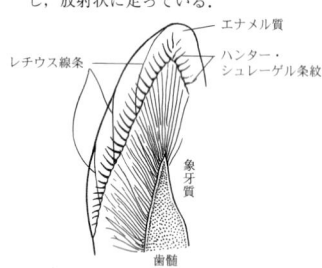

エナメル質
ハンター・シュレーゲル条紋
レチウス線条
象牙質
歯髄

反対咬合（はんたいこうごう）reversed occlusion 【解】下顎前歯が上顎前歯よりも前方に出ている不正咬合．

半透膜（はんとうまく）semipermeable membrane 【生】溶液を構成する成分のうち，一部の物質は通すが，他の物質は通さないという性質をもった膜．たとえば，セロファンは，水は通すが，水に溶けている大きな粒子（分子）は通さない半透膜である．細胞膜も半透膜の性質をもち，体液に含まれる各々の物質に対する透過性は異なる．

パントテン酸（――さん）pantothenic acid 【栄】ビタミンB複合体の1つ．β-アラニンとパントイン酸から構成されている．パントテン酸を含むCoAおよびACP（アシルキャリアプロテイン）はアシル基の受容体として生体内の代謝に重要な役割をする．

反応原性（はんのうげんせい）immunoreactivity 【微】抗原としての性質（抗原性）の1つで，抗原や感作リンパ球と反応できる性質のこと．免疫応答を誘導する性質（免疫原性）とは区別される．

万能細胞（ばんのうさいぼう）　➡ES細胞

販売規制医薬品（はんばいきせいいやくひん）【薬】「薬事法」により製造，販売，取り扱い，広告を規制している医薬品．毒薬，劇薬，要指示医薬品，指定医薬品，習慣性医薬品，配置販売品目に指定された医薬品，特例販売品目，広告制限医薬品．

汎発性流行病（はんぱつせいりゅうこうびょう）pandemic 【微】一地方あるいは一国にとどまらず，世界的規模で広範囲にわたって流行の認められる伝染病．過去に，コレラ，インフルエンザ，ペストなどの大流行があった．

ヒ

ヒアルロン酸（――さん）hyaluronic acid 【栄】ムコ多糖（グリコサミノグリカン）の一種．グルクロン酸とN-アセチルグルコサミンの重合体であり，分子量はしばしば数百万にも達する．硝子体，臍帯，関節液に豊富．ヒアルロン酸はコアタンパクと結合することなく，高分子の糖鎖のまま，組織内に存在する．粘稠な溶液やゲルを作って組織保護，維持，潤滑作用を行う．また細菌侵入を抑える．

PRPP phosphoribosyl pyrophosphate ➡ホスホリボシルピロリン酸

pI isoelectric point ➡等電点

PEP phosphoenolpyruvic acid ➡ホスホエノールピルビン酸

pH 〔同〕水素イオン濃度，水素指数 【微・栄】溶液の酸性度や塩基性度の指標で水素イオンの活動度の10を底とする負の対数として定義されるが，一般に水素イオン濃度[H^+]を用いて$pH=-\log[H^+]$と近似される．純水では$pH=7$であり7より低いとき酸性，高いとき塩基性（アルカリ性）とよばれる．

PAL-P pyridoxal phosphate ➡ピリドキサルリン酸

PABA p-aminobenzoic acid ➡パラアミノ安息香酸

BMR basal metabolic rate ➡基礎代謝率

PMA（指数）（――〈しすう〉）PMA index 歯周疾患の疫学的研究のなかで，集団の歯肉炎の評価法として用いられる．1歯ごとにP（乳頭部歯肉），M（辺縁歯肉），A（付着歯肉）に区分し，各部の

炎症の合計値を指数として，個体の歯肉炎の強さを表現する．

BOD biochemical oxygen demand ➡生物化学的酸素要求量

Po点（――てん） porion ➡ポリオン

非イオン界面活性剤（ひ――かいめんかっせいざい）【薬】洗浄作用あり．殺菌作用なし．陽イオン界面活性剤や両性界面活性剤に配合して使用する．

B型肝炎（――がたかんえん） hepatitis B ➡HBウイルス

B細胞（――さいぼう） B cell ⓐBリンパ球【微】体液性免疫にかかわる細胞．骨髄で産生されたリンパ球の一部は，鳥類ではファブリキウス嚢，哺乳類ではそれに相当する組織（リンパ節など）を通過することにより成熟し，抗原刺激を受けて，その抗原と特異的に反応する抗体を産生する．

PG prostaglandin ➡プロスタグランジン

PG proteoglycan ➡プロテオグリカン

PGI₂ prostaglandin I₂ ➡プロスタサイクリン

PGE₂ prostaglandin E₂ ➡プロスタグランジンE₂

BCGワクチン BCG vaccination【微・衛】結核予防法により実施される予防接種で，0～4歳までに1回，小学校1年生と中学校2年生のときにツベルクリン反応を調べ陰性の場合に接種される生ワクチン．

PCB混入のカネミ油症事件（――こんにゅう――ゆしょうじけん）【衛】昭和43年福岡県および長崎県を中心に痤瘡様皮疹を主訴とする疾患が発生した．患者はPCBの混入したライスオイルを使用しており，これによる中毒症状と診断された事件．

PTH parathyroid hormone ➡上皮小体ホルモン

PTC paraform tricresol ➡パラホルムトリクレゾール

PBSCパスタ ⓐ多抗生物質合剤【薬】根管消毒薬．グラム陽性菌に有効なペニシリン（P），バシトラシン（B），グラム陰性菌にストレプトマイシン（S），真菌類に有効なカプリル酸（C）の合剤．抗生物質は刺激性，腐蝕性はほとんどない．根管内には雑多な細菌が混在しているので多剤が配合されて使用される．

BBT basal body temperature ➡基礎体温

BV biological value ➡生物価

PVP-iodine polyvidone ➡ポビドンヨード

Bリンパ球（――きゅう） B lymphocyte ➡B細胞

ピオシアニン pyocyanin【微】緑膿菌（*Pseudomonas aeruginosa*）が産生する色素で，青緑色ないし青色を呈す．青緑色の膿汁は緑膿菌感染が疑われる．

ビオチン biotin ⓐビタミンH【栄】ビオチンを補酵素としてもつおもな酵素（アセチル-CoAカルボキシラーゼおよびピルビン酸カルボキシラーゼ）の機能は炭酸ガスの固定である．ビオチンはアビジン（卵白中の糖タンパク質）により不活性化される．生卵子の多量摂取はビオチン欠乏症状を示す．しかし腸内細菌がビオチンを生成するので，欠乏症は起こりにくい．

鼻音化（びおんか） nasalization 発音のための気流が口腔を通らずに鼻に抜ける m, n, η を鼻音という．口蓋裂患者では鼻腔閉鎖不全のため，どのような語でも気流が鼻腔に抜けて鼻音になることをいう．

鼻窩（びか） nasal pit【組】胎生第4週末になると前頭鼻突起下端において，内・外側鼻突起の速い成長により鼻枕の中央部が陥没して，鼻窩が形成される．鼻窩は将来，鼻腔になる．

被蓋上皮（ひがいじょうひ）➡保護上皮

非可逆的作用（ひかぎゃくてきさよう） irreversible action【薬】一度変化させられたら元の状態に戻れないような作用．たとえば腐蝕薬のように組織タンパク質を変性凝固させてしまうような作用，また農薬にみられるコリンエステラーゼ酵素の持続的な阻害作用などをいう．

比較解剖学（ひかくかいぼうがく） comparative anatomy【解】多種類の生物を比較して，どのようにして下等動物から高等動物(ヒト)が進化したかを研究する学問．また器官の形を比較研究する学問．歯のもっとも下等なものは軟骨魚類の盾鱗（たてうろこ）である．

比較基準タンパク質（ひかくきじゅん――しつ）➡比較タンパク質

比較タンパク質（ひかく——しつ） provisional pattern of protein 【栄】比較基準タンパク質 国際連合食料農業機関（FAO）タンパク質必要量委員会は，人体のアミノ酸必要量を基準とした比較タンパク質を設定した。このタンパク質の必須アミノ酸の所要量比は，従来の小児および成人男女のものを参考にして決められた。そして，これが理想的な必須アミノ酸組成をもつタンパク質と仮定された。これを基準にして食品のタンパク価が決められる。

皮下組織（ひかそしき） subcutaneous tissue 【組】皮膚の深層部にあたり，疎性結合組織や脂肪からなる。動物の皮膚をはぐとこの層から離れる。皮下組織の深部には筋肉，骨などがある。皮膚と筋，骨を結びつけている。

皮下注射（ひかちゅうしゃ） subcutaneous injection 【薬】薬物適用のうちの注射法の1つで，薬液を皮下の結合組織内に注入する。結合組織内に血液の流れる量が少ないので，他の注射法に比べ吸収，作用の発現が遅い。しかし逆に持続的であることが長所である。刺激性の薬物は疼痛や炎症を起こしやすいので皮下注射は避ける。

非凝血性止血薬（ひぎょうけつせいしけつやく） non-coagulative hemostatics ➡ 理化学的凝固促進薬

鼻腔（びくう） nasal cavity 【解】鼻腔前庭（鼻毛のあるところ）と固有鼻腔とからなる。後ろは後鼻孔から咽頭に通ず。上顎洞前頭洞などの4副鼻腔とも連絡し，吸気を暖め湿気を与えている。上方に嗅覚受容器がある（P.110図参照）。

ピクロトキシン picrotoxin 【薬】中枢神経興奮薬。ツヅラフジ科植物の種子に含まれている。おもに中脳，延髄に作用する。呼吸中枢，血管運動中枢の興奮により呼吸促進，血圧の上昇などを起こす。多量では痙攣をきたす。現在治療薬としては利用されない。

非経口投与（ひけいこうとうよ） parenteral administration 【薬】薬物の投与方法のうちもっともよく用いられる経口投与（内服）以外の投与法の総称で，注射（静脈内，筋肉内，皮下，皮内など）や吸入（経肺的），直腸内適用，舌下適用，皮膚からの適用などがある。

鼻口蓋管嚢胞（びこうがいかんのうほう） nasopalatine duct cyst 【病】胎生期の鼻口蓋管に由来する嚢胞で，口蓋正中で前歯部に近いところにできる。嚢胞が鼻口蓋管内にあるものを切歯管嚢胞，口蓋乳頭部の粘膜下にあるものを口蓋乳頭嚢胞とよぶ。

微好気性菌（びこうきせいきん） microaerophile 【微】通常の大気の酸素分圧よりも酸素分圧が低いときに良好な発育を示す微生物で，カンピロバクター属の細菌がこれに該当する。

非興奮性細胞（ひこうふんせいさいぼう） inexcitable cell 【生】刺激を与えても興奮しない細胞で，骨，歯牙，結合組織などの細胞をいう。神経や筋の細胞を興奮性細胞といい，その対語。

尾骨（びこつ） coccyx 【解】尾椎骨 尾椎が癒合して1個の尾骨となる。仙骨，寛骨と骨盤を形成している。肛門の後方にあり，手で触れることができる。

鼻骨（びこつ） nasal bone 【解】眉間から鼻背を構成する1対の骨。この最上部がナジオン（N点）である（P.69, 235図参照）。

鼻根（びこん） radix nasi 【解】外鼻は，鼻根，鼻背，鼻尖，鼻翼に区別され，下方に外鼻孔がある。鼻のつけ根の眉間の近くを鼻根という。

鼻根点（びこんてん） ➡ ナジオン

皮歯（ひし） dermal tooth 【組】盾鱗 サメなどの軟骨魚類の皮膚にみられる盾状の石灰化した鱗。これは人間の歯と同様に中胚葉と外胚葉からできており，ヒトの歯と相同の器官である。

非歯原性腫瘍（ひしげんせいしゅよう） non-odontogenic tumor 【病】歯を形成する組織に由来しない腫瘍のこと。たとえば，乳頭腫，線維腫，脂肪腫，血管腫，平滑筋腫，骨腫などがある。

非歯原性嚢胞（ひしげんせいのうほう） non-odontogenic cyst 【病】歯原性上皮に由来しない嚢胞のこと。たとえば，顔裂性嚢胞，外傷性骨嚢胞，脈瘤性骨嚢胞，類表皮嚢胞，術後性上顎嚢胞などがある。

鼻歯槽嚢胞（びしそうのうほう） nasoalveolar cyst 【同】クレスタット嚢胞

皮質（ひしつ） cortex 【解】 腎臓，大脳，小脳などの実質性器官の表面に近い部分を皮質とし，中心部を髄質という．たとえば大脳皮質，副腎皮質などである．

皮質咀嚼運動野（ひしつそしゃくうんどうや） cortical masticatory area 同皮質咀嚼運動領 【生】 大脳皮質前頭葉の運動野の下部にある咀嚼運動に重要な役割をはたす部位．この部に電気刺激を与えると自然の咀嚼運動とよく似た下顎の運動を起こす．咀嚼運動の意識的な開始や持続に関係している．

皮質咀嚼運動領（ひしつそしゃくうんどうりょう） cortical masticatory area →皮質咀嚼運動野

鼻唇溝（びしんこう） nasolabial sulcus 【解】 上唇部と頬部とを境するような皮膚の溝ができる．これを鼻唇溝という（P.175図参照）．

ヒス束（──そく） bundle of His →房室束

ヒスタミン histamine 【薬】 生体内に存在するアミンで，炎症反応を起こす内因性物質の1つ．通常は肥満細胞などに不活性型としても含まれているが，刺激によって細胞から遊離される．炎症（即時型）初期の血管拡張作用，血管透過性亢進作用を現す．またヒスタミンは胃液分泌など腺分泌亢進作用もある．

ヒスチジン histidine 【栄】 塩基性のタンパク質構成アミノ酸．最近，新生児と成人の必須アミノ酸であることが確認された．ヒスチジン脱炭酸酵素によりヒスタミンになる．ヒスタミンは種々の組織の肥満細胞や好塩基球に貯蔵されて，炎症の発現などに重要な役割をする．

非ステロイド性抗炎症薬（ひ──せいこうえんしょうやく） non-steroidal anti-inflammatory drugs 同鎮痛消炎薬 【薬】 天然の副腎皮質ホルモンから誘導されたステロイド性抗炎症薬に対し，合成によって作られた鎮痛消炎作用の強い抗炎症薬を非ステロイド性抗炎症薬という．

抗炎症，解熱，鎮痛，抗リウマチ作用などを示す．アスピリン，インドメタシン，メフェナム酸，メピリゾールなどがある．

ヒストン histone 【栄】 アルギニンとリジンを多く含む塩基性のタンパク質．高等動植物の細胞核中でDNAのリン酸基と結合し，クロマチンを構成している．

微生物（びせいぶつ） microorganism 【微】 微小な単細胞生物を微生物とよび，細菌（bacteria），リケッチア（rickettsia），クラミジア（chlamydia），ウイルス（virus），真菌（fungi），原虫（protoza）を含む．

微生物学（びせいぶつがく） microbiology 【微】 微生物に関する学問を微生物学といい，免疫学（immunology），細菌学（bacteriology），リケッチア学（rickettsiology），ウイルス学（virology），真菌学（mycology），原虫学（protozoology）を総括している．

鼻尖（びせん） nasal apex 【解】 外鼻の先端．鼻尖付骨には骨はなく，西洋ナシ状の外鼻孔の上に，硝子軟骨からできている．下方に2外鼻口，鼻中隔がある．

脾臓（ひぞう） spleen 【解】 胃と腎臓との間の中胚葉から発生する．胃の左後方にあり，赤血球の破壊，リンパ球の産生，血液の貯蔵を行っている．

ヒ素化合物（──そかごうぶつ） 【薬】 腐蝕薬，亜ヒ酸，三酸化ヒ素．パスタ剤として歯髄失活剤に配合．毒薬．

ヒ素中毒（──そちゅうどく） arsenic poisoning 【衛】 金属製錬所，ガラス製造，農薬工場などにおいて，ヒ素化合物およびヒ素を含む粉じんに曝露する労働者に起こる．ヒ素は，皮膚，粘膜に対し刺激（腐蝕）作用があり，湿疹様皮膚炎，結膜炎，鼻中隔穿孔，気管支炎などを起こす．

ヒ素ミルク事件（──そ──じけん） →森永ドライミルク事件

肥大（ひだい） hypertrophy 【病】 組織や臓器の容積が増加することで，その構成細胞の容積が増加するために起こる場合を狭義の肥大といい，構成細胞の数が増して肥大が起こる場合を数的肥大とよぶ．また本の構成成分以外のものが添加されて起こったものは仮性肥大という．

肥大の分類（ひだい──ぶんるい） 【病】 肥大を原因別に分類すると作業性肥大

ビタミン vitamin 【栄】 体外から摂取する食品成分のうち,動物の正常な発育と栄養を保つ上に,微量でよいが不可欠な有機物質.溶解性から,水溶性と脂溶性のビタミンに分類する.プロビタミン(前駆体)として存在していることもある.

ビタミンA vitamin A, retinol A 【同】レチノール,レチネン 【栄】 脂溶性ビタミンでA_1とA_2がある.肝臓に貯えられるので肝油に多い.欠乏すると夜盲症,乾燥性眼炎,角質軟化症を起こす.植物中にはプロビタミンAの形でカロチン(α, β, γ)が存在し,動物体内でビタミンAになる.ロドプシン(視紅)はビタミンAのアルデヒドを含み,視覚に関与するタンパク質である.

ビタミンB群(――ぐん) vitamin B group 【栄】 ビタミンBとして発見されたものが,後になっていくつかの混合物であることが分かり,それぞれ,ビタミンB_1~B_{12},ニコチン酸アミド,パントテン酸,葉酸などとよばれるようになった.これらを総称してビタミンB群とよぶ.

ビタミンB複合体(――ふくごうたい) vitamin B complex 【栄】 ビタミンB群のビタミンの混合物をこのようによぶ.

ビタミンB_1 vitamin B_1, thiamin 【同】アノイリン,チアミン,サイアミン 【栄】 水溶性のビタミンで,生体内で補酵素チアミンピロリン酸(TPP)になり,ピルビン酸脱水素酵素など多く重要な酵素の補酵素として働く.米ヌカ,胚芽,酵母に多い.欠乏すると脚気などを起こす.抗神経炎作用もある.

ビタミンB_2 vitamin B_2, riboflavin 【同】リボフラビン 【栄】 黄色のビタミンで補酵素FMN,FADの形で生体内に存在する.フラビン酵素の補酵素として,生体内酸化還元系に重要な役割を果たす.B_2が欠乏すると,舌炎,口角炎,角膜炎などになる.

ビタミンB_6 vitamin B_6, pyridoxine, pyridoxal, pyridoxamine 【同】ピリドキシン,ピリドキサール,ピリドキサミン 【栄】 3種類があり,いずれも同じ効力をもち,生体内で相互変換する.リン酸エステルの形で存在し,アミノ酸代謝の酵素類の補酵素になる.欠乏すると,口唇炎,口角炎,舌炎,皮膚炎,貧血などを起こすが,腸内細菌が合成するので欠乏症はほとんど生じない.このビタミンの拮抗剤を用いた疾患治療の際に欠乏症がみられる.

ビタミンB_{12} vitamin B_{12}, cobalamin 【同】コバラミン 【栄】 分子内にCoをもつ暗赤色のビタミン.アデノシンが結合したものが補酵素B_{12}である.胃の内因子(糖タンパク質)と結合して吸収される.欠乏すると核酸やヘムの合成が障害を受け悪性貧血になる.肝臓に多く含まれる.

ビタミンC vitamin C, ascorbic acid 【同】アスコルビン酸 【栄】 ヒト,サル,モルモット以外の動物を生体内で合成できる.還元力は強く,体内では酸化還元に関与する.水に可溶,熱に弱い.新鮮な果汁,緑茶,大根などに多い.結合組織の形成(コラーゲンの合成,グリコサミノグリカンの硫酸化)に関与する.欠乏すると壊血病になり,歯肉の弛緩,出血,歯の動揺などが起こる.

ビタミンD vitamin D, calciferol 【同】カルシフェロール,コレカルシフェロール,エルゴカルシフェロール 【栄】 ビタミンDにはD_2~D_7がある.生理活性型のD_2とD_3が重要で,皮膚にプロビタミンとして存在するが,紫外線によりビタミンDになる.D_3は肝臓と腎臓で水酸化されて活性型ビタミンDとなる.活性型D_3はCaの腸管吸収を促進し,血漿Ca濃度を上昇させ,骨の石灰化を促進する.欠乏するとクル病(小児)や骨軟化症(大人)や骨粗鬆症になる.

ビタミンD_2 vitamin D_2 ➡エルゴカルシフェロール

ビタミンD_3 vitamin D_3 ➡コレカルシフェロール

ビタミンD過剰症(――かじょうしょう) hypervitaminosis D ビタミンDの過剰摂取によるもので,高カルシウム血症および骨の石灰化などが起こる.

ビタミンE vitamin E, tocopherol 【同】トコフェロール 【栄】 水に不溶のビタミンで類似した8種類の化合物を含む.これ

らのうちでは α-トコフェロールがもっとも活性である．自身が酸化されやすいので，不飽和脂肪酸，ビタミン A，カロチン，油脂の酸化を防ぐ作用をもち，抗酸化剤に使われる．抗不妊作用を示す．種子油に多く含まれる．

ビタミン F vitamin F ➡必須脂肪酸

ビタミン H vitamin H ➡ビオチン

ビタミン K vitamin K 〔同〕メナジオン 【栄】脂溶性ビタミンで，K_1，K_2，そして人工合成の K_3 がある．肝臓におけるプロトロンビンの生成や血液凝固因子の生成に関与するので，K が欠乏すると血液凝固作用が低下する．腸内細菌が合成するので欠乏症にならない．

ビタミン K（製剤） (――〈せいざい〉) vitamin K 【薬】血液凝固因子の 1 つであるプロトロンビンが肝臓で生合成されるときに必要なビタミン．脂溶性の抗血性ビタミンといわれる．通常は腸内の常在細菌から補給されるが，ビタミン K 不足による血中プロトロンビン低下が原因となる出血（傾向）に有効である．

ビタミン K_1 vitamin K_1 ➡フィロキノン

ビタミン K_2 vitamin K_2 ➡メナキノン

ビタミン U vitamin U 【薬】キャベツ，セリ，セロリなどの野菜類や卵，牛乳などに含まれるメチルメチオニンスルホニウムで抗潰瘍性因子といわれる．

ビタミン欠乏症 (――けつぼうしょう) avitaminosis 〔同〕ビタミン不足症 【病】生体に必要なビタミンが不足することによって起こる症状のこと．ビタミン A 欠乏による夜盲症，眼球乾燥症，エナメル質形成不全，ビタミン B_1 欠乏による脚気，ビタミン B_2 欠乏による口角炎，口内炎，ナイアシン（水溶性ビタミン B 群）欠乏によるペラグラ (pellagra)，ビタミン C 欠乏による壊血病，小児の Möller-Barlow 病，象牙質形成不全，ビタミン D 欠乏による骨軟化症，くる病，歯の石灰化不全などがある．

ビタミン不足症 (――ふそくしょう) avitaminosis ➡ビタミン欠乏症

鼻中隔 (びちゅうかく) nasal septum 【解】鼻腔を正中面で二分している粘膜をいう．前方は左右の外鼻孔を分けているので指でふれることができる．右か左に曲がっていることが多い．

鼻中隔下制筋 (びちゅうかくかせいきん) depressor muscle of nasal septum 【解】口輪筋の正中部で，鼻筋の内側部が鼻中隔に付いているもの．鼻口を広げる働きをする．

鼻中隔軟骨 (びちゅうかくなんこつ) cartilage of septum nasi 【解】鼻中隔の中心は，上部では篩骨の垂直板，下部後方では鋤 (じょ) 骨からできているが，外鼻孔から鋤骨と垂直板との間に軟骨があり，これを鼻中隔軟骨という．鼻翼軟骨に移行している．

引込め動作（顎の） (ひっこ――どうさ〈がく――〉) retrusion ➡後退運動（顎の）

必須アミノ酸 (ひっす――さん) essential amino acid 〔同〕不可欠アミノ酸 【栄】ヒトでは生合成されないので，食物からの摂取を必要とするアミノ酸．ヒトではバリン，ロイシン，イソロイシン，トレオニン，リジン，メチオニン，フェニルアラニン，トリプトファン，ヒスチジン（新生児と成人に必須であることが最近確認された）の 9 種類である．このほかに発育期の小児にはアルギニンが必須である．

必須脂肪酸 (ひっすしぼうさん) essential fatty acid 〔同〕不可欠脂肪酸，ビタミン F 【栄】多価不飽和脂肪酸のリノール酸，リノレン酸を動物は生成できないので，食餌から摂取する必要がある．アラキドン酸は食餌から摂取したリノール酸から生成される．これらを必須（不可欠）脂肪酸という．またビタミン F とよばれることがある．

尾底骨 (びていこつ) coccyx ➡尾骨

非特異作用 (ひとくいさよう) nonspecific action 【薬】薬物の作用が特定のレセプターを介さず，組織に対する物理化学的あるいは化学的作用による場合をいう．特徴としては，①必須の化学構造がない ②用量が大きい．③抑制作用が主である．全身麻酔薬，消毒薬の一部など．

非特異性炎 (ひとくいせいえん) nonspecific inflammation 〔同〕非特異性炎 【病】特異性炎ではない炎症という意味で，一般の炎症のことをいう．主な炎症の形態的変化である①退行性変化，②滲出機転，③組織増生のうちどれが顕著に現れるかによって，変質炎，滲出炎，増

非特殊性炎（ひとくしゅせいえん） non-specific inflammation ➡非特異性炎

ひとみ ➡瞳孔

ヒドロキシアパタイト hydroxyapatite 〔同〕ハイドロキシアパタイト 【栄・組】生体中（エナメル質，象牙質，骨など）に存在するリン酸化合物の一種．組成は，$Ca_{10}(PO_4)_6(OH)_2$ である．

17α-ヒドロキシコルチコステロン 17α-hydroxycorticosterone ➡ハイドロコーチゾン

5-ヒドロキシトリプタミン（5-HT） 5-hydroxytryptamine ➡セロトニン

ヒドロキシプロリン hydroxyproline 【栄】環状のイミノ酸に分類される中性のアミノ酸．プロリンの3あるいは4位が水酸化されたものである．コラーゲンに特徴的なアミノ酸である．このアミノ酸の定量によりコラーゲン量を求めることができる．結合組織性疾患や骨吸収により尿中に排泄される．

3-ヒドロキシ酪酸（――らくさん） 3-hydroxybutyric acid ➡β ヒドロキシ酪酸

β-ヒドロキシ酪酸（――らくさん） β-hydroxybutyric acid 〔同〕β-オキシ酪酸，3α ヒドロキシ酪酸 【栄】$CH_3CH(OH)CH_2COOH$．ケトン体の主物質で，糖尿病や飢餓などで糖の代謝が不十分であると脂肪酸分解が進み，肝でアセチルCoAから作られる．これを血中に放出し肝外組織でエネルギー源として酸化する．

ヒドロキシリジン hydroxylysine 【栄】リジンの4位が水酸化された塩基性アミノ酸．コラーゲンに特徴的に存在する．象牙質のコラーゲンにはこのアミノ酸がとくに多い．コラーゲン内ではヒドロキシアリジンとなり，架橋形成を行う．コラーゲンの引張り強さに貢献する．

ヒドロキシ基（――き） hydroxyl group ➡水酸基

ヒドロクロロチアジド hydrochlorothiazide 【薬】利尿薬の1つ．Na, Cl の排泄を促進し，利尿作用を示す．抗高血圧作用があり高血圧の患者に投与すると降圧効果を示すため，高血圧症の場合に最初に試みられる薬物の1つである．

ヒドロコーチゾン hydrocortisone ➡ハイドロコーチゾン

皮内注射（ひないちゅうしゃ） intracutaneous injection 皮内に注射する方法．ツベルクリン反応や局所麻酔薬などに対する薬物アレルギーの検査法として利用される．

鼻軟骨（びなんこつ） nasal cartilage 【解】鼻尖や外鼻孔付近には骨はなく，硝子軟骨からできている．鼻翼軟骨と，鼻中隔軟骨がある．これらを取り除くと梨状口となる．（P.235 図参照）．

泌尿器系（ひにょうきけい） urinary system 【解】尿の生成と排出を行う器官系．腎臓，尿管，膀胱，尿道の各器官からなる．男性では尿道は生殖器官でもあるし，発生的にも密接しているので泌尿生殖器系として扱うこともある．膀胱と尿道の上皮は内胚葉である．

鼻粘膜（びねんまく） nasal mucous membrane 【組】鼻の粘膜上皮は多列線毛上皮であり，嗅細胞，支持細胞，基底細胞より構成されている．このうち嗅覚を感知するのは嗅細胞で，細胞の先端に嗅小胞という膨らみをつくり，樹状突起を出す．後部は軸索を出し，集まって嗅神経となる．

鼻粘膜嗅部（びねんまくきゅうぶ） ➡嗅粘膜

ヒノキチオール hinokitiol 【薬】台湾産ひのきから抽出された化合物．強い殺菌作用と肉芽増殖作用がある．歯周疾患予防の目的で歯磨剤に配合する場合がある．これにアミノ安息香酸エチル，酢酸ヒドロコルチゾンを配合したのがヒノポロンである．

鼻背（びはい） bridge of nose 【解】鼻尖から眉間付近（鼻根）までを鼻背という．話し言葉では鼻筋．

非白血病性白血病（ひはっけつびょうせいはっけつびょう） aleukemic leukemia ➡無白血病性白血病

ヒビテン® hibitene ➡クロルヘキシジン

非病原菌（ひびょうげんきん） nonpathogen 【微】普通，ヒトに対して病気を起こさない細菌をいうが，感染症の解析にあたっては，あくまでも宿主と寄生体の関係としてとらえなければならない．したがって，ときとして病原菌と非病原

皮膚（ひふ）skin 【解】体の表面を覆う組織．表皮と真皮とからなり内部を保護している．毛，爪，汗腺などが皮膚から発生する．重層扁平上皮である．最外層は角化しているので，摩擦すると角化が促進されて丈夫になる．

皮膚感覚（ひふかんかく）cutaneous sensation 同表面感覚 【生】全身の皮膚や口腔内粘膜で生じる感覚をいう．これには触覚，圧覚，温覚，冷覚，痛覚があるが，触覚と圧覚は区別しにくい．これらの感覚は感覚点として点状に散在し，その分布密度は身体各部で異なる．

被覆粘膜（ひふくねんまく）lining mucosa 【組】口唇や頬部の皮膚の裏面を覆い，非角化重層扁平上皮よりなる．粘膜固有層は薄く乳頭が多い．この粘膜は筋肉や骨とゆるく結合し，舌や頬や口唇の運動をさまたげることがない．

皮膚節（ひふせつ）dermatome ➡皮膚分節

皮膚腺（ひふせん）cutaneous gland 【解】皮膚に開口する腺を皮膚腺という．脂肪腺，汗腺，乳腺である．すべて外胚葉性の表皮が真皮または皮下組織の中へ陥入したもので外胚葉である．

皮膚分節（ひふぶんせつ）dermatome 同皮膚節 【解】脊髄の各部分から出る感覚神経によって支配される皮膚上の領域のこと．右上の図に示すように，皮膚感覚には帯状の分節性があり，各部の感覚に関与する脊髄神経は異なる．それぞれの部の感覚異常がどの脊髄の異常かを知ることができる．

ビベホルムのう（齲）蝕研究（――しょくけんきゅう）Vipeholm study 【栄】スウェーデンのビベホルム精神病院で行われた食物とう蝕との相関関係に関する生体実験で，糖質（主として砂糖）の種類，付着性，摂取量と同様に糖質の摂取頻度と摂取時期がう蝕発生に非常に重要であることを示したう蝕研究である．

被包（ひほう）encapsulation 【病】生体内に生じた，または外部から入った異物で，処理されにくい場合に，その周囲を結合組織の被膜で包んでしまうことである．

ヒポキサンチン hypoxanthine 【栄】プリン塩基の1つ．尿酸生成の中間産物で，アデニンの脱アミノやイノシンの加リン酸分解によって生成する．この塩基を含むヌクレオチドをイノシン酸とよび，IMP, IDP, ITPなどがある．

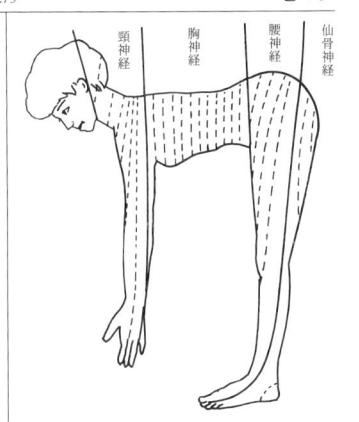

ヒポクロリット hypochlorite ➡次亜塩素酸ナトリウム(溶液)

飛沫感染（ひまつかんせん）droplet infection ➡しぶき感染

非麻薬性鎮痛薬（ひまやくせいちんつうやく）nonnarcotic analgesic 【薬】「麻薬及び向精神薬取締法」の適用外．ペンタゾシン：モルヒネ類似構造でモルヒネの1/3程度の鎮痛作用あり．注意：依存性の形成がみられるとの報告がある．

肥満（ひまん）obesity 【衛】エネルギー供給が消費を上回って体の脂肪分が一定値を越えた状態をいう．Body Mass Index (BMI) ＝体重(kg)／身長(m)^{2}で表されることが多い．遺伝，生活習慣などによる「単純性肥満」と内分泌系疾病などによる「症候性肥満」とがある．多くは単純性肥満である．

肥満細胞（ひまんさいぼう）mast cell 【組】結合組織にみられる細胞の一種で，細胞質を満たす塩基好性顆粒を有する．この顆粒内にはヘパリンやヒスタミン，セロトニンを含み，これらが組織内

眉毛下制筋（びもうかせいきん） superciliary depressor muscle 【解】眼輪筋の内側にあり、眉毛を下に引く、表情筋の1つ。

百日咳（ひゃくにちぜき） pertussis 【病・微】気管、気管支が冒される呼吸器系伝染病。病原体は百日咳菌で、飛沫感染で患者の唾液、気道分泌物による。幼児に多く、発作性の咳が続く。

百日咳菌（ひゃくにちぜききん） Bordetella pertussis 【微】百日咳の原因菌。グラム陰性小短桿菌で莢膜をもち、飛沫感染する。死菌をジフテリア、破傷風のトキソイドとともにワクチンとして使用する（3種混合ワクチン）。

病因論（びょういんろん） etiology 【病】すべての疾病には必ず原因がある。このような疾病の原因となるものを病因といい、病因を取り扱う学問を病因論とよぶ。

病原性（びょうげんせい） pathogenicity ㊋潜在的病原性 【微】微生物が宿主に感染し、病気を引き起こす能力を指し、また病原性をもつ菌の病原性の程度を表現する用語にビルレンス（菌力、毒力）がある。

病原巣（びょうげんそう） reservoir of infection 【微・衛】病原体が本来生存している場所を病原巣という。病原巣はヒトの場合や動植物、土壌、無生有機物などさまざまの場合がある。

病原微生物（びょうげんびせいぶつ） pathogenic microorganism 【微】微生物のなかで、宿主に感染すると何らかの形で病気を引き起こす能力を有している微生物。

標準偏差（ひょうじゅんへんさ） standard deviation (S.D.) ある統計集団の計測値が、平均値（M）に対してどの程度の偏差をもって分布するかを表す数値。（M±S.D.）標準値として表す。

表情筋（ひょうじょうきん） muscles of expression ➡顔面筋

病巣感染（びょうそうかんせん） focal infection ㊋病巣感染症 身体のどこかに（歯、副鼻腔、扁桃など）限局した慢性化膿性病巣（原病巣）の病原体が、血行を介して遠隔の諸臓器に起こった感染症や反応性の器質機能障害をいう（二次疾患、病変）。腎炎、リウマチ熱、亜急性細菌性心内膜炎などが二次疾患としてある。

標的器官（ひょうてきききかん） target organ ㊋ターゲットオルガン 【生・組】内分泌腺より血液中に放出されたホルモンが作用して効果を表す器官のこと。それぞれのホルモンで標的器官は異なる。

病的再生（びょうてきさいせい） pathological regeneration ㊋不完全再生、不完全修復 【病】大量の細胞組織が失われると、その欠損部位は組織の再生能力により、しばしば容易に再生することができず、不完全あるいは非定型的な再生に終わることがある。これを病的再生という。

標的細胞（ひょうてきさいぼう） target cell 【微・組】ある作用物質の標的になることによって、主要な作用を受ける細胞をいう。下垂体の性腺刺激ホルモンは、遠くの卵巣や精巣の細胞のみを標的とする。

標的細胞障害（ひょうてきさいぼうしょうがい） target cell destruction 【微】生体の監視機構により非自己として認識された細胞（腫瘍細胞、ウイルス感染細胞など）に対して産生された感作リンパ球は、細胞障害因子を放出して標的となる非自己細胞に障害的に作用する。

病的歯折（びょうてきしせつ） pathologic tooth fracture 【病】歯の抵抗力が異常に弱まったときに、正常の歯では破折を起こさない程度の強さの咬合力によって歯折が起こる。原因として、大きなう蝕、不良補綴物、前歯部歯頸部の深いくさび状欠損（摩耗）、あるいは内部吸収（ピンクスポット）などがある。

皮様嚢胞（ひようのうほう） dermoid cyst ➡類皮嚢胞

表皮（ひょうひ） epidermis 【解】体の外表面を覆っている外胚葉由来の上皮をいう。重層扁平上皮でできており、中胚葉性の真皮とともに皮膚を構成している。表皮が変形したものに、毛、爪、汗腺、脂腺などがある。血管や神経は表皮までは通じない。

表皮様嚢胞（ひょうひようのうほう） epidermoid cyst ➡類表皮嚢胞

標本抽出調査（ひょうほんちゅうしゅつ

ちょうさ) sampling method 〔同〕標本調査 〔衛〕ある集団の全数調査が不可能な場合、母集団から一定の方法で調査対象（標本）を抽出し、その標本を調査することにより母集団全体の特性を推測しようとする方法。

標本調査（ひょうほんちょうさ） sample survey →標本抽出調査

表面活性剤（ひょうめんかっせいざい） surface active agent →界面活性剤

表面感覚（ひょうめんかんかく） superficial sensation →皮膚感覚

表面麻酔剤（ひょうめんますいざい） drugs for surface anesthesia 〔薬〕手術部位の表面、通常は粘膜面に噴霧あるいは塗布し、その適用領域の表面を麻酔するときに用いる薬物。眼科領域においてもっとも多用される。リドカイン、テトラカインなどが用いられる。

病理解剖（びょうりかいぼう） pathological anatomy 〔同〕剖検 〔病〕病死した人を解剖し、病変をうけた臓器や組織細胞の変化を肉眼的、組織学的に検索すること。その目的は、病変の確認、診断や治療の反省、患者の診療上発生したさまざまの疑問点に対して答を出し、病気の本体を究明することである。

病理学各論（びょうりがくかくろん） special pathology 〔病〕病理学は一般に総論と各論とに分けて述べられる。病理学総論がそれぞれの臓器組織に現れる同種類の病変群の原則論を述べるのに対し、病理学各論はそれぞれの臓器、組織に現れる各種の病変について述べられる。

病理学総論（びょうりがくそうろん） general pathology 〔病〕病理学は一般に、総論と各論とに分けて述べられるが、病理学総論はそれぞれの臓器、組織に現れる同じ種類の病変をひとまとめにして総括的に論ずるものである。

鼻翼（びよく） wing of nostril 〔解〕顔面の中央に突出している部分を外鼻という。外鼻は鼻根、鼻背、鼻尖、鼻翼に区別される。左右の外鼻口の周囲を鼻翼、またはこばなという。

日和見感染（ひよりみかんせん） opportunistic infection →内因感染

びらん（糜爛） erosion 〔病〕浅い表在性の欠損のことで、粘膜または角膜の上皮層、または皮膚の表皮層のみが浅く欠損している場合を指す。腸管の場合には、粘膜筋板に達しないことを基準にする。

ビリオン virion 〔微〕ウイルスの種類によって、ヌクレオカプシドの外側にリポムコタンパクからなるエンベロープをもっていて、感染性をもつ完全なウイルス粒子をいう。

ピリドキサール pyridoxal →ビタミンB_6

ピリドキサミン pyridoxamine →ビタミンB_6

ピリドキサルリン酸（——さん） pyridoxal phosphate 〔同〕PAL-P 〔栄〕ビタミンB_6（ピリドキシン、ピリドキサール、ピリドキサミン）から生成する補酵素。アミノ酸脱炭酸やアミノ基転移酵素などアミノ酸代謝に関与する酵素の補酵素として働く。

ピリドキシン pyridoxine →ビタミンB_6

ピリドンカルボン酸系合成抗菌剤（——さんけいごうせいこうきんざい） →キノロン剤

ピリミジン塩基（——えんき） pyrimidine base 〔栄〕ピリミジンの誘導体で、ヌクレオチド、ヌクレオシドなどの構成成分として存在する。おもなものは核酸、ヌクレオチド、ヌクレオシド中に含まれるシトシン、チミン、ウラシルである。

ピリミジン代謝拮抗薬（——たいしゃきっこうやく） antipyrimidine 〔薬〕悪性腫瘍治療薬のピリミジン代謝拮抗薬。5-フルオロウラシル、シタラビン。

ピリミジンヌクレオチド pyrimidine nucleotide 〔栄〕チミン、シトシン、ウラシルなどのピリミジン塩基が五炭糖（リボース、デオキシリボース）とリン酸に結合したもの。リン酸を含むので、それぞれチミジル酸、ウリジル酸、シチジル酸とよぶ。

微量金属作用（びりょうきんぞくさよう） oligo(metalic) action →微量有効作用

微量元素（びりょうげんそ） trace element 〔同〕微量ミネラル 〔栄〕生体に微量含まれ重要な働きをする元素。鉄、亜鉛、銅、マンガン、セレン、コバルト、モリブデン、ヨウ素、クロム、砒素、フッ素などである。

微量作用（びりょうさよう） oligodynamic

action ➡微量有効作用

微量ミネラル（びりょう——）trace mineral ➡微量元素

微量有効作用（びりょうゆうこうさよう）oligodynamic action 同微量作用，微量金属作用【薬】薬液の濃度がきわめて低いのに，作用を示す場合を微量有効作用という．水銀，銀，銅などの金属イオンが微量で殺菌作用を示すのはその例であり，とくに微量金属作用という．

ビリルビン bilirubin 同胆赤素，胆汁色素【病】体内におけるヘモグロビンの代謝産物とみなすべき物質で，肝臓や，そのほかの細網内皮細胞，脾臓，骨髄中で作られ，胆汁の中に排泄される色素のこと．血液中のビリルビンが 2 mg/dl を超えると軟骨，神経組織，角膜を除く身体のその他の組織に沈着し，黄色を呈する黄疸となる．

ピル pill 同経口避妊薬 黄体ホルモン（プロゲステロン）は妊娠を継続させる作用があるので，これを飲み続けている間（医師の処方が必要）は排卵も月経もない．実際のピルには卵胞ホルモンも加えられている．女子スポーツ選手はこれによりメンスを避けるのに使用している．

鼻涙管（びるいかん）nasolacrimal duct【解】内眼角部の粘膜から涙小管が始まり，涙嚢，鼻涙管として，鼻腔の下鼻道へ開口している．

ピルビン酸カルボキシラーゼ（——さん——）pyruvate carboxylase 同ピルビン酸炭酸化酵素【栄】ピルビン酸に CO_2 を添加しオキザロ酢酸を生成する反応を触媒する酵素である．活性化 CO_2 の担体であるビオチンが補酵素．この反応はオキザロ酢酸を補充する主要経路で，活性化にはアセチル CoA が必要である．糖新生の調節に重要な役割を果たす．

ピルビン酸炭酸化酵素（——さんたんさんかこうそ）pyruvate carboxylase ➡ピルビン酸カルボキシラーゼ

ピロカルピン pilocarpine【薬】副交感神経作動薬（コリン作動薬），ムスカリン受容体に作用する植物アルカロイド．

ピロホスファターゼ pyrophosphatase【栄】ピロリン酸（PPi）を2分子のオルトリン酸（正リン酸，Pi）に加水分解する酵素．歯石を形成しやすいヒトの唾液で

活性が高いといわれている．

ピロリジン-2-カルボン酸（——さん）pyrrolidine-2-carboxylic acid ➡プロリン

ピロリン酸（——さん）pyrophosphate 同二リン酸【栄】2分子のオルト（正）リン酸から水を除いたものである．PPi と略記する．ATP などの酵素的加水分解により生成する．ピロホスファターゼにより2分子のオルトリン酸になる．歯石を形成しにくいヒトの唾液に多いといわれている．

敏感度（びんかんど）sensitivity ➡鋭敏度

貧血性梗塞（ひんけつせいこうそく）anemic infarct 同白色梗塞【病】終動脈に支配される臓器，たとえば脳，心臓，腎臓，脾臓などの動脈における貧血による梗塞のことである．壊死部は蒼白あるいは多少黄色を呈する．

ピンドロール pindolol【薬】交感神経遮断薬（アドレナリン作動性効果遮断薬）．とくに β_1，β_2 受容体を遮断する．プロプラノロール．

ピンボー腫（——しゅ）Pindborg's tumor ➡歯原性石灰化上皮腫

フ

ファージ変換（——へんかん）phage conversion【微】バクテリオファージの感染を受けた細菌の性質が変化し，特定の形質が発現する現象．かつて溶原化変換ともよばれた．ジフテリア菌やボツリヌス菌などの毒素産生と深くかかわり合いがある．

ファーテル・パチニ層板（小体）（——そうばん〈しょうたい〉）lamellated corpuscle of Vater-Pacini【組】知覚神経の終末受容器であり，皮下組織，関節包，骨膜などにみられる．中心の神経終末を周囲から被膜細胞が丸ネギ状に取り巻く．圧迫を感知する（圧覚）．

ファイブロネクチン fibronectin ➡フィブロネクチン

フィードバック機構（——きこう）feed-back mechanism【生】生体機能を自動的に調節する方法をいう．ある機能回路

の出力の一部を入力に戻して出力を増大，または，減少させる調節法で，前者を正，後者を負のフィードバックという．

フィードバック効果（――こうか） feedback effect 【栄】 代謝経路の最終産物が経路の最初の段階を触媒する酵素を阻害（促進）する現象を負（正）のフィードバック効果とよぶ．生体内の重要な代謝調節系である．

V 因子（――いんし） V-factor 【微】 ヘモフィルス（*Haemophilus*）属の細菌を培養する際に不可欠の因子の1つ．NAD-(nicotinamide adenine dinucleotide)である．

V 字型歯列弓（――じがたしれつきゅう） V-shaped dental arch 【解】 下顎歯列弓に多く，犬歯，小臼歯が舌側に転位して中切歯は唇側にあって，Vの字状になっている歯列弓．

フィゾスチグミン physostigmine 【薬】 副交感神経作動薬（コリン作動薬）．アセチルコリンエステラーゼを阻害することにより放出されたアセチルコリンが分解されるのを抑制し，シナプス間隙濃度が高くなり副交感神経刺激効果を現す．

フィチン酸（――さん） phytic acid 同 イノシトール・六リン酸 【栄】 イノシトールの6個のリン酸エステルである．穀類に多く含まれリン酸のおもな貯蔵物質である．カルシウムと不溶性塩を形成するのでシュウ酸，脂肪酸と同じく小腸でのカルシウムの吸収を阻害するといわれている．

VP 反応（――はんのう） Voges-Proskauer reaction 【微】 腸内細菌科の細菌を同定する際に行う検査の1つで，ブドウ糖からacetylmethylcarbinolが産生されるか否かを調べる．

フィブリノーゲン fibrinogen 同 線維素原 【生】 血漿中に含まれるタンパク質の一種．血液凝固の際には，トロンビンとCa²⁺の作用によって不溶性のフィブリンに変わる．

フィブリン fibrin 同 線維素 【栄】 血漿タンパク質である．フィブリノーゲンにタンパク分解酵素（トロンビン）が作用して生じる．生じたフィブリン（モノマー）がフィブリン塊（ポリマー）になる．さらにCaやフィブリン安定化因子により不溶性のフィブリンとなり，血液凝固が完了する．

フィブリン酵素（――こうそ） fibrin enzyme ➡ トロンビン製剤

フィブロネクチン fibronectin 同 ファイブロネクチン 【栄】 線維芽細胞や脂肪細胞などの結合組織性細胞の膜表面や血漿に存在する高分子の接着性糖タンパク質である．血漿性のものと細胞性のものとは化学構造や糖鎖などが少し異なる．これらの生理機能は細胞の接着，形態調節，移動，走化性，分化，増殖，癌細胞の転移，組織の修復などである．

ブイヨン broth, Ⓕ bouillon 【微】 細菌を培養する培地で，もっともよく用いられる液体培地．通常，肉エキス，ペプトン，塩化ナトリウムからなる肉エキスブイヨンとして使用する．

フィロキノン phylloquinone 同 ビタミンK₁，抗出血性ビタミン 【栄】 ナフトキノンの側鎖にC₂₀H₃₉のフィチル基をもつキノン誘導体である．緑色植物に存在し血液凝固を促進する黄色油状の脂溶性ビタミンである．K₁は細菌内にみられるK₂と人工合成のK₃と対比されるが，生理作用は類似である．哺乳動物では腸管に存在する細菌により生成されるので欠乏症は起こらない．

フィロズルチン philodulcin 【栄】 砂糖の不足した戦後日本で甘味料として広く使われたが，その後，実験動物への毒性が認められ，使用禁止になったズルチンの誘導体．花祭りに使われた甘茶に含まれる天然の非カロリー性甘味成分である．甘味の発現がゆっくりで，しかし長く続くのが特徴である．

風疹（ふうしん） rubella 【病・微】 風疹ウイルスによって引き起こされる急性発疹性疾患であり，リンパ節腫脹が特徴で，発熱あるいは全身性反応はほとんどともなわない．妊娠初期（3か月まで）に感染すると，非常な高率で奇形，たとえば精神発育障害，心奇形，先天性白内症，聾唖，難聴，エナメル質減形成などが発生する（先天性風疹症候群）．

封入体結膜炎（ふうにゅうたいけつまくえん） inclusion conjunctivitis 【微】 クラミジアトラコマーティス（*Chramidia tra-*

フウル

chomatis)が原因で起こる感染症．新生児の場合は出産の際産道感染を受け，また成人の場合は生殖器から手指，衣類を介して眼に感染する．症状はトラコーマより軽微である．

フールニエの歯（――は）Fournier's tooth ㊥桑実歯，桑実状歯，ムーンの歯，蕾状歯 【病】先天梅毒により臼歯にみられる形成異常で，1884 年に Fournier により報告された．おもに第一大臼歯および第二乳臼歯にみられる．咬頭の発育不全と歯冠の萎縮によって，その表面が顆粒状の凹凸を示している．

フェナセチン phenacetin 【薬】解熱鎮痛薬の 1 つ．アスピリンとは異なり抗炎症作用は認められない．副作用としてはメトヘモグロビン血症が知られていたが，近年，発癌性が問題となり使用されなくなった．

フェニール酢酸系薬物（――さくさんけいやくぶつ）【薬】非ステロイド性抗炎症薬に属する．プロスタグランジン生合成抑制作用を示す．アスピリンに比べ，より強い抗炎症，解熱，鎮痛作用を有し，胃腸症状も弱いので，疼痛性疾患やリウマチに用いられる．イブプロフェンなど．

フェニトイン歯肉増殖症（――しにくぞうしょくしょう）gingival hyperplasia due to phenytoin ㊥ジフェニールヒダイトイン歯肉増殖症，ダイランチン歯肉増殖症 【病】抗痙攣剤フェニトインの連用によって起こる歯肉の増殖性変化で平均発現度は 56〜62％，年齢は 10〜19 歳に多くみられる．歯肉増殖は，一般に前歯部，歯間乳頭部に始まり，しだいに唇頬舌側に拡大し，疼痛はない．

フェニトン phenytoin ➡ジフェニールヒダントイン

フェニルアラニン phenylalanine 【栄】中性の芳香族アミノ酸であり，タンパク質を構成する必須アミノ酸である．このアミノ酸は水酸化されチロシンになる．甲状腺ホルモン，ノルアドレナリン，アドレナリン，メラニン色素などの前駆体になる．このアミノ酸の脳での代謝が非常に悪い遺伝性疾患にフェニルケトン尿症がある．非う蝕誘発性でカロリーの低い甘味料として使われているアスパルテームの成分で，これを摂取したとき，血中のフェニルアラニンの濃度が上がり，脳に障害があるかどうかがしばしば問題になっている．

フェニルアラニンヒドロキシラーゼ phenylalanine hydroxylase ㊥フェニルアラニン 4‐モノオキシゲナーゼ 【栄】フェニルアラニンを水酸化しチロシンを生成する酵素である．この酵素が先天的に欠損するとフェニルアラニンだけでなく正常人ではみられないフェニルアラニン代謝の副経路が働き，フェニルピルビン酸，フェニル酢酸，フェニル乳酸が組織や血液中に蓄積し，尿中に排泄されるようになる．

フェニルアラニン 4‐モノオキシゲナーゼ phenylalanine 4‐monooxygenase ➡フェニルアラニンヒドロキシラーゼ

フェニルブタゾン phenylbutazone 【薬】非ステロイド性抗炎症薬の最初のものの 1 つ．プロスタグランジンの生合成抑制作用が強く，抗炎症，解熱，鎮痛効果を示す．尿酸排泄作用を有し痛風に用いられる．過敏反応や骨髄機能抑制，胃腸障害などの副作用あり．

フェニレフリン phenylephrine ㊥ネオシネフリン 【薬】交感神経作動薬の 1 つ．α 受容体刺激作用は強力だが，β 受容体にはほとんど作用せず心臓作用は弱い．血管収縮作用は強力で，局所麻酔薬の血管収縮薬，鼻粘膜の充血除去，瞳孔散大などの目的に使用される．

フェノール phenol ➡石炭酸

フェノールカンフル phenol camphor ➡キャンフォフェニック

フェノール係数（――けいすう）phenol index ➡石炭酸係数

フェノール誘導体（――ゆうどうたい）phenol derivatives 【薬】フェノールおよびその誘導体は抗菌作用が強力で，防腐薬，消毒薬として用いられる．歯科医療においては，う窩の消毒，歯髄の鎮静，根管治療の目的で使用される．フェノールのほか，チモール，ユージノール，クレゾールなど．

フェノバルビタール phenobarbital 【薬】長時間作用型バルビタールの 1 つであるが，催眠作用を示さない量で大脳皮質の興奮領を抑制するため，抗てんかん薬と

フェリチン ferritin 【栄】 脾臓、肝臓、小腸粘膜などに存在する鉄貯蔵タンパク質．フェリチンから鉄を除いたものをアポフェリチンという．小腸粘膜内でアポフェリチンは 3 価鉄と結合しフェリチンになる．フェリチンは還元され 2 価鉄を放し、ふたたびアポフェリチンになる．

フェリプレシン 【薬】 ペプチド類の血管収縮薬．歯科では局所麻酔薬（プロピトカイン）に添加．血管収縮薬にはほかにカテコールアミンのエピネフリン、ノルエピネフリンがある．

フェロキシダーゼⅠ ferroxidase Ⅰ ➡セルロプラスミン

フェントラミン phentolamine 【薬】 交感神経遮断薬（アドレナリン作動性効果遮断薬）．とくに α_1、α_2 受容体を遮断する．エルゴタミン、トラゾリン、ダイベナミンなど．

不応期（ふおうき） refractory period 【生】 神経や筋が興奮した後、興奮性が低下している時期をいう．不応期にはどんなに強い刺激にも応じない絶対不応期と、正常より強い刺激で興奮する相対不応期がある．心筋の不応期は骨格筋や神経のものより長い．

フォーダイス斑（――はん） Fordyce's spots 【病・組】 歯肉や頬粘膜に散在性にある黄色の隆起状斑点としてみられる．本態は異所性脂腺で、青春期以後に多いが治療を必要とするものではない．

フォスフォフォリン phosphophoryn 〓ホスホホリン 【栄】 多量のリン酸を含むリンタンパク質で、象牙質、骨に 2 種類があり分布する．全アミノ酸のうちアスパラギン酸、セリン、リン酸化セリンが約 75% を占める．リン酸基とカルボキシル基はカルシウムと結合するので象牙質の石灰化に関与すると考えられている．

フォリン酸（――さん） folinic acid ➡テトラヒドロ葉酸

フォルクマン管（――かん） Volkmann's cannal 【組】 骨膜から骨質の中に入る血管や神経を入れる管である．フォルクマン管はハバース管とほぼ直交しており、骨表面からハバース管や骨髄腔に血液を供給する．層板構造はない．

フォン phon 【衛】 人間の音に対する感覚を考慮した単位の 1 つで、音の大きさのレベルの単位．ある音の大きさのレベルとは、その音と同じ大きさに聞こえる基準音（1,000 ヘルツ純音）の音圧レベル（デシベル）のこと．たとえば、1,000 ヘルツ、50 デシベルの純音と同じ大きさに聞こえる音は 50 フォン．

フォン・ハルナックの換算表（――かんさんひょう） 【薬】 von Harnack による．小児の薬用量を Augsberger（アウグスバーガー）式から計算して成人量を 1 とした場合の量で表にしたもの．Augsberger の式（P.1）を参照．

不快指数（ふかいしすう） discomfort index 〓DI 【衛】 アメリカで考案された暑さによる不快度を示す指数で、気温と気湿の測定値により算出する．不快指数 70 以上で不快と感じはじめ、75 で約半数が不快感を、80 で全員が不快と感じる．

不可欠アミノ酸（ふかけつ――さん） indispensable amino acid ➡必須アミノ酸

不可欠脂肪酸（ふかけつしぼうさん） indispensable fatty acid ➡必須脂肪酸

付加歯（ふかし） additional teeth ➡加生歯

不活化ワクチン（ふかつかワクチン） inactivated (killed) vaccine 【微】 微生物を加熱、紫外線照射あるいはホルマリンなどの薬物処理により、感染性を失活（消失）させ、しかし免疫原性は保持しているものいい、感染防衛に用いるワクチン．腸チフス、百日咳、日本脳炎、狂犬病ワクチンなど．

不可避窒素損失量（ふかひちっそそんしつりょう） obligatory nitrogen loss 【栄】 生命の維持のためにはどうしても避けられない窒素（タンパク質）の損失量のことである．無窒素食でも 1 日に体重あたり、尿中の約 34 mg、糞便中約 12 mg、また皮膚より約 12 mg、計 58 mg の窒素（タンパク質に換算すると約 0.37 g/日/kg 体重）が消費される．

不感蒸泄（ふかんじょうせつ） insensible perspiration 【生】 皮膚表面や呼吸器から絶えず水分が体外へ蒸発していること．この蒸発は発汗のようにみえないため不感蒸泄という．

不完全角化歯肉（ふかんぜんかくかしにく）imcomplete keratinized gingival 同類角化歯肉 【組】 重層扁平上皮細胞の角化層が完全には角化せず，角化層の細胞に小さくなった核がみられるもの．歯肉の75%が不完全角化歯肉であるといわれている．ブラッシングにより，角化が進行し丈夫な歯肉となる．

不完全抗原（ふかんぜんこうげん）incomplete antigen 【微】 それ自体免疫動物に対して抗体を産生せしめる能力（免疫原性）はないが，抗体や感作リンパ球に反応する性質（反応原性）を有する抗原．代表例として結核菌から得られるツベルクリンがある．

不完全再生（ふかんぜんさいせい）incomplete regeneration ➡病的再生

不完全修復（ふかんぜんしゅうふく）incomplete reparation ➡病的再生

不規則象牙質（ふきそくぞうげしつ）irregular dentin ➡不整象牙質

副交感神経（ふくこうかんしんけい）parasympathetic nerve 【生・組】 内臓や血管などを調節する自律神経で，一般的に同一臓器に対する作用は交感神経と拮抗的である．たとえば，この神経が優位に興奮すると，心臓機能は抑制され，消化・吸収機能は促進される．副交感神経節前および節後線維からは，ともにアセチルコリンが伝達物質として放出される．

副交感神経作動薬（ふくこうかんしけいさどうやく）parasympathomimetic drug 【薬】 コリン作動薬．ムスカリン受容体，ニコチン受容体に結合して作用を現す．副交感神経刺激効果が現れるのはムスカリン受容体を刺激したとき．ニコチン受容体は交感神経と副交感神経が同時に興奮する．

副交感神経刺激様作用薬（ふくこうかんしんけいしげきようさようやく）parasympathomimetic drugs ➡コリン作働性薬

副交感神経遮断薬（ふくこうかんしんけいしゃだんやく）parasympatholytic agents ➡唾液分泌抑制剤

複合脂質（ふくごうししつ）complex lipid 【栄】 脂質は単純脂質，複合脂質，誘導脂質の3つに大別される．複合脂質は分子中にリン酸，糖，イオウなどを含むので，それぞれリン脂質，糖脂質，硫脂質とよばれる．生体膜の構造成分や神経伝達の絶縁体として重要である．

副行循環（ふくこうじゅんかん）collateral circulation ➡傍側循環

副甲状腺（ふくこうじょうせん）accessory thyroid gland ➡上皮小体

副甲状腺ホルモン（ふくこうじょうせん――）parathyroid hormone ➡上皮小体ホルモン

複合(性)歯牙腫（ふくごう〈せい〉しがしゅ）composite odontoma 同合成歯牙腫 【病】 歯牙腫のうち，複雑(性)歯牙腫と集合(性)歯牙腫の移行型で，1つの腫瘍の中に複雑歯牙腫と集合歯牙腫が混在している．

複合タンパク質（ふくごう――しつ）conjugated protein 【栄】 糖，脂質，リン酸，色素（金属），核酸などを結合しているタンパク質である．これらはそれぞれ，糖タンパク質，リポタンパク質，リンタンパク質，色素（金属）タンパク質，核タンパク質とよばれる．

複合胞状腺（ふくごうほうじょうせん）compound alveolar gland 導管が枝分かれをし，終末部が袋状に膨らんだもの（前立腺，乳腺，耳下腺）．

複雑(性)歯牙腫（ふくざつ〈せい〉しがしゅ）complex odontoma 【病】 歯牙腫のうち，組織学的に無秩序に形成されたエナメル質，象牙質およびセメント質が不規則な集塊を形成したもので，X線的には境界明瞭で形状の不規則な不透過像として認められる．

副作用（ふくさよう）side effect, side action 同為害作用 【薬】 薬物の作用のなか，治療の目的に不必要な，有害無益の作用をいう．

腹式呼吸（ふくしきこきゅう）abdominal breathing 【生】 横隔膜は胸腔の底面を構成している．この横隔膜を上下させて行う呼吸運動を腹式呼吸という．安静時の呼吸はおもに腹式呼吸で行われる．これに対し肋間筋による胸郭の運動で行う呼吸を胸式呼吸という．

福祉施設(通称)（ふくししせつ）welfare facilities 【衛】 社会福祉施設のこと．国民が個人の尊厳をもって自立した生活

を送ることができるよう支援するための施設.福祉六法(老人福祉法,児童福祉法,身体障害者福祉法など)によって定められた社会福祉施設がおもなもの.公立,私立があり,また利用法により入所施設,利用施設,通所施設に分けられる.

輻射熱(ふくしゃねつ) radiant heat 【衛】本体は赤外線.波長によっては皮下にまで入り,寒暑感に影響する.量によっては人体に障害を与え,熱中症や白内障の原因となる.輻射熱を測定するのには黒球乾暖計が多く用いられる.

フクシン fuchsin 同アニリン・レッド 【薬】赤色の塩基性色素.グラム陽性菌に対し殺菌作用強く,抗核染薬として用いられる.ま皮膚の糸状菌感染症にも用いられる.

副腎(ふくじん) suprarenal body 同腎上体【解】腎臓の上部にあり,中胚葉性の皮質と外胚葉性の髄質とからなる.髄質はアドレナリンとノルアドレナリンを分泌し,皮質からは,コーチゾン,コルチコイドを分泌する.

副神経(ふくしんけい) accessory nerve 【解】脳から出る11番目の神経.はじめ迷走神経にそって走っているのでこうよばれ.胸鎖乳突筋の運動神経.

副腎髄質ホルモン(ふくじんずいしつ—) adrenomedullar hormone 【生】副腎髄質で合成,分泌されるカテコールアミン類(ドーパ,ドーパミン,アドレナリン,ノルアドレナリン)をいう.心拍数増加,血糖値増加,瞳孔散大などの交感神経興奮時に起こる作用と同じ全身症状を示す.

副靭帯(ふくじんたい) accessory ligamentum 【組・解】関節を補強するために,関節包と離れた場所についている靭帯をいう.顎関節では継下顎靭帯,茎突下顎靭帯などがあり,膝には内・外側側副靭帯がある.

副腎皮質(ふくじんひしつ) adrenal cortex 【組】副腎は重量が平均5g前後の小さな臓器であるが,皮質と髄質に分かれており,皮質の球状層からアルドステロンなど鉱質代謝ホルモン,束状層からはコルチゾンなど糖質代謝ホルモンが分泌される.皮質が中胚葉で,髄質は外胚葉でアドレナリンを分泌する.

副腎皮質刺激ホルモン(ふくじんひしつしげき—) adrenocorticotropic hormone 同ACTH 【生】下垂体前葉から分泌され,副腎皮質に作用して副腎皮質ホルモン(おもに糖質コルチコイド)の分泌を増加させる.

副腎皮質ホルモン(ふくじんひしつ—) adrenocortical hormone 同コルチコイド 【生・組】副腎皮質から分泌されるホルモンの総称で,生命維持に不可欠である.副腎皮質は3層に分かれ,外から電解質コルチコイド,糖質コルチコイド,男性ホルモンが分泌される.化学構造上このホルモンをステロイドホルモンという.生体内に存在する天然のものと,人工的に合成されたものがある.

副腎皮質ホルモン剤(ふくじんひしつ—ざい) corticosteroid, corticoid 【薬】副腎摘出動物の生命を維持しうる作用をもつホルモン剤.糖質コルチコイドと鉱質コルチコイドの2群があり,前者は補充療法のほか,抗炎症,免疫抑制,抗アレルギーなどの目的に,後者は補充療法の目的で使用される.

覆髄剤(ふくずいざい) pulp capping materials 同歯髄覆罩剤,歯髄覆髄剤,歯髄保護剤 【薬】歯髄上の象牙質層が薄くなったり,露髄した場合に歯髄保護と第二象牙質形成促進の目的で使われる薬剤.直接に歯髄に適用される直接覆髄剤(水酸化カルシウムパスタ)と象牙質層を介して間接的に歯髄に適用される間接覆髄剤(ユージノールセメント,パラホルムセメントなど)に分けられる.

複製(ふくせい) ➡クローン

輻輳反射(ふくそうはんしゃ) convergence reflex 【生】近い物を見るとき,左右の眼の視軸が対象物で交わるように中央に寄ってくる.この現象を輻輳という.輻輳は瞳孔の縮小をともなう反射であり,これを輻輳反射という.

腹側(ふくそく) ventral 【解】ヒトの体の前方の方向を腹側という.イヌ,ウマなどでは下方にあたるが,腹側とよべば共通する.反対は背側になる.

フグ中毒(—ちゅうどく) Fugu intoxication 【衛】動物性自然毒の食中毒で,フグの肝臓や卵巣に多く含まれているテトロドトキシンによる.症状は知覚神経

フクヒ

の麻痺に始まって運動神経麻痺を起こし, 重症例では呼吸麻痺により死亡に至る場合がある.

副鼻腔（ふくびくう） nasal sinus 【解】鼻腔に開口する前頭洞, 篩骨洞, 蝶形骨洞, 上顎洞をいう. 吸気を暖め湿気を与え, 骨を軽くする, 共鳴作用などがあると考えられる. 蓄膿を起こすことがある.

複方ヨードグリセリン（ふくほう——） iodine glycerine 圓サイフェルト液 【薬】 局所抗感染薬であるヨウ素剤の1つ. ヨウ素 12 g, ヨウ化カリウム 24 g, 石炭酸 5 ml, ハッカ油 2 ml, グリセリン 900 ml に水を加え全量 1,000 ml にしたもの. 光によりヨウ素剤としての効力が減退するので長期保存不可.

腹膜（ふくまく） peritoneum 【解】 腹壁, 骨盤壁や臓器の表面を包む, 薄い奨膜をいう. 壁側と臓器側との間が腹膜腔で, 少量の液体（腹水）がある.

賦形剤（ふけいざい） excipient; vehicle 【薬】 主薬が少量の場合にある程度のかさと重さを与えるために添加するもの. 化学的, 物理的, 薬理的に不活性で主薬に影響を与えないもの. 乳糖やデンプンなど.

不顕性感染（ふけんせいかんせん） inapparent infection 圓潜伏感染 【微】 感染は成立していながら臨床的にまったく症状を示さないままに経過する感染様式. 潜伏感染ともいう. 日本脳炎, 急性灰白髄炎（ポリオ）などはこの場合が多い.

フコース fucose 【栄】 炭素原子 6 個よりなるメチル糖の一種で, 6 位の炭素につく水酸基が脱酸素され, メチル基になったもの. 植物や細菌のもつ類似のメチル糖にはラムノースやイソラムノースがある. おもに細胞壁や血液型物質などの糖タンパク質の末端糖鎖を構成している.

浮腫（ふしゅ） edema, anasarca 圓水腫 【病】 組織液が皮下または粘膜下の組織間隙に, 過剰に貯留した状態のこと. 皮膚は青白になり指圧痕が残る.

浮腫の原因（ふしゅ——げんいん） cause of edema 【病】 浮腫は, 腎臓や心臓の機能不全, あるいは, 局所の炎症によって起こり, 原因としてつぎのようなことがあげられる. ①リンパ管の狭窄や閉塞, ②血管の透過性の亢進, ③毛細血管圧の上昇, ④血漿タンパク量の低下, ⑤組織液の滲透圧の上昇.

腐蝕薬（ふしょくやく） caustics 【薬】腐蝕作用を示す薬物. 組織タンパクを沈殿凝固する酸類, 溶解するアルカリ類などがある. 病的組織をこわす目的で使用し, 病的歯肉の除去・象牙質知覚過敏の鎮静に用いる.

不随意筋（ふずいいきん） involuntary muscle ➡平滑筋

ブスルファン busulfan 【薬】 悪性腫瘍治療薬のアルキル化剤. 適応：慢性骨髄性白血病.

不正咬合（ふせいこうごう） malocclusion 【病】 上下歯牙の咬み合わせの異常を総称して不正咬合という. これには歯の植立異常, 歯列異常, 咬合不調和, 顎骨の発育異常などをあげることができる. 原因は多くあるとされるが, おもに顎骨と歯の発育不調和によるところが多い.

不整（正）象牙質（ふせいぞうげしつ） irregular dentin 圓不規則象牙質 【病】硬組織の欠損には無関係に, 髄床底や根管壁に添加される象牙質のことである. 原因不明で, 年齢の増加とともに形成される傾向が強い. 組織学的には元来の象牙質の構造とは異なって, 不規則なものを指す（象牙細管の数が少ない, 走向の乱れがある, 線維性基質の量が多い, 石灰化の程度が規則的でない, 象牙質内細胞の封入がみられる.

不整脈治療薬（ふせいみゃくちりょうやく） drugs for the treatment of arrthymia ➡心筋抑制薬

不耐薬性（ふたいやくせい） intolerance 【薬】 通常使用しないような少量の薬物に患者が強い反応を起こすこと.

プチアリン ptyalin 圓唾液アミラーゼ 【栄】 唾液に含まれるアミラーゼをプチアリンという. プチアリンはデンプンをデキストリンと麦芽糖に分解する. 耳下腺から分泌されるものに多く含まれ, 至適 pH は 6.8 である. 胃に移行して酸性になるとその作用は急に低下する.

付着歯肉（ふちゃくしにく） attached gingiva 〖組〗 外縁上皮は遊離歯肉溝を境として付着歯肉と遊離歯肉(1 mm 幅)に分けられ，下部は歯肉粘膜部までで，幅 4 mm くらいの部分．この部位は歯槽骨と密着し，上皮は強く角化している．上皮の表面には斑点状の凹みがあり，スティップリングとよばれている(P.147 図参照)．

付着上皮（ふちゃくじょうひ） junctional epithelium, attached epithelium 〖同〗上皮付着，接合上皮 〖病・組〗 歯肉の内縁上皮の一部で歯の表面に上皮が付着している部分を指す．正常であれば，その付着部の最深端はエナメル質 - セメント質境界に位置している．歯周炎発症時には，その付着位置がセメント質面上に位置してくる(上皮の深行増殖)．このあと歯肉ポケットが形成されてくるようになる(P.147 図参照)．

付着性象牙粒（ふちゃくせいぞうげりゅう） attached denticle ➡壁着性象牙質瘤

普通石けん（ふつうせっーん） soap 〖薬〗植物油脂および硬化油をアルカリ処理して作る．脂肪の乳化作用，洗浄作用，皮質溶解作用などをもち，洗剤として用いる．

普通沈殿法（ふつうちんでんほう） 〖衛〗上水道の浄化処理の1つ．原水を沈澱池で静置し，比重の大きい浮遊物を徐々に沈澱させる方法で，緩速濾過法と組み合せて行うことが多い．

普通薬（ふつうやく） common drug 〖薬〗薬事法において劇薬，毒薬，麻薬，覚せい剤以外を普通薬という．

フッ化アパタイト（——か——） fluor apatite ➡フルオロアパタイト

フッ化ジアンミン銀（——か——ぎん） diammine silver fluoride 〖同〗サホライド．フッ化アンモニア銀 Ag(NH₃)F 〖薬〗 フッ化ジアンミン銀が歯のヒドロキシアパタイトと反応すると難溶性のリン酸銀とフッ化カルシウムが歯面に沈着する，歯質に黒褐色の着色が生ずるのが欠点．う蝕予防薬のほか，根管消毒，象牙質知覚過敏にも利用する．

フッ化スズ溶液（——か——ようえき） stannous fluoride 〖同〗SnF₂，フッ化第一スズ溶液 〖薬〗 う蝕予防薬の1つ．化学的に不安定なため用時調製のこと．通常 8％ 溶液を1回塗布で効果あり．不快な収斂性の臭味および歯の着色の欠点あり．

フッ化ナトリウム（——か——） sodium fluoride 〖同〗NaF，フッ化ソーダ 〖薬〗フッ化物の1つ．う蝕予防の目的で歯面塗布に用いる．通常 2％ 溶液を利用．化学的に安定で長期保存可能．ただし，合成樹脂容器に保存のこと．歯肉に対する刺激性および着色性はない．

フッ化物（——かぶつ） fluorides 〖同〗フッ素 〖薬〗 臨床的にもっとも広く利用されているう蝕予防薬．フッ素はエナメル質や象牙質に取り込まれ耐酸性を増加，う蝕原性細菌に対する抗菌作用もあり，う蝕予防に働く．

物質代謝（ぶっしつたいしゃ） metabolism 〖生〗 体内に取り込んだ物質が酵素によって変化することを総称して代謝といい，同化と異化の2つの作用がある．代謝を物質の変化としてとらえる場合を物質代謝といい，エネルギーの変化としてとらえる場合をエネルギー代謝という．

フッ素（——そ） fluorine ➡フッ化物

物理的根管充塡剤（ぶつりてきこんかんじゅうてんざい） root canal physical filling materials 〖薬〗 抜髄後あるいは感染根管治療後に，それら根管内空隙を充塡し，根尖部の感染予防と菌牙保存の目的で使う薬剤を根管充塡剤というが，主に物理的に充塡する充塡剤を物理的根管充塡剤という．ガッタパーチャ合剤など．

物理的配合禁忌（ぶつりてきはいごうきんき） physical incompatibility 〖薬〗 2種類以上の薬品を配合したとき，物理的原因によって凝固，融解，沈殿などを生じ，患者への投薬が不能になる場合をいう．

プテロイルグルタミン酸（——さん） pteroylglutamic acid ➡葉酸

ブドウ球菌（——きゅうきん） Staphylococcus 〖微〗 広く自然界に分布する通性嫌気性グラム陽性球菌，ヒトや動物では皮膚，鼻咽腔，口腔の粘膜面，腸管内に常在する．病原性ブドウ球菌(黄色ブドウ球菌)と非病原ブドウ球菌(表皮ブドウ球菌)があり，病原ブドウ球菌は化膿菌の代表者となっている．

不動性結合(ふどうせいけつごう) syn-arthrodial junction 【解】骨と骨とが関節以外で接しているときは動きが悪い.これを不動性結合という.縫合,軟骨結合,骨結合がある.

ブドウ糖(——とう) grape sugar ➡グルコース

不透明層(ふとうめいそう) opaque layer 同混濁層【病】象牙芽細胞への慢性的損傷(咬耗症,摩耗症,酸蝕症,う蝕)によって,そのような損傷部の象牙質にみられる象牙細管内に,石灰化(閉塞硬化)が帯状に生じた層を指す.光学顕微鏡の透過光線で,健康象牙質は半透明に透けてみえるが,この部は不透明暗黒色にみえる.

腐敗(ふはい) putrefaction 【微】広義では動植物組織が微生物によって分解され,下(低)級の化合物に変化する現象をいう.狭義では,微生物による動植物組織の嫌気的タンパク分解を意味し,硫化水素,アンモニア,メタンガスなどのガスを生じ悪臭を発する.

腐敗性炎(ふはいせいえん) ichorous inflammation ➡壊疽性炎

腐敗性歯髄炎(ふはいせいしずいえん) ichorous pulpitis ➡壊疽性歯髄炎

部分無歯症(ぶぶんむししょう) partial anodontia, hypodontia, oligodontia 【病】1歯ないしそれ以上の歯の欠如が,歯胚の欠如によって部分的に発現するもので,比較的よくみられる.永久歯では智歯の欠如がもっとも多く,ついで上顎側切歯,上下顎第二小臼歯に多い.

不飽和脂肪酸(ふほうわしぼうさん) unsaturated fatty acid 【栄】1個以上の二重結合をもつ脂肪酸をいう.不飽和化により,融点が下がり,そのため不飽和脂肪酸の多い脂肪は常温で液体である.二重結合は容易に酸化され,油の腐敗化(酸敗)が起こるので酸化防止剤(ビタミンE)が使われる.必須脂肪酸のリノール酸,リノレン酸,アラキドン酸は不飽和脂肪酸である.

フマル酸(——さん) fumaric acid 【栄】クエン酸(TCA)回路の代謝中間体の1つである.コハク酸が酸化(脱水素)されるとフマル酸が生じる.フマル酸はアスパラギン酸,チロシン,フェニルアラニンなどのアミノ酸の代謝によっても生成する.

浮遊物(ふゆうぶつ) suspended substance 同SS【衛】水質汚濁の原因となる不溶性の物質で粒径2 mmの濾紙を通るもの.活性汚泥法で処理した下水では,浮遊物は70 ppm以下とされている.

不溶性グルカン(ふようせい——) insoluble glucan 同ムタン,ミュータン,不溶性デキストラン【栄・微】口腔細菌の菌体外で,スクロース(砂糖)を基質として生成されるグルコースのみを構成単位とする多糖で,そのなかでも α-1,3 結合の多いグルカン(ムタン)は不溶性であるのでこのようにいわれ, *Streptococcus mutans* により特徴的につくられる.この菌の菌面での集叢形成やう蝕の発生との関連が示唆されている.

不溶性デキストラン(ふようせい——) insoluble dextran ➡不溶性グルカン

プラーク plaque ➡歯垢

プラークコントロール plaque control 【病】歯ブラシや歯間ブラシ,デンタルフロスなどの器具を用いて歯垢を取り除くことによって,う蝕や歯周疾患などを予防しようとする目的で行う歯口清掃法を意味する.そしてこれは各自が行えることに意義がある.

プラーク染色液(——せんしょくえき) disclosing solution 同歯垢染色剤【薬】口腔内の衛生状態を確認させ,歯垢による清掃効果をあげるために,歯垢の染色剤が用いられる.塩基性色素,中性紅,ヨウ素系薬剤(スキナー氏液)など.食用色素(赤色3号)を含有する歯垢染色錠を同じ目的に使用する.

フライ反応(——はんのう) Frei's test 【微】クラミジアが原因である鼠経リンパ肉芽腫症(第四性病)の診断法.加熱抗原の皮内注射によるアレルギー反応をみる方法であるが,特異的な反応ではない.

フラクトース fructose ➡フルクトース

プラシーボ placebo ➡偽薬

プラシーボ効果(——こうか)【薬】心理効果で症状が改善すること.

ブラジキニン bradykinin 【薬】血漿 $α_2$-グロブリン分画にあるキニノーゲンにカ

リクレインが作用して生成されるペプチド．9個のアミノ酸からなる．血管拡張作用，毛細血管透過性亢進，平滑筋収縮作用のほか，発痛物質の1つとされる．

フラシン fracin ➡ニトロフラゾン

プラズマ細胞（――さいぼう） plasma cells ➡形質細胞

プラスミッド plasmid 【微】 染色体から独立して細菌細胞質内に存在し，自律的に複製される遺伝単位．環状の二重鎖 DNA（分子量，106～108）．R プラスミッド（抗生物質に対する抵抗性を支配），F プラスミッド（F因子の運搬），Col プラスミッド（コリシンの産生）などがある．

プラセボ placebo ➡偽薬

プラゾシン prazosin 【薬】 抗高血圧薬．ノルエピネフリン，エピネフリンが結合する α 受容体を遮断し，末梢血管を拡張する．

ブラッシャイト brushite ➡ブルシャイト

ブラッシュ石（――せき） brushite ➡ブルシャイト

フラボノイド類（――るい） flavonoids 【薬】 毛細血管壁強化薬．抗ヒアルロニダーゼ作用による．ヒアルロニダーゼで血管壁組織の結合物質（ヒアルロン酸）を分解し，毛細血管透過性を亢進する．

フランクフルト平面（――へいめん） Frankfurt horizontal plane （同眼耳平面 左右の眼点（オルビターレ）と左右の耳点（ポリオン）を含む面をいい，歯科矯正学上の基準平面として用いられる（P.69図参照）．

ブランダン・ヌーン腺嚢胞（――せんのうほう） Blandin-Nuhn's mucocele 【病】 唾液の流出障害によってできた貯留嚢胞のうち，前舌腺（Blandin-Nuhn's gland）に起こったもので，舌尖下面に発生する．

ブランハメラ・カタラーリス Branhamella catarrhalis 【微】 グラム陰性の球菌，好気性．莢膜ならびに線毛をもっている．以前，ナイセリア・カタラーリスとよばれていた．健康なヒトの鼻咽腔に生息しており，カタル性上気道炎，髄膜炎などを起こすことがある．ペニシリンに感受性．

振子運動（ふりこうんどう） pendular movement 【生】 小腸の運動の1つ．腸管の縦走筋により腸管の縦軸に沿って伸縮しであり，腸内容物と消化液を混ぜ合わせ，肛門側へ移送させる．

プリズム状根（――じょうこん） ➡台状根

不慮の事故（ふりょ――じこ） 【衛】 不慮の事故を総数でみると，交通事故がもっとも多く，ついで窒息，転倒，転落，溺死，溺水である．年齢階級別では，乳児では窒息，溺死，溺水．1～4歳では交通事故，溺死，溺水．5歳以上の各年齢層では交通事故がもっとも多く，年齢が高くなると相対的に窒息が増える．

プリロカイン prilocaine 【薬】 アミド型局所麻酔薬．プロピトカイン．ほかにリドカイン，ジブカインなど．

プリン塩基（――えんき） purine base 【栄】 アデニンとグアニンなどプリンの誘導体をいう．核酸，ヌクレオチド，ヌクレオシドなどの構成成分である．プリン塩基から尿酸が生成される．プリン塩基からできるキサンチンの誘導体はコーヒー，紅茶，緑茶の興奮剤である．

プリン代謝拮抗薬（――たいしゃきっこうやく） 【薬】 悪性腫瘍治療薬の代謝拮抗薬．6-メルカプトプリン，アザチオプリン．

プリンヌクレオチド purinenucleotide 【栄】 プリンの誘導体であるアデニン，グアニンは五糖糖（リボース，デオキシリボース）と β - グリコシド結合し，これにリン酸がエステル結合したものがプリンヌクレオチドである．リン酸を含むのでアデニル酸，グアニル酸ともよぶ．

ふるい分け（――わ――） ➡スクリーニング

ふるい分け法（咀嚼能率の――）（――わ――ほう〈そしゃくのうりつ――〉） sieve analysis 【生】 咀嚼能率を測定する方法．咀嚼により粉砕された試料をふるい分けし，乾燥後回収して重量を計測する．この試料の粉砕程度から咀嚼能率を求める．

フルオレッシン fluorescin 【微】 緑膿菌が産生する色素の1つで，蛍光を発して黄緑色を呈する．水溶性であるかクロロホルムには溶けない．

フルオロアパタイト fluorapatite 同フッ化アパタイト 【栄・組】 ヒドロキシアパタイトの水酸基がフッ素（F）と置換し

たものである．フッ素の摂取（飲料やフッ素塗布など）によって形成される．ヒドロキシアパタイトよりも酸に溶けにくく，う蝕に対する抵抗性が大きくなる．

5-フルオロウラシル 5-fluorouracil；5-FU 【薬】 悪性腫瘍治療薬の代謝拮抗薬．ピリミジン代謝拮抗薬．副作用：骨髄障害，肝・腎障害など強い．ほかにシタラビン．

プルキンエ細胞（——さいぼう） Purkinje's cell 【組】 小脳皮質にある大形の細胞．2本の長い樹状突起と1つの軸索突起を持っている．

プルキンエ線維（——せんい） Purkinje fiber 【組】 心臓の刺激伝導を伝える房室束（His束）の太い心筋線維をいう．

フルクタン fructan 【栄】 フルクトースのみを構成単位とする多糖類で，その結合様式によってレバン（B 2→6 結合），イヌリン（B 2→1 結合）などとよぶ．イヌリンは菊イモ，ゴボウ，ユリの塊根などに含まれ，歯垢中の微生物によってもつくられる．レバンはスクロースを材料として歯垢の微生物によりつくられる．

フルクトース fructose 同果糖，レブロース，フラクトース 【栄】 果実，ハチ蜜に多く存在するもっとも甘味の強い六炭糖である．還元性を示すケトースで，グルコースと結合しスクロースとなる．歯垢中の微生物により発酵され，酸になりやすい．

フルクトース-1,6-ニリン酸（——さん） fructose-1,6-bisphosphate 同FBP，FDP 【薬】 フルクトース-6-リン酸にさらにリン酸が付加されたもので，解糖系の代謝中間体．グリセルアルデヒド-3-リン酸とジヒドロキシアセトンリン酸に分解される．細菌の乳酸脱水素酵素を活性化する．糖濃度などの変化によりこの中間体の細胞内の濃度が変化し，これによって産生する酸の種類が変化する．

フルクトシル転移酵素（——てんいこうそ） fructosyltransferase ➡フルクトシルトランスフェラーゼ

フルクトシルトランスフェラーゼ fructosyltransferase 同レバンスクラーゼ，フルクトシル転移酵素 【栄】 スクロースのフルクトースを転移してフルクトースの多糖体特に（レバン，イヌリンなど）を作る糖転移酵素．口腔内の連鎖球菌やアクチノミセスなどがもっている．

ブルシャイト brushite 同ブラッシャイト，ブラッシュ石，リン酸水素カルシウム 【栄】 リン酸水素カルシウムが2分子の結晶水をもった鉱石．CaHPO$_4$・2 H$_2$O．歯石の一成分．

フルニトラゼパム flunitrazepam 【薬】催眠薬でとくに熟眠薬．ベンゾジアゼピン系薬物．投与後30分前後で作用が発現．ニトラゼパム．

ブレオマイシン bleomycin 【薬】 抗癌抗生物質．DNAの合成阻害薬．上顎癌，歯肉癌，舌癌，悪性リンパ腫など．副作用：肺線維症，脱毛など．

プレステロン「歯科用軟膏」® （——「しかようなんこう」） Presteron "dental ointment" ➡エピジヒドロコレステリン合剤

フレッチャー氏人工象牙質（——しじんこうぞうげしつ） Fletcher's cement 同フレッチャー氏セメント 間接覆髄剤の1つ．仮封剤としても用いる．粉末の主成分である酸化亜鉛と無水硫酸亜鉛を液の主成分である水と反応することにより，酸化亜鉛硫酸セメントを生成，硬化する．殺菌と鎮痛作用のためチモールとフェノールを配合する．

プレドニゾロン prednisolone 【薬】 合成副腎皮質ホルモンの1つ．天然の副腎皮質ホルモンは糖質コルチコイドにおいても，鉱質代謝作用を示すため副作用が強い．プレドニゾロンは糖質コルチコイドとしての作用は強いが，副作用は弱い．

プレプロインシュリン preproinsulin 【栄】 インシュリンのmRNAから，最初に翻訳されて生成したタンパク質で，分子量11,500．これからプレペプチドが切りはなされるとプロインシュリンになる．

プレボテラ・インターメディア Prevotella intermedia 【微】 黒色色素産生性嫌気性桿菌で，女性ホルモン（エストロゲン，エストラジオール）が血中から歯肉溝滲出液へ移行し，歯周局所で発育が促進され，思春期性歯肉炎や妊娠性歯肉炎をおこす．

プロインシュリン proinsulin 【栄】 プレプロインシュリンからプレペプチドが切り取られたインシュリンの前駆体で分子量約9,000. 膵臓β細胞で生成される. 細胞から分泌される前に転換酵素でペプチド結合が切断されインシュリンになる.

フローセン fluothane ➡ハロタン

ブロードマンの地図(――ちず) Brodmann's map 【生・解】 Brodmann が大脳皮質を構成する神経細胞が部位により異なることに基づいて皮質を52に区分した地図. これらの領域は機能も示すので, たとえば4,6野は運動機能が, 1,2,3野は体性感覚機能が局在している.

プロカイン procaine （同ノボカイン®）【薬】 合成局所麻酔薬の1つ. コカインに代わる局所麻酔薬として1905年以来広く利用されたが, 近年はリドカインなどに代わりつつある. エステル型であり代謝はコリンエステラーゼにより分解される. 副作用としてアレルギー症状を示すことがある.

プロカインアミド procainamide 【薬】 プロカインのエステル結合をアミド結合にした化合物. アミドのため分解速度が遅く, 抗不整脈薬として用いられる. 局所麻酔作用は弱い.

プロゲステロン progesterone ➡黄体ホルモン

プロコラーゲン procollagen 【栄】 プレプロコラーゲンからプレペプチドが切り取られ, 3本鎖らせんの分子になったもの. さらに修飾を受けた分子が多数集合してコラーゲン線維になる.

プロスタグランジン prostaglandin （同PG）【栄】 アラキドン酸のような不飽和脂肪酸から生成される生理活性物質の総称. 各組織の働きを局所ホルモンとして調節する. また, 炎症の発現にも重要な関与をしている.

プロスタグランジン I_2 prostaglandin I_2 ➡プロスタサイクリン

プロスタグランジン E_2 prostaglandin E_2 【薬】（同PGE₂） 炎症の化学的媒介物質（ケミカルメディエーター）. 局所で痛覚の増強物質となり, 視床下部で発熱物質として作用. 解熱鎮痛薬はPGE₂生成阻害するような作用を現す薬物.

プロスタグランジン剤(――ざい) prostaglandins 【薬】 プロスタグランジンE_2, $F_{2α}$は妊娠子宮における収縮作用が強力なため, 妊娠9週以降の中絶剤として臨床応用される.

プロスタグランジンの生合成阻害(――せいごうせいそがい) prostaglandin synthesis inhibitor 【薬】 炎症による局所の痛みと浮腫はケミカルメディエーターのブラジキニンの作用とそれを増強するプロスタグランジンの作用による. 酸性非ステロイド性抗炎症薬はプロスタグランジンの生成をシクロオキシゲナーゼの阻害を介して阻害し, 急性炎症を抑制する.

プロスタサイクリン prostacyclin （同プロスタグランジン I_2, PGI_2）【栄】 プロスタグランジンの一種. 血管拡張, 血圧降下, 血小板凝集抑制, 血管透過性亢進などの作用があり, 炎症の発生, 子宮頸部の弛緩などに関与する.

プロタミン protamine 【栄】 脊椎動物の精子核中でDNAと複合体を形成している塩基性タンパク質. 塩基性アミノ酸であるアルギニンが半分を占めている.

プロテアーゼ protease （同タンパク質分解酵素）【栄】 ペプチド結合の加水分解を触媒する酵素の総称. 消化管内に分泌されるペプシン, トリプシン, キモトリプシンおよび細胞内リソソームに含まれるカテプシン類などが代表的なものである.

プロテインキナーゼ protein kinase （同タンパク質リン酸化酵素）【栄】 リン酸転移酵素で, ATPのγ-リン酸基をタンパク質中のセリン, トレオニン, チロシンの水酸基へのリン酸転位を触媒する. 細胞内で生じた情報伝達物質によって活性化され, 酵素タンパク質のリン酸化によりその活性を変化させることにより, 細胞の特異な働きに重要な役割を果たしている.

プロテオグリカン proteoglycan （同ムコ多糖タンパク複合体, PG）【栄】 グリコサミノグリカン(ムコ多糖)の長鎖分子が1本のタンパク(コアタンパク)に多数共有結合したもの. 糖のほうがタンパクよりはるかに多いので糖タンパクとは区別される. 軟骨にとくに多く, コラー

プロトスタイリッド protostylid 〔解〕 下顎大臼歯の頰側面の近心部に現れる小結節をいう．上顎大臼歯の近心頰側面では臼旁結節という．

プロトプラスト protoplast 〔微〕 細胞壁が破壊され，細胞質膜を介して直接外界と接している細菌細胞．球状を呈し，低張液中では破裂する．グラム陽性菌をリゾチームで処理することにより産生される．

プロトロンビン prothrombin 〔生〕 血液凝固因子の1つで，肝臓で作られる．プロトロンビンはトロンボプラスチンとCa^{2+}の作用でトロンビンになり，これがフィブリノーゲンに働いて不溶性のフィブリンを析出し，血球を絡めて血液凝固が起こる．

プロパージン properdin 〔微〕 補体とマグネシウムイオンの存在下で，グラム陰性菌に対して殺菌的に作用する血清タンパク質を Pillemer がプロパージンと名づけた．補体の活性化(副経路)に関与する．

プロパニジド propanidid 〔薬〕エポントール 【薬】 静注麻酔薬の1つ．短時間作用であり，導入麻酔に応用される．

プロバリン® Brovarin ➡ ブロムワレリル尿素

プロピオニル CoA propionyl-CoA 〔栄〕 プロピオン酸(炭素数 3)と補酵素 A(CoA)とが結合したもの．炭素数が奇数の脂肪酸が β 酸化(炭素数 2 ずつ減る)を受けると最後にできる．イソロイシン，トレオニン，メチオニンなどのアミノ酸からも生ずる．

プロビタミン provitamin 〔栄〕 生体内でビタミンに転換される前駆物質の総称で，ビタミン D の前駆体であるエルゴステロール，7-デヒドロコレステロール，ビタミン A の前駆体であるカロチンなどはよく知られたプロビタミンの例である．

プロピトカイン propitocaine 〔薬〕 アミド型局所麻酔薬．プリロカイン．ほかにリドカイン，ジブカインなど．

プロプラノロール propranolol 〔薬〕 交感神経遮断薬(アドレナリン作動性効果遮断薬)．とくに $β_1$，$β_2$ 受容体を遮断する．ピンドロール．

ブロムヘキシン 〔薬〕 去痰薬．痰の分泌を促すとともに粘液を分解する．

ブロムワレリル尿素(——にょうそ) bromvalerylurea 〔同〕ブロバリン 〔薬〕 催眠薬の1つ．緩和な鎮静，催眠作用あり，就眠薬として用いる．

プロラクチン prolactin 〔同〕催乳ホルモン 〔生・栄〕 下垂体前葉から分泌されるホルモン．乳腺の発育と乳汁の分泌を促進，黄体を刺激する作用がある．

プロリン proline 〔同〕ピロリジン-2-カルボン酸 〔栄〕 タンパク質構成アミノ酸の1つだが，普通のアミノ酸と異なりイミノ酸である．結合組織の線維タンパクのコラーゲンには 22% も含まれ，このうちの 1/2 が 4-ヒドロキシプロリンになっている．

分界溝(ぶんかいこう) terminal sulcus of tongue 〔解〕 舌の前 2/3 と舌根を境する，逆 V 字形の溝または線をいう．逆 V 字の奥に凹みがあり，舌盲孔という．内胚葉性の甲状線が下降したあとである．分界溝から後ろの上皮は内胚葉である．(P.187 図参照)．

吻合(ふんごう) anastomosis 〔解〕 枝分かれした血管や神経が互いに枝を出して連絡することをいう．血管では毛細血管になる前に，細い動脈と静脈とが手を結んでいることをいう．

粉じん(ふん——) dust 〔衛〕 空気中に浮遊しているあらゆる固体微粒子を粉じんという．粉じんの中で粒子径の小さいもの(吸入性粉じん)は肺胞に沈着して，健康障害(じん肺)を起こす．

分析疫学(ぶんせきえきがく) analytical epidemiology 〔衛〕 記述疫学で得られた仮説を検定し，評価するのが分析疫学である．分析疫学には回顧法(コーホート研究，患者・対照研究)と，将来法(干渉法，観察法)がある．

分節運動(ぶんせつうんどう) segmenting movement 〔生〕 小腸の運動の1つ．腸管の輪状筋が局所的に収縮し，くびれを発生させる．このくびれは隣接部と交代で発生し，腸内容物を消化液とよく混和する．くびれは1分間に15回程発生する．

分泌(ぶんぴ) secretion 【生】 細胞内の大きな分子の物質を細胞膜の形を変えることにより細胞外に放出することをいう．ホルモンや消化液の分泌．

分泌型 IgA(ぶんぴつがた——) secretory IgA 圆sIgA 【微】 IgAの2量体で，J (joining)鎖と分泌成分が結合している．唾液，涙，鼻汁，腸管分泌液などに含まれる免疫グロブリンで，粘膜の感染防御に重要な役割を果たしている．

分泌上皮(ぶんぴつじょうひ) secretory epithelium 【組】 腺上皮ともいう．被覆上皮細胞が増殖して，固有層または真皮のほうに陥入し，分泌能を有する細胞群に分化したもの．外分泌腺と内分泌腺とがある．上皮の機能による分類．

噴霧剤(ふんむざい) nebulizer 【薬】 スプレー剤．噴霧器を用いて薬液を霧状とし咽喉，気管内を消毒，消炎，粘液溶解する．皮膚に使用するエアゾール剤は噴霧剤ではない．

噴門(ふんもん) cardia 【解】 胃の食道側の入口を噴門という．十二指腸側の出口を幽門という．

分離培養(ぶんりばいよう) isolation 【微】 複数の種類の細菌を含む検体(膿汁，血液など)から単一種の細菌の培養物(純培養)を得るための操作．

分裂病治療薬(ぶんれつびょうちりょうやく) drugs for the treatment of schizophrenia ➡抗精神病薬

ヘ

平圧蒸気釜(へいあつじょうきがま) Koch's steam sterilizer ➡コッホ蒸気釜

平圧蒸気滅菌(へいあつじょうきめっきん) sterilization by steam at atmospheric pressure 圆間欠滅菌法 【微】 コッホの減菌釜で100℃で1時間加熱する滅菌法．より完全な方法は，1日1回，100℃で30分間加熱することを3日間連続して行う間欠減菌法である．ただし，加熱したものは次回の加熱まで温室に置かなければならない．

平滑筋(へいかつきん) smooth muscle 圆不随意筋 【組】 骨につく横紋筋のような横紋がなく，自分の意志では動かない不随意筋をいう．消化管，内臓などに分布している．副交感神経で消化管の筋は活動的になる．

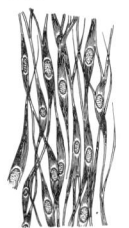

平滑筋腫(へいかつきんしゅ) leiomyoma 【病】 平滑筋細胞の充実性増殖からなる良性腫瘍で，子宮，消化器，皮下に好発する．口腔領域ではまれで，舌，頬部，口底，口蓋，口唇などにみられるが，その母組織は血管中膜と考えられる．

平滑筋収縮作用(へいかつきんしゅうさよう) contraction of smooth muscle 【薬】 平滑筋を収縮する作用．薬物の場合，その多くは(Baを除く)特定のレセプターを介して平滑筋収縮作用を示す．

平滑筋肉腫(へいかつきんにくしゅ) leiomyosarcoma 【病】 平滑筋組織に由来する悪性の肉腫で，子宮，胃，腸，後腹膜，四肢の軟組織にみられ，口腔領域ではきわめてまれである．

平滑面う(齲)蝕(へいかつめん——しょく) smooth surface caries 【病】 う蝕を発現部位によって分類したもので，小窩裂溝を除いた平滑面に発生したう蝕である．隣接部や歯頸部にみられる．う蝕病巣の基底が表面で，先端がエナメル象牙境に向かっている円錐形の病巣，いわゆうる蝕円錐がみられる．それより象牙質内へ進展しても，同じ円錐形の病巣を作る．

平均寿命(へいきんじゅみょう) average longevity 【衛】 ゼロ歳児が平均，何年，生存できるかという予測値(ゼロ歳児の平均余命)を平均寿命という．平均余命は各年齢の個人が生存できる平均年数のことで，生命表を基に推測される．生命表は人口および人口動態を基に作成される．

平均余命(へいきんよめい) expectation of life 【衛】X歳の人が,その後何年生存できるかという期待値.

閉口運動(へいこううんどう) mouth closing movement ➡閉口動作

平衡感覚(へいこうかんかく) static sensation ➡前庭感覚

閉口筋(へいこうきん) muscles of closing mouth 【解】口裂を閉じるための筋である.口輪筋がその大部分を占めている.顎関節が脱臼すると閉口できない.

平衡状態(へいこうじょうたい) equilibrium 【薬】2つの相対抗する過程に均衡が保たれており,見かけ上,質的,量的な変化がない状態をいう.平衡に関与している2つの過程状態により,物理的平衡と化学平衡状態がある.たとえば,薬物と受容体の相互作用で結合薬物と非結合薬物は一定である.

平衡聴覚器(へいこうちょうかくき) vestibulocochlear organ 【解】平衡感覚と聴覚の司る内耳,中耳,外耳をいう.平衡感覚とはバランスをとる感覚.「乗物よい」では平衡感覚が乱れている.これは三半規管と前庭嚢で感じ,内耳神経(Ⅷ)の支配を受ける(P.224図参照).

閉口動作(へいこうどうさ) mouth closing movement 圓閉口運動 【生】食物の咀嚼,発声などの際に下顎が挙上する運動.下顎の挙上には咬筋・内側翼突筋・側頭筋が協調して働く.このうち咬筋と内側翼突筋はおもに収縮力を発生し,側頭筋が下顎の位置を誘導する.

閉口反射(へいこうはんしゃ) mouth closing reflex 【生】舌背や口蓋粘膜の機械的刺激でゆっくりと口が閉じる運動を閉口反射という.嚥下時の閉口動作もこの反射である.

米国食品医薬品局(べいこくしょくひんいやくひんきょく) Foods and Drug Administration (FDA) 【栄】米国で食品と医薬品の監督を行っている役所で,食品のふ触発性の表示なども監督し,種々の情報を発信している.消費者を守り,健康を増進させることを目的としている.ホームページは http://www.fda.gov/

ペインコントロール pain control 【薬】薬物等を利用し痛みの経路を遮断または遮断し痛み刺激に対する感受性を低下した状態におくことで,有意識下での歯科医療における痛みや不安解消として利用される.

ペースメーカー電位(――でんい) ➡歩調取り電位

β-アドレナリン遮断薬(――しゃだんやく) β-adrenolytic agents

β-構造(タンパク質の)(――こうぞう〈――しつ――〉) β-structure 圓β-プリーツシート構造 【栄】タンパク質の二次構造の1つ.平行な2本以上のポリペプチド鎖の鎖と鎖の間をできるだけ多く水素結合させ,全体としては,山折り谷折りが連続した構造である.絹糸を構成するフィブロインはほとんど純粋にこの構造をとる.

β-酸化(脂肪酸の)(――さんか〈しぼうさん――〉) β-oxidation 【栄】脂肪酸が生体内で酸化を受ける際,カルボキシル基に対してβの位置が酸化されて分解されること.これにより脂肪酸は炭素数が2個少ないアシルCoAとアセチルCoAになり,後者はクエン酸回路で完全に酸化され,あるいはコレステロールなどの生合成に利用される.

β遮断薬(――しゃだんやく) β-blocker 圓β-アドレナリン遮断薬 【薬】アドレナリン受容体のβ受容体に作用し,化学伝達を遮断する薬物.プロプラノロール,アルプレノロール,アセブトロールなど.本態性高血圧のほか,狭心症,心筋硬塞,不整脈の治療に用いられる.

β受容体($β_1$, $β_2$)(――じゅようたい) 【薬】アドレナリン受容体.$β_1$:心臓,分泌腺にあり,興奮性の伝達.$β_2$:平滑筋にあり,平滑筋の弛緩,血糖量の調整.

β-プリーツシート構造(――こうぞう) ➡β-構造(タンパク質の)

ベーチェット症候群(――しょうこうぐん) Behçet's syndrome ➡ベーチェット病

ベーチェット病(――びょう) Behçet's disease 圓ベーチェット症候群 【病】Behçet's(1937年)によって紹介された原因不明の慢性遷延性疾患.口腔粘膜の再発性アフタ,皮膚の結節性紅斑,陰部有痛性潰瘍,ブドウ膜炎または,前房蓄膿をともなった虹彩毛様体炎が同時に,または引き続いて繰り返し生じる難治性

ヘキサデカン酸（——さん） hexadecanoic acid ➡パルミチン酸

ヘキサメトニウム hexamethonium 【薬】節遮断薬．ニコチン受容体に結合し神経伝達を遮断する．アセチルコリンと受容体を競合するので「競合性節遮断」という．高血圧治療に使用する．

ヘキソキナーゼ hexokinase 【栄】各種の生物に広く存在し，解糖系とグリコーゲン生成をおおまかに調節している酵素．ATPのγ位のリン酸をグルコース，フルクトースなどヘキソースに移し，これをリン酸エステル化する反応を触媒する．

ヘキソサミン hexosamine 【栄】六炭糖のアルコール性水酸基がアミノ基で置換したアミノ糖の総称．D-グルコサミンとD-ガラクトサミンが天然に主として存在し，そのアミノ基にアセチル基が結合したN-アセチル体がムコ多糖などの多糖や糖タンパク質，糖脂質の構成成分である．

ヘキソバルビタール hexobarbital 【薬】就眠薬．バルビツール酸系薬物．内服により迅速に吸収される．10分前後で入眠．

壁着性象牙質瘤（へきちゃくせいぞうげしつりゅう） adherent denticle 同壁着性象牙粒，付着性象牙粒 【病】歯髄内に瘤状に新生した象牙質粒のうち，象牙質の歯раston面に付着しているもの．一般に乳歯には少なく，老人の永久歯で臼歯によくみられる．

壁着性象牙粒（へきちゃくせいぞうげりゅう） adherent denticle ➡壁着性象牙質瘤

ベタメタゾン betamethasone 【薬】副腎皮質ホルモン．難治性の喘息に使用．プレドニゾロンなど．

ヘテロ型（乳酸）発酵（——がた〈にゅうさん〉はっこう） heterofermentation 【微】グルコースの最終代謝物の50%以上が乳酸で，そのほかに酢酸，蟻酸，コハク酸および炭酸ガスなどを産生する乳酸の発酵様式．

ベドナーアフタ Bednar's aphthae 【病】新生児の外傷潰瘍で，硬口蓋正中縫線の両側に1個ずつ，または片側性にみられる．平らでやや盛り上がった黄色の斑点よりなる，浅い不定形の潰瘍のこと．原因は口をふくためのガーゼなどの摩擦，哺乳ビンの乳首の摩擦などがあげられる．

ペニシリン系抗生物質（——けいこうせいぶっしつ） penicillins antibiotics 【薬】フレミングがアオカビから発見した最初の抗生物質(1929年)．活性構造である6-アミノペニシラミン酸を基本として合成ペニシリンが多数作られ，広域抗菌スペクトルをもつようになった．細菌細胞壁のムコペプチドによる壁形成を阻害しその抗菌作用を示す．

ヘパトーマ hepatoma ➡肝細胞癌

ヘパラン硫酸（——りゅうさん） heparan sulfate 同ヘパリチン硫酸 【栄】ヘパリンに類似した構造をもつ多糖で，それよりも硫酸基，L-イズロン酸，N-スルホグルコサミン含量が低い．哺乳類の肺，肝，腎，脾，脳などから分離され，遺伝的代謝異常として，ハーラー症候群，ハンター症候群などが知られている．

ヘパリチン硫酸（——りゅうさん） heparitin sulfate ➡ヘパラン硫酸

ヘパリン heparin 【栄】D-グルコサミン，D-グルクロン酸，L-イズロン酸を構成糖とする多糖で，N-アセチル，N-硫酸，O-硫酸化されている．ムコ多糖のうちでは硫酸基がもっとも多く，小腸，肺などに広く存在する．臨床的には強力な抗血液凝固活性と脂肪清澄活性が利用されている．

ヘパリン感受性リパーゼ（——かんじゅせい——） heparin-sensitive lipase ➡リポタンパク質リパーゼ

ペプシン pepsin 【栄】胃で分泌される酸性で働くタンパク質分解酵素．分子量35,000程度で至適pHは2付近にあり，その不活性前駆体ペプシノーゲンが限定分解されるとペプシンになる．

ペプチダーゼ peptidase 【栄】ペプチド結合を加水分解する酵素の総称．エキソペプチダーゼ(ポリペプチドのアミノ末端またはカルボキシ末端から作用する)とエンドペプチダーゼ(ポリペプチドの中間のペプチド結合に作用する)に大別される．

ペプチド peptide 【栄】 2個以上のアミノ酸がペプチド結合によって結合したもの．通常，アミノ酸の数によってオリゴペプチド(2～10)，ポリペプチド(10～50)，タンパク質(50<)と分類する．

ペプチドグリカン peptidoglycan 同ムレイン，グリコペプチド，ムコペプチド 【栄】 細菌の細胞壁の硬い骨組となるムコペプチドの網状巨大分子．細胞壁の機械的強度を保ち，細胞内の浸透圧を支え，細胞の形を維持している．

ペプチド結合 (——けつごう) peptide bond 【栄】 1つのアミノ酸のアミノ基($-NH_2$)と他のアミノ酸のカルボキシル基($-COOH$)が脱水縮合して生じた共有結合($-CO-NH-$)をいう．したがって，タンパク質は $NH_2-CHR_1-CO-NH-CHR_2-CO\cdots\cdots NH-CHR_n-COOH$ と表せる．

ペプチド(性)ホルモン (——〈せい〉——) peptide hormone 同タンパク質ホルモン 【栄】 化学構造がポリペプチドであるホルモンの総称．下垂体ホルモン(成長ホルモン，黄体形成ホルモンなど)，膵臓ホルモン(インシュリンなど)，副甲状腺ホルモン，消化ホルモン(ガストリンなど)などがある．ステロイドホルモンとは作用機序が違い，その生理活性が現れる時間も早い．

ヘマトイジン hematoidin 同類血素 【病】 ヘモグロビンが組織中で変化を受けてできたものである．鉄反応を示さない酸不溶性の橙黄色の板状結晶である．

ヘマトクリット値 (——ち) hematocrit 同Ht 【生】 血液中で赤血球が占める容積の割合をヘマトクリット値という．正常値は成人男子で45％，女子で42％を示す．臨床では貧血の検査などに用いる．

ヘミアセタール水酸基 (——すいさんき) hemiacetal hydroxyl group ➡グリコシド性水酸基

ヘミセルロース hemicellulose 【栄】 植物細胞壁でセルロース-小繊維間マトリックスゲルを構成する多糖でペクチン質以外のもの．

ヘム heme,haem 【栄】 4個のピロール環に鉄が結合したポルフィリン鉄錯体でヘモグロビン，ミオグロビンの非タンパク部分(活性部)を構成する．ピロール環の修飾のちがいによりいくつかの種類がある．

ベメグリド bemegride 同メジマイド，アンチバルビ 【薬】 バルビツレートに似た化学構造を有し，バルビツレート中毒の拮抗薬とされたが，他の中枢抑制薬にも拮抗する．脳幹から大脳皮質に至る部位に興奮的に作用する．

ヘモグロビン hemoglobin 同血赤素，血色素，Hb 【栄】 4個のポリペプチド鎖と4個のヘムからなる血液中の酸素運搬の機能をもつ分子量67,000の複合タンパク質．そのうち2個は α 鎖，他の2個は β 鎖とよばれ，それぞれがヘムを1個もっている．ヘムを除いた部分をグロビンとよばれる．赤血球に存在しその湿重量の33％を占める．

ヘモコアグラーゼ hemocoagulase 【薬】 蛇毒から抽出．トロンビン様作用，トロンボプラスチン様作用で止血作用を現す．

ヘモジデリン hemosiderin 同血鉄素 【病】 ヘモグロビン(血色素)の分解産物である．赤血球崩壊時に，ヘモグロビンが分解して，他の段階ヘ移行する場合にできる黄褐色の色素で鉄反応を呈する．歯髄内出血では，この色素が象牙細管に沈着し歯を茶褐色にする．

ペラグラ pellagra 【病】 ニコチン酸，トリプトファン摂取不足により起こる疾患．消化器症状として舌炎，口内炎，低酸症をともなう胃炎，慢性下痢などが起こる．一定の皮膚症状，神経症状，精神症状を呈する．

ベラドンナアルカロイド belladonna alkaloids 【薬】 ナス科の植物であるチョウセンアサガオ，ベラドンナ，ロートなどの根，種子，葉などに含まれるアルカロイド．アトロピンとスコポラミンが知られる．副交感神経遮断薬である．

ベラパミル verapamil 【薬】 カルシウム拮抗薬．心筋の興奮(Ca^{2+}の働きが関与)を抑制．上室性不整脈に使用される．

ペリクル pellicle ➡獲得薄膜

ペルオキシダーゼ peroxidase 【栄】 一般に過酸化水素を用いてつぎの部分で基質AH_2を酸化する酵素の総称．$H_2O_2 + AH_2 \rightarrow 2H_2O + A$．動物，植物，微生物に広く分布する．唾液ペルオキシダーゼは

SCNイオンと共同して，口腔粘膜を過酸化水素による傷害から保護している．

ヘルトウィッヒの上皮鞘（——じょうひしょう）Hertwig's epithelial sheath 【組】歯胚の歯冠部が形成されるとエナメル器の下縁部では内・外エナメル上皮がくっつき，歯槽底に向かって増殖をする．これをヘルトウィッヒの上皮鞘という．この部分はエナメル質を形成するのではなく，象牙芽細胞を誘導し，歯根形成に関与する．これが早く消失すると短い根となる．

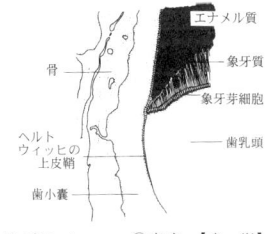

（図：エナメル質，象牙質，象牙芽細胞，骨，ヘルトウィッヒの上皮鞘，歯乳頭，歯小嚢）

ヘルペス herpes 同疱疹【病・微】ウイルスの感染により，口腔内，口唇，陰部などで皮膚，粘膜に高熱，激痛をともなって小水疱が集中的に生ずる疾患である．口腔内にみられるのは，単純性ヘルペスⅠ型で，また神経支配領域に出現する帯状疱疹もある．

ベル・マジャンディーの法則（——ほうそく）Bell-Magendie's law【生・解】脊髄で感覚神経は後根から入り，運動神経は前根より出るという法則．

辺縁系（へんえんけい）limbic system 同大脳辺縁系，辺縁皮質【解】辺縁系は食欲や性欲などの本能，怒りや恐怖などの情動，嗅覚や自律機能を司る中枢である．その部位は大脳半球の内側面から底面にかけ存在し，皮質(旧皮質，古皮質)と皮質下(視床下部，基底核)とからなる．ワニなどの下等動物の脳．

辺縁性歯周炎（へんえんせいししゅうえん）marginal periodontitis【病】歯周組織とくに歯頸部に初発する炎症である．一般的に炎症が歯肉にのみ限局している場合は歯肉炎とよび，炎症が漸次拡大し，歯周ポケットの形成，歯根膜の破壊や歯槽骨の吸収が起こった場合を辺縁性歯周炎という．

辺縁皮質（へんえんひしつ）limbic cortex ➡辺縁系

辺縁隆線（へんえんりゅうせん）marginal ridge【解】歯の咬合面や，舌面の近心や遠心の辺縁にみられる隆線をいう．近心辺縁隆線，遠心辺縁隆線などがある．

偏心咬合（へんしんこうごう）eccentric occlusion【解】中心咬合以外の咬合である．たとえば糸をかみ切るときや，一側の臼歯部で何かを咬むときには，上下顎の歯はその付近の歯だけが接触し，他の歯は接触していない．このような咬合をいう．

変性（へんせい）degeneration【病】生活機能の減退や異常によって，細胞や組織内に，生理的にはまったく存在しない異常な物質(質的異常)あるいは，生理的には存在する物質でも異常の部位(場所の異常)に出たり，異常に多量(量的異常)に出現し蓄積される状態をいう．

変性萎縮（へんせいいしゅく）degenerative atrophy【病】萎縮に変性をともなったものである．たとえば心臓は，年齢の増加や消耗性疾患において萎縮をきたすが，それにリポフスチンの色素変性をともなうことが多い．

偏性嫌気性菌（へんせいけんきせいきん）obligate anaerobe【微】酸素がエネルギー産生に必要でなく，ときには有害物質として働くような微生物．ボツリヌス菌，ガス壊疽菌群，破傷風菌，フゾバクテリウム，バクテロイデスなど．

偏性好気性菌（へんせいこうきせいきん）obligate aerobe【微】好気的呼吸によってのみエネルギーを産生する細菌．緑膿菌，百日咳菌，野兎病菌など．

偏性細胞内寄生性（へんせいさいぼうないきせいせい）obligate intracellular parasitism【微】ウイルス，クラミジア，リケッチアなどのように人工培地には増殖できず，生きた細胞の中でのみ増殖できること．

ベンゾジアゼピン系薬物（——けいやくぶつ）benzodiazepine preparations【薬】抗不安薬，催眠薬，手術前投薬として用いられる．GABA受容体に結合し，Cl⁻

チャンネルの開口時間を延長し，GABAの作用を増強する．

ペンタゾシン pentazocine 【薬】鎮痛薬の1つ．ベンゾモルファン誘導体に属し，モルヒネ様の構造を持つが，麻薬からはずされており，鎮痛効果がモルヒネの1/5〜1/3であるが広く利用される．

扁桃（へんとう） tonsil 【解】口腔の後部にリンパ組織が集団を作っている．これを扁桃という．口蓋扁桃，舌扁桃，咽頭扁桃がある．子供の頃肥大（アデノイド）することがあるが，年齢とともに縮小する傾向がある．

扁桃腺（へんとうせん） tonsil ➡扁桃

ペントース（リン酸）回路（――〈さん〉かいろ） pentose cycle 〔同 五炭糖リン酸経路，六炭糖―リン酸分路〕【栄】種々の生体物質生合成において必要となるNADPHや五炭糖を供給するための代謝経路．解糖系のはじめの中間体であるグルコース-6-リン酸を出発としてリボース-5-リン酸などを経て代謝される．生体物質の生成反応の盛んな肝，脂肪酸合成にNADPHをたくさん使う脂肪組織などでこの代謝系路は盛んである．

ペントバルビタールカルシウム pentobarbital calcium 【薬】催眠薬でとくに入眠・熟眠薬として使用．長時間作用型のバルビツール酸系薬物で中枢神経を抑制する．

扁平骨（へんぺいこつ） plane bone 【解】頭頂骨，前頭骨，後頭骨などのように扁平な骨をいう．膜性骨化をし，その骨髄は高齢になっても造血能力がある．

扁平上皮（へんぺいじょうひ） squamous epithelium 【組】薄く平らな細胞がタイルのように配列している上皮．1層のものは毛細血管の内皮やボーマン嚢，漿膜などにみられる．重層では深部に行くにつれて細胞の厚さが増えて有棘層となり，さらに立方形の基底層とから構成されている．

扁平上皮癌（へんぺいじょうひがん） squamous cell carcinoma 【病】腫瘍の実質細胞が上皮由来の悪性腫瘍（癌腫）で，組織構造が皮膚や粘膜の重層扁平上皮類似を呈している腫瘍である．したがって皮膚，口腔，喉頭，食道などにできる癌腫はほとんどこれである．

扁平苔癬（へんぺいたいせん） lichen planus 【病】皮膚病の一種である．皮膚と口腔粘膜の両方にみられることが多く，慢性の角化をともなう炎症性病変である．両側性に発生する症状が多く，皮膚では腕や下肢の屈側に発生し掻痒感がある．口腔では頬粘膜に好発する．

弁別閾（べんべついき） threshold for discrimination 〔同 識別閾〕ある刺激I を⊿Iだけ変化させ，はじめてIとI＋⊿Iによる感覚の違いが分かるとき，⊿Iを弁別閾という．これにはIが大きくなれば⊿Iも大きくなるというWeberの法則⊿I/I＝一定がある．

鞭毛（べんもう） flagellum 【微】細菌の運動器官．すべての細菌がもっているとは限らない．フラジェリン（flagellin）とよばれる球状タンパク質でできている．非常に細い（12〜18μm）ために，特殊染色法（たとえば，ライフゾン法）で染色しないと光学顕微鏡ではみえない．

鞭毛染色（べんもうせんしょく） flagella stain ➡鞭毛

ホ

母音（ぼいん） vowel 【生】呼気流の通過が声道で妨げられることなく発せられる音で，持続的に発することができる．日本語の母音はア，イ，ウ，エ，オの5種類である．母音はすべて声帯の振動をともなう有声音である．

母音三角形（ぼいんさんかっけい） vowel triangle 【生】母音発音の際，舌の最高位置イーアーウを結ぶと三角形になる．これを母音三角形という．

崩壊層（ほうかいそう） zone of destruction 【病】う蝕病巣の層分けにおける最表層で，エナメル質と象牙質の両方にみられ，硬組織の破壊をきたしている．

蜂窩織炎（ほうかしきえん） phlegmon 【病】化膿性炎の1つで，急性の化膿性炎が疎性結合組織内にびまん性に広がっている．すなわち，好中球が組織中に散在している状態をいう．口（腔）底蜂窩織炎が起こることがある．

包括医療（ほうかついりょう） comprehensive medicine 【衛】 健康増進, 予防, 治療, リハビリテーションを含めた保健活動すべてを包括医療と称する.

防御過程（ぼうぎょかてい） protective process

防御反射（ぼうぎょはんしゃ） defensive reflex ➡屈曲反射

防御反応（ぼうぎょはんのう） defense reaction ㊥防御過程【病・微】 生体に対し外部から加えられる侵害作用に対する生体の反応. 先天性に有する防御機構の働きをつねに反応といい, 炎症反応はその1つである. 一方, 免疫反応は獲得防御機構であり二次性反応である.

剖検（ぼうけん） autopsy ➡病理解剖

抱合（ほうごう） conjugation 【薬】 生体内において薬物が代謝される過程で数種の比較的低分子の物質と結合することをいう. 薬物は不活性化し, 水溶性が増加, 排泄が促進される. おもに肝臓で行われる.

縫合（ほうごう） suture 【解】 扁平な頭蓋骨（頭頂骨, 側頭骨など）は広い部分で結合組織を介して接している. このような不動性の結合を縫合という. 冠状縫合, 正中口蓋縫合など.

膀胱（ぼうこう） urinary bladder 【解】 泌尿器官の1つで腎臓, 尿管からの尿を一時たくわえる器官（約700cc）. 上皮は移行上皮から構成されていて内胚葉である. 内尿道口と外尿道口を経て排尿される. 内外の尿道口の間は女性では4cm, 男性では15cm以上ある（P.169, 216図参照）.

芳香族アミノ酸（ほうこうぞく——さん） aromatic amino acid 【栄】 フェニルアラニン, チロシン, トリプトファンなど芳香環をもつアミノ酸. チロシンの水素基は水素結合の水素供与体となる. タンパク質が260〜290nmの波長をもつ紫外線をよく吸収するのはこれらのアミノ酸による.

彷徨変異（ほうこうへんい） fluctuation 【微】 非遺伝的変異. 遺伝情報の形質発現の過程が外的環境因子の影響を受ける. このために起こる形質（たとえば, 菌体の大きさなど）のばらつきを意味する.

ホウ酸（——さん） boric acid 【薬】 消

毒薬. 現在, 眼科領域での粘膜の消毒のみに用いられる. 殺菌作用は弱い.

胞子（ほうし） spore ➡芽胞

胞子染色（ほうしせんしょく） spore stain ➡芽胞染色

房室束（ぼうしつそく） atrioventricular bundle ㊥ヒス束【解】 心臓の刺激伝導系の1つで, 右心房の房室結節（田原結節）からつづく筋線維の束で, 1つは右心室に, 1つは左心室に入る. 心房と心室が正しい収縮運動をするように働いている.

放射性同位元素（ほうしゃせいどういげんそ） radioisotope ㊥ラジオアイソトープ【栄】 原子番号が同じで質量数の異なる元素を同位元素というが, そのうち, 不安定で放射線を発生して崩壊するものを, 放射性同位元素とよぶ. 化学的性質が同じだが放射線を放出するため, 物質の移動や代謝過程を追跡するトレーサー実験に用いられる.

放射性骨髄炎（ほうしゃせいこつずいえん） osteomyelitis due to radiation 【病】 口腔の悪性腫瘍などの放射線治療後に起こる顎骨の骨髄炎である. 徐々に進行し, 自覚症状やX線的異変はみられなく経過することが多い. しかし骨壊死あるいは骨疽が進行すると激痛がつづき, 膿瘍の形成を見るようになる.

放射線滅菌（ほうしゃせんめっきん） sterilization by radiations 【微】 ディスポーザブルの医療器具, 手術用ゴム手袋, 縫合糸などの滅菌に ^{60}Co の γ 線が用いられている. γ 線が酵素タンパク, DNAなどの変性と殺菌性物質（過酸化物など）の産生を起こし, 滅菌効果を発揮する.

萌出嚢胞（ほうしゅつのうほう） eruption cyst 【病】 濾胞性歯嚢胞をともなった歯（とくに乳歯）が萌出しようとして, その萌出位置に相当する歯肉に膨隆をきたしたものである. 出血を併発したものを萌出血腫という. 外科的処置は加えなくても, その歯が萌出すればこの嚢胞は消失する.

帽状期（ぼうじょうき） cap stage ➡杯状期

帽状腱膜（ぼうじょうけんまく） Ⓛgalea aponeurotica 【解】 頭蓋骨の上方にあ り, 広く帽子様に覆っている線維性の結

ホウシ

疱疹（ほうしん） herpes → ヘルペス

抱水クロラール（ほうすい——） chloral hydrate 【薬】 もっとも古い持続性催眠薬. 毒性は低い. 胃を刺激するので使用頻度が低下している.

放線菌（ほうせんきん） Actinomyces 【微】 広く自然界に分布し, ヒト口腔に常在する. 偏性嫌気性(A.israelii)と通性嫌気性(A.naeslundii)があり, 分枝状あるいは菌糸状の発育を示す.

放線菌塊（ほうせんきんかい） granules of actinomyces → ドルーゼ

放線菌症（ほうせんきんしょう） actinomycosis 【病・微】 放線菌の感染によって起こる特異性炎で, 下顎角部, 頰部などに好発し慢性に経過する. 高度の開口障害と頰部の板状硬結をきたす. 多発性膿瘍を形成し膿汁あるいは連続的に肉芽組織中から特有の菌塊が証明される.

傍側循環（ぼうそくじゅんかん） collateral circulation ⟨同副行循環 【病】 動脈や静脈では吻合枝をもつものがあり, 生理的状態ではほとんど働いていないが, 狭窄または閉塞によって血液が流れにくい状態になると, 血液はこの吻合枝を通じて流れる.

膨大細胞腫（ぼうだいさいぼうしゅ） oncocytoma → オンコサイトーマ

膨脹性発育（ぼうちょうせいはついく） expansive growth ⟨同拡張性発育 【病】 腫瘍組織の発育形式の1つで, 腫瘍細胞が周囲組織を圧排するように連続的に発育, 周囲組織との境界は明瞭でかつ平滑な場合が多い. 良性腫瘍にみられる.

防腐作用（ぼうふさよう） antiseptic action 【薬】 収斂薬の薬理作用. 組織液の滲出を抑制し局所を乾燥し, 細菌の発育に不適当な環境をつくる. 菌体タンパク質の変性作用あり.

防腐性歯髄覆罩剤（ぼうふせいしずいふくとうざい） antiseptic pulp capping agents ⟨同防腐性覆髄剤 【薬】 防腐作用を有する覆髄剤のこと. 直接覆髄剤としては水酸化カルシウムパスタにホモスルファミンを加えたものが知られる. 一方, 間接覆髄剤はその多くが防腐作用を有する.

防腐性覆髄剤（ぼうふせいふくずいざい） antiseptic pulp capping agents → 防腐性歯髄覆罩剤

防腐的根管充填剤（ぼうふてきこんかんじゅうてんざい） antiseptic root canal filling agents 【薬】 殺菌作用を有する根管充填剤のこと. 現在, 臨床で多く利用される充填用パスタ剤にはすべて防腐剤が配合されている.

防腐薬（ぼうふやく） antiseptics ⟨同保存薬 【薬】 殺菌作用を有し, 食品・薬品の保存性を高めるために使用する. つぎの項目とほぼ同一. 人体に対し急性・慢性の為害性のないものに限られる. 食品に使用するものについては食品添加剤としての指定を要する.

防腐薬(剤)（ぼうふやく〈ざい〉） antiseptics ⟨同局所性抗感染薬 【薬】 低毒性で生体の消毒, たとえば皮膚, 粘膜, 創傷面などに用いられ, 微生物を殺したり, 発育を阻止する薬物をいう. 使用は特殊な場合を除き外用に限られる. 一方, 器具や汚物などの消毒に使用される薬物を消毒薬という.

ほうろう上皮腫（——じょうひしゅ） ameloblastoma → エナメル上皮腫

飽和脂肪酸（ほうわしぼうさん） saturated fatty acid 【栄】 分子内に二重結合や三重結合による不飽和な脂肪酸の総称で, $C_nH_{2n+1}COOH$ で表される. これには, パルミチン酸, ステアリン酸などがある. これに対し, 二重結合などを含むものを不飽和脂肪酸という.

ボーア効果（——こうか） Bohr effect 【生】 ヘモグロビンと酸素の親和性が低下し, ヘモグロビンから酸素が解離しやすくなる現象. つまり, 酸素解離曲線が右方に移動する現象をいう. たとえば, 血液中の CO_2 分圧（濃度）の増加は, ボーア効果を引き起こす.

ボーマン囊（——のう） capsule of Bowman → 糸球体囊

墨汁法（ぼくじゅうほう） India ink method ⟨同ニグロシン法 【微】 スライドグラスの一端に墨汁液を1滴とり, これに検体を加え, よくまぜたあとに, カバーグラスでスライドグラス上に広げ, 自然乾燥後, 鏡検する. 背景が黒く着色し, 細菌は染まらずに白く（無染色の状態）にみえる.

ポケット pocket ⟨同盲囊 【病】 歯肉溝

が病的に深くなったものをポケットという．ポケットは歯肉の腫大による仮性ポケットないし歯肉ポケット(ポケット底はセメント質までは達していない)と接合上皮の剝離，深行増殖，歯根膜部の結合組織性破壊と関係して生じる真性ポケットないし歯周ポケット(ポケット底はエナメル・セメント境よりセメント質側にある)に分けられる．

補血薬（ほけつやく） antianaemics 🔵抗貧血剤【薬】 貧血の治療・予防に用いられる薬剤．貧血は，①鉄欠乏性貧血と②悪性貧血，そのほかの巨赤血球性貧血に大別される．①には鉄剤が有効であり，②にはビタミン B_{12} が有効に用いられる．輸血，血漿製剤も直接的な補血薬である．

保健管理（ほけんかんり） health supervision【衛】 本来，保健活動そのものを管理することを保健管理という．しかし，学校保健法では，保健管理を保健管理と同義語としていること，また口腔衛生学では，保健管理には心理，環境，生活管理の3つがあるとするなど，その解釈は混乱気味である．

保健教育（ほけんきょういく） health education【衛】 保健教育には保健学習と保健指導がある．保健学習では，自らの健康のための能力を養い，保健指導では，健康に関する実践的な能力の育成を行う．保健教育は学校教育法，保健管理は学校保健法による．これらはおもに口腔衛生学で行われている解釈であって，必ずしも一般的なものではない．

保健主事（ほけんしゅじ） school health instructor【衛】 保健主事は，学校保健管理の責任者で教員の中から教育委員会により任命される．学校保健委員会の運営や，保健計画の策定の中心となる．

保健所（ほけんじょ） health center【衛】 地域保健法において，都道府県，政令市，特別区に保健所の設置が定められている．地域住民の健康の保持及び増進を図るための行政機関で，地域保健にかかわる事項について，指導及び必要な事業を行う．

保健所業務（ほけんじょぎょうむ）【衛】 地域保健法に示されている．地域保健に関する思想の普及と向上，人口動態統計，地域保健統計，栄養改善，食品衛生，環境衛生，医事，薬事，保健婦，公共医療事業，母子，老人保健，歯科保健，精神保健，そのほかにかかわる業務が行われる．

補酵素（ほこうそ） coenzyme 🔵助酵素【栄】 酵素に結合してその働きを助けるタンパク質でない部分を補因子（補助因子）とよぶが，広義ではこれを補酵素とよぶこともある．しかし，タンパク質部分と強く結合しているものを補欠分子族とよぶのに対し，一時的に酵素と結合して，反応が終わると酵素から離れていくようなものを狭義の補酵素とよぶ．NAD, FAD, 補酵素 A などがその代表的なものである．

補酵素 A（ほこうそ——） coenzyme A
➡コエンザイム A

保護上皮（ほごじょうひ）🔵被蓋上皮【組】 上皮を機能によって分けると，保護・呼吸・分泌・吸収・感覚上皮になる．体の外表を覆う皮膚の表皮や，消化器系の中空器官を包む粘膜上皮などを指す．体の内部を保護する機能を有する．

ホジキン病（——びょう） Hodgkin's disease【病】 リンパ節(初期には頸部の，遅れて全身の)，脾臓，肝臓の腫脹を主徴とする悪性腫瘍である．リンパ球および好酸球の浸潤と線維症をともなう悪性リンパ腫の1つ．

母子健康手帳（ぼしけんこうてちょう） maternal and child health booklet【衛】 市町村は，妊娠の届け出をした者に対して母子健康手帳を交付しなければならない(母子保健法)．母子健康手帳は，妊娠，出産，育児についての母子の自己健康記録であり，健康診査や保健指導の際にも参考資料として利用される．

母子保健（ぼしほけん） maternal and child health【衛】 結婚前から妊娠，分娩，育児期，新生児期，乳幼児期が対象で総合的に行われる保健のこと．行政的には，母子保健法によって，保健指導，健康診査，医療援護等および基盤整備が行われている．

母集団（ぼしゅうだん） parent population【衛】 疫学で，調査対象集団の全体を母集団という．母集団は，それぞれの調査

目的により多種多様で，集団の大きさも数十人から数万人の大きさとなる．

補助的薬剤（ほじょてきやくざい）　adjunct；adjuvant　【薬】歯周疾患治療に用いられるもの．洗口剤，歯周（肉）包埋剤，プラーク染め出し剤，歯石溶解剤など．

ホスファチジルエタノールアミン　phosphatidylethanolamine　【栄】細胞の膜を構成するリン脂質の一種．ホスファチジン酸の誘導体で，リン酸基にさらにエタノールアミンがエステル結合したもの．生物に広く分布し，ホスファチジルコリンと異なり細菌にも存在する．

ホスファチジルコリン　phosphatidylcholine　⦅同⦆レシチン　【栄】リン脂質の1つ．ホスファチジン酸の誘導体で，リン酸にさらにコリンがエステル結合したもの．生体膜の主要構成成分で，生物に広く分布するが，細菌にはいくつかの例外を除き含まれない．

ホスファチジルセリン　phosphatidylserine　⦅同⦆リン酸化セリン　【栄】セリンの側鎖のアルコール性 OH がエステル結合でリン酸化されたもの．タンパク質の中のセリンがプロテインキナーゼの触媒でリン酸化されると酵素の活性が上昇あるいは低下することがある．ペプチドホルモンの作用発現がこのような機構で行われることが多い．また，象牙質に多いタンパク質，ホスホホリンは多くのホスファチジルセリンを含む．

ホスファチジン酸（――さん）　phosphatidic acid　⦅同⦆ホスファチド酸　【栄】グリセロリン酸に脂肪酸が2分子エステル結合したもの．リン脂質やトリアシルグリセロールの生合成の中間体として重要であるが，組織中には少ししか存在しない．

ホスファチド酸（――さん）　phosphatidic acid　➡ホスファチジン酸

ホスホエノールピルビン酸（――さん）　phosphoenolpyruvate　⦅同⦆PEP，リンエノールピルビン酸　【栄】解糖系の重要な中間体で，ピルビン酸の前駆体．高エネルギーリン酸結合をもつためピルビン酸キナーゼの作用によりこのリン酸を ADP に渡して，ピルビン酸となり ATP を生成する．細菌では，糖をグループ転移で取り込むときのエネルギー供与体ともなる．

ホスホホリン　phosphophoryn　➡フォスフォフォリン

ホスホリパーゼ　phospholipase　【栄】リン脂質加水分解酵素の総称で，グリセロリン脂質を加水分解する．作用するエステル結合の部位により，A_1，A_2，B，C，D に分類される．ある種の蛇毒の本体でもある．ホスホリパーゼ A_2 は，プロスタグランジン生成のため，リン脂質からアラキドン酸を切り出す反応を触媒する．

ホスホリピッド　phospholipid　➡リン脂質

5-ホスホリボシル1-ニリン酸（――さん）　5-phosphoribosyl 1-diphosphate　➡ホスホリボシルピロリン酸

ホスホリボシルピロリン酸（――さん）　phosphoribosyl pyrophosphate　⦅同⦆PRPP，5-ホスホリボシル1-ニリン酸　【栄】核酸や ATP の構成成分であるプリン，ピリミジンヌクレオチド生成の前駆体であり，ペントース回路の中間体であるリボース5-リン酸より生成される．

ホスホリラーゼ　phosphorylase　⦅同⦆グリコーゲンホスホリラーゼ　【栄】グリコーゲンやデンプンなどの多糖の直鎖部分（α-1,4 結合）を非還元末端から単糖単位で加リン酸分解する酵素．分枝部分（α-1,6 結合）近辺では分解が停止し，このとき残ったグルコースの重合体を限界デキストリンとよぶ．グルカゴン（肝），エピネフリン（肝，筋）などのホルモンでその活性が調節される．

ホスホリラーゼキナーゼ　phosphorylase kinase　【栄】筋肉のホスホリラーゼには活性型の a 型と不活性型の b 型があるが，この酵素は不活性型の b 型をリン酸化して，活性型の a 型に変換する反応を触媒する．また，この酵素自身もサイクリック AMP で活性化されるプロテインキナーゼの触媒でリン酸化されることによって活性化される．

保存剤（ほぞんやく）　preservative　➡防腐薬

補体（ほたい）　complement　⦅同⦆補体活性化　【微】正常血清に含まれているタンパク質で，9つの成分（C_1〜C_9）からな

る酵素系. その活性は 56℃ での加熱で急速に失われる. 免疫複合体やある種の菌体成分などによって活性化され, さまざまな免疫反応に関与する.

補体活性化（ほたいかっせいか） activation of complement 【微】補体成分（C_1〜C_9）はそれぞれ多彩な生物学的活性をになって血清中に存在するタンパク質であるが, 活性を発揮するためにはそのタンパク分子の一部を切りはなすなどの修飾が必要である. この修飾の過程を活性化という.

母体保護法（ぼたいほごほう） maternity protection law 【衛】不妊手術及び人工妊娠中絶に関する事項を定めること等によって, 母性の生命, 健康を保護することを目的としたもの. 受胎調節の実地指導等についても定められている.

ボタロー管（——かん） Botallo's duct 【解】胎生時には, 肺や消化器は活動していない. したがって肺動脈と大動脈弓との間に連絡があり, 大部分の肺動脈血は大動脈へと流れる. この連絡の血管をボタロー管という. 誕生後呼吸が開始すると普通は閉鎖される.

歩調取り電位（ほちょうと——でんい） pacemaker potential 〔同〕ペースメーカー電位 【生】心臓洞（房）結節の歩調取り細胞にみられる, ゆっくりと進行する緩徐な脱分極電位で, ペースメーカー電位ともいう. この電位による脱分極が活動電位を発生し, 心臓拍動の自動性が形成される.

ボツリヌス菌（——きん） Clostridium botulinum 【微】偏性嫌気性, 有芽胞性, グラム陽性桿菌. 芽胞として土の中に分布する. ヒトへの侵襲性はない. 食品がこの菌によって汚染されると, 芽胞が発芽し増殖するのにともなって, ボツリヌス毒素（神経毒）が産生され, 致命率の高い毒素型食中毒を起こす.

ボツリヌス中毒（——ちゅうどく） botulism 【衛】毒素型細菌性食中毒で致命率が高い. ボツリヌス菌の作る神経毒素で汚染された食品を食べることで起こる. 症状は, 胃腸症状期, 特有の神経麻痺など, 原因食品としては, 加熱滅菌不十分の自家製の瓶詰め, 缶詰, 腸詰め, 魚の「いずし」などがある.

補綴象牙質（ほてつぞうげしつ） reparative dentin 〔同〕刺激象牙質【病】歯の硬組織欠損（咬耗, 摩耗, 酸触症, う蝕, 外傷など）が生じた場合, それに対し欠損部象牙細管を通して, 象牙芽細胞の機能を促進する. そのため歯髄腔内に象牙質が形成され, 歯髄が保護される.

ポビドンヨード® povidone-iodine 〔同〕イソジン, PVP-iodine 【薬】ヨウ素を界面活性剤（ポリビニールピロリドン）に溶解した局所性抗感染薬. 殺菌作用強く, グラム陽性桿菌や芽胞にも有効. 粘膜刺激作用少なく, 手指, 器具の消毒, 感染根管治療などに用いる.

ホフラート智歯周嚢胞（——ちししゅうのうほう） paradental cyst-Hofrath 【病】下顎の慢性智歯周囲炎によって遠心側に膿瘍や内芽腫が形成され, さらにこれが嚢胞化したものである. 1930 年に Hofrath がはじめて報告した.

ホメオスタシス homeostasis 〔同〕生体恒常性 【生】生体が内外環境の変化に対応して, 生体内の諸機能を一定の生理的状態に維持していること. これには神経系と内分泌系が協調して働いている.

ホモ型乳酸発酵（——がたにゅうさんはっこう） homo-lactic acid fermentation ➡ ホモ型発酵

ホモ型発酵（——がたはっこう） homofermentation 〔同〕ホモ型乳酸発酵【微】グルコースからの終末産物の 85% 以上が乳酸であるような発酵形式で（乳酸桿菌）ある.

ポリープ polyp 〔同〕息肉 【病】皮膚, 粘膜などから突出した有茎性の球状の生成物につけられた臨床的な名称である. その多くは炎症性反応による肉芽組織の増生である. 口腔では歯肉息肉, 歯髄息肉, 根管息肉などがある.

ポリエン系抗生物質（——けいこうせいぶっしつ） polyenes 【薬】カンジダ症, クリプトコッカス症や真菌症に有効な抗生物質. ナイスタチン, アムホテリシン B, トリコマイシンなどが知られる.

ポリオ polio ➡ 急性灰白髄炎

ポリオン porion 〔同〕Po 点 【解】側頭骨の外耳孔の上縁をいうが, 生体では計測しにくい. セファログラムではイヤーロッドの最上端をポリオンという（P.69 図

参照).

ポリサッカライド polysaccharide ➡多糖類

ポリソーム polysome 【栄】多数のリボソームがmRNAでじゅず状になったもので、直径10〜20 nmの集合体.1本のmRNAに順次リボソームが結合し、それぞれがペプチド鎖の生合成を行っている.タンパク合成が盛んな増殖中の細胞では多数存在する.

ポリペプチド系抗生物質 (——けいこうせいぶっしつ) polypeptide antibiotics, polypeptides 【薬】ポリミキシンB、グラミシジン、バチトラシン、コリスチンなどの抗生物質を総称した名称.グラム陽性菌と一部のグラム陰性菌に有効で、抗菌範囲は広くない.作用機序は細菌の細胞膜障害にある.

ポリミキシンB polymyxin B 【薬】ポリペプチド系抗生物質.Bacillus polymyxaより生産される塩基性ポリペプチド.グラム陰性菌にのみ有効、緑膿菌に強い抗菌作用を示す.界面活性作用もある.コリスチンとの間に交叉耐性がある.経口投与では副作用少ない.

ポルフィリン porphyrin 【栄】クロロフィル、ヘモグロビン、シトクロムなどに共通する骨格構造で、4つのピロール環よりなるポルフィンの誘導体.ポルフィリン核の中心に、金属原子をキレートで強固に保持し、これら物質が色をもつおもな原因となっている.

ポルフィリン症 (——しょう) porphyria 【病】常染色体異常による遺伝性疾患で、ポルフィリンが表皮下の水疱や再生した表皮内に含まれている.骨、歯(象牙質)、皮膚に色素が沈着する.日光に過敏で皮膚に種々な障害を起こす.

ポルフィロモナス・ジンジバリス Porphyromonas gingivalis 【微】成人性歯周炎の局所から高率に検出される黒色色素産生性嫌気性桿菌.本菌の線毛は細胞への強い付着能をもち、莢膜は白血球の機能に抵抗、内毒素は歯槽骨吸収能があり、タンパク分解酵素は歯周組織と免疫グロブリン破壊酵素を保有する.

ホルマリン formalin 【薬】アルデヒド類の消毒薬.ホルムアルデヒド(強い刺激性のガス体)の35〜38%水溶液.グラム陽性・陰性菌、細菌芽胞、ウイルスに有効.強い腐食作用、刺激作用あり.生体組織への使用は不適当である.

ホルマリンクレゾール formalin cresol 【薬】根管消毒剤.ホルマリン、クレゾール、エタノールの合剤.殺菌性に優れ広く使用される.

ホルマリン合剤 (——ごうざい) formalin mixture 【薬】ホルマリンを主成分とする配合薬剤のことで、根管消毒剤であるホルマリントリクレゾール(FC)やホルマリングアヤコール(FG)などが有名である.また根管充填用パスタであるオキシパラもこれに属する.いずれもホルマリンの強力な殺菌作用を期待した製剤.

ホルムアルデヒド formaldehyde, HCHO 【薬】特異の刺激性ガス、殺菌作用強力で各種細菌、ウイルス、有芽胞菌に有効.組織タンパク変性、組織固定化作用、還元作用などを利用して歯科では根管消毒、歯髄失活、歯髄乾屍、乳歯断髄法など用途は広い.

ホルムパーチャ formpercha 【薬】ガッタパーチャを主剤にした根管充填剤で、他にクロロホルム、チモール、ユーカリ油、パラホルムアルデヒドを加えた製剤.ガッタパーチャに殺菌作用がないため、パラホルムアルデヒドを添加して殺菌性を加味した充填剤.

ホルモン hormone 【生・栄】内分泌腺から血中に分泌される生理活性物質.生体の成長発育、自律機能や本能行動の調節、内部環境の維持などで重要な働きがある.化学的にはタンパク質、ステロイド、アミノ酸の誘導体の3種に分けられる.

ホルモン感受性リパーゼ (——かんじゅせい——) hormone-sensitive lipase 【栄】脂肪組織に存在するトリアシルグリセロールを加水分解し、グリセロールと脂肪酸にする酵素.分解された脂肪酸は血中に出て他の組織でエネルギー源として利用される.この酵素は、アドレナリンや副腎皮質刺激ホルモン(ACTH)で活性化され、インシュリンで阻害される.

ホルモン性肥大 (——せいひだい) hormonal hypertrophy 【病】ホルモンの過剰分泌によって起こる肥大である.下垂

体前葉の成長ホルモンの過剰が成長期に起こると巨人症に,また成人に起こると,手,足,指の先端部などが肥大する巨端症を起こす.

ホロ酵素(――こうそ) holoenzyme 【栄】 酵素分子には非タンパク質の分子を補欠分子族(あるいは補酵素)としてもっているものがあり,酵素の基本構造であるタンパク質(アポ酵素)と一体となって完全な酵素機能を発揮できる状態にある酵素分子をホロ酵素という.

ボンウィル三角(――さんかく) Bonwill's triangle 【解】 下顎中切歯の接触点と,左右の下顎頭の中央とを結ぶと,10cmくらいの正三角形となることが多い.これをいう((P.44 図参照)).

ボンブカロリーメーター bomb-calorimeter 【栄】 物質の燃焼熱を測る鋼鉄製の反応容器で,酸素を圧入充填し,これに電流を通じて点火し試料を燃焼させ発生する熱量を測る.この容器をあらかじめ水に沈めておき,周囲の水の温度上昇から発熱量(カロリー)を計算する.

翻訳(ほんやく) translation 同トランスレーション 【栄】 リボゾーム上で,これに結合したメッセンジャーRNAの開始コドン(AUG)から,終止コドン(UAG)に至るまでの塩基配列をアミノ酸の結合順序に読み直し,コドンに対応するアミノ酸をペプチド結合によりつないで,タンパク質を合成する過程.開始因子,伸長因子,GTPなどを必要とする.

マ

マイクロ波（――は） microwave 【物】 300〜300,000 メガヘルツの電磁波（極超短波）．テレビ，ラジオ，レーダー，電子レンジ，熱接着，医療用ジアテルミーなどに用いられる．生体への影響としては，体温上昇，白内障，一時的無精子症を起こすことがある．

マイコプラズマ mycoplasma 【微】 細胞壁を欠く原核生物．現在知られているどの微生物群とも異なる分類学的位置づけがなされている．原発性異型肺炎，非リン菌性尿道炎などを起こす菌種が知られている．口腔常在菌叢の構成員となっているものもある．

マイスネルの触覚小体（――しょっかくしょうたい） Meissner's corpuscle 【解】 皮膚の真皮の乳頭部にある知覚神経の終末装置で触覚を感ずる．長さ 0.1 mm くらいで松カサのような形をしている．

マイトマイシン C mitomycin C；MMC 【薬】 抗癌抗生物質．DNA の合成阻害薬．胃癌，結腸癌，子宮癌などに用いられる．副作用：白血球減少症，血小板減少症など．

マイナートランキライザー minor tranquillizer 【同】穏和精神安定薬，静穏薬 【薬】 ジアゼパム，オキサゼパム，メプロバメートなどの穏和精神安定薬をいう．精神的不安，緊張，焦燥感などを除去する薬物で，心身症，神経症など心因性諸疾患に用いられる．睡眠作用，抗てんかん薬としても繁用される．

埋伏歯（まいふくし） embedded tooth 【病】 正常な萌出時期を過ぎても萌出しないで，口腔粘膜下あるいは顎骨内にとどまっている歯のことで，その埋伏の状態によって完全埋伏歯と不完全埋伏歯（半埋伏歯）とに区別される．乳歯の埋伏はまれである．

膜性骨（まくせいこつ） membranous bone 【同】付加骨 【組】 膜内骨化によって生じる骨であり，結合組織性骨，付加骨ともいう．頭蓋骨や肩甲骨などの扁平骨や下顎骨の一部がこれに相当する．骨の形成過程が異なるだけで，膜性骨も軟骨性骨も構造と組成はほぼ同様である．この扁平骨の骨髄は比較的長く造血能力が続く．

膜内骨化（まくないこっか） intramembranous ossification 【組】 結合組織内の間葉細胞が骨芽細胞に分化し，膠原線維と酸性ムコ多糖類からなる骨基質を形成する．ついでこの基質にヒドロキシアパタイトの微小結晶が生じ，骨化が進み膜性骨が形成される．骨芽細胞はこの中に埋まって骨細胞となる．扁平な頭頂骨や指骨などがこの方法でできる．長い骨は軟骨内骨化である．

マグネシウム magnesium 【同】Mg 【栄】 骨，歯の石灰化組織の成分として存在する．歯では表層で少なくエナメル象牙境に向って増加している．神経，筋肉の機能に関しては抑制作用，糖代謝系の酵素には Mg^{2+} で活性化されるものが多い．ATP は細胞外で Mg 塩として存在．

膜迷路（まくめいろ） membranous labyrinth 【解】 側頭骨の内耳には，薄く柔らかい膜でできた蝸牛と三半規管（と前庭）とがある．これを膜迷路という．まったく同じ形の骨迷路の中にある．蝸牛の中にはコルチ器官があり音の感覚装置で，半規管は平衡感覚装置である（P.224 図参照）．

マクロコルチン macrocholcine ➡タンパクリポコルチン

マクロファージ macrophage ➡大食細胞

マクロミネラル macro mineral ➡多量元素

マクロライド系抗生物質（――けいこうせいぶっしつ） macroride antibiotics, macrorides 【薬】 エリスロマイシン，オレアンドマイシン，スピラマイシン，キタサマイシンなど大環式ラクトン環をもつ抗生物質の一群をいう．グラム陽性の球菌，桿菌，陰性の球菌，リケッチアに有効．副作用は比較的少ない．作用機序はタンパク合成阻害による．

摩擦音（まさつおん） fricative 呼気流が狭窄部を摩擦しつつ通過する際に発する子音．s,th,f,sh などがある．

麻疹（ましん） measles 【同】はしか 【病・微】 麻疹ウイルスを病原体とする急性伝染性疾患である．発熱，鼻カタル，咳嗽などの症状があり，口腔粘膜に紅暈に囲まれた白い小

斑点コプリック氏斑がみられる．感受性が高く，1～5歳にもっとも多い．

麻酔作用（ますいさよう） anesthetic activity 【薬】 無感覚な状態を意味し，意識の消失によって全身無感覚な状態を全身麻酔といい，意識消失なく一部の知覚をのみ鈍麻させることを局所麻酔という．外科的処置には不可欠．前者はエテル，笑気，ハロタンなどで，後者はプロカイン，リドカイン，プリロカインなどの応用で誘発することができる．

麻酔前投薬（ますいぜんとうやく） pre-medication of anesthesia 【薬】 主として全身麻酔に際して効果を高め，副作用を軽減するために前もって投与される薬物をいう．精神安定薬，鎮痛薬，睡眠薬が繁用される．そのほか，制吐，抗不整脈，抗ショック，筋弛緩，分泌抑制などの薬物が用いられる．

麻酔第1期（ますいだい――き） first stage ➡無痛期

麻酔第2期（ますいだい――き） second stage ➡発揚期

麻酔第3期（ますいだい――き） third stage ➡外科麻酔期

麻酔第4期（ますいだい――き） fourth stage ➡延髄麻痺期

末梢血管拡張性線維性エプーリス（まっしょうけっかんかくちょうせいせんいせい――） Ⓛ epulis fibrosa teleangioectaticum 【病】 炎症性エプーリスの1つで，結締組織学的に肉芽組織の瘢痕化にともない，増殖した毛細血管が退縮しないで拡張したまま線維組織内に残存している場合である．

末梢血管拡張薬（まっしょうけっかんかくちょうやく） vasodilators ➡血管拡張薬

末梢作用（まっしょうさよう） peripheral action 【薬】 中枢神経系（脳，脊髄）以外の場所に作用点をもつ薬物の作用をいう．

末梢神経系（まっしょうしんけいけい） peripheral nervous system 【解】 脳神経（12対），脊髄神経（31対）と自律神経とからなる．脳と脊髄とからなる中枢神経系に対して，脳や脊髄から出て末梢に分布しているので末梢神経系とよばれる．自律神経は交感神経と副交感神経がある．

末梢神経終末（まっしょうしんけいしゅうまつ） nerve terminal 【組】 運動性（遠心性）神経終末は骨格筋に終わる運動終板と脈管，平滑筋，腺に終わる神経終末網がある．知覚神経終末（求心性神経終末）には自由終末で終わるものと，知覚受容器（マイスネル小体，ファーテル・パチニ小体など）で終わるものがある．

末梢性筋弛緩薬（まっしょうせいきんしかんやく） muscle relaxants 🔵筋弛緩薬 【薬】 クラーレによって代表されるように，神経筋接合部の興奮伝達を遮断して筋弛緩作用を現すもの．d-ツボクラリンやスキサメトニウムなどの合成薬も代表的薬物である．

末梢性呼吸興奮薬（まっしょうせいこきゅうこうふんやく） 【薬】「呼吸興奮薬」参照．ロベリン：頸動脈体を刺激して反射的に呼吸中枢を興奮させる．CO_2：頸動脈体を介した作用と直接呼吸中枢を興奮させる作用により呼吸を促進させる．全身麻酔の際に使用．アンモニア水：吸入により鼻粘膜の知覚神経を刺激し反射的に呼吸中枢を興奮させる．コニャック，ブランデー類：鼻粘膜，口腔粘膜を刺激し呼吸中枢を興奮させる．

末梢性鎮痛作用（まっしょうせいちんつうさよう） peripheral analgesic action 【薬】 痛覚求心路を遮断して鎮痛作用を現すのと異なり，末梢器官（皮膚，粘膜，内臓）などに存在する知覚神経終末をブラジキニン，ヒスタミン，セロトニンなどの疼痛誘発物質が刺激する機構を抑制する場合をいう．代表的薬物にアスピリンがある．

末端肥大症（まったんひだいしょう） acromegaly ➡巨端症

マテリアアルバ Ⓛ materia alba 【病】 プラークの中で，厚くて軟らかな，ちょうどマシュマロのような白いものである．

マトリックス matrix ➡基質

マトリックスベジクル matrix vesicle ➡基質小胞

マニトール mannitol ➡マンニトール

摩耗（まもう） abrasion 【病】 咀嚼以外の種々の機械的作用によって徐々に生ずる歯質の表在性欠損である．したがっ

麻薬（まやく） narcotic drug 【薬】 連用によって著明な依存性が生じ，薬物中止によって禁断症状が現れるもので，厚生大臣がとくに指定した薬物をいう．代表的なものにモルヒネ，コデイン，コカイン，ペチジンなどがある．

麻薬拮抗薬（まやくきっこうやく） narcotic antagonist 【薬】 ナロキソン：オピオイドレセプター（μ, κ, δ, σ, ε）のすべてに結合し，拮抗作用を現す．とくにモルヒネには μ 受容体，ペンタゾシンには κ および σ の受容体で拮抗する．

麻薬処方箋（まやくしょほうせん） narcotic prescription 【薬】 麻薬を使用する処方箋のことで，患者の住所，麻薬施用者の登録番号（免許証番号）を記載しなければならない．

麻薬性鎮痛薬（まやくせいちんつうやく） narcotic analgesics 【薬】 モルヒネ，コデインなどのアヘンアルカロイドが代表的なもので，強力な鎮痛作用を示す反面，反覆投与により嗜癖，耽溺などの依存性が現れ，中断によって禁断症状を生む．特有の多幸感があり中毒に陥りやすい．

麻薬中毒（まやくちゅうどく） narcotic toxity 【薬】 麻薬の連用により精神的，肉体的依存を生じ，薬物に対する欲求が激しくなり，反社会的な行動をとるようになる．中断と拮抗薬投与により禁断症状が出現する．

麻薬取締法（まやくとりしまりほう） narcotic control law 【薬】 麻薬の乱用を防ぐため，麻薬に指定した物質の製造，譲渡，販売，所持，使用などについての細かい取り扱い規定．

マラッセの上皮遺残（――じょうひいざん） epithelial rests of Malassez 圓残存上皮【組】 歯根表面近くの歯根膜内にみられる，ひも状または網目状の外胚葉性上皮細胞群をマラッセ上皮遺残という．これは上皮鞘にセメント質形成の時期に，分断，消失し一部分が残ったものである．

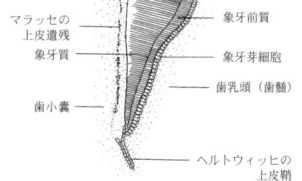

マリオットの盲斑（――もうはん） Mariotte's blind spot 【解】 視神経が眼球に入っている乳頭部は，視細胞がないのでこの部に投影された像は見えない．これを知るためにつぎのマリオットの盲斑図が使用されている．

マルターゼ maltase 圓 α 1,4-グルコシダーゼ 【栄】 α-D-グルコシダーゼに属し，非還元末端にある α-D-グルコシド結合を加水分解する酵素でマルトース，アミロースおよびそのオリゴ糖に作用，イソマルトースには作用しない．活性は小腸，とくに空腸の粘膜に強い．

マルチトール maltitol 【栄】 マルトース（麦芽糖）を水素を2原子添加してつくられる二糖類糖アルコール．う蝕誘発性の甘味料として広く使われている．カロリーも砂糖よりやや低い．

マルトース maltose 圓麦芽糖 【栄】 デンプンやグリコーゲンを β-アミラーゼで加水分解して得られる還元性の二糖で，グルコースが α 1-4 で2分子結合したもの．栄養剤や甘味料として用いられ，小腸粘膜にはこれを分解するマルターゼがある．

マルピギー小体（――しょうたい） Malpighian corpuscle ➡腎小体

丸山ワクチン（まるやま――） 【薬】 ヒト結核菌の抽出物．免疫賦活剤．

マレイン反応（――はんのう） mallein test 【微】 鼻疽の診断に用いられるアレルギー反応．鼻疽菌の培養濾液あるいは菌体抽出物を鼻疽に感染したヒトあるいは動物に皮内あるいは皮下注射すると，その部位に発赤，壊死などの反応が起こる．

マロニル CoA malonyl CoA 【栄】 マロン酸と補酵素 A(CoA) のチオエステル結合体，生体ではアセチル CoA にビオチ

ン酵素であるアセチル CoA カルボキシラーゼの作用によりカルボキシル化反応によって生成され，脂肪酸生合成の基質となる．

マンガン manganese 〔国〕Mn 〔栄〕鉄に似た金属で，天然に広く分布するが遊離しては産しない．動物にとって不可欠な元素．肝，小腸，血液のホスファターゼやアルギナーゼの活性に必要．ミトコンドリアのピルビン酸カルボキシラーゼはマンガンを必要とする酵素の一例．

満月様顔貌（まんげつようがんぼう） moon face 〔薬〕ステロイド性抗炎症薬の特徴的な副作用．ムーンフェイス．

慢性う（齲）蝕（まんせいうしょく） chronic caries 〔病〕進行速度の緩慢なう蝕で，う窩は浅く暗褐色の着色が強い．またエナメル質う蝕から象牙質へ病変の及ぶがおそく，軟化象牙質は比較的硬い．平滑面（隣接面）にみられる．

慢性潰瘍性歯髄炎（まんせいかいようせいしずいえん） chronic ulcerative pulpitis 〔病〕急性化膿性歯髄炎は，硬組織が破壊されると歯髄が露出し，慢性に移行することが多い．そして露出歯髄の表面には潰瘍が形成される．この潰瘍の直下には好中球の高度な浸潤と，形質細胞の増加，肉芽組織の増殖がみられる．

慢性化膿性根尖性歯周炎（まんせいかのうせいこんせんせいししゅうえん） chronic purulent apical periodontitis ➡慢性歯槽膿瘍

慢性硬化性顎骨骨髄炎（まんせいこうかせいがくこつこつずいえん） chronic sclerosed osteomyelitis of the jaw 〔病〕慢性骨髄炎において，炎症が消退した後に骨髄に多量の骨が不規則に形成されたもので，X 線学的には広範な X 線不透過像がある．

慢性硬化性唾液腺炎（まんせいこうかせいだえきせんえん） chronic sclerosing sialadenitis 〔国〕キュットナー腫瘍．慢性増殖性唾液腺炎 〔病〕主として顎下腺にみられ，慢性唾液腺炎の一形態で腺組織の萎縮・消失と結合組織の増殖のため，著しい硬化性変化をきたしたもので硬い．リンパ球の浸潤をともなっている．臨床的に腫瘍を疑わせることがある．

慢性再発性アフタ（まんせいさいはつせい——） chronic recurrent aphtha ➡再発性アフタ

慢性再発性耳下腺炎（まんせいさいはつせいじかせんえん） chronic recurrent parotitis 〔病〕慢性耳下腺炎の特殊な型である．急性炎症状をともなった耳下腺の腫脹が数日続き，ある期間をおいて再発を繰り返す．小児では 3〜6 歳に好発し，青春期にはほとんど治癒する．

慢性歯槽膿瘍（まんせいしそうのうよう） chronic alveolar abscess 〔国〕慢性化膿性根尖性歯周炎 〔病〕根管からの侵襲によって根尖部歯周組織に膿瘍が形成されたもので，急性から慢性に移行したものと最初から慢性として現れるものがある．病巣の中心は膿汁の集積であるがその周囲は膿瘍膜が発達した肉芽組織が形成されている．上皮をともなうものとともなわないものがある．

慢性習慣性アフタ（まんせいしゅうかんせい——） chronic habitual aphtha ➡再発性アフタ

慢性増殖性歯髄炎（まんせいぞうしょくせいしずいえん） chronic hyperplastic pulpitis 〔国〕慢性肉芽性歯髄炎 〔病〕歯髄の生活が旺盛な若年者の臼歯に好発する．潰瘍性歯髄炎の肉芽組織の増殖が著しい場合で，これが歯髄腔外に茸状に隆起し，大きなときはう窩を満たし，いわゆる歯髄ポリープ（歯髄息肉）を形成する．表面はしばしば重層扁平上皮で覆われている．

慢性増殖性唾液腺炎（まんせいぞうしょくせいだえきせんえん） chronic hyperplastic sialadenitis ➡慢性硬化性唾液腺炎

慢性唾液腺炎（まんせいだえきせんえん） chronic sialadenitis 〔病〕一般に小唾液腺に起こりやすい．舌下腺にまれである．いずれも全身衰弱・代謝障害など隣接組織の炎症などが誘因となって，排泄管からの上行性感染が原因である．排泄管周囲の著しい炎症性変化，小膿瘍の形成，実際の変性などが主体である．

慢性肉芽性根尖性歯周炎（まんせいにくげせいこんせんせいししゅうえん） 〔病〕歯根肉芽腫と歯根嚢胞とを合わせた総称名である．

慢性肉芽性歯髄炎（まんせいにくげせいしずいえん） chronic granulomatous pulpitis ➡慢性増殖性歯髄炎

慢性剥離性歯肉炎（まんせいはくりせいしにくえん） chronic desquamative gingivitis 同歯肉炎【病】歯肉上皮の剥離を主とする歯肉炎である．歯肉に上皮剥離，発赤，出血，腫脹が現れ病理組織学的には，上皮の結合織よりの剥離，炎症性細胞浸潤，結合織の水腫がみられる．生理不順，閉経後の女性に多い．

慢性リンパ性白血病（まんせい—せいはっけつびょう） chronic lymphatic leukemia 同CLL【病】リンパ性白血球が腫瘍性増殖し，正常ではみられない幼若な細胞の状態で末梢血液中に出てしまう疾患をリンパ性白血病といい，慢性の場合は高齢者に多く，経過が長い．各所のリンパ節の腫脹がみられる．

マンディブラーキネジオグラフ® Mandibular kinesiograph ➡キネジオグラフ

マンナン mannan【栄】D-マンノースからなる多糖の総称で水に不溶性，ゾウゲヤシ種のマンナン，酵母マンナン，紅藻マンナンなどがあり，コンニャクマンナンはβ1-4結合のマンノースおよびグルコースからなるグルコマンナン．

マンニット ⒼMannit ➡マンニトール

マンニトール mannitol 同マンニット，マニトール【栄】HOCH₂(CHOH)₄CH₂OH．糖アルコールでタマネギやニンジン葉類植物，茸類植物に広く分布，マンナ，海藻からも得られ利尿剤に用いられる．ミュータンス・レンサ球菌は，この物質を分解できるのが1つの特徴で，この性質がこの菌の同定に利用される．

マンノース mannose【栄】アルドヘキソース．グルコースの2位のエピマー．糖タンパクにはその構成糖としてマンノースを含むものが多い．こんにゃくいも中に存在するマンナンはマンノースを構成単糖とする多糖である．

満腹中枢（まんぷくちゅうすう） satiety center 満腹中枢は視床下部腹内側核にあり，摂食行動を抑制する中枢．動物のこの部を刺激すると動物は食べることを止め，逆に，破壊すると食べ続ける．この中枢の外側に摂食中枢があり，両中枢は拮抗的に働く．

ミ

ミイラ化（——か） mummification ➡乾性壊疽

ミエリン鞘（——しょう） myelin sheath 同髄鞘【組】有髄神経線維の軸索を取り巻いているさやである．末梢神経系では Schwann 細胞の細胞膜が何回も取り巻いたものである．有髄神経線維の縦断像でみられる髄鞘の切れ目がランヴィエの絞輪である．

ミオグロビン myoglobin【栄】脊椎動物の筋肉細胞中に含まれるヘムタンパク質．1分子あたり1個のヘムを含む．分子量17,000，等電点7.0．酸素を可逆的に結合し，必要に応じて細胞に酸素を供給する．

ミカエリス定数（——じょうすう） Michaelis constant 同Km，ミハエリス定数【生】酵素反応において，初速度が最大速度の1/2になるときの基質濃度で，Kmで表される．酵素と基質の親和性を表す尺度となり，この値が小さいと酵素と基質の親和性は大きい．

味覚（みかく） taste【生】化学物質の分子が口腔の感覚受容器と接触して生じる感覚をいう．おもな受容器は舌背の味蕾にある味細胞である．甘味・塩辛味・酸味・苦味を4基本味といい，これらの味に対する感受性は舌の部位により異なる．

味覚閾値（みかくいきち） threshold for taste【生】味覚閾値には2つの段階がある．判断閾とは味の質は分からないが，水とは違いが分かるときの味液濃度で，知覚閾は判断閾よりさらに味液濃度を濃くし，味の質が分かるときの濃度をいう．

味覚器（みかくき） organ of taste【解】水に溶けた化学物質の味を感ずる器官は味蕾である．味蕾内の味細胞が刺激を受けると，鼓索神経または舌咽神経を通じて味覚中枢に刺激が伝えられ味を感じる．

味覚障害（みかくしょうがい） gustatory disturbance, taste disturbance【生】味覚の受容機構の異常により，味物質本来の

味を感じ取れないことをいう．障害の原因として，遺伝，全身疾患，放射線，薬剤，中枢障害，嗅覚障害，心因性によるものがある．また，血清中の亜鉛濃度の低下が味覚障害の原因となる場合が多い．

味覚性発汗（みかくせいはっかん） gustatory sweating 【生】酸っぱいものや辛いものを食べたとき，顔面に汗をかくことがある．この発汗を味覚性発汗といい，個人差が大きい．

味覚中枢（みかくちゅうすう） taste center 【生・解】味覚情報は味神経を伝わり延髄の孤束核に入る．その後は視床を経て大脳皮質の味覚野に達する．また，その一部は扁桃体，視床下部にも伝わる．

右房室弁（みぎぼうしつべん） tricuspidal valve ➡三尖弁

ミクロ栄養素（―――えいようそ）【栄】栄養素のうち無機質とビタミンを指す．マクロ栄養素（糖質，脂質，タンパク質）に対する語として用いられる．ミクロ栄養素は必要量は微量であるが，必ず補給されなければならない．

眉間（みけん） ➡グラベラ

味孔（みこう） taste pore 【組】味蕾の先端部にある孔．味細胞や支持細胞の味毛が突き出る．

味細胞（みさいぼう） taste cell(s) 【組】味蕾の中にあり細長い紡錘形をしている．味孔部に細毛を出し，基底部では神経線維とシナプスを形成している．味物質を感じ味覚情報を脳の中枢へ伝達する．

未熟児（みじゅくじ） prematurely born infant 同低出生体重児　出生時体重2,500 g 未満の新生児を低出生体重児とよぶことが勧告されている（WHO 1979年）．疾病に対する抵抗力が弱く，呼吸，消化，体温調節，循環器系など生理的にも劣っているので死亡率が高い．妊娠中毒，梅毒，胎盤異常などで発生することが多いとされている．

味神経（みしんけい） taste nerve fiber 【生・解】味の情報を味蕾から延髄の孤束核に伝える神経を味神経という．舌の前 2/3 は鼓索神経が，後ろ 1/3 は舌咽神経が支配し，それぞれの味情報を中枢に伝える．

密封容器（みっぷうようき） hermetic container 【薬】日本薬局方で規定される保存容器．気体，微生物の侵入しない容器．アンプル，バイアル瓶．

密閉容器（みっぺいようき） well-closed container 【薬】日本薬局方で規定される保存容器．保存中に固形の異物が混入したり損失しないように保護できる容器．紙袋，紙箱．

ミトコンドリア mitochondria 【組】小顆粒もしくは糸状を呈し，すべての細胞に存在する細胞内小器官である．電顕的には外膜と内膜に包まれ，内部にクリスタ（クシ）をもつ．細胞のエネルギー供給工場である．その内部に DNA をもち，自己複製能がある（P.124 図参照）．

水俣病（みなまたびょう） ➡有機水銀中毒

ミネラリゼーション mineralization ➡石灰化

ミネラル mineral 同無機質 【栄・組】塩類．栄養学的には硬組織の構成成分として重要なほか，生体反応の調節，pH 平衡，浸透圧の調節などに関与する．摂取必要量の多い多量元素（Ca, P, Mg, Na, K など）と，少ない微量元素（Fe, I, Zn, Cu など）の 2 つのクラスに分けられる．

ミネラルコルチコイド mineral corticoid ➡電解質コルチコイド

ミハエリス定数（―――じょうすう） Michaelis constant ➡ミカエリス定数

未分化癌（みぶんかがん） undifferentiated carcinoma 同単純癌 【病】悪性上皮性腫瘍の 1 つで，癌細胞の分化の程度が著しく低く，正常の上皮細胞との類似性がないため，由来する上皮の種類がまったく不明のものをいう．もっとも悪性である．

未分化間葉細胞（みぶんかかんようさいぼう） undifferentiated mesenchymal cell 【組】結合組織内にあり，将来，線維芽細胞や骨芽細胞，組織球（大食細胞）などに分化する能力のある幹細胞．歯髄内には血管の周辺や細胞稠密層にあり，若年者の歯に多い．もっとも幹にある細胞が万能細胞（ES cell）である．

未分化肉腫（みぶんかにくしゅ） anaplastic sarcoma 同単純肉腫 【病】悪性非

上皮性腫瘍の1つで，未分化癌と同じように，腫瘍細胞がどの非上皮性細胞とも類似していないので，母細胞を想定することができない．きわめて悪性である．

未分化胚細胞腫（みぶんかはいさいぼうしゅ） disgerminoma 回卵巣セミノーマ 【病】 卵巣特殊腫瘍の1つで，卵巣胚細胞に由来する．片側性（通常は右側）の充実性に発症する．悪性で予後不良である．

味盲（みもう） PTC-nontaster 【生】 PTC（フェニールチオカルバミド）は多くの人には苦いが，これを苦く感じない人を味盲という．四基本味を感じない人をいうのではない．味盲は日本で約5～10%，黒人で約10%，白人で約30%の割合で出現する．これは劣性遺伝する．

脈圧（みゃくあつ） pulse pressure 【生】 最高血圧と最低血圧の差を脈圧という．

脈管系（みゃくかんけい） vascular system 【解】 血管系とリンパ管系とに分けられる．消化管で吸収された栄養分や，肺胞からの酸素を全身に供給し，老廃物やCO_2を腎臓や肺に運ぶ役目をもっている．心臓→大動脈→各種動脈→毛細血管→各種静脈→大静脈→心臓．

脈管神経隙（みゃくかんしんけいげき） vasoneural space 回神経脈管隙 【解】 厚さ0.4 mmくらいの歯根膜は，多数のシャーピー線維が密集しているが所々に線維が少ない所がある．この部を神経や血管などが通っているので，脈管神経隙という（P.147図参照）．

脈絡膜（みゃくらくまく） chorioidea 【解】 目の強膜と網膜との間にあり，血管の通路となる部である．外部からの光はこれより深部には行かない．この前方の部分が毛様体に続いている（P.62図参照）．

脈瘤性骨嚢胞（みゃくりゅうせいこつのうほう） aneurysmal bone cyst 回動脈瘤性骨嚢胞 【病】 骨内で発現する嚢胞の1つで一般に長管骨で好発するが，まれに顎骨にも発現する．本嚢胞内は血液で満たされるが，充実性組織からなる部もみられる．嚢壁は毛細血管で富み，血液で満たされた拡張した多数の腔からなる．また充実性の部は線維-骨性病変や巨細胞性病変の所見をみるのが特徴である．上皮に裏装されないので偽嚢胞の1つである．

ミュータン mutan ➡不溶性グルカン

ミュータンス菌（――きん） mutans streptococci ➡ストレプトコッカス・ミュータンス

ミュータンスレンサ菌（――きん） mutans streptococci ➡ストレプトコッカス・ミュータンス

ミュールライターの三表徴（――さんひょうちょう） Mühlreiter's trias 【解】 歯の近心と遠心とを決めるための，隅角徴，湾曲徴，歯根徴とを3つの目印（三徴）という．コーエン氏は歯面徴を追加している．

ミョウバン alum 【薬】 硫酸アルミニウムカリウム．水に溶けやすい，収斂作用，防腐作用を有する．含嗽剤．

味蕾（みらい） taste bud 【組】 舌の乳頭や咽頭粘膜にみられる蕾状の味覚受容器である．紡錘形の味細胞，支持細胞と基底部の基底細胞より構成されている．味孔部の味毛が味物質を感じ神経線維を通して中枢に伝え，味覚を感じる．蕾とは花のつぼみ．

ミラクリン miraculin 【栄】 西アフリカ原産の果実，ミラクルフルーツに含まれるタンパク性甘味料．分子量44,000の塩基性糖タンパク質．これ自体は無味であるが，これを食べた後，すっぱいものを食べると甘く感じる．

ム

ムーンの歯（――は） Moon's tooth ➡フールニエの歯

無顎症（むがくしょう） Ⓛ agnathia 【病】 顎の先天異常で，上顎あるいは下顎，またはその両方が完全に欠如している場合である．なお，上顎では切歯骨が欠如している場合がある．

無機質（むきしつ） inorganic substance ➡ミネラル

無機質溶解剤（むきしつようかいざい） mineral dissolvent of root canal ➡根管拡大・清掃剤

無機水銀中毒（むきすいぎんちゅうどく） inorganic mercury poisoning 無機水銀と

は金属水銀，無機水銀化合物，無機水銀イオン，アマルガムなどの総称で，有機水銀と区別して用いられる．無機水銀による健康障害は，水銀鉱山，水銀製錬所など精製，水銀を利用する職種にみられ，振せん，口内炎および歯肉炎，精神不安定などの症状を示す．

無菌動物（むきんどうぶつ） germ-free animal 【微】微生物をまったくもたない動物．ニワトリは消毒した卵を無菌的に孵化させ，哺乳類（ラット，マウス，モルモットなど）は無菌手術で胎児を取り出し，アイソレーターを用いて，無菌的に飼育する．

無効量（むこうりょう） ineffective dose 【薬】まったく作用を現さない薬物量．

ムコ多糖（――たとう） mucopolysaccharide ➡グリコサミノグリカン

ムコ多糖タンパク複合体（――たとう――ふくごうたい） mucopolysaccharide-protein conjugate ➡プロテオグリカン

ムコツェーレ mucocele ➡粘液囊胞

ムコペプチド mucopeptide ➡ペプチドグリカン

無細胞セメント質（むさいぼう――しつ） acellular cementum ➡原生セメント質

無歯症（むししょう） anodontia 【病】先天的な歯胚の欠如，無形成によって起こる歯の欠如をいう．これは全部無歯症（乳歯と永久歯のすべての歯の欠如）と部分無歯症（1～数歯の欠如）とに分けられる．おもな原因としては，遺伝的外胚葉異形成症がある．

無歯性濾胞性囊胞（むししせいろほうせいのうほう） Ⓖ Zahnlose Follikularzyste ➡原始（性）囊胞

無糸分裂（むしぶんれつ） amitosis 【微】【組】染色体が形成されることなく核が伸び，中央部がくびれて直接2個の核に分かれる．紡錘糸ができないという意味である．

無心体（むしんたい） Ⓛ acardivs 【病】1卵性双生児の奇形で，一方は正常発育し，他方は強い発育遅滞を示す（非対称性二重体）で頭部，四肢の発育が不良で，ときに心臓が痕跡的であるか，またはまったく欠如しているものをいう．

無水クロム酸（むすい――さん） anhydrous chromic acid ➡クロム酸

無髄神経（むずいしんけい） nonmyelinated nerve fiber 【組】ミエリン鞘をもたない神経線維をいう．有髄神経に比べ直径が小さく，伝導速度も遅い．自律神経系の節後神経と遅い痛みを伝える神経は無髄神経である．

ムスカリン muscarine 【薬】毒キノコ（ベニテングダケ，キテングダケなど）に含まれる有毒成分で中毒により縮瞳，唾液分泌，発汗，下痢，腹痛，徐脈などが現れる．拮抗薬アトロピンによって作用は消失する．一般に副交感神経を刺激したと同じ作用を呈す．

無染色標本（むせんしょくひょうほん） colourless specimen 【微】普通顕微鏡，暗視野顕微鏡，位相差顕微鏡などでの観察に，無染色で供する標本．通常は，スライドグラスに検体を少量置き，そのままあるいは生理的食塩水を滴下し，カバーグラスをかけ観察する．

ムタン mutan ➡不溶性グルカン

ムチン mucin 【栄】唾液，胃液，腸液など外分泌腺から分泌される粘性物質．均一物質ではなく，主体は糖タンパク質である．糖鎖とタンパク質との結合は，セリンまたはスレオニンの水酸基とのグリコシド結合でできたものが主である．

無痛期（むつうき） stage of analgesia ⦿痛覚脱出期,麻酔第Ⅰ期,導入期 【薬】全身麻酔進行の最初の段階で，麻酔開始から意識消失までの時期をいう．意識はうろうとして，刺激応答鈍い．痛覚はないので簡単な外科処置，抜歯，無痛分娩など可能である．

無痛性横痃（むつうせいおうげん） indolent bubo ⦿硬性横痃 【病】梅毒感染の第1期（感染から約3週間の潜伏の後）に現れる所属リンパ節（片側あるいは両側の鼠径リンパ節）の腫脹で，疼痛がないので，このようによばれる．なお，これと同期に発現する硬性下疳とを合わせ，梅毒性初期変化标之う．

6つの基礎食品（――きそしょくひん） 【栄】厚生省（現厚生労働省）公衆衛生局が作成した食品分類法で，食品の栄養的なとり合せの目安として用いられる．各群にはつぎのような食品が配される．1群，良質タンパク源；2群，無機質源；3群，ビタミンA源；4群，ビタミンC

源；5群，糖質とビタミンB_1源；6群，脂肪とビタミン A,D 源.

無白血病（むはっけつびょう） aleukemia ➡無白血病性白血病

無白血病性白血病（むはっけつびょうせいはっけつびょう） aleukemic leukemia 同無白血病, 非白血病性白血病 【病】白血病において，造血細胞が腫瘍性増殖のため, 一般には末梢血液中に幼若細胞（白血病細胞）として出現するが，まれに急性の場合などでこれが出ない場合がある. この型の白血病をいう.

ムレイン murein ➡ペプチドグリカン

メ

明暗順応（めいあんじゅんのう） light-and dark-adaptations 【生】暗い所から明るい所に出ると，はじめ眩しいがまもなく慣れる．これは視細胞中の視物質が減少する反応で明順応という．逆に，明から暗に行くと視物質の合成が進み，感受性が増大する．これを暗順応という．

迷走神経（めいそうしんけい） vagus nerve 【解】第10番目の脳神経．多くの副交感神経線維を含み，心，肺，胃，腸，腎などに分布している．また知覚神経線維も前記の内臓に分布している．運動神経線維は咽頭や喉頭の筋群に分布している．喉頭部の神経が麻痺すると声がかれる．

迷入性嚢胞（めいにゅうせいのうほう） aberrantion cyst 【病】胎生期に上皮の迷入, 残遺または後天的な外傷による上皮の迷入によってできた嚢胞. 嚢胞壁に上皮の裏装と毛包，皮脂腺，汗腺などの皮膚付属器を有する皮様嚢胞（類皮嚢胞）と上皮の被覆のみの表皮様嚢胞（類表皮嚢胞）がある．

迷路性聾（めいろせいろう） labyrinthous deafness ➡内耳性聾

メーラー・バーロー病（――びょう） Möller-Barlow disease 同乳児壊血病 【栄】生後6か月以降の人工栄養児にみられる小児壊血病. ビタミンC欠乏症で骨膜下出血が特徴的である. 発育不良, 貧血, 歯肉腫脹, 皮下出血, 骨の発育異常などの諸症状を示す.

目ざめ反応（め――はんのう） arousal reaction ➡覚醒反応

メジマイド megimide ➡ベメグリド

メズサの頭（――あたま） Ⓛ Caput Medusae 【病】肝硬変症の進行にともなって門脈の通過障害が起こり，門脈圧が亢進し，血液は臍静脈より臍周囲の皮下静脈に流れ，臍周囲に著しく拡張し，蛇行した多数の傍側循環がみられることから，髪が多数の蛇よりなるギリシャ神話の女神の名前にちなみ，このようによぶ．

メソゾーム mesosome 【微】細胞質膜が細胞質内に陥入してできた器官で, 細胞膜に連続している. 薄板状, 袋状, 管状などの形態をしている. その機能は現在のところ不明であるが, 細菌の分裂, 増殖と密接な関連性をもっていることなどが推測されている.

メタンフェタミン methamphetamine 【薬】覚醒剤．覚醒アミン．全身投与により気分の高揚, 疲労感を感じない, 食欲減退, 精神的依存が起こる.「覚醒剤取締法」で規定.

メチオニン methionine 【栄】タンパク質を構成する含硫アミノ酸. 生体におけるメチル基供与体として重要である. ヒトの必須アミノ酸の1つ. タンパク質合成の開始アミノ酸は真核生物ではメチオニン, 前核生物ではホルミルメチオニンである.

メチシリン耐性黄色ブドウ球菌（――たいせいおうしょく――きゅうきん） methicillin-resistant *Staphylococcns aureus* 同MRSA 【微】ブドウ球菌は抗生物質耐性になりやすく, 多剤耐性菌が多い. ペニシリン耐性はペニシリナーゼで水解されるメチシリン系抗生物質が用いられるようになった. この耐性は細胞壁合成酵素であるペニシリン結合タンパクPBPsの変化により, ペニシリン系抗生物質の存在下でも細胞壁合成が阻害されない染色体性の変異による.

5－メチルウラシル 5-methyluracil ➡チミン

メチル基（――き） methyl group 【栄】CH_3基. 生体には, Sアデノシルメチオニンや, テトラヒドロ葉酸の一炭素化合物をメチル基供与体とするメチル化反応

があり，広範な化合物のメチル化を行う．

5-メチル-2,4-ジオキシピリミジン 5-methyl-2,4-dioxypyrimidine ➡チミン

メチルドパ methyldopa 【薬】抗高血圧薬．交感神経の伝達物質（ノルエピネフリン）の伝達を妨ぐ．

滅菌（めっきん） sterilization 【微】病原性の有無にかかわらず，すべての微生物を殺滅あるいは除去する操作．湿熱滅菌法（平圧あるいは高圧蒸気による），乾熱滅菌法，濾過滅菌法などがある．

メッケル軟骨（——なんこつ） Meckel's cartilage 【組】発生の初期，第一鰓弓の下顎突起内に生じる細長い円柱状の軟骨であり，下顎骨を誘導する．胎生6週頃メッケル軟骨の周囲に，結合組織性の骨（下顎骨）が生じ，骨の成長につれて，メッケル軟骨は消滅する．メッケル軟骨の背側端部からは軟骨内骨化が起こり，中耳のツチ骨が形成される．

メッセンジャーRNA messenger ribonucleic acid 同mRNA，伝令リボ核酸【栄】細胞核のDNA上の遺伝情報を写し取ることにより生成するリボ核酸．核内で生成したmRNAは細胞質中に移動し，リボゾーム，転移リボ核酸等のタンパク合成因子と共同で，写し取った情報をもとにタンパクを生みだす．

メトトレキサート methotrexate 【薬】悪性腫瘍治療薬の代謝拮抗薬．葉酸代謝拮抗薬．適応：絨毛上皮腫，小児の急性骨髄性白血病．副作用：嘔吐，骨髄機能抑制，脱毛，口内炎など．

メトヘモグロビン血症（——けっしょう） methemoglobinemia 【薬】局所麻酔薬（プロピトカイン）の副作用．酸素運搬能がなくなりチアノーゼを呈する．

メナキノン menaquinone 同ビタミンK₂ 【栄】ナフトキノン環をもつ脂溶性ビタミン．ビタミンKであるフィロキノンが緑黄色野菜に含まれるのに対し，メナキノンは腸内細菌によって生成される．血液凝固因子であるプロトロンビンを活性型に変換する作用がある．

メナジオン menadione ➡ビタミンK

メピバカイン mepivacaine 【薬】アミド型局所麻酔薬．ほかにリドカイン，ジブカインなど．

メフェナム酸（——さん） mefenamic acid 【薬】酸性非ステロイド性抗炎症薬．強い鎮痛作用，副作用は軽度．急性炎症の鎮痛に広く使用されている．

メプロバメート meprobamate 【薬】穏和精神安定薬の1つ．不安，緊張，焦燥感を軽減し，睡眠を促進する．麻酔作用も増強される．

メペリジン meperidine 【薬】麻薬性鎮痛薬．ペチジン．合成麻薬．激しい疼痛抑制．麻酔前投薬，無痛分娩に使用．

メラニン melanin 同黒素 【病】黒素細胞（メラノサイト）が形成される黒褐色あるいは黄褐色の色素で，生理的には皮膚，粘膜，毛髪などに存在する．病的にはアジソン病，ポイツ・イエガー症候群，黒色腫などにみられる．

メラニン細胞（——さいぼう） ➡メラノサイト

メラノサイト melanocyte 同メラニン細胞 【組】メラニン（黒褐色の色素）を生産して全身の表皮に送りだす細胞．基底層にあり，突起を有棘細胞層に伸ばしている．虹彩にもメラニンが多く，その多少によって黒褐色やブルーになったりする．

メルカプト基（——き） mercapto group ➡チオール基

6-メルカプトプリン 6-mercaptopurine；6-MP 【薬】悪性腫瘍治療薬の代謝拮抗薬．プリン代謝拮抗薬．適応：慢性骨髄性白血病．

メルケル細胞（——さいぼう） Merkel cell 【組】表皮の基底層の中にある触覚を感知する細胞（触覚受容器）．知覚神経とシナプスしている．

メレナ melena 同下血 【病】胃潰瘍，十二指腸潰瘍，そのほかの消化管疾患により，消化管から出血した血液が便に混って肛門より排出されたもの．

免疫（めんえき） immunity 【微】歴史的には，多くの経験的事実に基づつき，1度ある伝染病にかかり，回復すると同じ病気に2度とかからないという現象としてとらえられてきた．現在では，外界から侵入した生物は生体内に生じた異物を排除しようとする生体の反応を意味する．

免疫学的記憶（めんえきがくてききおく）

immunological memory【微】異物(抗原)が生体に侵入すると，生体はこれを排除すると同時に，長期間にわたって記憶しており，同じ抗原の再度の侵入に対してただちに応答できる免疫学的機能を備えている．この機能を免疫学的記憶という．

免疫学的賦活（めんえきがくてきふかつ）**immunological activation**【微】免疫機能が活発になること．常在菌の存在，異物の侵入，リンホカインの産生などにより免疫機能は高まる．また，ワクチンや伝達因子などの投与により特異的に，アジュバント物質やインターフェロンなどの投与により非特異的に高められる．

免疫寛容（めんえきかんよう）**immunological tolerance**【微】他の抗原に対する免疫応答能力は正常であるにもかかわらず，本来免疫応答が起こるはずの抗原に対して応答しない状態をその抗原に対して免疫寛容であるという．免疫寛容を導入させる寛容源が体内から消失すると，免疫寛容は消失する．

免疫グロブリン（めんえき——）**immunoglobulin**【同】Ig，抗血清，抗体【微】抗原の存在のもとに作られ，抗原と特異的に反応する物質であり，血清中のグロブリン分画に含まれる．H鎖，L鎖とよばれるポリペプチド鎖各2本からなり，H鎖の抗原性によってIgG，IgM，IgE，IgD，IgAに分けられる．

免疫グロブリン(Ig)A（めんえき——）**immunoglobulin (Ig) A**【同】IgA【微】唾液，涙，腸管の分泌液中などに含まれる免疫グロブリンである．血清型と分泌型があり，分泌型は血清型IgAが粘膜上皮細胞で産生される分泌片を結合し排出されたものである．粘膜表面における感染防御の役割を果たす．

免疫グロブリン(Ig)D（めんえき——）**immunoglobulin (Ig) D**【同】IgD【微】骨髄腫患者の血清から発見された．正常ヒト血清中にも微量に含まれている．生物学的機能はほとんど分かっていない．

免疫グロブリン(Ig)E（めんえき——）**immunoglobulin (Ig) E**【同】IgE【微】正常ヒト血清中に微量に含まれている．ヒトの肥満細胞，好塩基球などと結合し，ついで抗原と反応すると細胞は刺激を受け，ヒスタミンなどの活性物質を含む顆粒を放出する．その結果，即時型の過敏症(喘息など)を起こす．

免疫グロブリン(Ig)G（めんえき——）**immunoglobulin (Ig) G**【同IgG】【微】血清中の免疫グロブリンの主体をなすものであり，分子量15万．パパイン処理により，リンパ系細胞への付着や補体結合に関係するFc部分と，抗原結合部位を含むFab部分に分かれる．胎盤通過性があり，母側より胎児に移行できる唯一の抗体である．

免疫グロブリン(Ig)M（めんえき——）**immunoglobulin (Ig) M**【同】IgM【微】マクログロブリンともよばれる巨大分子であり，IgG類似の基本構造が5個結合したものである．補体結合能を有し，溶血や溶菌を引き起こしやすい．病原体感染の初期に産生される．分泌片を結合した分泌型も存在する．

免疫結合型（めんえきけつごうがた）**immune complex type** →免疫複合体型

免疫原（めんえきげん）**immunogen** →免疫原性

免疫原性（めんえきげんせい）**immunogenicity**【同】免疫原【微】抗体や感作リンパ球の産生を促す性質を免疫原性という．非自己の抗原決定基をもち，数千以上の分子量をもつ抗原物質がこの性質を有する．一般に抗原は免疫原性と，抗体や感作リンパ球と反応できる反応原性を備える(完全抗原)．

免疫反応（めんえきはんのう）**immunoreaction**【微】抗原・抗体反応によって起こる諸反応を総称する．試験管内では血清反応，沈降反応，凝集反応として診断などに用いられる．生体内で起こる場合，病原性異物からの防御の役割を果たすが，アレルギーやアナフィラキシー，自己免疫疾患などの原因ともなる．

免疫病理学変化（めんえきびょうりがくへんか）**immunopathology** →アレルギー

免疫複合体型（めんえきふくごうたいけい）**immune complex type**【同】免疫結合型，アルサス反応【微】アレルギー反応の4型のうちの1型で，可溶性抗原が血管内や組織中でIgG抗体と結合してできた抗原抗体複合物に補体が結合した結果，多数の白血球が遊走し，局所の細

胞を破壊して血管炎, すなわちアルチュス反応を起こしたもの.

免疫不全病(めんえきふぜんびょう) immunodeficiency disease 【微】 免疫機構の欠陥に原因する病気をいう. 免疫細胞の原発性発育不全によるものと, 種々の疾患に続発する免疫細胞の障害によるものがある. 感染に対する抵抗力が低下し, 感染の重症化, 反復, 難治, 弱毒微生物の病原性発揮などが起こる.

免疫療法(めんえきりょうほう) immunotherapy 【微】 自己免疫疾患における免疫異常を改善することにより, 治療効果を得ようとすること. 療法には, 副腎皮質ステロイド, インターフェロン, 放射線照射, 血漿交換療法などがある.

メントン menton 画Me 【解】 頭部X線規格写真上で, オトガイ部のもっとも下端にあたる点をいう(P.69 図参照).

モ

盲孔(もうこう) lingual pit 【解】 上顎側切歯の舌面窩には1mmくらいの凹みが, 基底結節の前方にみられることがある(3%くらい). 一般的には行き止まりの凹みを盲孔という. たとえば舌盲孔.

毛細血管(もうさいけっかん) capillary 【組】 血管系の動脈と静脈の間にあり, 網目状の血管網を形成する. 直径8μm~20μmで, 1層の内皮細胞によって腔が形成されている. 毛細血管は物質交換の場である.

毛細血管強化薬(もうさいけっかんきょうかやく) capillary stabilizer 【薬】 ルチン, ヘスペリジン, アドレノクロムなど毛細血管の抵抗性を増加し, 透過性を低くして止血作用を現す薬物をいう. アスコルビン酸も同様の作用をもつ.

毛細血管壁強化薬(もうさいけっかんへききょうかやく) capillary stabilizer 【薬】 紫斑病, 壊血病など全身疾患時に血管壁が脆弱化し出血傾向になるので, 全身的に投与して毛細血管壁を強化する. アドレノクロム, フラボノイド類など.

網状根管(もうじょうこんかん) reticular root canal 【解】 根管が網の目状に複雑に枝分かれしている根管をいう.

毛舌(もうぜつ) hairy tongue 【病】 舌粘膜の糸状乳頭が異常に角化, 伸長して, おもに舌背前正中部に毛が生えたようにみえるものて, 外来の物質(タバコ, 食物, 薬物など)により着色され白毛舌と黒毛舌とがある. 原因は不明であるが口腔乾燥症が考えられる.

盲腸(もうちょう) cecum 【解】 上行結腸の下端部を盲腸という. その下端に虫垂がある. 大腸の一部で腹部の右下方に位置している. 虫垂炎のことを俗に盲腸炎ということがあるが, これは間違いであるので, 歯科衛生士は正しく, 虫垂炎といわなければならない(P.156 図参照).

網内系(もうないけい) reticulo-endothelial system 画細網内皮系 【組】 骨髄, 脾臓, リンパ組織などで広く全身に分布する網状の組織細胞群をいう. 食作用が旺盛で異物や細胞の処理を行い, 生体を防御している.

網内賦活系(もうないふかつけい) reticulo-activating system ➡上行性網様体賦活系

盲嚢(もうのう) pocket ➡ポケット

網膜(もうまく) retina 【解】 眼球の内膜をいう. 錐状体, 杆状体などの視細胞があり, 色や光を感じる役割をもつ. 前方には硝子体がある. 眼球の後極部の網膜は少しくぼんでおり, 中心窩(黄斑)とよばれる. 像がこの場所に結像するともっとも明瞭に見える. 視神経乳頭部は白斑で盲点となる(P.62 図参照).

毛様体(もうようたい) ciliary body 【解】 水晶体の周囲をリング状に取り巻いて, 水晶体の屈折率を調整する. 高齢になると, 毛様体が弛緩して, 近くのものが見えにくくなる(老眼). 凸レンズで補正する(P.62 図参照).

モジオラス ➡口角結節

モダイオラス ➡口角結節

モディファイドフェノール modified phenol 画MP 【薬】 代表的石炭酸合剤の1つでう窩消毒, 歯髄鎮痛, 根管消毒などに用いる. ハッカ脳5.0, チモール10.0, 石炭酸15.0の混合物である. 類似薬として歯科用フェノール・チモールがある.

モネリン monellin 【栄】 アフリカ産果実，セレンディーピティベリーに含まれるタンパク質系甘味量．分子量は11,500．砂糖の3,000倍の甘さを有しその甘さが長く続く．純化したものを放置すると1日以内に甘さが消失する．

モノアシルグリセロール monoacylglycerol 同モノグリセリド 【栄】 1分子のグリセリンと1分子の脂肪酸よりなるエステルで，脂肪(トリアシルグリセロール)は消化管中のリパーゼの作用でこの形になってから吸収されるのがもっとも多い．脂肪の代謝中間体．リパーゼの作用で脂肪酸を遊離する．生合成系ではアシル基を結合してトリグリセリドとなる．

モノグリセリド monoglyceride ➡モノアシルグリセロール

モノクロロフェノールカンフル camphorated monochlorphenol 同CMCP 【薬】 代表的石炭酸合剤の1つでう窩消毒，歯髄鎮痛，根管消毒に用いる．パラモノクロルフェノール50.0，カンフル50.0を混合した液体．パラモノクロルフェノールは石炭酸より殺菌力大．

モリアン裂 (──れつ) Morian's cleft ➡斜顔面裂

森永ドライミルク事件 (もりなが──じけん) 同ヒ素ミルク事件 【衛】 1955年(昭30)8月，西日本各地で発熱，皮膚の黒変，下痢，発育不全，肝臓肥大などを主徴候とするヒ素中毒事件が発生した．患者は粉乳飲用の1歳未満の乳児で，分析結果からは牛乳安定剤として使用した第二リン酸ナトリウムに亜ヒ酸が多量に混入されていたことが分かった．

モルヒネ morphine 【薬】 麻薬であるアヘン中の主成分．強力な鎮痛作用をもつが，依存性が強く連用によって耽溺に陥り，中断すると禁断症状を生む．薬物欲求は中毒者において高く，反社会的行動をとるようになる．各国が麻薬に指定し使用を厳重に制限している．

モルヒネ受容体 (──じゅようたい) morphine receptor ➡オピエートレセプター

門脈 (もんみゃく) portal vein 【解】 消化管や脾臓から出て肝臓に入る静脈．腹部内臓からの血液には吸収された栄養物など多くのものを含み，肝臓でその代謝や解毒を行う．門脈血液量は肝循環量の80%を占める．

ヤ

薬学(やくがく) pharmaceutical sciences 【薬】 医薬品の創製,生産,管理などのために必要な諸学問を体系化した学問領域.薬物を化学物質として取り扱い,化学物質をつくるというところに重点を置いている.

薬学的製剤(やくがくてきせいざい) pharmaceutical preparation 【薬】 生薬や化学薬品に溶解,抽出,蒸溜など薬剤学的処理を行った製剤をいう.例:ヨードチンキ.

薬剤(やくざい) preparation, drug's preparation 【薬】 2~3種類の医薬品を調合したものをいう.

薬剤感受性試験(やくざいかんじゅせいしけん) drug sensitivity test 同薬剤耐性検査,ディスク法【微・薬】 感染症の治療は適切な化学療法剤を選択して短時間に治療効果を上げる必要がある.この薬剤を選択する方法に,薬剤希釈法と薬剤感受性試験(ディスク法)とがあり,後者には直接法と間接法がある.

薬剤耐性検査(やくざいたいせいけんさ) drug resistance test ➡薬剤感受性試験

薬事法(やくじほう) pharmacy law 【薬】 医薬品,医療用具,化粧品に関する事項を規制し,その適正をはかるために作られた法律.

薬疹(やくしん) drug eruption 【薬】 薬物の副作用.薬物過敏症(薬物アレルギー).蕁麻疹,固定疹など.

薬品沈殿法(やくひんちんでんほう) chemical sedimentation method 【衛】 上下水道浄化過程に沈澱処理がある.その1つに薬品沈澱法があり,おもに硫酸アルミニウム(硫酸ばん土)を用いて微細粒子をフロック(凝集塊)として沈澱させる方法で,わが国の水道は90%以上この方法を採用している.緩速濾過法に比べて,施設面積が少なく,屋内で設置できるので都会や寒冷地に利用できる.

薬物(やくぶつ) drugs 【薬】 ヒトまたは動物の疾患の治療,予防,診断などに用いられる化学物質をいう.

薬物アレルギー(やくぶつ——) drug allergy 同薬物過敏症 【薬・微】 投与した薬物がハプテン(付着体)として働き,体内タンパクと結合して抗原性をもち,抗原-抗体反応が生起する結果,発疹,鼻炎,アナフィラキシーショック,発熱などのアレルギー性反応が生ずる場合をいう.ペニシリン,アスピリンなどは微量で起こる.

薬物依存性(やくぶついぞんせい) drug dependence 【薬】 麻薬などの連用によってしだいに摂取欲求が高まり,中止によって種々な障害を引き起こす場合をいう.精神的なものと肉体的依存の2つのタイプがあり,前者は強い意志力で薬物離脱が可能であるが,後者は中止により禁断症状が出現して精神力だけでは離脱不可能である.

薬物学(やくぶつがく) materia medica 【薬】 薬物の起源,製法,性状,作用,用法などに関する学問をいう.

薬物過敏症(やくぶつかびんしょう) drug hypersensitivity ➡薬物アレルギー

薬物吸収(やくぶつきゅうしゅう) drug absorption 【薬】 投与方法によって異なるが,投与した薬物が生体膜を透過して最終的に血中に入ることをいう.薬効は薬物の吸収速度に左右される.

薬物作用点(やくぶつさようてん) seite of action 【薬】 薬物の特異の受容体がたくさん存在する場所で,薬理作用が発現されるための器官または組織の特定部位をいう.

薬物習慣性(やくぶつしゅうかんせい) drug habituation ➡精神的依存

薬物相互作用(やくぶつそうごさよう) drug interaction 同薬物相互反応 【薬】 2種以上の薬物を併用して用いるとき,協力,拮抗の作用が現れたり,薬剤の調合時,薬物相互が理化学的変化を生ずる場合などをいう.最近では薬物同士だけでなく,食物と薬物の相互作用もいわれている.

薬物相互反応(やくぶつそうごはんのう) drug interaction ➡薬物相互作用

薬物代謝(やくぶつたいしゃ) drug metabolism 【薬】 吸収された薬物が体内(とくに肝臓)で変化を受け,有効物質または無効物質になり最終的に排泄されるまでの過程をいう.肝ミクロゾームに存

薬物代謝酵素(やくぶつたいしゃこうそ) drug metabolizing enzyme 【薬】 薬物代謝に関与する酵素で、主として肝ミクロゾームに多く存在する。酸化、還元、加水分解に関与する酵素が多い。ほとんどの薬は肝ミクロゾームにあるチトクローム P_{450} で酸化される。

薬物耐性(やくぶつたいせい) drug tolerance 【薬】 薬物の連用によって生体側の感受性が減少し、増量しなければ効果が得られなくなる状態をいう。睡眠薬、アルコール、モルヒネなどによく起こる。

薬物治療学(やくぶつちりょうがく) pharmacotherapy 【薬】 各種の病的状態に対する薬物の適用、禁忌、用法などを考究する臨床分野をいう。

薬物動態学(やくぶつどうたいがく) pharmacokinetics 同薬物動力学 【薬】 薬理作用の発現を、薬物の吸収、代謝、排泄などとの関係で速度論的に考究するもの。

薬物動力学(やくぶつどうりきがく) pharmacokinetics ➡薬物動態学

薬物乱用(やくぶつらんよう) drug abuse 【薬】 覚醒剤など精神的依存の起こる薬物を治療以外に社会的弊害が生じるほどに使用すること。

薬用量(やくようりょう) ordinary dose ➡常用量

薬理遺伝学(やくりいでんがく) pharmacogenetics 【薬】 薬理作用の遺伝的個人差、感受性の遺伝的差を研究する学問。抗マラリア剤プリマキンはある黒人の種族において溶血性貧血を起こす。これはプリマキン代謝酵素が遺伝的に不足しているからである。オキシドールを創面に塗布しても発泡しないのは酵素カタラーゼの不足で劣性遺伝する、などを考究する学問分野。

薬理学(やくりがく) pharmacology 【薬】 医療に用いられる諸種の薬物の生体に対する諸作用と、作用機序を主として考究する学問。

薬理学的拮抗(やくりがくてききっこう) pharmacological antagonism ➡競合(的)拮抗

薬理学的配合禁忌(やくりがくてきはいごうきんき) pharmacological incompatibility 【薬】 2種以上の薬物併用によって薬物本来の作用が相殺される場合(拮抗現象)と逆に協力効果が生まれ、副作用が予期以上に増幅されて現れる場合。いずれも併用をさしひかえるか、慎重にする必要がある。

薬理活性(やくりかっせい) activity, pharmacological activity 【薬】 薬物の生体に対する作用の強さを表す。

薬力学(やくりきがく) pharmacodynamics 【薬】 生体に対する薬の作用をいう。動物体によって実験的に研究するもので、実験薬理学とあまり変らない。狭い意味では薬理作用。

薬理作用(やくりさよう) pharmacological action 【薬】 薬物によって引き起こされる生体側の諸種の生理作用のことをいう。

薬価基準薬(やっかきじゅんやく) 【薬】 医師、歯科医師の指示により使用され、薬価基準に収載されているもの。医療用医薬品。

野兎病(やとびょう) tularemia 【病・微】 病原体 *Francisella tularensis* をもつ野鬼から感染する腫瘍形成性肉芽腫性炎症で、福島、千葉、新潟、長野県にみられる。発熱、悪感戦慄、リンパ節腫脹、局所の潰瘍形成(手指)、結核結節に似た肉芽腫を形成する。

屋根咬合(やねこうごう) stegodontia 【解】 上顎切歯が前方に突出し、下顎切歯の切端よりかなり前方に突出している咬合状態をいう。

夜盲症(やもうしょう) night blindness 同とりめ 【病】 暗順応が減弱し薄明時の視力が低下する病気。先天性のものとビタミンA欠乏によるものがある。薄明時に機能する視細胞の視物質ロドプシンの構成因子レチナールがビタミンAに由来するため、その欠乏により起こる。

ヤングの式(——しき) Young's formula 【薬】 小児薬用量を決定する算定式。

$$小児薬用量 = \frac{年齢}{年齢 + 12} \times 成人量$$

chlorine requirement 【衛】 殺菌のために加えられた塩素は、水中で次亜塩素酸(HOCl)、塩素酸イオン(OCl)、塩素イオンとなる。これらのうち、HOClとOClを遊離(有効)塩素という。これに対して、アンモニアと結合した結合型有効塩素もある。給水栓末端で遊離塩素なら0.1ppm以上、結合残留塩素なら0.4ppm以上が必要。

遊離型（ゆうりがた） free type 【薬】薬物がタンパクなどと結合しないで分子状のままで存在していることをいう。

遊離歯肉（ゆうりしにく） free gingiva 【組】歯に接する約1mm幅の歯肉からなる。歯冠側端を歯肉辺縁といい、歯肉溝を形成する。見えにくいこともあるが印象を取り石膏模型にすると分かりやすい(P.147図参照)。

遊離性象牙質瘤（ゆうりせいぞうげしつりゅう） free denticle 同遊離性象牙(質)粒 【病】 歯髄組織中に遊離性に存在する歯髄結石ともよばれる塊状の象牙質のことである。球型、半球型、梨状、紡錘型をしている。乳歯にはまれで永久歯ではしばしばみられ、臼歯、高齢者のもの。

遊離性象牙(質)粒（ゆうりせいぞうげ〈しつ〉りゅう） free denticle ➡遊離性象牙質瘤

幽霊細胞（ゆうれいさいぼう） ghost cell 同幻影細胞 【病】 石灰化歯原性嚢胞の嚢胞壁の上皮細胞は一部が比較的大型で円形のエオジン好染性の細胞となる。核は消失しその部が空胞にみえるので、この名前がある。1種の角質変性である。

輸液剤（ゆえきざい） infusion 【薬】体内の水分補給、電解質補給、タンパク、栄養素の補給のために大量を静脈内に点滴で用いる薬剤をいう。ブドウ糖、アミノ酸や代用血漿などを用いる。

輸血（ゆけつ） blood tansfusion 【生】大量の出血や再生不良性貧血などの場合、輸血は有効で不可欠な治療法である。しかし、供血者と受血者の血液が適合しないと血球が凝集して死に至ることがある。したがって、輸血の前には交叉試験が必要である。

癒合歯（ゆごうし） fused teeth 同融合歯 【病】 2個以上の歯胚が発育分化時期に結合したものである。そのためセメント質だけでなく象牙質、エナメル質により結合し、全部または1部の共通した歯髄腔をもつ。下顎前歯に多い。

油脂（ゆし） oil and fats 中性脂肪

油水分配率（ゆすいぶんぱいりつ） oil water partition coefficient 【薬】 薬物の油と水に対する溶解度を比較したもので通常係数をもって表す。

癒着歯（ゆちゃくし） concrescent teeth 【病】 歯根の形成完了後、2個以上の歯が第二セメント質の増生により結合したもので、それぞれの象牙質、エナメル質は明らかに分かれ、歯髄腔も完全に分かれている。乳歯ではまれで、永久歯下前歯に多い。

ユビキノン ubiquinone ➡コエンザイムQ

ヨ

陽イオン界面活性剤（よう——かいめんかっせいざい） cationic soap; invert soap 【薬】 水溶液中で陽イオンを示す四級アンモニウム塩。「陽性石けん」「逆性石けん」とよばれる。陰イオン界面活性剤より洗浄力は劣るが、殺菌力は強い。陽性・陰性菌殺菌効果あり。ウイルス、細菌芽胞に効果なし。生体組織に障害作用なし。有機物の存在、陰イオン界面活性剤との併用で殺菌効果が減弱。

溶解原巣（ようかいげんそう） liquefaction focus 同感染空洞 【病】 急性象牙質う蝕の細菌感染層では、象牙細管は、細菌の侵入・増殖と、脱灰作用とがあいまって念珠状拡張をする。さらに進むと、管間基質を破壊し、隣接する象牙細管と互いに融合して大きな病巣となる。これが溶解原巣といわれるもので内部には細菌を満たしている。

溶解(度)積（ようかい〈ど〉せき） solubility product 【栄】 飽和溶液の陰陽両イオンの濃度の積をいい、イオン結晶が水に溶ける目安を示す。難溶性塩の溶解度積は一定温度で一定値を示す。

溶菌現象（ようきんげんしょう） lysis phenomenal ➡溶菌反応

溶菌反応（ようきんはんのう）（bacteriolytic reaction 同溶菌現象）【微】細菌が抗体と補体系の協同作用によって破壊される反応．補体系の活性化が最終成分にまで及ぶと細胞壁に変化が現れ，菌は浸透圧の差により破裂し，溶菌に至る．菌種によっては溶菌にリゾチームの存在を必要とする．

溶血（ようけつ）hemolysis【微】赤血球の膜が破れてヘモグロビンが細胞外に流出する現象を溶血という．溶血の原因には物理的な低張浸透圧や加熱，蛇毒や細菌毒などの毒物，酸やアルカリなどの化学薬品などがある．

溶血性レンサ球菌（ようけつせい——きゅうきん）hemolytic streptococcus【微】ヒトや動物に病原性のあるレンサ球菌は，血液寒天培地上で集落の周囲に溶血環を作る．その性状により α 型（境界不明瞭な緑色の溶血環）と γ 型（非溶血）と β 型（境界明瞭な透明の溶血環）に分けられ，通常 β 型のものを単に溶血性レンサ球菌という．

溶血反応（ようけつはんのう）hemolysis【微】赤血球が抗体と補体系の協同作用により破壊される反応をいう．補体結合反応で反応の有無を知る指標として，また赤血球の表面に抗原を吸着させ，これに対する抗体と補体を作用させる受身溶血反応として利用される．

葉酸（ようさん）folic acid 同プテロイルグルタミン酸【栄】水溶性ビタミンでビタミン B 複合体の 1 つ．葉酸に 4 個の水素が結合したテトラヒドロ葉酸は核酸のプリンやピリミジン核生合成反応の補酵素として働く．肝臓，酵母，緑葉に含まれる．欠乏症として大球性貧血があるが，腸内細菌により生成されるので一般に欠乏症は起こりにくい．

葉酸代謝拮抗薬（ようさんたいしゃきっこうやく）antifolic【薬】悪性腫瘍治療薬の代謝拮抗薬．メトトレキサート，アミノプテリン．

要指示医薬品（ようじいやくひん）legend drugs 同要指示薬【薬】乱用，誤用を防ぐ目的から，薬事法（第 49 条）に基づき厚生大臣の指定した医薬品で，抗不安薬，糖尿病治療薬，ホルモン剤，抗生物質などが該当し，「注意 - 医師などの処方箋・指示により使用すること」の表示がある．

要指示薬（ようじしやく）legend drugs, ethical drugs ➡要指示医薬品

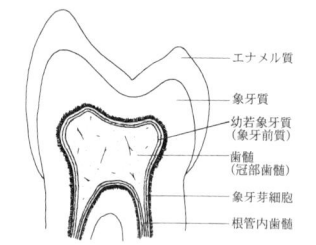

幼若象牙質（ようじゃくぞうげしつ）predentin 同象牙前質，予成象牙質【組】象牙質が歯髄に接する部位にみられる石灰化の弱い象牙質．幼若象牙質はコラーゲン線維に富み，ヘマトキシリン・エオジン染色では，ピンク色に濃染する．発育成長期の歯では厚く 30 μm 程度もあるが，完成歯の歯ではその層は薄く，石灰化によって次第に象牙質になる．

（図：歯の断面—エナメル質，象牙質，幼若象牙質（象牙前質），歯髄（冠部歯髄），象牙芽細胞，根管内象牙質）

葉状乳頭（ようじょうにゅうとう）foliate papilla【組】舌体の左右両側縁の後半分に，上下に平行に並んだ溝の間の乳頭であり，味蕾が存在する．葉状乳頭は，糸状乳頭と同じく，上皮は角化している (P.187 図参照).

陽性石けん（ようせいせっ——）cationic soap; invert soap【薬】「陽イオン界面活性剤」参照．根管治療用としては 0.1～1.0％水溶液が用いられる．

ヨウ素（——そ）iodine 同ヨード【栄】元素記号 I．ハロゲン元素の 1 つ．海藻，海産動物中におもにヨウ化物として存在する．脊椎動物中では甲状腺ホルモンであるチロキシンの成分として甲状腺に多く含まれる．ヨウ素の過剰症としてバセドウ病，欠乏症として粘液水腫，クレチン病が知られている．

ヨウ素化合物（——そかごうぶつ）iodine compounds 同ヨード化合物【薬】ヨウ素を含む化合物の総称．殺菌消毒剤や歯科専用製剤に配合される化合物としてはヨウ素，ヨウ化カリウム，ヨードホル

ム, ジヨードヒドロキシプロパン(ヨチオン)があり，ポビドンヨードもこれに一括することが多い．

ヨウ素合剤(――そうごうざい) iodine-containing agents 同ヨード合剤, ヨウ素製剤 【薬】ヨウ素を主薬とした外用液剤で，ヨウ素の溶解補助剤としてヨウ化カリウムを用いる．ヨードチンキ，希ヨードチンキ，ヨードグリセリンなどがあり，皮膚，粘膜の殺菌消毒と組織の賦活，根管消毒などに応用される

ヨウ素製剤(――せいざい) iodine-containing agents ➡ヨウ素合剤

溶存酸素(ようぞんさんそ) dissolved oxygen 同DO 【栄】水中に溶存する酸素量で ppm または酸素飽和百分率で表す．気圧，水温，溶存塩などの影響を受けるが，水中の還元物質や有機物のバクテリアによる分解，水中生物の呼吸作用によって消費される．その濃度は水質汚濁の程度を表す有力な指標であり，環境基準の重要な指標となっている．

腰椎(ようつい) lumbar vertebra 【解】脊柱の一部をなす 5 個の椎骨．脊柱管内の脊髄(腰髄)は第三腰椎部では非常に細くなっており，傷つける心配が少ないので第三と第四腰椎の間から腰椎穿刺を行う．

腰椎麻酔(ようついますい) lumbar anesthesia ➡脊髄麻酔

羊膜腔(ようまくくう) amniotic cavity 【解】受精後 2〜3 週頃，内細胞塊の背

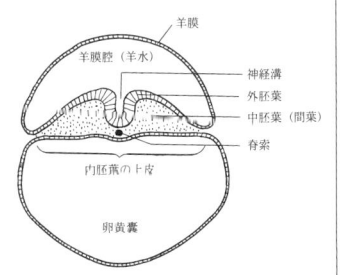

A. 羊膜腔, 外胚葉, 中胚葉, 内胚葉, 卵黄嚢の関係(横断面)

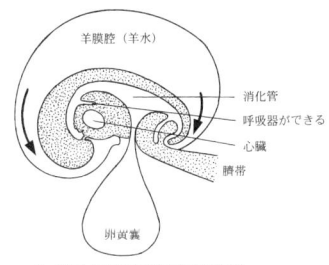

B. 胎生 1 か月頃の長軸方向切断模式図
卵黄嚢は次第に小さくなり消失する．

側にできた腔を羊膜腔という．この反対側にできるのが卵黄嚢である．背側に一列に並んだ円柱状の細胞は外胚葉で，反対側の卵黄嚢に面した一列の細胞は内胚葉である．両者の間に出てきた細胞が中胚葉となる．外胚葉の細胞は胎児全体の表面を覆い，羊膜腔も胎児全体を包むようになる．羊膜腔には羊水があり，胎児は羊水の中に浮かんでいる．卵黄嚢は消化管，膀胱，尿道などに面しているが，次第に小さくなり臍帯の中に残るのみとなる．

用量(ようりょう) dose 【薬】薬物の投与量のことで，現れる作用の強さにより，無効量，限量，有効量，中毒量，耐量，致死量などの名称を付す．また，臨床上，治療に有効な用量を薬用量または治療量といい，通例，その量を超えては用いない量を極量という．

容量パーセント(ようりょう――) volume per cent 同容量百分率 【薬】溶媒 100 ml に含まれる溶質の容量を ml 単位で表した数値．精製水中の液状薬品の濃度，液剤中のエタノール濃度，血液中の酸素や炭酸ガスの濃度などを表す場合に用いられ，vol%,v/v%の単位記号を用いる．

用量-反応曲線(ようりょう-はんのうきょくせん) dose-response curve 同濃度反応曲線 【薬】薬物に対する生体の反応が用量の増加にともなってどのように変化するかを表したグラフのことで，一般に用量(重量，容量)または濃度の対数

値を横軸にとり，反応の強さを縦軸にとると，S字形を示す．

容量百分率（ようりょうひゃくぶんりつ） volume per cent ➡容量パーセント

葉緑素（ようりょくそ） chlorophyll 【薬】クロロフィル 【薬】 植物の葉緑体に含まれる緑色の色素．線維芽細胞の増殖促進，細菌酵素系の阻害などの作用があるといわれ，粘膜の創傷治癒促進，腸管や口臭の制臭を目的として，洗浄液，含嗽剤，歯磨剤などに使用されることがある．

ヨード iodine ➡ヨウ素

ヨード化合物（──かごうぶつ） iodine compounds ➡ヨウ素化合物

ヨードグリセリン iodine glycerin 【薬】殺菌消毒作用の強いヨウ素を主薬とし，刺激性緩和と局所保護のためにグリセリンを配合した製剤を一般にヨードグリセリンという．日本薬局方には歯科用ヨード・グリセリンと複方ヨード・グリセリンが収載されている．

ヨード合剤（──ごうざい） iodine-containing agents ➡ヨウ素合剤

ヨードチンキ（──〈きょく〉） iodine tincture 【薬】 70 v/v％エタノールにヨウ素6 g，ヨウ化カリウム4 gを溶解し100 mlとしたもの．正常な皮膚を短時間で消毒するが，薬物性炎症を起こしやすい．創傷の消毒には，70 v/v％エタノールで2倍に希釈した希ヨードチンキを用いる．

ヨードホルム iodoform 【薬】 不快臭のある黄色の結晶または粉末．創傷面，膿傷面で分泌物に徐々に溶解，ヨウ素を遊離して持続的な消毒作用を現す．刺激性は少なく，分泌抑制，止血などの効果もあり，X線像影性があるので根管充填剤に配合される．

ヨードホルム糊剤（──こざい） iodoform paste ➡ヨードホルムパスタ

ヨードホルムパスタ iodoform paste 【同】ヨードホルム糊剤 【薬】 粉末（酸化鉛5 g，ヨードホルム5 g，チモール0.3 g）を液（パラクロルフェノールカンフル）で練和し，根管に充填する．持続的な防腐，消毒作用を示し，とくに根尖病巣の治癒促進効果が優れているといわれる．

翼口蓋窩（よくこうがいか） pterygopalatine fossa 【解】 上顎骨の後方で，蝶形骨の翼状突起との間の狭い凹みを，翼口蓋窩という．後方は正円孔によって脳と連絡し，上方は下眼窩裂によって眼窩に通じている．

翼口蓋神経節（よくこうがいしんけいせつ） pterygopalatine ganglion 【解】 上顎神経に付属する神経節である．翼口蓋窩にあり，涙腺の分泌線維や，口蓋部の知覚線維を含んでいる．

抑制作用（よくせいさよう） depressant action 【薬】 臓器または組織の器質的変化は起こさず，生活現象のみを抑制して機能の低下をもたらすような薬物の作用を抑制作用といい，それが強く現れる場合を麻痺作用という．薬物の解毒，排泄により消失する．

翼突筋窩（よくとつきんか） pterygoid fossa 【解】 下顎頭の前下方に外側翼突筋がつく凹みがある．この凹みをいう．

翼突筋粗面（よくとつきんそめん） pterygoid tuberosity 【解】 下顎角の内面に内側翼突筋がつく，ザラザラした小さな凹凸粗面がある部位をいう．この外側面は，咬筋粗面である．

予後（よご） prognosis 【病】 1つの疾病が発生した場合，その疾病の結果はどうなるかということで，たとえば予後良好の場合は治癒であり，予後不良の最悪の場合は死である．

予成象牙質（よせいぞうげしつ） predentin ➡幼若象牙質

四日市喘息（よっかいちぜんそく） Yokkaichi asthma 【衛】 昭和30年頃，三重県四日市に建設されたコンビナートでの石油精製や大気発電にともなう二酸化硫黄，無水硫酸など，周辺住民に慢性気管支炎，気管支喘息，喘息性気管支炎，肺気腫などの症状を呈した．現在は環境基本法を中心にこれら環境問題への対応，管理が行われている．

4つの食品群（──しょくひんぐん） 【栄】食事指導の資料として考案された食品分類法で食品成分表に基づいて，主として栄養素別に4つに分類されている．すなわち，一群には無機質，二群にはタンパク質，三群にはビタミン，四群には糖質，油脂を含む食品を配している．

予備アルカリ（よび——） alkali reserve ㊁アルカリ予備 【栄】 血液中の重炭酸塩は侵入する酸に対する血液の中和能力の指標となるので，予備アルカリといわれる．ケトン症の場合，予備アルカリが減少して代謝性アシドーシスとなる．

予備吸気量（よびきゅうきりょう） inspiratory reserve volume 【生】 安静時の吸息状態からさらに努力して吸息できる最大量を予備吸気量といい，約 1,500 m*l* である．

予備呼気量（よびこきりょう） expiratory reserve volume 【生】 安静時の呼息状態からさらに努力して呼息できる最大量を予備呼気量といい，約 1,500 m*l* である．この量と残気量を加えた量を機能的残気量という．

予防接種（よぼうせっしゅ） prophylactic inoculation 【衛】 疾病予防に有効性が確認されている免疫原を人体に注射または接種すること．感染症の流行を防ぐ集団予防と個々人の罹患を防ぐ個人予防の意味がある．予防接種は，義務から勧奨へと方向が変わってきている．ポリオ，DPT（三種混合），麻しん，日本脳炎，BCG などの種類がある．

4 基本味（——きほんみ） four primary sensations of taste 【生】 甘味，塩味，酸味，苦味の 4 種類を 4 基本味という．

ラ

癩(らい) leprosy 同ハンセン病【病・微】癩菌(*Mycobacterium leprae*)による特異な肉芽腫を形成する慢性炎症で皮膚,粘膜より接触感染し,潜伏期は長く,リンパ行性または血行性に進む.皮膚,神経に好発し,慢性に進行して全身臓器を侵す.類結核型と癩腫型とがある.

ライエル症候群(——しょうこうぐん) Lyell's syndrome【薬】薬物過敏症(薬物アレルギー).中毒性表皮壊死剥脱症.アスピリンで引き起こされると考えられており,小児にアスピリンを使用しない理由の1つとなっている.

ライカシン® Lycasin → リカジン

らい球(——きゅう) lepra globus【微】らい菌は組織内で結核菌に似た抗酸性の桿菌として認められ,らい細胞(組織球性細胞)内で増殖するとしばしば球状の密な集団となる.これをらい球といい,細胞外にも,群状あるいは散在性にみられる.

蕾状期(らいじょうき) bud-shaped stage → 結節期

蕾状歯(らいじょうし) bud tooth → フールニエの歯

ライソゾーム lysosome → リソゾーム

ライソゾーム酵素(——こうそ) lysosome enzymes 同リソゾーム酵素【薬・栄】ライソゾームは細胞内にある球胞の一種で,中に多種類の酸性加水分解酵素を含み,細胞外から取り込まれた物質の細胞内消化を行う.ライソゾーム膜の異常と酵素の放出が,歯周炎などの炎症に関係するといわれている.

ライヘルト軟骨(——なんこつ) Reichert's cartilage【組】胎生期の舌弓(第二鰓弓)にみられる軟骨.軟骨内骨化により,アブミ骨,側頭骨の茎状突起,舌骨小角と舌骨体の上半部の形成に関与する.

ラクターゼ lactase【栄】β-D-ガラクトシダーゼ【栄】ラクトース(乳糖)のβ-ガラクトシド結合を加水分解する酵素.乳児では,ラクターゼ活性が上まわって乳糖含量の多い牛乳を与えると,消化不良を引き起こす.東洋人にはこの酵素が先天的に欠損し,牛乳など乳糖を含む食品を摂取すると下痢を起こす人がいる.

ラクターゼ欠損症(——けっそんしょう) lactase deficiency → ラクトース不耐症

ラクチトール lactitol【栄】ラクトース(乳糖)に水素2分子を添加して得られる二糖類糖アルコール.甘味はかなり低いが,非う蝕誘発性甘味料として使われている.多量に摂取すると一過性の下痢をする.

ラクトース lactose → 乳糖

ラクトース不耐症(——ふたいしょう) lactose intolerance 同乳糖不耐症,ラクターゼ欠損症【栄】小腸の乳糖分解酵素(ラクターゼ)の活性低下または欠損により,乳糖の消化吸収ができないため,乳糖を含む食物(ミルク,アイスクリームなど)を摂取すると痙攣性の腹痛や下痢を起こす疾患.遺伝性のものと二次性のものとがある.東洋人に多い.

ラクトフェリン lactoferrin【栄】耐熱性の鉄結合タンパク質であり,唾液や乳汁中に存在する.広い範囲の細菌に対して,静菌作用を有するといわれる.また乳汁中に多いことから,母乳から新生児へのもっとも合理的な鉄供給経路であると考えられている.

ラクトペルオキシダーゼ lactoperoxidase → 唾液ペルオキシダーゼ

ラジオアイソトープ radioisotope → 放射性同位元素

ラシュコフ神経叢(——しんけいそう) plexus of Raschkow【組】歯髄の象牙芽細胞の直下にあるワイルの層(細胞希薄層)には神経線維が多数集まっているのでラシュコフの神経叢という.ここから象牙芽細胞や象牙前質に神経線維が進入している.

らせん器(——き) spiral organ 同コルチ器【解】内耳の蝸牛管の下壁で音の感覚細胞が集まった所で聴覚の受容装置である.

ラッサ熱(——ねつ) Lassa fever【衛】検疫感染症の1つ.西アフリカ,中央アフリカが流行地域.日本ではきわめてまれ.ウイルス性感染症.症状は,発熱,頭痛,腹痛,下痢,筋肉痛,重症では出血症状がみられる.致命率は1~2%.

三類感染症.
ラトケ嚢（――のう）Rathke's pouch【組】胎生3週頃，口咽頭膜の上前方の口腔粘膜が脳のほうに風船のように突出していく．この袋をラトケ嚢という．のちには口腔との連絡が断たれラトケ嚢は下垂体前葉となる．視床下部から下降してきたのが下垂体後葉である．
ラベタロール labetalol【薬】交感神経遮断薬（アドレナリン作動性効果遮断薬）．α，β受容体を遮断する．
ラムダ縫合（――ほうごう）lambdoid suture →人字縫合
卵円孔（らんえんこう）oval foramen【解】蝶形骨にある卵円形をした孔で，下顎神経が通る．頭蓋を出た所が翼口蓋窩である．
卵黄嚢（らんおうのう）yolk sac【組】胎生2～3週頃，背中になる外胚葉の細胞と，消化管になる内胚葉の細胞が二列に並ぶ．内胚葉の細胞が面している部分を卵黄嚢という．内胚葉の細胞は羊膜腔に面しているが次第に全体を覆うようになる．内胚葉の細胞は発育が遅く次第に外胚葉に包まれて小さくなり臍帯に含まれるようになる（卵から孵化した頃の魚の卵嚢を参考に）．
乱杭歯（らんぐいし）crowding teeth →叢生歯
ランゲルハンス巨細胞（――きょさいぼう）Langhans' giant cell【病】おもに結核結節とよばれる肉芽腫の類上皮細胞層にみられ，胞体が著しく大きく，胞体の周辺に馬蹄形または花冠状に配列する多数の核をもった巨細胞である．組織球に由来すると考えられている．梅毒や癩にも出現する．
ランゲルハンス細胞（――さいぼう）Langerhans' cell(s)【組】表皮の有棘層に存在する細胞で樹状突起を有し，細胞質内にランゲルハンス顆粒（バーベック顆粒）を含む細胞．貪食能を有し，免疫機構に関与する．
ランゲルハンス島（――とう）Langerhans' islands 同膵島, L島【組】膵臓内にある島のような内分泌細胞の集合体となるランゲルハンス島といい，インスリンを分泌する．この島のα細胞からグルカゴンが，β細胞からインスリンが分泌される．インスリンは血糖値を下げるただ1つのホルモンである．
卵巣（らんそう）ovary【解】女性の生殖器官の1つ．3×2×1 cmくらいの大きさで，内部には，約40万個の卵胞がある．青春期より，28日おきに1個ずつ破れて，卵子が腹腔に排卵される．卵子が排卵された後には黄体となる．
卵巣セミノーマ（らんそう――）ovarial seminoma →未分化胚細胞腫
乱排歯（らんぱいし）crowding teeth →叢生歯
卵白病（らんぱくびょう）egg white syndrome【栄】生卵白を多量に摂取したときに起こるビオチン欠乏症状の症状．卵白中のアビジンとビオチンの結合によるビオチンの小腸からの吸収の抑制が，その病因であると考えられている．
ランビエの絞輪（――こうりん）node of Ranvier【組】有髄神経線維の髄鞘の切れ目にあたり，末梢神経系ではシュワン細胞とシュワン細胞の接続部位で，神経細胞の跳躍伝導や軸索の分枝部であるとされている．
卵胞（らんほう）ovalian follicle 卵巣には卵子を含む原始卵胞が多数ある．思春期以降はこれが発育して胞状の卵胞になり，卵胞ホルモン（エストロゲン）を分泌する．約28日周期で起こる排卵後の卵胞は黄体となる．エストロゲンは女性の二次性徴を促す．黄体ホルモンとともにピルに含まれて経口避妊薬となる．
卵胞ホルモン（らんほう――）estrogen【生】女性生殖器の卵胞，顆粒細胞，黄体，胎盤から分泌されるステロイドホルモンであり，二次性徴における女性性器の発育促進と卵胞発育，子宮粘膜増殖，子宮や卵管運動促進など妊娠の成立に関与する．

リ

リアーガ lyase →開裂酵素
リーダーヌクレオチド leader nucleotide【栄】シグナルペプチドをコードするm-RNA上のヌクレオチド配列．シグナルペプチド部分は新生タンパクを小胞体内に運び入れる働きをした後特定のペプ

リガーゼ ligase 圇シンテターゼ,合成酵素 【栄】ATP のリン酸結合の開裂に共役して,2つの分子を結合させる反応を触媒する酵素の総称.たとえばグルタミン酸とアンモニアは ATP とリガーゼの存在下に反応してグルタミンとなる.この種の酵素には,酵素番号(EC番号)の最初の数字を6とするように国際的に決められている.

離開咬合(りかいこうごう) open bite 圇開咬【病・解】咬合の異常で,上下顎の歯が大臼歯部においては咬合しているが,小臼歯部より前歯部にわたって接触せず,咬合をしていない状態である.

理化学的凝固促進薬(りかがくてききょうこそくしんやく) physical and chemical coagulants 圇非凝血性止血薬【薬】血液タンパクを直接凝固する作用はないが,これを応用すると血液自体の凝固性が高まり,止血効果が得られるもの.ゼラチン,酸化セルローズ,アルギン酸ナトリウムなど.

リカジン® Lycasin 圇ライカシン®【栄】代用糖の1つ.デンプンを加水分解してグルコースからなるオリゴ糖とした後,還元して一部を糖アルコールとしたもの.

リカルデント® ➡CCP-ACP

罹患率(りかんりつ) incidence rate 圇発病率【衛】調査期間中の罹患(発病)件数/被調査人口×1,000(または 100,000).ある特定の期間中の罹患者数を単位人口あたりで示したもの.伝染病,食中毒,結核,性病など医師の届け出をもとに算出し,防疫や環境整備などに役立つ重要な指標.

リグニン lignin 圇木質素【栄】維管束に存在するフェニルプロピル基を基本単位とする高分子化合物.木材中の量は20〜30%に達する.天然には,セルロースその他の炭水化物と結合して存在する.

リケッチア rickettsia 【微】一般細菌と同様に原核細胞としての特徴を有しているが,偏性細胞寄生性で節足動物の腸管細胞に寄生し,宿主細胞内でのみ増殖する.この節足動物(ベクター)を通じて動物,ヒトに感染する.発疹チフス,発疹熱,ツツガムシ病などの原因菌.

離出分泌腺(りしゅつぶんぴつせん) apocrine secretion gland 圇アポクリン腺,大汗腺【組】分泌物放出の際,細胞膜や細胞質の一部が分泌物内に含まれる.細胞の腺管側に球状の突起(アポクリン突起)を生じ,突起内に分泌物を含み,その突起がちぎれて,分泌が行われる.この方式は乳腺,アポクリン汗腺などにみられる.特有の臭いがある.

リシン lysine ➡リジン

リジン lysine 圇リシン【栄】タンパク質を構成する塩基性アミノ酸.ε位にアミノ基をもつ.必須アミノ酸の1つ.ほとんどすべてのタンパク質の構成アミノ酸であるが,穀物タンパク質での含量は低い.

リソゾーム lysosome(s) 圇ライソゾーム,水解小体【微・組】タンパク質,脂質,糖質などの生体高分子を分解する加水分解酵素を含む小器官である.細胞内の清掃工場として細胞ွ内の異物や不要物を消化分解する.自細胞を分解するとアポトージス(細胞死)となる.

リソゾーム酵素(——こうそ) lysosome enzymes ➡ライソゾーム酵素

リゾチーム lysozyme 【微】細菌細胞壁中のペプチドグリカンを加水分解し,その結果細菌に至らしめる作用をもする酵素.ヒトでは,唾液,鼻汁,涙,母乳や白血球内のリソゾームに存在する.細胞壁組成のグラム陰性菌は,これ単独では溶菌しにくい.

利胆薬(りたんやく) cholagogues,cholagogs【薬】十二指腸における胆汁排泄量を増加させる薬もつ.肝臓からの分泌量を増加させるデヒドロコール酸およびウルソデスオキシコール酸,筋弛緩作用により十二指腸への胆汁排出を促進する硫酸マグネシウムなどがある.

律速酵素(りっそくこうそ) rate limiting enzyme 圇調節酵素【栄】代謝の一連の酵素反応系列で,全体としての反応速度を規制する酵素が存在する場合,この酵素を律速酵素という.またこの段階を律速段階という.

立体異性体(りったいいせいたい) stereoisomer【栄】同じ構造式をもつが,その中の原子または原子団が異なる空間配

置をとるために，異なる性質をもつようになった化合物．光学異性体，幾何異性体などがこれに属する．

率と比（りつ——ひ） rate and ratio 【衛】全集団に対して部分集団の計量的な比較を行う場合を率といい，一定の標準を基準にして表現する．また，異なった集団相互間の比較を行う場合を比といい，通常一方の量を他方の量で除した商で表す．

リットマン寒天培地（——かんてんばいち） Littman agar medium 【微】Littman によって報告された真菌の分離培地である．中等度の選択性をもち，大便，痰およびその他の分泌物の検査，呼吸器および消化器感染の真菌数の調査，食品および空気中の真菌数の計算などに用いられる．

立方上皮（りっぽうじょうひ） cuboidal epithelium 【組】サイコロ状の細胞が配列している上皮．尿細管，唾液腺の導管介在部，気管支の上皮細胞などにみられる．

立毛筋（りつもうきん） arrector muscles of hair 【解】毛をさか立てる平滑筋である．寒いときにトリハダを生ずるのは立毛筋が収縮するためである．

リドカイン（——〈きょく〉） lidocaine 【薬】アミド型の合成局所麻酔薬．その塩酸塩は作用が迅速，強力で，持続性があり，安全性も高い．表面麻酔作用も強く，低刺激性である．浸潤，伝達，表面麻酔薬として繁用される．市販品にキシロカイン®（Xylocaine）がある．

リニメント剤（——ざい） liniments 【同】擦剤【薬】日本薬局方により規定された剤形．皮膚にすり込んで用いる，液状または泥状の外用剤．一般に，ローション剤と軟膏剤との中間の稠度をもつ．

利尿作用（りにょうさよう） diuretic action 【薬】尿量を増加させる作用を利尿作用といい，利尿と浮腫の改善をもたらす薬物を利尿薬という．主要な利尿薬は尿細管の再吸収を抑制し，カフェインなどは腎血管を拡張し，強心薬は腎血流量を増加させて利尿作用を現す．

リノール酸（——さん） linoleic acid 【栄】炭素数18,2個の二重結合をもつ不飽和脂肪酸．あまに油などの植物油に含まれる．必須脂肪酸である．血清コレステロール値を低下させる作用があり，動脈硬化症の予防に有効である．

リノレン酸（——さん） linolenic acid 【栄】炭素数18個，二重結合3個をもつ不飽和脂肪酸．必須脂肪酸の1つ．あまに油などの植物乾性油に含まれる．

リパーゼ lipase 【同】グリセロールエステルヒドロラーゼ【栄】グリセロールエステルを加水分解して脂肪酸を遊離する酵素．膵リパーゼ（ステアプシン）はトリグリセロールを分解してモノアシルグリセロールと遊離脂肪酸になる．毛細血管にはリポタンパク質リパーゼが存在し，脂肪組織にはホルモン感受性リパーゼが存在する．

リバ・ロッチ型血圧計（——がたけつあつけい） Riva-Rocci manometer ➡血圧計

リボース ribose 【栄】アルドペントースの1つ．天然にはD型のみ存在．リボ核酸や，各種ヌクレオチド，補酵素の糖成分である．ペントース回路によりグルコースから作られる．

リボ核酸（——かくさん） ribonucleic acid ➡RNA

リポキシゲナーゼ lipoxygenase 【薬】生体が刺激を受けると，細胞膜からアラキドン酸が遊離し，これから炎症反応の進行に関与するロイコトリエンが生成するが，そのロイコトリエンの生合成に作用する酵素としてリポキシゲナーゼが知られている．

リポ酸（——さん） lipoic acid 【栄】含硫ビタミン．αケト酸の酸化的脱炭酸反応を触媒する酵素の補酵素．動物での欠乏症は知られていない．

リボゾーム ribosome 【組】リボゾームは約直径20 nmくらいの電子密度の高い粒子で，RNAとタンパク質より構成されている．リボゾームが数個から30個集まったものをポリゾームといい，どちらもタンパク質を合成することができる．細胞質内に遊離して存在する場合と小胞体の外面に付着しているもの（粗面小胞体）がある（P.124図参照）．

リボソームRNA ribosomal RNA 【同】rRNA 【栄】リボソーム粒子を構成するRNA．細胞の全RNAの約80%を占

める．リボソームはタンパク合成の場であり，真核生物では60 S,40 Sの粒子よりなる．60 S粒子には3種の，40 S粒子には1種のリボソームRNAの存在が知られている．

リボタンパク質（――しつ）lipoprotein 同リボプロテイン【栄】脂質とタンパク質の複合体．血液中の脂肪は特定のタンパク質と水性条件に適合する複合体を形成し，目的の組織に輸送される．血清リボタンパク質は比重により5種類に分類されている．

リボタンパク質リパーゼ（――しつ――）lipoprotein lipase 同血漿清澄因子，ヘパリン感受性リパーゼ【栄】脂肪組織，腎，動脈などや種々の組織の末梢血管に局在する酵素．組織に送られてきたキロミクロン，VLDLなどのトリグリセロールは，この酵素により分解を受けモノアシルグリセロールと脂肪酸になり，遊離された脂肪酸は組織に吸収される．

リボヌクレアーゼ ribonuclease 同RNアーゼ，RNA分解酵素【栄】リボ核酸を分解する酵素．すべての生物に存在する．エキソヌクレアーゼとエンドヌクレアーゼに分類される．後者には3'ヌクレオチドを生成するもの(RNアーゼ T_1, U_2, A,T_2など)と，5'ヌクレオチドを生成するもの(RNase II, H,P)に分けられる．

リボヌクレオチド ribonucleotide【栄】リボースを構成糖とするヌクレオチド．リボ核酸(RNA)はリボヌクレオチドが重合したものである．ヌクレオチドとして機能を有するものとして，エネルギー伝達体であるATP，糖合成に関与するUTPなどがある．

リボフスチン lipofuscin 同消耗性色素【病】核の周囲に出現する黄褐色顆粒状の色素で，心筋や肝細胞にみられる．加齢とともに，また消耗性疾患の際に増量する．ライソゾーム内に形成され老化した細胞内小器官の膜の破壊産物と考えられている．

リボフラビン riboflavin ➡ビタミンB_2
リボフラビン5'-リン酸（――さん）rivoflavin 5'-phosphate（――FMN
リボプロテイン lipoprotein ➡リボタンパク質

リポモジュリン lipomodulin ➡タンパクリポコルチン

リモナーデ剤（――ざい）limonades【薬】通例，希塩酸，リン酸，クエン酸，酒石酸，乳酸のいずれかに単シロップと水を加えた内用液剤で，甘味と酸味があり，無酸症あるいは低酸症による胃障害に対して投与する．含糖ペプシンやワインを添加することもある．

流行性感冒（りゅうこうせいかんぼう）grip ➡インフルエンザ

流行性耳下腺炎（りゅうこうせいじかせんえん）mumps 同おたふく風邪【病】ウイルスの経口(飛沫)感染によって起こり，左右の耳下腺ときに顎下腺が腫脹し，急性期には疼痛と高熱をともなう．小児に好発し，男子に多い．睾丸，卵巣，甲状腺などの炎症を合併する．一度罹患すると終生免疫ができる．

流行病学（りゅうこうびょうがく）➡疫学

硫酸アトロピン（りゅうさん――）atropine sulfate ➡アトロピン

硫酸抱合（りゅうさんほうごう）【薬】薬物が硫酸と結合し，毒性が減じ，水溶性が増し，排泄されやすくなること．

硫酸ミスト（りゅうさん――）sulfuric acid mist【衛】液体の微細粒子(5〜100 /m程度)が空気中に浮遊しているものをミストという．吸入すると気道や肺の炎症を起こす．硫酸取り扱い職場などでは，硫酸ミストが歯に触れて酸蝕症を起こすことがある．大気汚染物質でもある．

隆線（りゅうせん）ridge【解】歯の各面で線状に隆起しているところを隆線という．斜走隆線，辺縁隆線など．

両界面活性剤（りょうせいかいめんかっせいざい）amphoteric surface active agents【薬】分子中に陽イオンと陰イオンを含む．グラム陽性・陰性菌，結核菌に殺菌効果あり．肝炎ウイルス，細菌芽胞に効果なし．毒性，局所刺激性ともに有機物の存在，pH変化，他の界面活性剤との併用に影響を受けない．殺菌作用は陽イオン界面活性剤より弱い．

良性腫瘍（りょうせいしゅよう）benign tumor【病】腫瘍は発生器官または個体に対して程度の違いはあれ種々の影響

中心小体 — 核 — 核小体 — 染色体 — 娘核

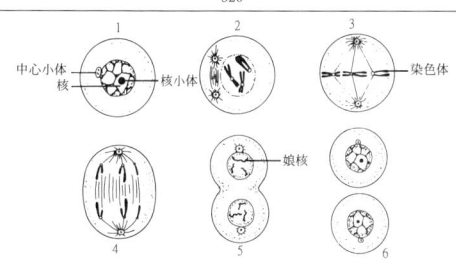

細胞有糸分裂の各段階

は広い．特異な臭気があり，硝酸銀の還元や各種セメント，パックの成分としても用いられる．

有糸分裂（ゆうしぶんれつ） mitosis 【微・組】 中心小体が細胞の両極に移動し，染色体が形成される．染色体は二分割され細胞分裂のとき紡錘系によって中心小体に引きよせられて2個の娘核になり，つづいて細胞質分裂が起こり，2個の細胞になる．

有髄神経（ゆうずいしんけい） myelinated nerve fiber 【組】 神経線維と髄鞘（ミエリン鞘）とシュワン細胞からなるものを有髄神経という．髄鞘は電気抵抗が高いので，興奮は髄鞘を欠くランヴィエ絞輪間を跳び跳びに伝わる（跳躍伝導）．有髄神経の伝導速度は無髄神経に比べて速い．

ユースタキー管（——かん） ➡耳管

遊走細胞（ゆうそうさいぼう） wandering cells ➡円形細胞

UTP uridine triphosphate 【同】ウリジン 5'-三リン酸 【栄】 ウリジンのリボースの 5' 水酸基にリン酸が3分子結合したヌクレオチド．RNA 合成の前駆体となるほか，糖リン酸と反応して UDP 糖となり多糖合成の際の糖供与体となる．

UDP uridine diphosphate 【同】ウリジン 5'-二リン酸 【栄】 ウリジンのリボースの 5 位の水酸基にリン酸が2分子連続して結合したヌクレオチド，1個の高エネルギーリン酸結合をもつ．ATP と UMP から生成され，ATP からリン酸を受け取って UTP となる．

UDP グルコース UDP-glucose 【栄】 糖ヌクレオチドの一種．UTP と α-D-グルコース-1-リン酸より酵素的に生成され，グリコーゲン生成の前駆体（グルコース供付体）となる．そのほかの多くの多糖生成の際のグルコース供与体となる．

誘導期（ゆうどうき） lag phase ➡準備期

誘導変異（ゆうどうへんい） induced mutation 【微】 種々の電磁波や化学物質により突然変異の発生率を高めることができ，これを誘導変異とよぶ．誘導変異を起こす作用のある変異原としては，紫外線やX線，ニトロソグアニジンやナイトロジェンマスタードなどが知られている．

有毒作用（ゆうどくさよう） toxic reaction 【薬】 少量の薬物でもって起こる生体側の有害反応．

有病率（ゆうびょうりつ） prevalence rate 【衛】 有病率＝期間あるいは時点の傷病者数／人口×1,000 患者調査，国民健康調査，学校保健統計などに利用されている．通例，全疾患については人口 1,000 あたり，疾病別では人口 10 万あたりの比率で示される．

幽門(部)（ゆうもん〈ぶ〉） pylorus 【解】 胃の十二指腸側の出口を幽門という．ここに幽門括約筋がある．胃の右下部は幽門の近くで，細くなっている．この部を胃の幽門部という（P.156 図参照）．

遊離塩基（ゆうりえんき） free base 【薬】 塩基性有機化合物が，塩構造（イオン型）をとらないで分子状で存在する場合をいう．

遊離塩素量（ゆうりえんそりょう） free

ユ

融解（ゆうかい） resolution 【病】 肉芽組織をともなわない異物の処理法の1つである．吸収，貪食されない異物は，1部は自己融解を起こし，さらに組織球や白血球（主として好中球）などのタンパク分解酵素作用を受け融解され，その後，吸収または貪食されてリンパ行性に排除される．

融解壊死（ゆうかいえし） colliquative necrosis ➡液化壊死

有害作用（ゆうがいさよう） noxious effect 【薬】 薬物の示す諸作用のうち主作用以外のもので，とくに生体に有害と認められるもの，この作用の強力なものを毒物という．

有害反応（ゆうがいはんのう） 【薬】 薬物が起こす治療の効果でない有害な反応．副作用や主作用が強く出ることなど．

有郭乳頭（ゆうかくにゅうとう） circumvallate papilla 【組】 分界溝のすぐ前で4 mmくらいの二重円に見える大きな乳頭が逆V字状に並んでいる．この内側の溝に多くの味蕾がある．味蕾に舌咽神経が分布していて脳の味覚中枢に味覚を伝える（P.187図参照）．郭とは周囲をかこむ物．例：城郭．

U型溝（ーがたこう） U shaped fissure 【解】 下顎第一小臼歯の頬側中心隆線の発育がよい場合に，溝がUの字形になるものをいう．ほかにH型，Y型．

ユーカパーチャ eucapercha 【薬】 根管充填剤の1つで，ガッタパーチャ10.0, ユーカリ油10.0を混合した粘稠な流動体．

有機質溶解剤（ゆうきしつようかいざい） dissolving agent of pulp tissue 【薬】 根管拡大の際，機械的清掃と併用し，根管壁に残る有機質を溶解し取り除くために使用．次亜塩素酸ナトリウムなど．

有機水銀中毒（ゆうきすいぎんちゅうどく） organic mercury poisoning 同アルキル水銀中毒，水俣病 【衛】 有機水銀は，炭素と水銀が結合した化合物の総称で，炭素の形によってアルキル水銀，アリル水銀などに分けられる．中毒としては，メチル水銀（アルキル水銀）によって起こった水俣病が有名．四肢の感覚障害，手のふるえ，球心性視野狭窄，言葉のもつれ，小脳性運動失調などの症状を示す．

有棘層（ゆうきょくそう） prickle cell layer 同中間層【組】 基底層の表層にあり，細胞は大きく多角形になり細胞間隙も広くなる．隣り合う細胞は突起を出して手を結んでいる．これが光学顕微鏡ではトゲまたは橋に見えたので有棘層とよんでいる．電子顕微鏡ではデスモソームである．

有機リン酸（ゆうき――さん） organic phosphate 【栄】 有機物と結合したリン酸．生体内ではエステルの形で核酸，リン脂質，リンタンパクとして生体構成成分となるほか，ATPなどとしてエネルギー運搬体となる．

有機リン中毒（ゆうき――ちゅうどく） organophosphorus poisoning 【衛】 農薬に使用される有機リン剤による中毒である．おもに除草剤，殺虫剤，殺菌剤などを直接取り扱う人々に発生する．症状として中枢神経刺激症状，精神神経障害，運動神経障害，自律神経障害などが現れる．

有効期間（ゆうこうきかん） expiration date; expiring date 【薬】 国家検定品目に記載された有効期限のこと．抗生物質，生物学的製剤など．添付文書や外包装には最終有効年月を表示．期限を過ぎたものは使用できない．「使用期限」参照．

有効血中濃度（ゆうこうけっちゅうのうど） effective blood concentration 【薬】 化学療法薬による感染症治療には，薬物の血中濃度がつねに病原菌の発育阻止濃度以上のレベルに保たれる必要がある．これを有効血中濃度という．

融合歯（ゆうごうし） fused teeth ➡癒合歯

有効量（ゆうこうりょう） effective dose 同治療量 【薬】 薬物作用が十分に発現される量で，通常治療に用いられる用量．

ユージノール eugenol 同オイゲノール，丁字油 【薬】 チョウジ油の有効成分で防腐作用，鎮痛作用が強いため，歯髄鎮痛，う窩消毒その他，歯科では応用

良性上皮性腫瘍（りょうせいじょうひせいしゅよう） benign epithelial tumor 【病】良性の腫瘍でその実質は上皮由来の細胞から成っており，乳頭腫，腺腫，嚢腫がある．宿主生体に及ぼす危険性は少なく，組織学的には成熟型であり，実質細胞は集団として存在し，個々の実質細胞間に間質組織は入り込んでいない．

良性セメント芽細胞腫（りょうせい――がさいぼうしゅ） benign cementoblastoma 【病】セメント質が増殖するセメント質腫の1つで，若年者の下顎白歯の根部に好発する．組織学的には歯根のセメント質と連続したセメント質が形成され，周辺部は放射状になっている．またセメント質の中には封入細胞がみられる．

良性非上皮性腫瘍（りょうせいひじょうひせいしゅよう） benign nonepithelial tumor 【病】良性の腫瘍でその実質は上皮以外の腫瘍細胞から成っており，線維腫，粘液腫，脂肪腫，骨腫，血管腫などがある．宿主生体に及ぼす危険性は少なく，組織学的には成熟型であり個々の実質細胞の間に細かく間質が入り込んでいる．

量的異常（りょうてきいじょう） heterometry 【病】退行性病変の1つである変性には，生活機能の減退や代謝障害によって，細胞・組織内に，生理的に存在しない「異常の物質」が現れる状態のほかに，生理的に存在する物質でも「異常の量」あるいは「異常の部位」に出現することも含まれている．量的異常の例としては，膠様変性，角質変性などがある．

緑膿菌（りょくのうきん） Pseudomonas aeruginosa 【微】自然界に広く分布し，本来非病原性とされていたが，近年日和見感染，菌交代症の原因菌として重視されている．抗生物質や消毒剤に対して広い抵抗性を示す．緑色色素（ピオシアニン）や蛍光色素（フルオレスシン）を産生し，膿汁が緑色を帯びる．グラム陰性桿菌．

リン phosphorus 【栄】元素記号 P. 生体のすべての組織，細胞に不可欠な重要な生理機能を担う元素．リンを構成元素とするリン酸はカルシウムと結合して硬組織の主成分となるほか，リンタンパク，リン脂質，核酸，ヌクレオチドとして生体代謝の中心的役割を果たしている．

リンエノールピルビン酸（――さん） phosphoenolpyruvic acid ➡ホスホエノールピルビン酸

臨界 pH（りんかい――） 【栄】菌の無機酸が溶ける臨界点における水素指数でpH 5.5 付近である．プラーク内に生じた酸により，プラーク内が臨界 pH 以下になると酸によるエナメル質の脱灰がはじまる．

淋菌（りんきん） Neisseria gonorrhoeae 【微】グラム陰性双球菌で，性行為によって感染する．男性は急性尿道炎から前立腺炎，副睾丸炎を起こす．女性は卵管炎，卵巣炎を起こし，中には不妊症となる．新生児が出産時に産道で感染すると，淋病性結膜炎（新生児膿漏眼）となる．

リンゲル液（――えき） Ringer's solution 【生】Ringer により考案された血液の代用液．これは水に NaCl と微量の KCl や CaCl2 などを溶かした溶液で，血液の浸透圧に等しい．

リンゴ酸（――さん） 【栄】植物界に広く分布し，リンゴ，ブドウの果実に塩味に含まれる．クエン酸回路の中間体でフマル酸ヒドラターゼの作用でフマル酸より生成し，リンゴ酸デヒドロゲナーゼの作用によりオキサロ酢酸となる．

リンコマイシン系抗生物質（――けいこうせいぶっしつ） lincomycin antibiotics 【薬】マクロライド系抗生物質と類似の抗菌スペクトルをもつ．グラム陽性，陰性菌，嫌気性菌に効果あり．リンコマイシン，クリンダマイシンがある．

リン酸（――さん） phosphoric acid ⓘオルトリン酸，正リン酸 【栄】五酸化リンの水和生成物の総称だが，通常は正リン酸 H3PO4 をいう．カルシウムと塩を形成して硬組織の主成分となるほか，タンパク質，脂質，ヌクレオシドなどと結合して，代謝機構で重要な働きを担って

リン酸亜鉛セメント(――さんあえん――) zinc phosphate cement 【薬】 歯科用セメントの一種で、用時、酸化亜鉛を主成分とする粉末とリン酸を主成分とする液を練板上で練和する。操作性に優れ、歯髄への悪影響が少ないので、補綴物などの合着、暫間充塡、裏装、仮封に繁用されている。

リン酸化セリン(――さんか――) phosphorylated serine ➡ホスファチジルセリン

リン酸化タンパク質(――さんか――しつ) phosphoprotein 同リンタンパク質 【栄】 タンパク質のセリン、トレオニン残基の水酸基にリン酸がエステル結合したもの。カゼイン、ホスビチン、ビテリンなどが知られている。唾液蛋白質はリン酸化されているものが多い。象牙質には高度にリン酸化されたタンパク質が存在する。

リン酸コデイン(――さん――) codeine phosphate 【薬】 麻薬性鎮咳薬.1%以下で使用する場合は非麻薬扱い.

リン酸酸性フッ化ナトリウム溶液(――さんさんせい――か――ようえき――) acidulated phosphate fluoride solution 同酸性フッ素リン酸溶液, APF 【薬】 う蝕の発症と進行を抑えるためにフッ化物の歯面塗布を行う際、もっともよく用いられる薬剤の1つで、フッ化ナトリウムにリン酸を配合したことにより、歯面のリン流失を少なくして難溶性のフッ化アパタイトを生成させる。

リン酸水素カルシウム(――さんすいそ――) calcium monohydrogen phosphate ➡ブルシャイト

リン酸デキサメタゾンナトリウム(――さん――) 【薬】 副腎皮質ホルモン剤(静脈内注射).

リン脂質(――ししつ) phospholipid 同ホスホリピッド 【栄】 生体膜を構成する主要な複合脂質。その構成成分によりグリセロリン脂質とスフィンゴリン脂質に分けられる。前者にはレシチン(ホスファチジルコリン)、ホスファチジルエタノールアミン、カルジオリピンなど、後者にはスフィンゴミエリンなどが含まれる。

輪状甲状筋(りんじょうこうじょうきん) cricothyroid muscle 【解】 喉頭をリング状に取り巻いている8個の筋肉の1つである.8つの喉頭筋全体で声門を開閉したり、声帯を緊張させたり、ゆるめたりする.

臨床的歯冠・歯根(りんしょうてきしかん・しこん) clinical crown・root 【解】 歯は萌出を続けているので、若い人では、歯冠の一部が歯肉に覆われているが、高齢者では歯根の一部が露出していることが多い。この場合口腔内に露出している部分を臨床的歯冠といい、歯肉で覆われている部分を臨床的歯根という。

輪状軟骨(りんじょうなんこつ) cricoid cartilage 【解】 喉頭部にある軟骨の1つ。甲状軟骨の下方にあり、リング状になって気管を支えている。この下方には、気管軟骨(15～20個)がある.

臨床薬理学(りんしょうやくりがく) clinical pharmacology 【薬】 疾病の治療、予防、診断に薬物をどのように用いれば、優れた効果が得られるかを実験動物ではなく、ヒトについて追究する学問。病気のヒトの生理状態における薬理作用が研究される.

臨時予防接種(りんじよぼうせっしゅ) special vaccination 【衛】 都道府県知事がその期日または期間を指定して行う、または市町村長に指示して行う臨時の予防接種のこと.予防接種の対象とされている疾病(ジフテリア、百日せき、急性灰白髄炎、麻しん、風しん、日本脳炎、破傷風、その他)が流行するおそれのあるときに行われる(予防接種法).

隣接面(りんせつめん) proximal surface 【解】 ヒトの歯冠には、4～5面がある。隣の歯と接している面を隣接面という。隣接面には近心面と遠心面の2面がある。近心面は遠心面よりも広い(コーエンの歯面徴).

隣接面う(齲)蝕(りんせつめん――しょく) proximal caries 【病】 平滑面う蝕の1つで近遠心隣接面の不潔域に発生する.う蝕円錐の尖頭はエナメル質ではエナメル象牙境に、象牙質では歯髄側に向けている.

リンタンパク質(――しつ) phosphoprotein ➡リン酸化タンパク質

リンパ lymph 〔同〕リンパ液 【組】リンパ管内の液体をリンパという．無色透明で少量のリンパ球を含む．胸管からのリンパは脂肪を多く含み乳白色で乳びとよばれる．最後は胸管となり大静脈内に入り，体内を循環する．

リンパ咽頭輪（——いんとうりん） lymphoid ring →ワルダイエルの咽頭輪

リンパ管（——かん） lymphatic vessel 【解】 毛細血管から，組織の中にしみ出た液体の一部はまた血管に帰るが，一部は毛細リンパ管に入りリンパ液となる．リンパ管は静脈と同様に分布している．ところどころにリンパ節があり，リンパ本管を経て，胸管となり，最後には大静脈に合流する．

リンパ球（——きゅう） lymphocyte(s) 【微・組】 血液中の白血球の一種で，白血球の25～33％を占めている．大型の円形の核と遊離性のリボゾームに富んだ小量の細胞質からなる細胞である．機能的には細胞性免疫応答に関与するT細胞と，体液性免疫応答に関与するB細胞があることが知られている．NK細胞．

リンパ系（——けい） lymph system 【解】 脈管系のうち，リンパ管，胸管，リンパ節，胸腺，脾臓などをリンパ系という．

リンパ行性転移（——こうせいてんい） lymphogenous metastasis 【病】 腫瘍細胞が局所のリンパ節に入り，所属リンパ節に到達し，発育増殖すること．悪性腫瘍とくに癌腫に多く，たとえば口腔癌の癌細胞が顎下リンパ節やオトガイ下リンパ節に転移する．

リンパ循環（——じゅんかん） lymphatic circulation 【生】 末梢の組織から毛細リンパ管に入ったリンパはリンパ管系を通って鎖骨下静脈内の血液に合流する．この循環をリンパ循環という．循環の途中，リンパ節で異物や細菌を処理し，リンパ球を供給する．

リンパ漿（——しょう） lymph, lymph plasma 血液中から細胞成分を除いた液成分である．毛細血管やリンパ管を自由に出入りし，組織液となり，細胞の新陳代謝を営む．リンパ漿は塩，糖類と若干のタンパク（2～5％）を含む水溶液である．この液の循環が悪くなると，浮腫が起きる．

リンパ節（——せつ） lymph node 【解】 リンパ球と細網組織とからなるリンパ性器官．体の一部が炎症を起こし，リンパ節に炎症細胞やバクテリアが侵入するとリンパ節が腫れる．また，癌細胞がリンパ節に付着増殖すると癌の転移となる．

リンパ肉腫（——にくしゅ） lymphosarcoma 【病】 リンパ節やリンパ装置などのリンパ組織から発生する腫瘍は悪性リンパ腫といわれるが，その病巣は異常に増殖したリンパ球性の腫瘍細胞で占められる．

リンホカイン lymphokine 【微】 感作リンパ球が抗原刺激を受けて産生する活性因子．リンホカインの作用により，皮膚に発赤，硬結，腫脹を生ずる．マクロファージ走化性因子，遊走阻止因子，活性化因子，皮膚反応因子，リンホトキシンなどがある．

ル

類壊死（るいえし） necrobiosis 〔同〕死生【病】 生体内の局所の細胞や組織の死を壊死というが，死への過程が緩慢であると細胞の変性や細胞核の濃縮，膨大，崩壊などの変化がある．このように死への移行の途中の状態を類壊死という．

類角化歯肉（るいかくかしにく） parakeratosis of gum →不完全角化歯肉

類血素（るいけっそ） hematoidin →ヘマトイジン

涙骨（るいこつ） lacrimal bone 【解】 鼻涙管を構成している骨で，眼窩と鼻腔に面しており，表面からはみえにくい．左右2個ある．

類上皮細胞（るいじょうひさいぼう） epithelioid cell 〔同〕上皮様細胞 【病】 結核結節などの肉芽腫を構成する上皮細胞に類似した細胞で，マクロファージに由来する．いまだ乾酪化におちいらない結核結節ではその中心部に，すでに乾酪化した結節では乾酪塊を囲んで存在し，著明な貪食能を有する．

類肉腫（るいにくしゅ） sarcoidosis →サルコイドーシス

類皮囊胞（るいひのうほう） dermoid cyst

㊥皮様囊胞【病】外胚葉性上皮の迷入によって生ずる囊胞で，囊胞壁は角化性重層扁平上皮，脂腺，汗腺，毛根などからなる．皮膚や卵巣に好発するが，口腔領域ではおもに正中部の口底部に多く出現する．大きさは一般に鶏卵大で，弾力性のある軟らかい腫瘤として触れ，波動や圧痛を欠くのが普通である．腔内には，毛髪，角質変性物，脂肪などが充満している．

類表皮囊胞（るいひょうひのうほう）epidermoid cyst ㊥表皮様囊胞【病】由来は皮様囊胞と同じであるが，その囊胞壁において脂腺，汗腺，毛根などの皮膚付属器官を欠如しているものをいう．このため腔内の主成分は角質変性物である．

流注膿瘍（るちゅうのうよう）burrowing abscess【病】ある部分の膿瘍巣による崩壊，軟化した壊死物質や膿汁が組織間や瘻管形成により流れ，原病巣より離れた所に貯留して新しくできた膿瘍である．一般の膿瘍と違い，発熱をともなわない特徴がある．

ルックス lux (lx)【衛】光を意味するラテン語 lux に由来する照度の単位である．ある面が 1m²あたり 1 ルーメンの光束で一様に照らされているとき，その面の照度が 1 lux である．通常，読書に必要な照度は 150〜300 lux，精密作業で 300〜700 lux としている．

ルンペル・レーデ氏現象（——しげんしょう）Rumpel-Leede phenomenon 毛細血管抵抗試験法の 1 つ．上腕を血圧計のマンシェットで最高血圧より 10 mmHg 低い圧で 5 分間緊縛させ，末梢部の出血点を数える．5 個以上を陽性とする．紫斑病，敗血症などで陽性を示す．

レ

レアギン reagin【微】枯草熱や気管支喘息などのアトピー性アレルギー性疾患における抗体(IgE)をレアギン，抗原をアレルゲンとよぶ．肥満細胞や好塩基球の細胞膜上で抗原抗体反応が起こり，ヒスタミンやセロトニンなどが放出され即時型過敏症を起こす．

冷覚（れいかく）cold sensation【生】冷たい感覚で，広く皮膚や口腔内粘膜に存在する．冷覚の受容器は自由神経終末とされ，冷点として点状に散在する．

霊長空隙（れいちょうくうげき）primate space【解】ゴリラなどの犬歯は大きくて突出しているので，その名残りが人でもみられる．上顎犬歯の前と，下顎犬歯の後ろにある空隙をいう．乳歯にはよくみられる(P.252 図参照)．

冷膿瘍（れいのうよう）cold abscess ➡寒性膿瘍

レクタルカプセル坐剤（——ざい）【薬】挿入方向が広い円錐状に成形された坐剤．肛門への挿入が容易で漏出しにくい．

レジオネラ症（——しょう）Legionellosis ㊥在郷軍人症【微】レジオネラ菌によって集団発生した重症の肺炎の原因菌である．グラム陰性の鞭毛をもつ桿菌．空調のエアゾールとして経気道感染する．高齢者，小児など基礎疾患をもつ者の日和見感染が多い．

レシチン lecithin ➡ホスファチジルコリン

レセプター receptor ➡受容体（タンパク質）

レセルピン（——〈きょく〉）reserpine【薬】インド蛇木根の有効成分ローウォルフィア・アルカロイドの一種．精神の興奮を軽減する作用があり，過去には抗精神病薬として有用であった．また，緩和な血圧降下作用を有し，現在では高血圧治療薬として広く用いられる．作用は生体内カテコールアミンの枯渇による．

レチウスの並行条（——へいこうじょう）incremental lines of Retzius ㊥褐色条【組】エナメル質の成長線である．エナメル小柱に約 4μm の間隔で横紋がみられるが，この横紋が 10〜15 条ごとに，とくによく発達したもので，褐色の線条として認められる．乳歯では 1 本の新産線が著明である(P.26, 34 図参照)．

レチネン retinene ➡ビタミン A

レチノール retinol ➡ビタミン A

裂溝（れっこう）fissure【解・病】歯冠の咬合面などに深い溝がある場合を裂溝という．この部はカリエスの起こりやすい場所(好発部位)である．またカリエ

スがすぐに象牙質に達して拡大しやすい所でもある．この部はカリエスがなくても予防充填したほうがよい．

レニン renin 【生】腎臓の傍糸球体細胞から分泌されるホルモン．アンギオテンシノーゲンを加水分解してアンギオテンシンIを生成する．アンギオテンシンIはアンギオテンシン変換酵素により，血管収縮作用の強いアンギオテンシンIIになる．また，アンギオテンシンIIはアルドステロンの分泌を促進して体液量を増加させる．

レバンスクラーゼ levansucrase →フルクトシルトランスフェラーゼ

レプトスピラ leptospira 【微】細かい密ならせん状をし，菌体を取り巻く軸糸により活発な固有運動をする菌．病原性のものとしては，ワイル病を起こす黄疸出血型レプトスピラがある．通常の色素では染色されにくく，ギムザ染色や鍍銀染色が用いられる．

レフレル培地（――ばいち）Löffler medium 【微】ウマ血清にブドウ糖ブイヨンを加え血清凝固器で間欠減菌し斜面とした培地．ジフテリア菌の分離，継代培地として用いられる．

レブロース levulose →フルクトース

レプロミン反応（――はんのう）lepromin reaction 【微】らい菌に対する免疫能の指標として用いられる．高圧滅菌したらい菌を標準抗原として皮内に注射する．24～48時間で最大となる発赤を主とした早期（Fernandez）反応と，3～4週間後の硬結を主とした晩期（光田）反応とがある．

レム睡眠（――すいみん）REM sleep 同逆説睡眠【生】脳波のパターンを指標に分けた睡眠段階の1つで，この時期に急速な眼球運動（rapid eye movement）が起こることからよばれる．また，覚醒時に似た低振幅の脳波が現れることから逆説睡眠ともいう．この時期は夢を見やすく，歯ぎしりなども認められる．

連関痛（れんかんつう）referred pain →関連痛

連鎖球菌（れんさきゅうきん）Streptococcus 【微】ヒトの口腔，腸管内に多数存在する直径約 $1\,\mu m$ の球菌で連鎖状または双球菌状の配列をしている．グラム陽性で鞭毛，芽胞はなく，莢膜を作るものがある．血液寒天培地によく発育し，普通寒天培地には増殖しにくい．

練和用剤（れんわようざい）paste-base, ointment-base 同軟膏基剤【薬】軟膏剤またはパスタ剤の調整に用いられ，薬物の粉末を均一に練和するための基剤となるもの．亜ヒ酸パスタには親水軟膏，パラホルムパスタには加水ラノリン，トリオジンクパスタにはグリセリンが用いられる．

ロ

ロイコトキシン leucotoxin 【微】多形核白血球や単球を破壊する毒素．口腔細菌では，*Hemophilus actinomycetemcomitans* がこれを産生し，菌周組織による病原性を高めている．菌体外膜の膜胞中に多く存在する易熱性のタンパク質である．

ロイコトリエン leukotriene 同LT【栄】アラキドン酸のような多価不飽和脂肪酸から動物組織で生成される一群の生理活性物質．白血球遊走亢進，気管支の緩徐で持続的な収縮，小腸運動の促進，血管透過性亢進などの作用がある．

ロイシン leucine 【栄】タンパク質を構成する中性脂肪族アミノ酸で疎水性が強い．必須アミノ酸の1つである．ケト原性のアミノ酸の1つで，脂質代謝と類似の過程を経て分解される．

狼咽（ろういん）wolf throat →唇顎口蓋裂

瘻孔（ろうこう）fistula 【病】組織内から粘膜または皮膚面へ連絡している管状の組織欠損を瘻といい，開口部を瘻孔という．一般的には化膿の結果，膿汁の排出路としてできるが，奇形として形成されているものもある（たとえば唾液瘻）．口腔領域では根尖病巣の膿汁の排出路としてみられる．

労作代謝量（ろうさたいしゃりょう）work metabolism【栄】ある仕事をしたときの全エネルギー量から安静時エネルギー量を差し引いた残りをいう．労作代謝量を基礎代謝量で除したものをエネルギー代謝率（RPM）という．したがって労作

漏出分泌腺（ろうしゅつぶんぴつせん） ➡エクリン腺

老人保健（ろうじんほけん） health activities for the aged 【衛】老後における健康の保持を目的として，疾病の予防，治療，機能訓練などを行い，老後の保健の向上及び福祉の増進を図ること．

老人保健法（ろうじんほけんほう） law concerning the health for the aged 【衛】老後における健康の保持，増進と適切な医療を確保するために，国民が費用を公平に負担し，予防からリハビリテーションまでの医療と保健を総合的に行うことを定めた法律．

労働安全衛生法（ろうどうあんぜんえいせいほう） industrial safety and health law 【衛】職場における労働者の安全と健康を確保し，快適な作業環境の形成促進を目的として制定された法律．労働基準法と相まって，危害防止基準の確立，責任体制の明確化，自主的活動の促進など事業者に安全衛生を確保する義務を課すと同時に，国に対しても諸施策の推進を命じている．

労働衛生関係法（ろうどうえいせいかんけいほう） industrial safety and health law and related legislation 【衛】労働安全衛生法，労働安全衛生関係労働省令（労働安全衛生規則，有機溶剤中毒予防規則，鉛中毒予防規則など），じん肺法，じん肺法施行規則，作業環境測定法，炭坑災害による一酸化炭素中毒に関する特別措置法．

労働基準法（ろうどうきじゅんほう） labor standard law 【衛】憲法の規定を受けて制定された法律で，労働者に最低限度の文化生活を営むうえで必要な労働条件を定めている．労働契約，賃金，労働時間，休憩，休日，休暇，女子および年少者の労働，災害補償，就業規則，監督機関などについて規定しているもので全部で 13 章ある．

ローション剤（——ざい） lotion 【薬】皮膚に塗布する外用液剤の一種で，水性の液に薬物を溶解または分散させたもの．水溶性薬物を完全に溶解させた溶液性ローション，難溶性薬物の微細粒子を分散させた懸濁性ローションや乳剤性ローションなどがある．

ローレル指数（——しすう） Rohrer index 【衛】主として学童期の肥満ややせの判定に用いられる体型指数である．体重 kg ／（身長 cm）$^3 \times 10^7$ で示され，160 以上を示した場合を肥満とすることが多い．

濾過性病原体（ろかせいびょうげんたい） filtrable virus タバコモザイク病にかかった葉汁を細菌濾過管で濾過した濾液が感染力をもつことや，ウシの口蹄疫病原体が濾過性であることから，このような病原体を濾過性病原体とよぶようになった．現在ではウイルスとよぶ．

濾過減菌（ろかめっきん） filtration 【微】加熱により変性を起こす薬剤や血清は，細菌濾過器を用いて細菌の通過を妨げることにより無菌にする方法が用いられ，このような方法を濾過減菌という．Seitz 型濾過器および membrane filter がよく用いられている．

ロキソプロフェンナトリウム loxoprofen sodium 【薬】酸性非ステロイド性抗炎症薬．強い鎮痛作用．副作用の胃腸障害は軽度．

6 歳臼歯（——さいきゅうし） ➡第一大臼歯

六炭糖—リン酸分路（ろくたんとういち——さんぶんろ） hexose monophosphate pathway ➡ペントース（リン酸）回路

肋膜（ろくまく） pleura ➡胸膜

露髄（ろずい） exposed pulp 【組】歯髄が口腔に露出した状態をいう．原因としては蝕や歯の外傷などによって歯の硬組織がなくなったり，あるいは窩洞形成時に偶発的に起こることがある．

ロダン塩（——えん） ⓒRhodanid 圇チオシアン酸塩，ロダン化物 【栄】SCN⁻の塩．SCN⁻イオンは唾液に含まれ，唾液ペルオキシダーゼの触媒により過酸化水素より酸素を受け取り，酸化されるとこの物質は細菌の糖代謝を阻害する．喫煙者の唾液にその含量が多い．

ロダン化物（——かぶつ） rhodanide ➡ロダン塩

六価クロム中毒（ろっか——ちゅうどく） chrome poisoning ➡クロム中毒

肋骨（ろっこつ） ribs 【解】胸郭を形作っている半円形の細長い 12 対の骨．

背側は胸椎と関節し，腹側では肋軟骨を介して，胸骨に着いている．呼吸時には肋間筋や横隔膜の働きで，胸郭を広げたり狭めて，呼吸運動を助ける．

肋骨呼吸（ろっこつこきゅう） costal breathing ➡胸式呼吸

ロドプシン rhodopsin ➡視紅

ロベリン lobeline 【薬】末梢性呼吸興奮薬．頸動脈体を刺激して反射的に呼吸中枢を興奮させる．

濾胞性歯(牙)囊胞（ろほうせいし〈が〉のうほう） follicular dental cyst 同歯囊性囊胞 【病】歯原性囊胞の1つで，歯の形成期にエナメル芽細胞とエナメル質との間に組織液が貯まりその間隙が徐々に大きくなってできる．出現時期によって原始性囊胞，含歯性囊胞，萌出囊胞の3種に分けられる．

ワ

Y型溝（――がたこう） Y shaped fissure 【解】 下顎第二小臼歯や下顎第一大臼歯によくみられる溝．舌側溝を中心とすると，頬側の2つの溝がY字状になるのでY字溝という（P.46, 135図参照）．

Y軸（角）（――じく〈かく〉） Y axis 側貌頭部X線規格写真における計測線（角）で，S点とG点を結んだ線をY軸といい，頭蓋に対する下顎骨の成長方向を示す．この線とFH平面とのなす角度をY軸角といい，下顎前突や過蓋咬合ではこの角度が小さく，下顎遠心咬合や開咬では大きくなる．

矮小歯（わいしょうし） microdontia 【病】 正常よりも異常に小さな歯のことであり，一般に全身の成長が遅れるような疾患の際に起こる．上顎側切歯と第三大臼歯に多くみられ，前者は栓状歯または円錐歯の形態を，後者は蕾状歯の形態を示す．また，過剰歯も矮小歯であることが多い．

ワイルの層（――そう） Weil's zone ➡ 細胞希薄層

ワイル病（――びょう） Weil's disease 【病・微】 スピロヘータ *Leptospira icterohemorrhagica* の経皮，経口感染によって起こる伝染病で，肺，肝，腎の出血，肝の壊死，黄疸をみる．

ワイル・フェリックス反応抗原（――はんのうこうげん） Weil-Felix reaction antigen 【微】 ワイル・フェリックス反応は，発疹チフスなどリケッチア感染症の診断に利用される抗原-抗体反応である．この反応には，リケッチアとプロテウス菌の共通抗原性を利用して，プロテウス菌を抗原として用いる．

ワクチン vaccine 【微】 生体に接種して免疫を作らせ，感染を予防する目的で使用する抗原をワクチンという．自動免疫（能動免疫）であり，免疫の成立に時間がかかるが，できた免疫は長く長く続く．不活化ワクチン，弱毒ワクチン，トキソイドなどがある．

ワッセルマン反応（――はんのう） Wassermann's reaction 回補体結合反応 【微】 補体結合反応を応用した梅毒の血清学的診断法である．カルディオリピンを抗原として用いる非特異的な反応のため，梅毒以外でも陽性（生物学的偽陽性）となることがあり，他の特異的な検査と組み合せて診断する．

ワルダイエルの咽頭輪（――いんとうりん） Waldeyer's lymphoid ring 回リンパ咽頭輪 【解】 口峡の後壁には咽頭扁桃があり，両側には対をなす口蓋扁桃があり，舌根部には舌扁桃がある．咽頭はこのように，リング状にリンパ節が取り巻いている．これをいう．幼いときにはこれらの扁桃がよく肥大し，腫れることもある（アデノイド）．

ワルチン腫瘍（――しゅよう） Warthin's tumor ➡ 乳頭状嚢胞腺リンパ腫

ワルファリン（ワーファリン） warfairn 【薬】 血液凝固阻止薬（抗凝血薬）．肝臓でプロトロンビン合成を阻害．作用発現は遅い．持続性あり．経口投与可能．拮抗薬はビタミンK．

湾曲歯（わんきょくし） dilaceration 回屈曲歯 【病】 歯の頸部または根部の途中で高度に湾曲しているもので上顎前歯に多い．原因としては発育段階の歯根に加わった外傷や圧力，周囲の解剖的条件などがあり，しばしば抜去困難となる．

湾曲徴（わんきょくちょう） curve trait (symbol) 【解】 歯の左右を見分けるためのミュールライターの三徴の1つ．咬合面からみて，頬側縁と近心縁の湾曲の度合は，頬側縁と遠心縁との湾曲の度よりも大きい．湾曲度と角度とは逆になっているので注意すること（急カーブを参考に）．

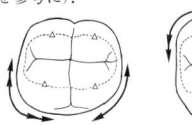

大臼歯の湾曲徴．左は|M̄|，右は|M̲|．
近心湾曲度>遠心湾曲度である．角度でいえば両者とも左右側（二重矢印）が近心である．近心がもとにあるから左側．

ワンサン口内炎（――こうないえん） Vincent's stomatitis 回壊死性潰瘍性口内炎 【病・微】 全身の抵抗減弱時口腔常在菌

である紡錘菌とスピロヘータの感染，繁殖によって発症する．病変は歯肉とくに歯間乳頭部の発赤に始まり，ついで潰瘍が形成され，さらに口腔粘膜から咽頭へと進行する．激痛があり壊死，口臭，発熱，倦怠感をともなう．

腕頭静脈（わんとうじょうみゃく）brachiocephalic vein【解】鎖骨下静脈のつづきで，内頸静脈と合流した所から，左右の腕頭静脈が合して上大静脈となる．頭部と上肢のすべての静脈を受けている

QUINTESSENCE PUBLISHING 日本

歯科衛生士のための
歯科用語小辞典 基礎編 改訂第2版

1988年2月10日	第1版第1刷発行
2001年4月5日	第1版第12刷発行
2002年5月10日	第2版第1刷発行
2023年3月10日	第2版第18刷発行

編　　者　織田正豊／内山長司／枝　重夫
　　　　　岡部幸司／近藤　武／藤井　彰
　　　　　三好作一郎／山田　正

発 行 人　北峯康充

発 行 所　クインテッセンス出版株式会社
　　　　　東京都文京区本郷3丁目2番6号　〒113-0033
　　　　　クイントハウスビル　電話(03)5842-2270(代表)
　　　　　　　　　　　　　　　(03)5842-2272(営業部)
　　　　　　　　　　　　　　　(03)5842-2279(編集部)
　　　　　web page address　https://www.quint-j.co.jp/

印刷・製本　三松堂印刷株式会社

禁無断転載・複写
Printed in Japan　　　落丁本・乱丁本はお取り替えします
ISBN 978-4-87417-720-4 C 3047　定価はカバーに表示してあります